Francisco Fajardo, D.O.
MROE

Académico de la Academia Costantiniana de Letras,
Arte y Ciencia de Palermo, Italia.
"En reconocimiento al excepcional mérito al servicio
de la cultura universal y por la afirmación del valor
en el conocimiento humano"

TRATADO DE OSTEOPATÍA
Tomo IV

- El hombro
- El codo
- La mano-muñeca
- Integración global del diagnóstico y tratamiento
  en osteopatía estructural

Editorial Dilema
Madrid, 2025

© Francisco Fajardo Ruiz
© Editorial Dilema, 2025
Ibáñez Marín, 11 - 28019 Madrid
Teléfono: 91 472 90 71 / 670 367 479
info@editorialdilema.com
www.editorialdilema.com
ISBN. Tomo IV: 978-84-9827-613-8
ISBN (Obra completa): 978-84-9827-807-1
Depósito legal: M-21879-2025

Maquetación e impresión: GRUPO DILEMA
Portada: María Pérez-Aguilera
          mariap.aguilera@gmail.com

Agradecimientos

A Editorial Médica Panamericana
A Editorial Wolters Kluwer/Lippincott Williams & Wilkins
A Editorial Maloine

Cuyas obras citadas en la bibliografía han enriquecido
el presente libro

A Dara Bonino Reverón por sus fotografías

A Andrea Sánchez Solana por hacer de modelo

Índice

PRÓLOGO

Han pasado más de 13 años desde que publiqué el primer libro de la colección Cuadernos de Osteopatía. Desde entonces, mi carrera profesional como osteópata ha evolucionado de manera exponencial y he adquirido un grado de madurez personal y profesional que son la base para estos nuevos libros.

A día de hoy, son ya 33 años de profesional y casi 33.000 tratamientos realizados en consulta: mucho esfuerzo, sudor y sangre en pro de la osteopatía; y en beneficio del pilar fundamental de esta nueva colección, la experiencia.

Esta nueva colección, que que ya cuenta con 6 tomos, es ante todo un material de texto que utilizamos en el Instituto Internacional de Osteopatía Avanzada (IIOA), y en el Centro de Investigación y Desarrollo Osteopático (CIDO), para nuestros alumnos.

Igualmente, va dirigido a toda aquella persona, estudiante o profesional, que quiera poseer un libro moderno, actualizado al último detalle y con un gran contenido informativo y formativo sobre la osteopatía. No es un libro de tantos, que habla sobre la osteopatía. Es un libro que desarrolla la teoría y práctica de la osteopatía al más alto nivel académico.

Siguiendo los principios de Still, en esta obra se desarrollan ampliamente la anatomía y la fisiología de cada área corporal que posteriormente abordamos osteopáticamente. Una anatomía y fisiología con orientación clínica hacia nuestro trabajo de osteopático, porque aunque la anatomía es la misma para un médico que para un osteópata, el uso que le da cada uno está claramente diferenciado. El osteópata vive de tocar y reconocer con el tacto cada parte integrante de nuestro cuerpo, diferenciando así su correcta fisiología o la alteración de la misma, desembocando con ello en la patología e implicación de otras estructuras cercanas o lejanas, internas o externas.

Still siempre decía que *todo lo que un osteópata necesita es anatomía, anatomía y anatomía.*

La osteopatía es mi profesión... mi pasión. Me ha dado y me sigue dando tantas satisfacciones que es difícil expresar con palabras lo que siento por ella. Espero que estas obras puedan transmitir toda la magia y belleza que aporta la osteopatía y que tú también consigas el Gen... el Gen osteopático, impreso en cada célula de tu cuerpo.

Francisco Fajardo
Donostia, 03 de septiembre de 2018

¿QUÉ ES LA OSTEOPATÍA?

La osteopatía es una filosofía, una ciencia, un arte y una terapéutica manual cuya finalidad, partiendo de una escucha y un enfoque global, es restaurar en el hombre las movilidades tisulares y el equilibrio funcional estimulando sus fuerzas auto-curativas naturales.

Su filosofía esgrime el concepto de la unidad de la estructura y función del organismo vivo en la salud y en la enfermedad.

Su contenido científico comprende los conocimientos biológicos, conductuales, químicos, físicos y espirituales relacionados con el mantenimiento y el restablecimiento de la salud, así como la identificación, la prevención, la curación y el alivio de la enfermedad. Exige una idoneidad especial, un profundo conocimiento del cuerpo humano y de las interacciones entre los distintos sistemas del cuerpo.

Su arte consiste en la aplicación de esta filosofía en el ejercicio de la profesión de la osteopatía, por profesionales con talento y convicción, quienes apoyándose sobre un concepto filosófico, sobre su experiencia y su intuición detectan los desequilibrios y tensiones que liberan gracias a sus percepciones y su tacto especial, siguiendo progresivamente las tensiones del proceso patológico. Esta práctica del toque preciso, minucioso, exacto es la base de la osteopatía. La intervención del osteópata siempre está perfectamente dosificada. Es la búsqueda del gesto mínimo indispensable y benefactor.

Es una terapéutica únicamente manual opuesta en este punto a la medicina clásica pero, sin embargo, totalmente complementaria e interactiva con ella en la búsqueda de la salud del individuo.

Lo que caracteriza el estado de salud de un organismo humano es el equilibrio entre todos los elementos que componen su estructura y todos los que componen sus funciones. Uno de los principios básicos de la osteopatía es que la primera manifestación de la vida es el movimiento. Uno de sus objetivos esenciales es pues, restaurar las movilidades necesarias a la vida del hombre con buena salud para restablecer los equilibrios perturbados en todos los planos funcionales del cuerpo humano.

La osteopatía es pues un acercamiento al hombre como ejemplar único. A través de las manos del osteópata se buscarán los desequilibrios psicofisiológicos.

La meta final de la osteopatía es pues permitir que el paciente se encuentre de nuevo libre sobre sus bases cuales sean, y empezar no sólo a existir sino a ser.

¿CUÁL ES LA SITUACIÓN ACTUAL DE LA OSTEOPATÍA EN ESPAÑA?

Es lamentable asistir cada día a la guerra que se libra en nuestro país por apoderarse de la osteopatía desde los diferentes colectivos, especialmente algunos fisioterapeutas, los cuales dicen públicamente, en sus web y en diversos medios de prensa, que la osteopatía en España es exclusiva de los fisioterapeutas o que para ser osteópata hay que ser obligatoriamente fisioterapeuta.

A día de hoy, 03 de septiembre de 2018, no existe ninguna ley que así lo recoja en nuestro país. Por lo tanto, quienes afirman tales cosas mienten.

De hecho, no existe ningún país del mundo donde la osteopatía sea exclusiva de ningún colectivo sanitario. Excluyendo, por supuesto, a aquellos países que tienen la osteopatía como carrera universitaria (USA, Reino Unido, Australia, Nueva Zelanda...).

Personalmente creo que una regulación académica solucionaría toda esta absurda polémica y pondría a cada uno en su lugar. Como dijo Confucio *donde hay educación no hay distinción de clases.*

Casi 20 países del mundo tienen la osteopatía reglada, pero nosotros seguimos esperando a que nuestros *ilustres* políticos se decidan a igualarnos con otros países de la Comunidad Europea a la que pertenecemos.

En Estados Unidos, donde he trabajado impartiendo clases de osteopatía durante 4 años, la osteopatía es una carrera a parte de la medicina, donde el osteópata es médico-osteópata. Además, en USA, el masaje, la acupuntura y la naturopatía están igualmente reguladas y perfectamente legisladas. Cada uno tiene su campo de acción y de actuación perfectamente demarcado, evitando así las absurdas polémicas que se crean en este país.

A ver cuando tenemos el mismo talante para igualarnos con los países más grandes del mundo. Hay que regular a todos, y no aniquilar o pretender sacar leyes que prohíban el ejercicio profesional de unos en beneficio de otros.

En este país existen varias asociaciones de osteópatas, todas con la misma validez legal. Cada una viene a ser, más o menos, lo mismo que un partido político, las cuales defienden sus intereses a capa y espada contra los de las otras asociaciones. Y como ocurre siempre en política, el juego sucio está a la orden del día, así como el descrédito hacia quienes no son "*como yo*" o no han tenido su misma línea formativa.

En Europa, la osteopatía NO es una especialidad de otra profesión. Se desarrolló como profesión independiente de tal manera que responde a las necesidades de una población atraída por su simplicidad, su ausencia de peligro y su eficacia.

El 29 de mayo de 1997 el Parlamento Europeo votó una resolución (ley) sobre las medicinas no convencionales del diputado Paul LANNOYE, A4-0075/1997.

La Organización Mundial de la Salud (OMS) considera la Osteopatía una profesión sanitaria de primera intención e independiente de otras (por ejemplo medicina o fisioterapia), y define el acceso formativo a la misma en su documento "WHO Benchmarks for Training in Osteopathy" (apps.who.int/medicinedocs/documents/s17555en/s17555en.pdf), publicado en 2010; y en "Estrategia de la OMS sobre Medicina Tradicional", 2014-2023.

La osteopatía es una profesión independiente reconocida por la OMS, por el Parlamento Europeo, por Estados Unidos, Reino Unido, Francia, Portugal, Italia, Bélgica, Australia, Nueva Zelanda, etc.

Una titulación reglada (en otra área sanitaria, puesto que la osteopatía no lo está) no siempre garantiza la calidad profesional de quien trabaja como osteópata. De la misma manera que no todos los osteópatas sin una formación reglada de base son excelentes profesionales.

Hay que saber que no existe un titulo de masajista-osteópata, de fisioterapeuta-osteópata, de médico-osteópata (salvo en USA). Que algunos lo utilizan para esconder su incapacidad como osteópata detrás de un masaje, un aparato de electroterapia o una infiltración de cortisona.

La osteopatía no precisa de ningún colectivo sanitario que la parasite y menos que la fagocite. La osteopatía tiene su propia filosofía y su propia idiosincrasia.

Yo defiendo la osteopatía clásica tal y como la creo Andrew Taylor Still. Y digo No a la fisioterapización y a la medicalización de la osteopatía, puesto que no suponen más que una tergiversación de los principios y las doctrinas de su fundador, A.T.Still.

La osteopatía es mucho más que una profesión, es un estilo de vida. Y esto, muy pocos lo entienden.

Para finalizar, unas palabras de nuestro gran maestro, A.T. Still, padre de la osteopatía, que ya desde su época opinaba sobre esta temática:

> *Creemos que nuestra casa terapéutica se ajusta solamente al tamaño de la osteopatía y que cuando otros métodos pretenden entrar en ella, necesariamente una parte de la osteopatía debe salir de esa casa.*

LA OSTEOPATÍA Y EL OSTEÓPATA: LA SALUD EN SUS MANOS

Existen muchas formas para definir o clasificar la osteopatía. Mucho se ha escrito sobre esto, y hoy día la inmensa mayoría de la población sigue arrugando la cara cuando alguien le habla de esta profesión de salud (reconocida como tal en casi 20 países del mundo). Conclusión: el desconocimiento de esta técnica está casi tan extendida como su popularidad.

El osteópata es una persona que ha decidido dedicar su vida profesional al servicio de la salud. Pero no ha elegido el camino de la medicina, a pesar de existir médicos osteópatas; tampoco a elegido el camino de la fisioterapia, a pesar de existir fisioterapeutas osteópatas; tampoco a elegido el camino de la odontología, a pesar de existir odontólogos osteópatas... ni el de la enfermería, acupuntura, naturopatía, homeopatía, etc, a pesar de existir osteópatas provenientes de todas estas ramas que velan por la salud de sus pacientes.

El osteópata es, fundamental y mayoritariamente, un profesional independiente, formado con rigor, cuya labor es la de valorar y solventar todo tipo de desequilibrios o alteraciones funcionales que se presentan a diario en el ser humano. Se desmarca y destaca de otras disciplinas afines o similares porque:

1. Sólo utiliza, exclusivamente, sus manos como única herramienta.
2. Considera a la persona como un todo indivisible. O sea, si hay un dolor o sufrimiento (síntoma), esto no es algo aislado, sino el resultado de un desequilibrio global del cuerpo (causa). No enferma un tobillo, la columna lumbar o nuestro estómago: es la persona en conjunto quien lo hace.
3. El osteópata no trata enfermedades, trata personas.

Un osteópata es un profesional cualificado, con una base científica proveniente de una formación basada en dos pilares fundamentales:

1. La anatomía, dentro de ella la biomecánica, fundamentalmente, y
2. La neurología

Además, el osteópata está formado en fisiología, clínica, radiología, biología... y terapia manual.

Nuestro Instituto de Osteopatía, haciendo frente a la realidad académica osteopática que reina en Europa, ha modificado su ya riguroso y completo programa de formación otorgándole una composición acorde al modelo de estudios superiores que preside la Unión Europea: 4 años de formación para la obtención del título de Grado en Osteopatía; un año de formación adicional para la obtención del título Máster en Osteopatía; y un año más de formación para la obtención del título de Doctor en Osteopatía.

A continuación, seguimos ofreciendo todos los años formación continuada a nuestros ex alumnos u otros de escuelas de otros países.

De entre las herramientas con que cuenta un osteópata destacan las técnicas de tejido blando, los estiramientos analíticos miofasciales, las técnicas globales correctivas posturales, las normalizaciones articulares, los bombeos y tracciones manuales, las técnicas sacro-craneales, las manipulaciones viscerales, las técnicas de liberación energética y emocional, etc.

Cuando un paciente acude a un osteópata aquejado de un dolor, éste, buscará el origen de dicho dolor, restableciendo la totalidad de todas y cada una de las estructuras y tejidos que encuentre en desequilibrio (no solamente en el área del dolor o síntoma), con la misión de devolver la armonía al conjunto del organismo de la persona afectada. De este modo, las tensiones, dolores, disfunciones o alteraciones que sufre el paciente remitirán al haberse restablecido de manera coherente los focos primarios disfuncionales que originaban fenómenos patológicos, localmente o a distancia.

Capítulo I

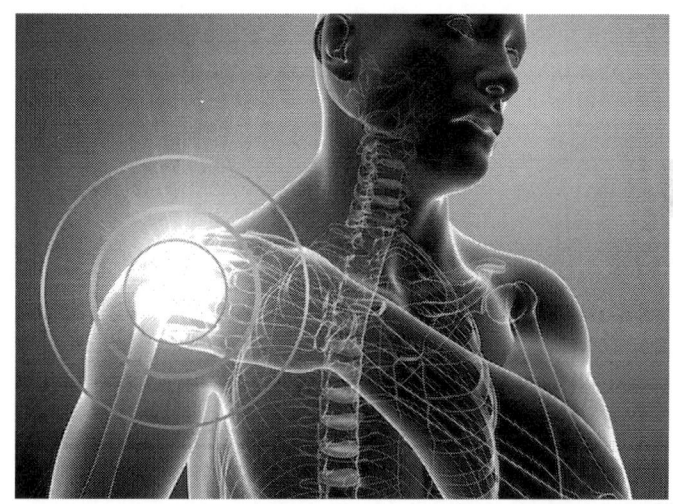

Concepto osteopático del hombro

ANATOMÍA Y BIOMECÁNICA DEL COMPLEJO ARTICULAR DEL HOMBRO

1. ESQUELETO ÓSEO DE LA ARTICULACIÓN DEL HOMBRO

La cintura escapular y los huesos de la porción libre del miembro superior forman el esqueleto apendicular superior (figura 1); la cintura pélvica y los huesos de la porción libre del miembro inferior forman el esqueleto apendicular inferior. El esqueleto apendicular superior se articula con el esqueleto axial sólo mediante la articulación esternoclavicular, lo cual le permite una gran movilidad. Las funciones de sostén, estabilización y movimiento de las clavículas y las escápulas de la cintura escapular las llevan a cabo los músculos axioapendiculares, que se insertan en estructuras relativamente fijas como las costillas, el esternón y las vértebras del esqueleto axial.

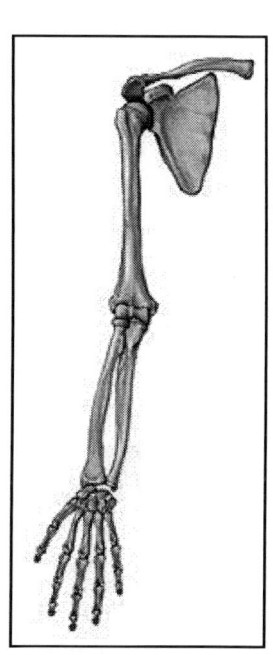

Figura 1
Esqueleto apendicular
superior

Clavícula

La clavícula conecta el miembro superior al tronco (figura 2). El **cuerpo de la clavícula** tiene una doble curvatura en el plano horizontal. Su mitad medial es convexa anteriormente, y su **extremidad esternal**, de mayor tamaño y forma triangular, se articula con el manubrio

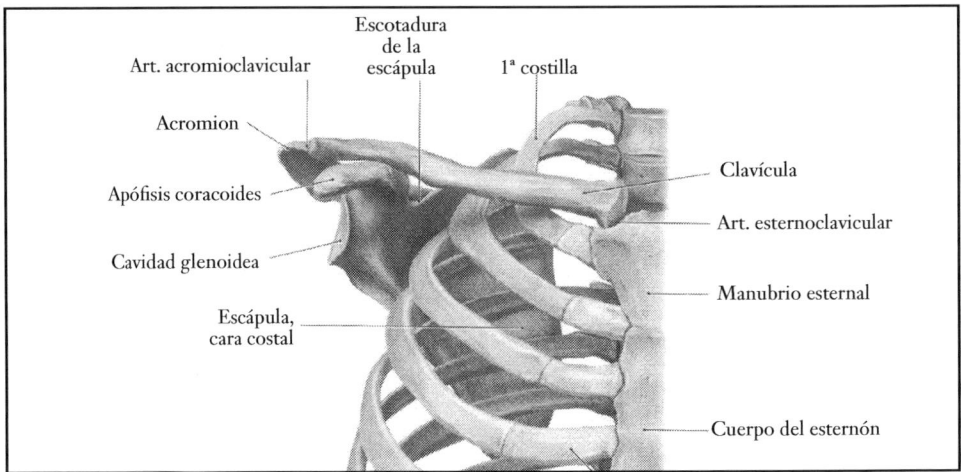

Figura 2. Conexión de la clavícula al tronco

del esternón en la articulación esterno-clavicular. Su mitad lateral es cóncava anteriormente, y su **extremidad acromial**, de forma plana, se articula con el acromion de la escápula en la articulación acromioclavicular (figura 3).

Los dos tercios mediales del cuerpo de la clavícula son convexos anteriormente, mientras que el tercio lateral es plano y cóncavo anteriormente. Estas curvaturas aumentan su flexibilidad y le dan la apariencia de una S mayúscula alargada. La clavícula:

- Actúa como puntal (soporte rígido) móvil, similar a una grúa, del que se encuentran suspendidas la escápula y la parte libre del miembro, y así se mantienen alejadas del tronco para que todo el miembro goce de una máxima libertad de movimiento.
  Este puntal permite que la escápula se desplace por la pared torácica mediante la «unión escapulotorácica», con lo que aumenta la amplitud de movimientos del miembro. La fijación del puntal en posición, especialmente tras su elevación, facilita la ascensión de las costillas para una inspiración profunda.
- Forma uno de los límites óseos del conducto cervicoaxilar (vía de paso entre el cuello y el brazo), de modo que proporciona protección al paquete vasculonervioso que irriga, drena e inerva al miembro superior.

- Transmite los golpes (impactos traumáticos) del miembro superior al esqueleto axial.

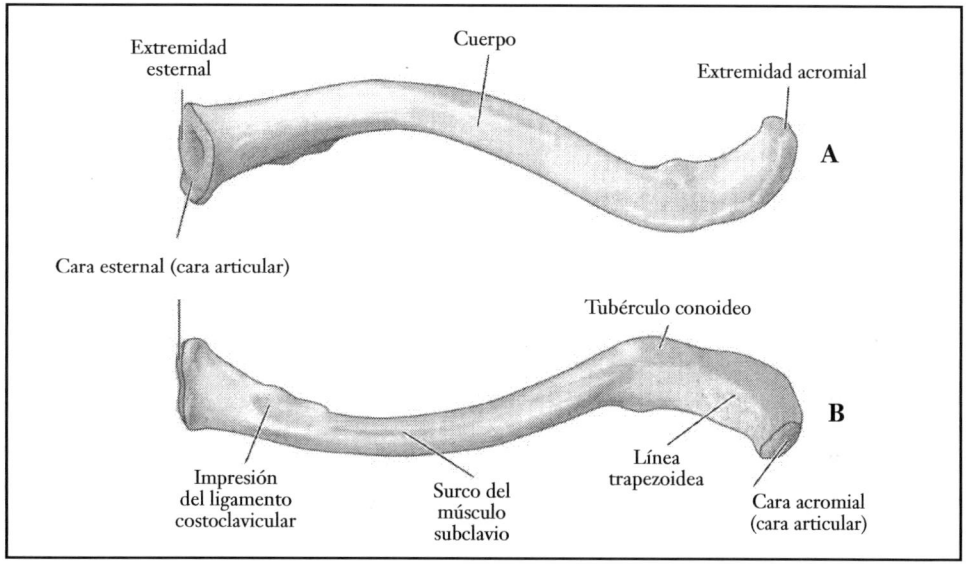

Figura 3. Clavícula
A: clavícula derecha, vista superior
B: clavícula izquierda, vista inferior

Aunque se le considera un hueso largo, la clavícula carece de vida medular. Está formada por hueso esponjoso (trabecular) una cubierta de hueso compacto.

La **cara superior de la clavícula**, situada justo por debajo de piel y el músculo platisma (del griego, plato llano) en el tejido subcutáneo, es lisa.

La **cara inferior de la clavícula** es rugosa porque unos potentes ligamentos la unen a la costilla cerca de su extremidad esternal y otros suspenden la escápula en su extremidad acromial. En el **tubérculo conoideo**, situado cerca de la extremidad acromial de la clavícula (figura 3), se inserta el ligamento conoideo, que es el segmento medial del ligamento coracoclavicular por el cual el resto del miembro superior queda suspendido pasivamente de la clavícula. También, cerca de la extremidad acromial de la clavícula se encuentra la **línea trapezoidea**, donde se inserta el ligamento trapezoideo, que es la parte lateral del ligamento coracoclavicular.

El **surco del subclavio,** en el tercio medial del cuerpo de la clavícula, es el sitio de inserción del músculo subclavio. Más medialmente se encuentra la **impresión del ligamento costoclavicular,** un área ovalada rugosa y con frecuencia deprimida, donde se inserta el ligamento que une la 1ª costilla a la clavícula y, como resultado, limita la elevación del hombro.

Escápula

La escápula (figura 4) es un hueso triangular plano que se encuentra en la cara posterolateral del tórax y descansa sobre las costillas 2ª a 7ª. La **espina de la escápula** es una gruesa proyección ósea que divide de forma asimétrica la cara posterior de la escápula, convexa, en una **fosa supraespinosa,** de pequeño tamaño, y una **fosa infraespinosa,** mucho mayor. La **cara costal** cóncava de la mayor parte de la escápula presenta una amplia **fosa subescapular.** Las amplias superficies óseas de las tres fosas proporcionan inserción para gruesos músculos.

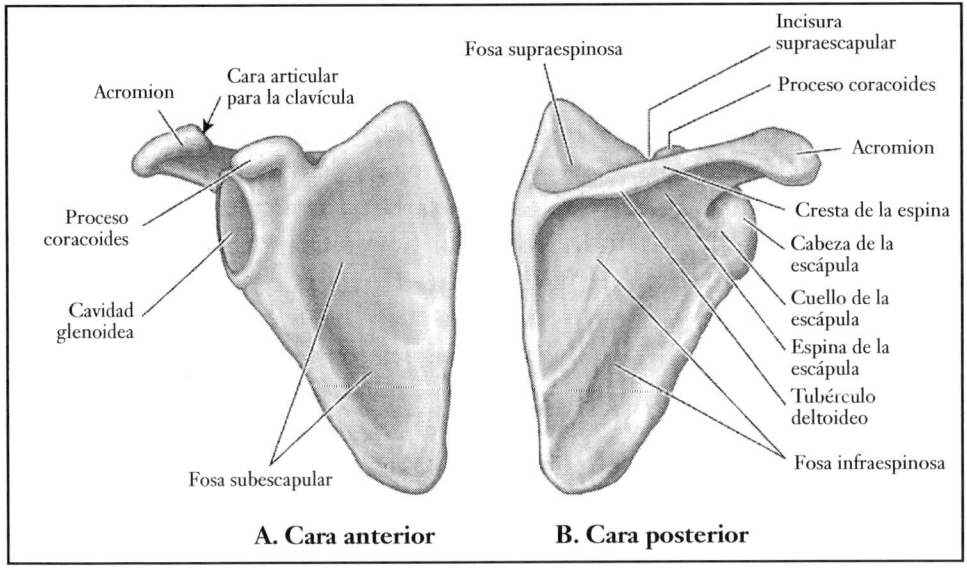

Figura 4. Escápula derecha
A: escápula derecha, vista anterior
B: escápula derecha, vista posterior

El **cuerpo de la escápula**, triangular, es delgado y translúcido superior e inferiormente a la espina de la escápula, aunque sus bordes, especialmente el lateral, son algo más gruesos. La espina de la escápula se continúa lateralmente con una expansión plana denominada **acromion** (del griego akros, punto más elevado), que forma el punto subcutáneo más elevado del hombro y se articula con la extremidad acromial de la clavícula. El **tubérculo deltoideo** de la espina de la escápula es una prominencia que marca el punto medial de inserción del deltoides. La espina de la escápula y el acromion sirven de brazo de palanca para los músculos que se insertan en ellos, en particular el trapecio.

Como el acromion es una extensión lateral de la escápula, la articulación acromioclavicular se encuentra en situación lateral a la masa de la escápula y a los músculos que se le insertan. La articulación del hombro, que es sobre la que estos músculos actúan, es casi directamente inferior a la articulación acromioclavicular; en consecuencia, la masa escapular se encuentra equilibrada con la del miembro libre, y la estructura de donde cuelgan (ligamento coracoclavicular) se localiza entre ambas.

Superolateralmente, la cara lateral de la escápula tiene una **cavidad glenoidea** (del griego, receptáculo) que contacta y se articula con la cabeza del húmero en la articulación del hombro. La cavidad glenoidea es una fosa poco profunda, cóncava y ovalada, que se orienta anterolateralmente y en sentido ligeramente ascendente; su tamaño es considerablemente inferior al de la cabeza del húmero, para la que actúa de receptáculo. El **proceso (apófisis) coracoides**, semejante a un pico (del griego korakodes, como el pico de un cuervo), se sitúa en posición superior a la cavidad glenoidea y se proyecta anterolateralmente. Por su tamaño, forma y dirección, este proceso también recuerda a un dedo doblado que apunta hacia el hombro y en cuyo nudillo tiene su inserción inferior el sistema de sujeción pasiva constituido por el ligamento coracoclavicular.

La escápula presenta un borde medial, uno lateral y uno superior, y un ángulo superior, uno lateral y uno inferior.

Cuando el cuerpo de la escápula se encuentra en posición anatómica, su delgado **borde medial** discurre en dirección paralela y a unos 5 cm de distancia lateralmente respecto a los procesos espinosos de las vértebras torácicas, por lo que también suele denominarse borde vertebral. El **borde lateral** parte del ángulo inferior de la escápula y se dirige superolateralmente hacia el vértice de la axila, por lo que también suele denominarse borde asilar. Este borde lateral está formado por una gruesa barra ósea que impide que esta región de la escápula tan sometida a tensiones se doble.

El borde lateral termina en el truncado **ángulo lateral de la escápula**, que es la parte más gruesa del hueso y contiene el ensanchamiento formado por la **cabeza de la escápula**.

La cavidad glenoidea es el principal rasgo distintivo de dicha cabeza. El estrechamiento entre la cabeza y el cuerpo define al **cuello** de la escápula. El **borde superior de la escápula** está marcado cerca de la unión de sus dos tercios mediales con el tercio lateral por la **incisura de la escápula**, que se sitúa en el lugar donde el borde superior se encuentra con la base del proceso coracoides. El superior es el más delgado y corto de los tres bordes.

La escápula está dotada de una considerable amplitud de movimientos en la pared torácica gracias a la articulación fisiológica escapulotorácica, y constituye la base sobre la cual actúa el miembro superior. Estos movimientos, que permiten que el brazo se mueva libremente, se describen más adelante en este capítulo, en el apartado dedicado a los músculos que movilizan la escápula.

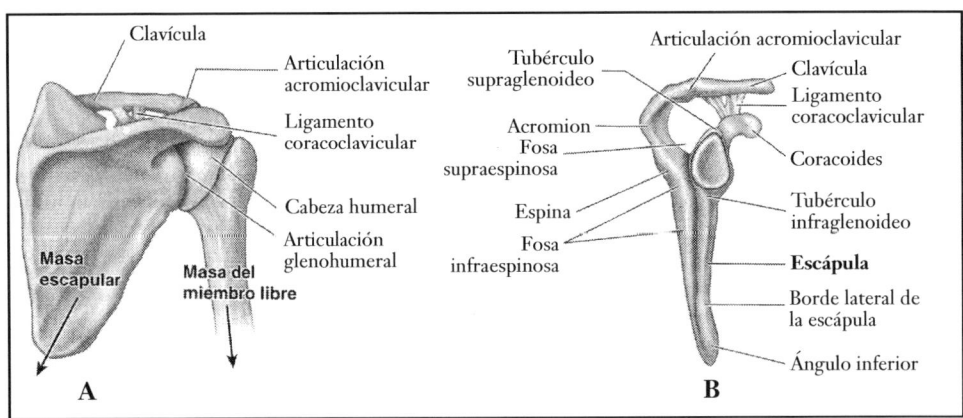

Figura 5. Escápula derecha
A: vista posterior
B: vista lateral

Húmero

El húmero (hueso del brazo, figura 6) es el hueso más grande del miembro superior; se articula con la escápula en la articulación del hombro y con el radio y la ulna en la articulación del codo (figura 1). El extremo proximal del húmero está formado por una cabeza, los cuellos quirúrgico y anatómico, y los tubérculos mayor y menor. La **cabeza del húmero**, de forma esférica, se articula con la cavidad glenoidea de la escápula. El **cuello anatómico del húmero** está formado por el surco que circunscribe la cabeza y la separa de los tubérculos mayor y menor, e indica la línea donde se inserta la cápsula de la articulación del hombro. El **cuello quirúrgico del húmero**, que con frecuencia es lugar de fracturas, es la parte estrecha situada distalmente a la cabeza y los tubérculos.

La unión de la cabeza y el cuello con el cuerpo del húmero está indicada por los tubérculos mayor y menor, que sirven de inserción y de punto de apoyo para algunos músculos escapulohumerales. El **tubérculo mayor** se encuentra en el margen lateral del húmero, mientras que el **tubérculo menor** se proyecta anteriormente desde el hueso. El **surco intertubercular (surco bicipital)** separa los dos tubérculos y proporciona un sitio de paso protegido para el delgado tendón de la cabeza larga del músculo bíceps braquial.

El **cuerpo del húmero** tiene dos detalles importantes: la **tuberosidad deltoidea**, lateralmente, en la cual se inserta el músculo deltoides, y el oblicuo **surco del nervio radial (surco espiral)**, posteriormente, por donde discurren el nervio radial y la arteria braquial profunda cuando pasan anteriores a la cabeza larga y entre las cabezas medial y lateral del músculo tríceps braquial. El extremo inferior del cuerpo del húmero se ensancha a medida que se forman las afiladas **crestas supracondíleas** medial y lateral, que terminan distalmente en los prominentes **epicóndilos medial y lateral**, y proporcionan inserción a diversos músculos.

El extremo distal del húmero, integrado por la tróclea, el capítulo (cóndilo) y las fosas olecraneana, coroidea y radial, constituye el **cóndilo del húmero**. Está dotado de dos caras articulares: un **capítulo** (o cóndilo; del latín capitulum, cabecita) lateral que se articula con la

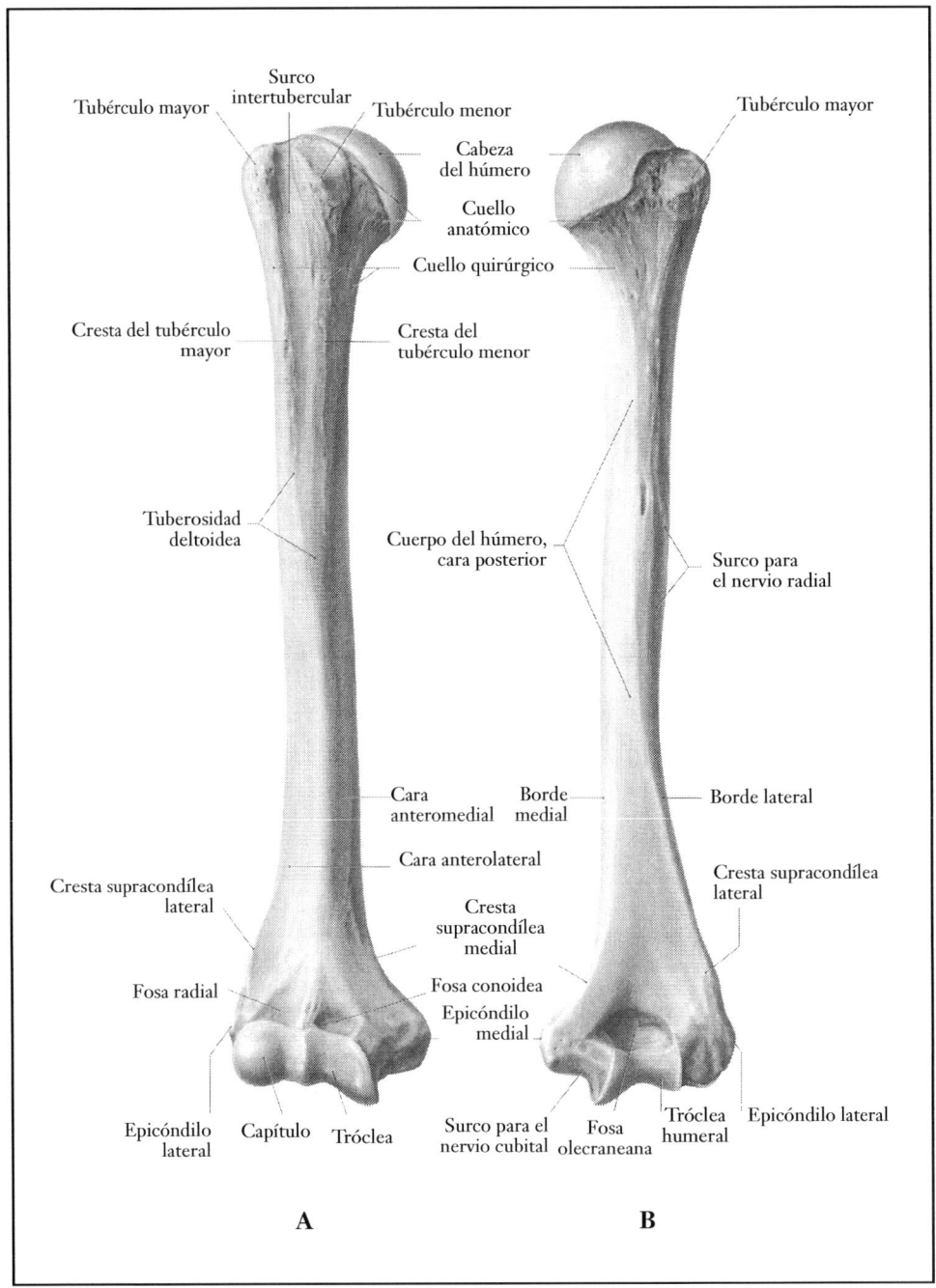

Figura 6. Húmero derecho
A: vista anterior
B: vista posterior

cabeza del radio, y una **tróclea** (del latín, polea) medial que se articula con el extremo proximal (incisura troclear) del cúbito. Por encima de la tróclea se encuentran dos zonas deprimidas, o fosas, que se dan la espalda mutuamente y hacen que el cóndilo del húmero sea considerablemente delgado entre los epicóndilos. En la cara anterior, la **fosa coronoidea** recibe al proceso coronoides del cúbito durante la flexión completa del codo. En la cara posterior, la **fosa olecraneana** acomoda al olécranon del cúbito durante la extensión completa del codo. Anterior y superiormente al capítulo se localiza la **fosa radial**, poco profunda, que acomoda al borde de la cabeza del radio cuando el antebrazo está completamente flexionado.

2. ARTROLOGÍA Y BIOMECÁNICA DEL COMPLEJO ARTICULAR DEL HOMBRO

El complejo articular del hombro se compone de 5 articulaciones:

Articulaciones verdaderas:

- La articulación esterno-costo-clavicular
- La articulación acromio-clavicular
- La articulación gleno-humeral

Articulaciones falsas:

- La articulación escápulo-torácica
- La articulación subacromial

Por lo tanto, tres articulaciones verdaderas y dos falsas (figura 7).

En el movimiento de la cintura escapular están implicadas las articulaciones esternoclavicular, acromioclavicular y glenohumeral (figura 7), que suelen moverse simultáneamente. La presencia de defectos funcionales en cualquiera de estas articulaciones limita los movimientos de la cintura escapular. La movilidad de la escápula es esencial para que el miembro superior se pueda mover libremente. La clavícula forma

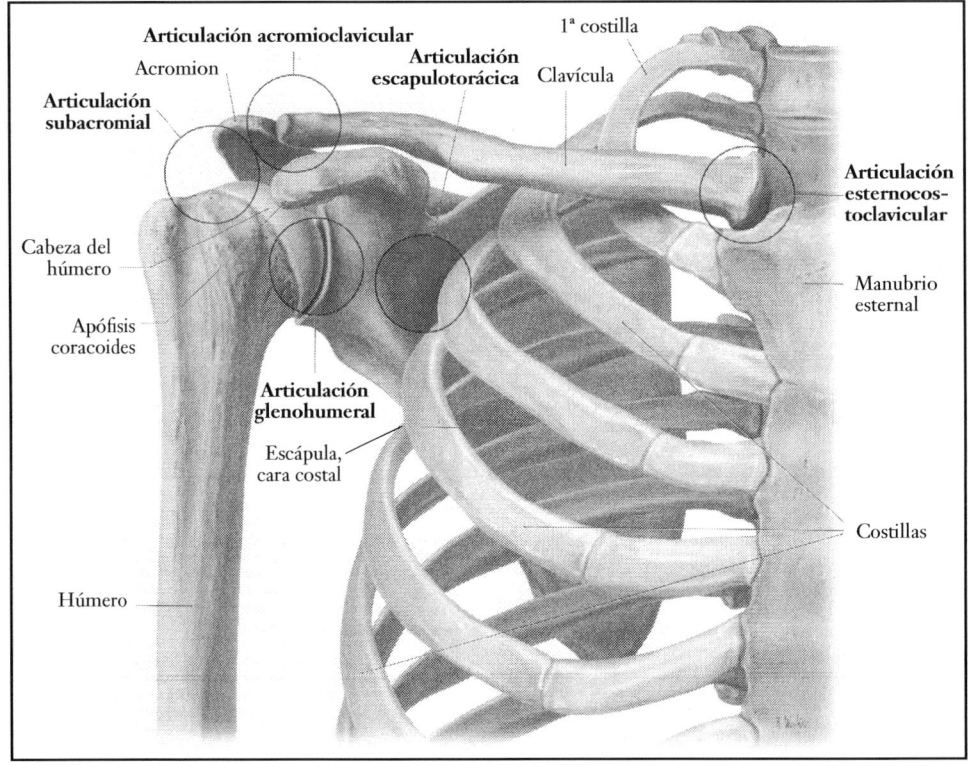

Figura 7. Complejo articular del hombro derecho

un puntal (extensión) que mantiene la escápula, y en consecuencia la articulación glenohumeral (del hombro), separada del tórax para que se pueda mover libremente. La clavícula define el radio de rotación del hombro (mitad de la cintura escapular más articulación del hombro) en la articulación esternoclavicular. Los 15° a 20° de movimiento de la articulación acromioclavicular permiten el posicionamiento de la cavidad glenoidea necesario para los movimientos del brazo.

Cuando se explora la amplitud de movimiento de la cintura escapular debe tenerse en cuenta tanto la movilidad escapulotorácica (movimiento de la escápula sobre la pared torácica) como la del hombro. Aunque los 30° iniciales de la abducción se pueden llevar a cabo sin que se mueva la escápula, el movimiento conjunto de elevación completa del brazo se produce en una relación de 2:1: por cada 3° de elevación, la articulación del hombro confiere aproximadamente 2° y la unión escapulotorácica fisiológica 1°.

En otras palabras, cuando se ha elevado el miembro y el brazo ha quedado en situación vertical al lado de la cabeza (180° de abducción o flexión del brazo), en 120° ha participado la articulación del hombro y en 60° lo ha hecho la unión escapulotorácica. Esto se conoce como **ritmo escapulohumeral** (figura 8). Los movimientos importantes de la cintura escapular son los de la escápula: elevación y descenso, protracción (lateral o movimiento hacia delante de la escápula) y retracción (medial o movimiento hacia atrás de la escápula), y rotación.

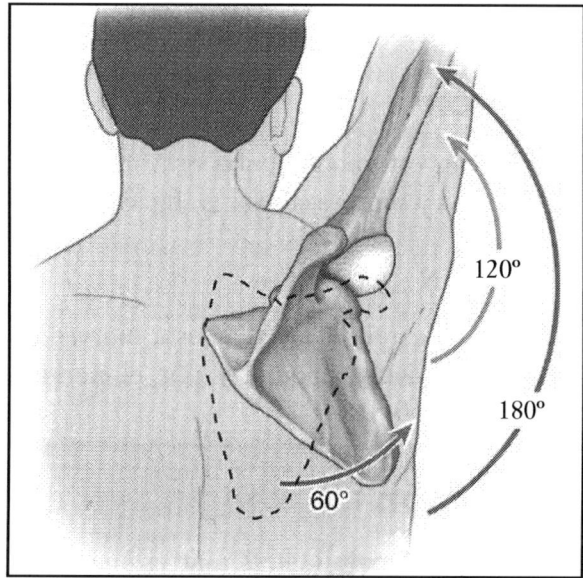

Figura 8. Ritmo escapulohumeral

1. Articulación esternoclavicular

La **articulación esternoclavicular** es una articulación sinovial en silla de montar, pero funciona como una articulación esferoidea. La articulación esternoclavicular está dividida en dos compartimentos por un disco articular. Este disco se une firmemente a los ligamentos esternoclaviculares anterior y posterior (unos engrosamientos de la membrana fibrosa de la cápsula articular), y al ligamento interclavicular (figura 9).

La gran solidez de la articulación esternoclavicular es consecuencia de estas uniones. Así, aunque el disco articular sirve para absorber las fuerzas de choque transmitidas a la clavícula desde el miembro superior, las luxaciones de clavícula son raras (a diferencia de las fracturas, que son relativamente frecuentes).

La esternoclavicular es la única articulación entre el miembro superior y el esqueleto axial, y se puede palpar fácilmente porque la extremidad esternal de la clavícula se encuentra por encima del manubrio del esternón.

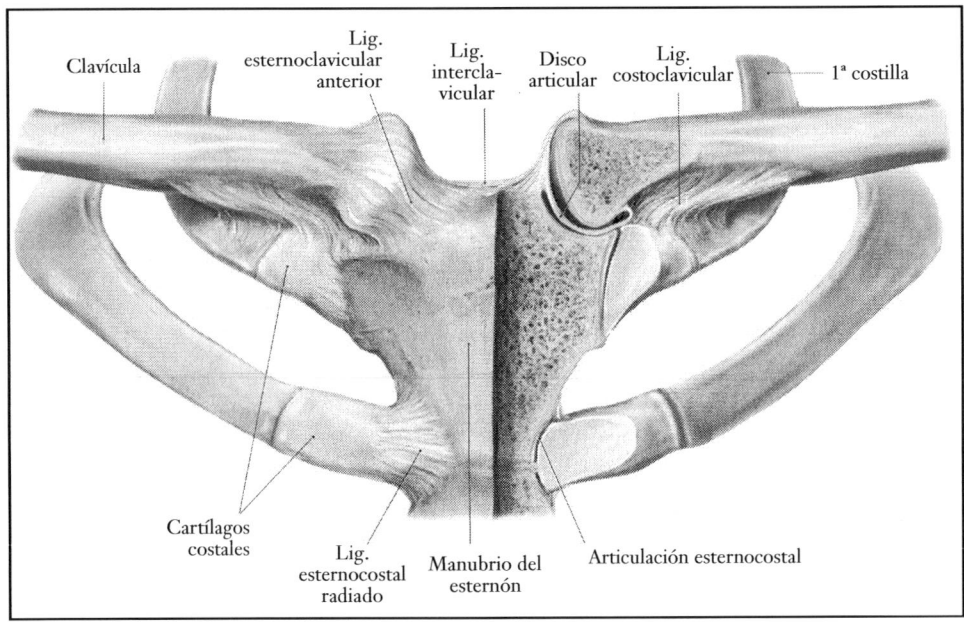

Figura 9. Articulación esternoclavicular

Superficies articulares

La extremidad esternal de la clavícula se articula con el manubrio del esternón y el 1er cartílago costal. Las superficies articulares están recubiertas de fibrocartílago.

Cápsula articular

La **cápsula articular** rodea la articulación esternoclavicular englobando la epífisis de la clavícula en su extremidad esternal. Se inserta en los márgenes de las superficies articulares, incluida la periferia del disco articular. Una membrana sinovial recubre la superficie interna de la membrana fibrosa de la cápsula articular, y se extiende hasta los bordes de las superficies articulares.

Ligamentos

La estabilidad de la articulación esternoclavicular depende de sus ligamentos y su disco articular. Los **ligamentos esternoclaviculares anterior y posterior** refuerzan la cápsula anterior y posteriormente. El **ligamento interclavicular** refuerza la cápsula superiormente; se extiende desde la extremidad esternal de una clavícula hasta la de la contralateral, y en su recorrido se inserta también en el borde superior del manubrio del esternón. El **ligamento costoclavicular** ancla la superficie inferior de la extremidad esternal de la clavícula a la La costilla ya su cartílago costal, con lo que limita la elevación de la cintura escapular.

Movimientos

Aunque la articulación esternoclavicular es extremadamente sólida, está dotada de una movilidad significativa para que se puedan mover la cintura escapular y el miembro superior. En la elevación completa del miembro, la clavícula se levanta hasta un ángulo de aproximadamente 60°. Cuando la elevación se lleva a cabo mediante flexión, se acompaña de rotación de la clavícula alrededor de su eje longitudinal. La articulación esternoclavicular también puede moverse anterior o posteriormente en un ángulo de hasta 25° a 30°.

Irrigación

La articulación esternoclavicular está irrigada por las arterias torácica interna y supraescapular.

Inervación

La articulación esternoclavicular está inervada por ramos del nervio supraclavicular medial y por el nervio del subclavio.

2. Articulación acromioclavicular

La **articulación acromioclavicular** (figura 10) es una articulación sinovial plana que se localiza a 2-3 cm del punto más alto del hombro formado por la parte lateral del acromion.

Superficies articulares

La extremidad acromial de la clavícula se articula con el acromion de la escápula. Las superficies articulares, recubiertas de fibrocartílago, están separadas por un disco articular incompleto en forma de cuña.

Cápsula articular

La membrana fibrosa de la cápsula articular, que tiene forma de manguito y es relativamente laxa, se une a los bordes de las superficies articulares. Una membrana sinovial recubre la membrana fibrosa. Aunque es relativamente débil, la cápsula articular está reforzada superiormente por fibras del trapecio.

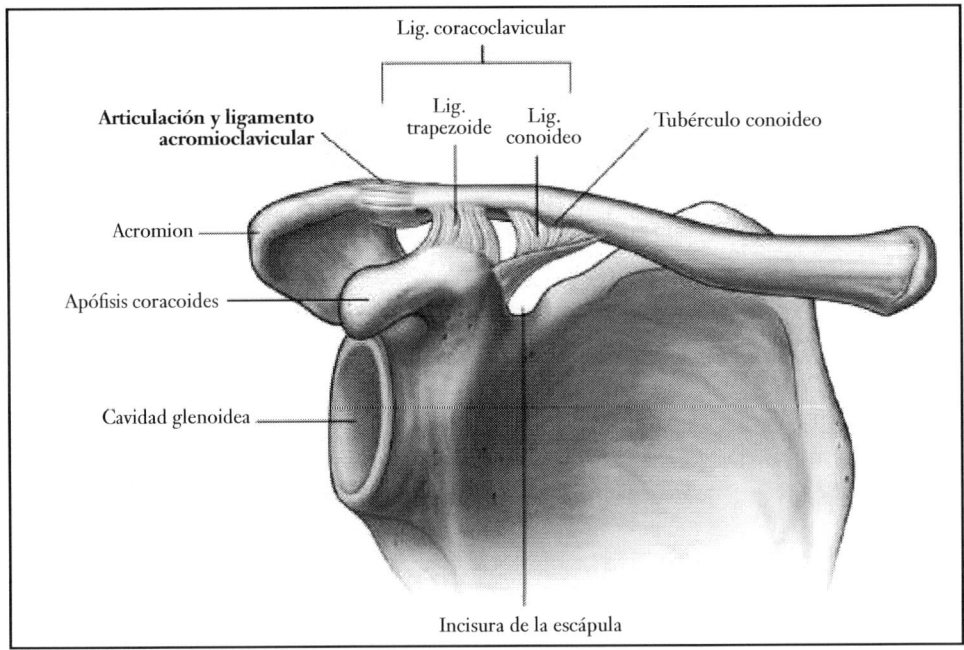

Figura 10. Articulación acromioclavicular

Ligamentos

El **ligamento acromioclavicular** es una banda fibrosa que se extiende desde el acromion hasta la clavícula y refuerza la articulación acromioclavicular superiormente. No obstante, la integridad de la articulación se mantiene gracias a ligamentos extrínsecos, situados a distancia de ésta.

El **ligamento coracoclavicular** es un par de resistentes bandas que unen el proceso coracoides de la escápula con la clavícula, anclándolas entre sí. Se divide en dos ligamentos: el conoideo y el trapezoideo, con frecuencia separados por una bolsa. El **ligamento conoideo**, vertical, es un triángulo invertido (cono), con un vértice (inferior) que se inserta en la raíz del proceso coracoides, y una base más amplia (superior) que se inserta en el tubérculo conoideo de la cara inferior de la clavícula. El **ligamento trapezoide**, casi horizontal, se inserta en la cara superior del proceso coracoides y se extiende hasta la línea trapezoidea de la cara inferior de la clavícula. Aparte de ampliar la articulación acromioclavicular, el ligamento coracoclavicular permite que la escápula y el miembro libre queden suspendidos (pasivamente) del puntal constituido por la clavícula.

Movimientos

El acromion de la escápula rota sobre la extremidad acromial de la clavícula. Estos movimientos se asocian al movimiento de la unión escapulotorácica fisiológica. No existe ningún músculo que conecte los huesos que participan en la articulación y la mueva, sino que son los músculos axioapendiculares que se insertan en la escápula y la mueven los que desplazan el acromion sobre la clavícula.

Irrigación

La articulación acromioclavicular está irrigada por las arterias supraescapular y toracoacromial.

Inervación

En concordancia con la ley de Hilton (las articulaciones están inervadas por ramos articulares de los nervios que inervan los músculos que actúan sobre éstas), la articulación acromioclavicular está inervada por los nervios pectoral lateral y axilar.

No obstante, en concordancia con la localización subcutánea de la articulación y con el hecho de que ningún músculo la cruza, también le aporta inervación el nervio supraclavicular lateral subcutáneo, lo cual es más típico de la porción distal del miembro.

3. Articulación del hombro (glenohumeral)

La **articulación del hombro (glenohumeral)** es sinovial y de tipo esferoideo. Permite una amplia variedad de movimientos, pero esto la hace relativamente inestable.

Superficies articulares

La cabeza del húmero, grande y redondeada, se articula con la cavidad glenoidea de la escápula (figura 11), que aunque es relativamente poco profunda se amplía de manera ligera pero eficaz gracias al anillo

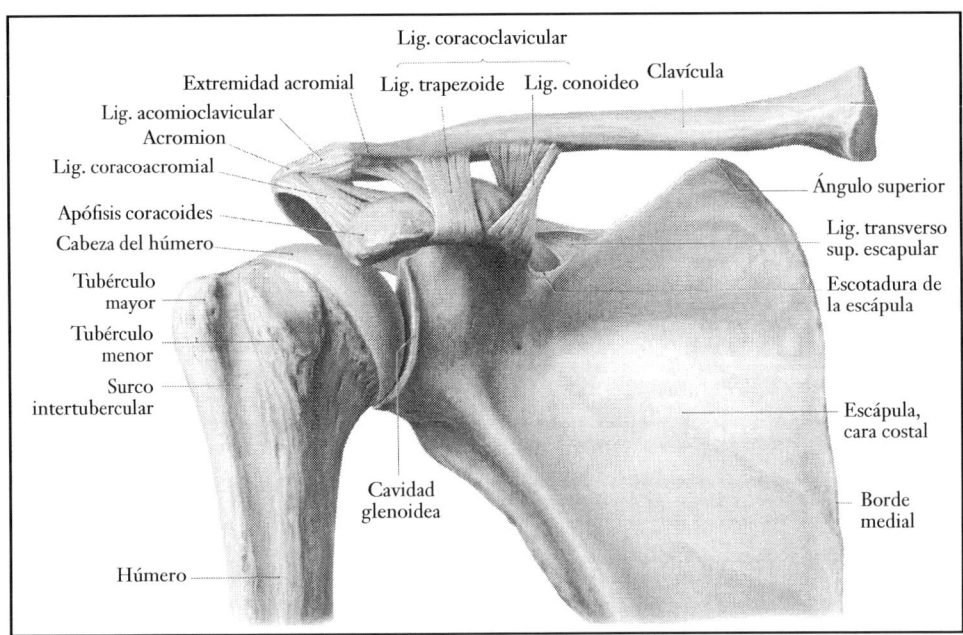

Figura 11. Articulación glenohumeral

formado por el **rodete glenoideo** fibrocartilaginoso. Ambas superficies articulares están recubiertas de cartílago hialino.

La cavidad glenoidea acoge poco más de un tercio de la cabeza del húmero, que se mantiene en su sitio gracias al tono del manguito rotador musculotendinoso (músculos supraespinoso, infraespinoso, redondo menor y subescapular, figura 12).

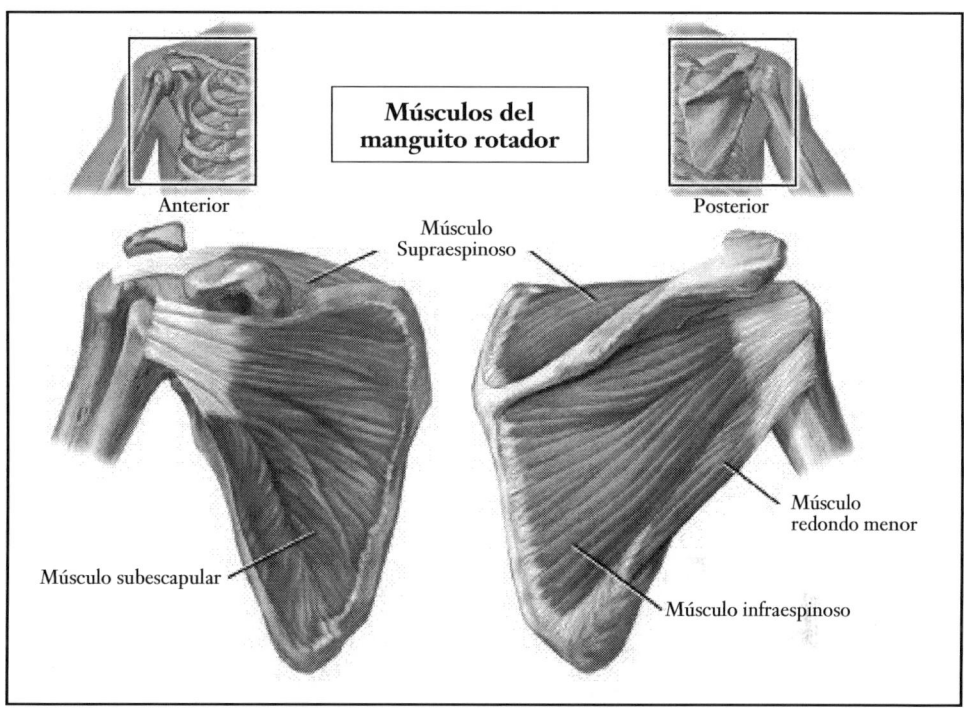

Figura 12. Músculos del manguito rotador

Cápsula articular

La laxa membrana fibrosa de la cápsula articular rodea la articulación del hombro y se inserta medialmente en el borde de la cavidad glenoidea y lateralmente en el cuello anatómico del húmero (figura 13). Superiormente, esta parte de la cápsula invade la raíz del proceso coracoides para que su membrana fibrosa pueda englobar dentro de la articulación la inserción proximal de la cabeza larga del bíceps braquial, situada en el tubérculo supraglenoideo.

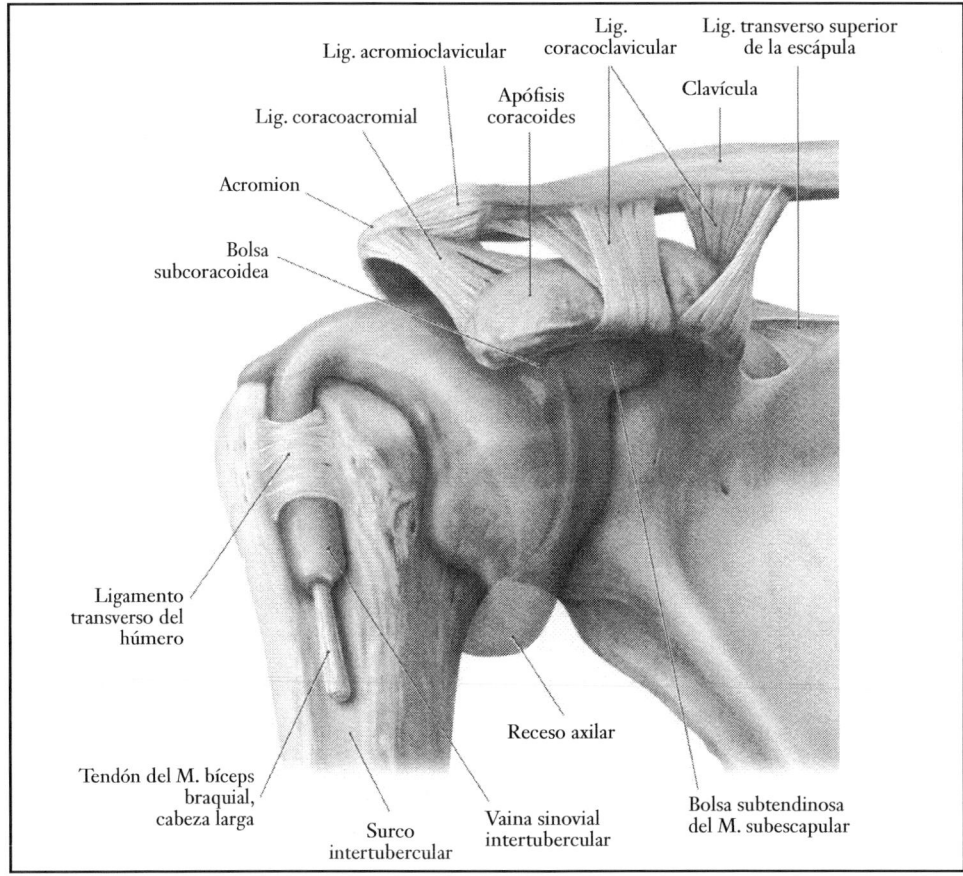

Figura 13. Cápsula articular de la articulación glenohumeral

La cápsula articular tiene dos aberturas:

1. Una entre los tubérculos del húmero para que pueda pasar el tendón de la cabeza larga del bíceps braquial.

2. Una situada anteriormente, inferior al proceso coracoides, que permite que la bolsa subescapular y la cavidad sinovial de la articulación se comuniquen. La parte inferior de la cápsula articular (la única que no está reforzada por los músculos del manguito de los rotadores) es su región más débil. Aquí, la cápsula es particularmente laxa y presenta pliegues cuando el brazo se encuentra en aducción; no obstante, se tensa cuando se abduce el brazo.

La membrana sinovial recubre la superficie interna de la membrana fibrosa de la cápsula y se refleja desde ella en el rodete glenoideo y el húmero, hasta el límite articular de la cabeza.

La membrana sinovial también forma una vaina tubular para el tendón de la cabeza larga del bíceps braquial, donde este último se sitúa en el surco intertubercular del húmero y se dirige hacia la cavidad articular.

Ligamentos

Los ligamentos glenohumerales, que refuerzan la cara anterior de la cápsula articular, y el ligamento coracohumeral, que la refuerza superiormente, son de tipo intrínseco (es decir, forman parte de la membrana fibrosa de la cápsula articular) (figuras 14 y 15).

Los **ligamentos glenohumerales** son tres bandas fibrosas, visibles sólo en la cara interna de la cápsula, que refuerzan la parte anterior de la cápsula articular. Estos ligamentos se extienden de forma radial lateral e inferiormente desde el rodete glenoideo a la altura del tubérculo supraglenoideo de la escápula y se fusionan distalmente con la membrana fibrosa de la cápsula cuando ésta se inserta en el cuello anatómico del húmero.

El **ligamento coracohumeral** es una banda resistente y amplia que discurre desde la base del proceso coracoides hasta la cara anterior del tubérculo mayor del húmero.

El **ligamento transverso del húmero** es una amplia banda fibrosa que discurre más o menos oblicuamente entre los tubérculos mayor y menor del húmero, pasando por encima del surco intertubercular. Este ligamento convierte el surco en un conducto que mantiene el tendón del bíceps braquial y su vaina sinovial en posición durante los movimientos de la articulación del hombro.

El **arco coracoacromial** (formado por el fórnix del hombro) es una estructura extrínseca protectora formada por la cara inferior lisa del acromion y el proceso coracoides de la escápula, entre los que se extiende el **ligamento coracoacromial**. Esta estructura osteoligamentosa forma un arco protector que se encuentra sobre la cabeza del húmero y evita su desplazamiento superior en la cavidad glenoidea. El arco co-

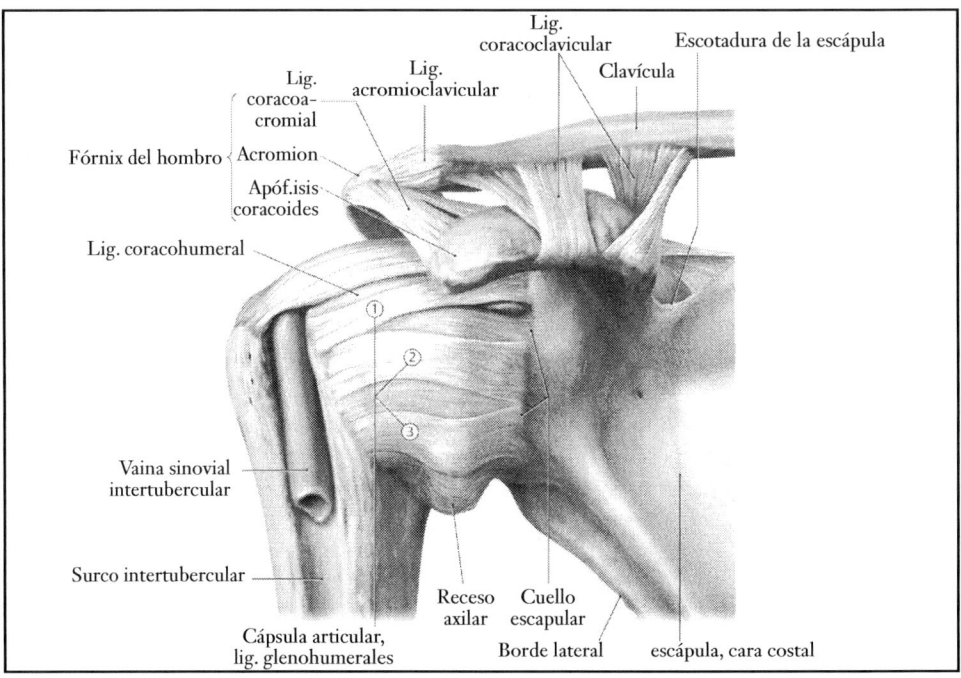

Figura 14. Ligamentos, cara anterior

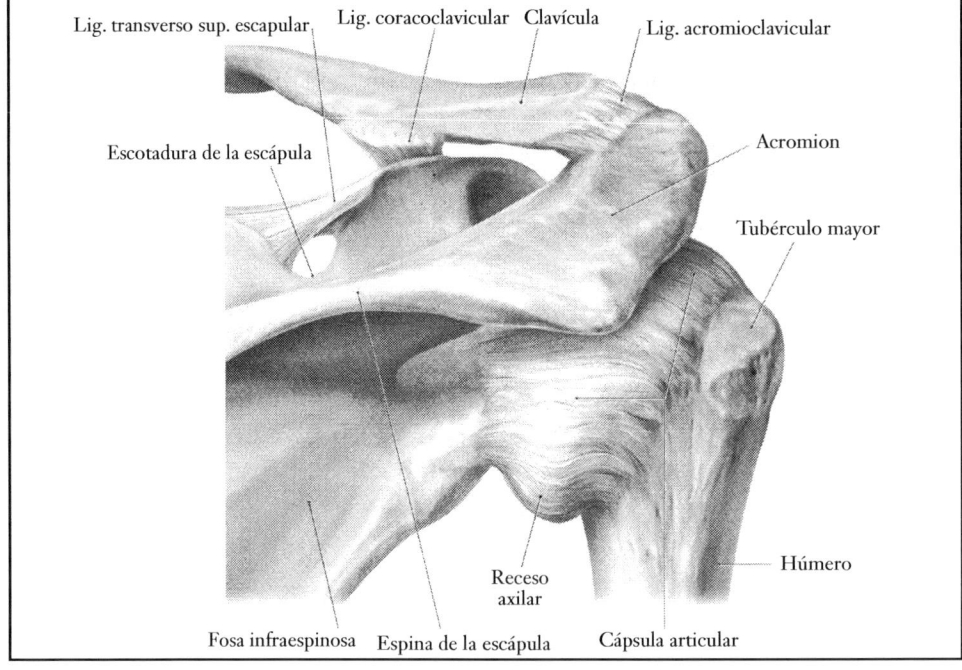

Figura 15. Ligamentos, cara posterior

racoacromial es tan resistente que puede aguantar un violento empuje hacia arriba del húmero sin fracturarse (antes se fracturarían el cuerpo del húmero o la clavícula) .

Cuando se transmite una fuerza hacia arriba a lo largo del húmero (p. ej., cuando se está de pie al lado de una mesa y se apoya parcialmente el peso del cuerpo sobre ésta con los miembros extendidos), la cabeza del húmero presiona contra el arco coracoacromial. El músculo supraespinoso pasa por debajo de este arco y se sitúa en profundidad al deltoides cuando su tendón se fusiona con la cápsula de la articulación del hombro como parte del manguito de los rotadores.

La **bolsa subacromial** facilita el movimiento del tendón del supraespinoso cuando éste pasa por debajo del arco para dirigirse hacia el tubérculo mayor del húmero (figura 16). Esta bolsa se sitúa entre el arco (superiormente) y el tendón y el tubérculo (inferiormente).

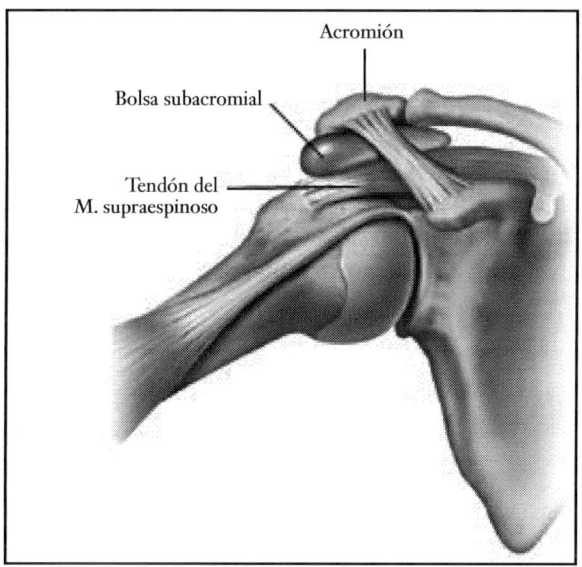

Figura 16. Bolsa subacromial

Movimientos

La articulación del hombro tiene más libertad de movimientos que cualquier otra articulación del cuerpo. Esta libertad se debe a la laxitud de su cápsula articular y al gran tamaño de la cabeza del húmero en comparación con la pequeña cavidad glenoidea. La articulación del hombro permite movimientos en los tres ejes del espacio: flexión-extensión, abducción-aducción, rotación medial y lateral del húmero, y circunducción (figura 17).

La rotación lateral del húmero aumenta la amplitud de la abducción. Cuando se abduce el brazo sin rotación, la superficie articular disponible se acaba y el tubérculo mayor contacta con el arco coracoacromial, lo cual impide que continúe la abducción.

Si luego se rota el brazo lateralmente 180°, los tubérculos rotan hacia atrás y se obtiene más superficie articular disponible para continuar con la elevación.

La circunducción de la articulación del hombro es una secuencia ordenada de flexión, abducción, extensión y aducción (o al contrario). A menos que su amplitud sea reducida, en estos movimientos no sólo está

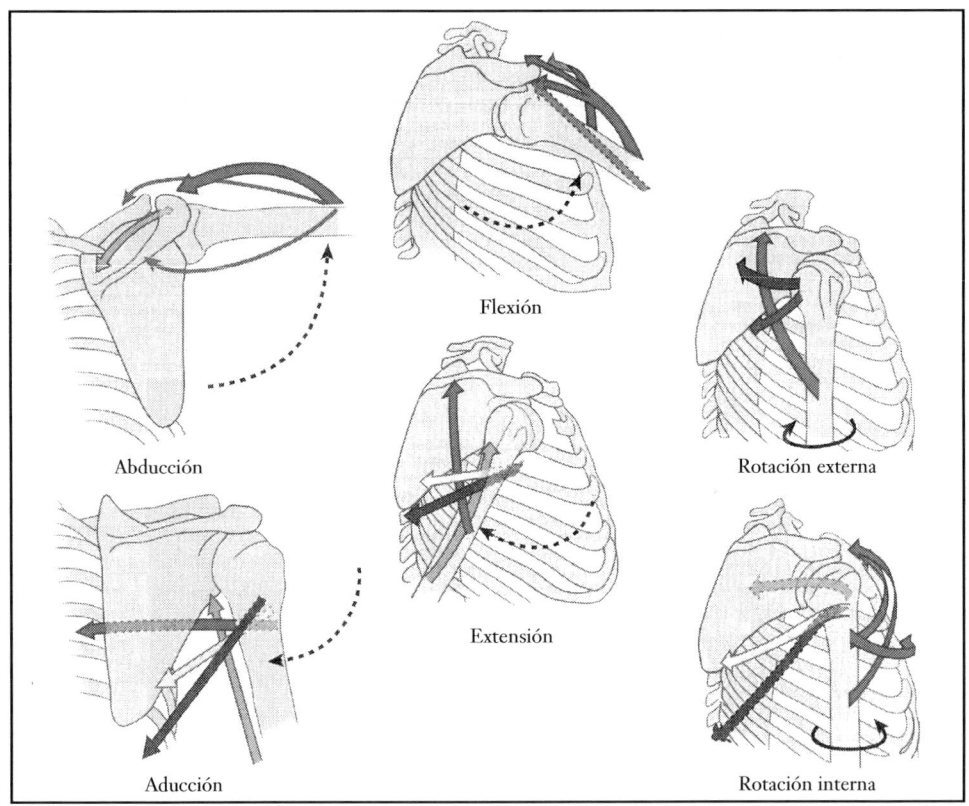

Figura 17. Movimientos de la articulación glenohumeral

implicada la articulación del hombro aisladamente, sino que también participan las otras dos articulaciones de la cintura escapular (esternoclavicular y acromioclavicular). La rigidez o la fijación de las articulaciones en la cintura escapular (anquilosis) restringe en gran medida la amplitud de los movimientos, incluso cuando la articulación del hombro es normal.

Músculos que mueven la articulación del hombro

Los movimientos de la articulación del hombro y los músculos que los inducen directamente, los músculos que pueden actuar indirectamente porque afectan a la cintura escapular, músculos escapulohumerales, que actúan directamente sobre la articulación del hombro, se describen en la página 57. También citaremos otros músculos que actúan sobre la articulación del hombro como músculos coaptadores, bien para resistir la luxación sin inducir ningún movimiento en la articulación (p. ej., cuando se lleva una maleta pesada), o bien para mantener la gran cabeza del húmero en la relativamente poco profunda cavidad glenoidea.

Irrigación

La articulación del hombro está irrigada por las arterias circunflejas humerales anterior y posterior, y por ramas de la arteria supraescapular (figuras 18 y 19).

Inervación

La articulación del hombro está inervada por los nervios supraescapular, axilar y pectoral lateral.

Bolsas entorno a la articulación del hombro

Cerca de la articulación del hombro se sitúan diversas bolsas que contienen películas capilares de líquido sinovial secretado por la membrana sinovial. Las bolsas se localizan allí donde los tendones rozan contra el hueso, ligamentos u otros tendones, y donde la piel se desplaza sobre un relieve óseo. Las bolsas que rodean la articulación del hombro tienen una relevancia clínica especial, ya que algunas

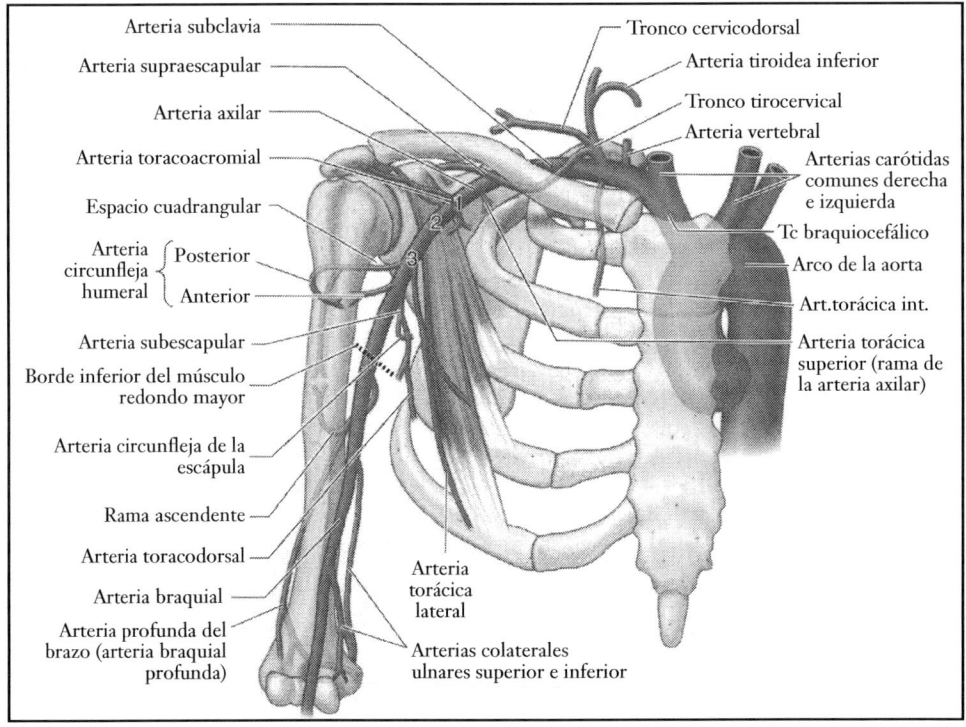

Figura 18. Arterias de la porción proximal del miembro superior. Vista anterior
1. Primera porción de la arteria axilar localizada entre el borde lateral de la 1ª costilla y el borde medial del pectoral menor. 2. Segunda porción de la arteria axilar localizada posterior al pectoral menor. 3. Tercera porción de la arteria axilar localizada desde el borde lateral del pectoral menor hasta el borde inferior del redondo mayor, donde se convierte en la arteria braquial.

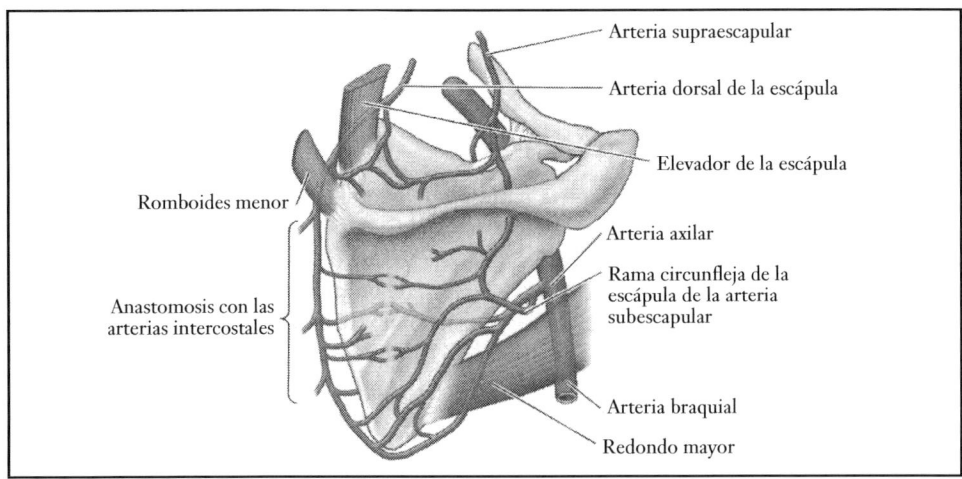

Figura 19. Arterias de la porción proximal del miembro superior. Vista posterior

(p. ej., la bolsa subescapular) se comunican con la cavidad articular y, en consecuencia, al abrir una de ellas se puede penetrar en dicha cavidad.

Bolsa subescapular. La bolsa subtendinosa del músculo subescapular (bolsa subescapular) se localiza entre el tendón del subescapular y el cuello de la escápula (figura 13). Esta bolsa protege al tendón cuando pasa inferior a la raíz del proceso coracoides y por encima del cuello de la escápula. Normalmente se comunica con la cavidad de la articulación del hombro a través de una abertura situada en la membrana fibrosa de la cápsula articular (figura 21), de modo que en realidad es una extensión de la cavidad articular del hombro.

Bolsa subacromial. La bolsa subacromial, que en ocasiones se denomina bolsa subdeltoidea, se localiza entre el acromion, el ligamento coracoacromial y el deltoides superiormente, y el tendón del supraespinoso y la cápsula de la articulación del hombro inferiormente (figura 16). En consecuencia, facilita el movimiento del tendón del supraespinoso por debajo del arco coracoacromial y del deltoides por encima de la cápsula articular y del tubérculo mayor del húmero. Su tamaño es variable, pero normalmente no se comunica con la cavidad de la articulación del hombro.

4. Articulación subacromial

Es una cavidad de deslizamiento compuesta de bolsas sinoviales (bolsa subacromial y bolsa subdeltoidea) entre el techo del hombro (fónix del húmero) y el manguito de los rotadores (manguito muscular de la articulación del hombro que compacta la cabeza del húmero a la cavidad glenoidea y que está formado por los músculos supraespinoso, infraespinoso, subescapular y redondo menor). Figuras 20, 21 y 22.

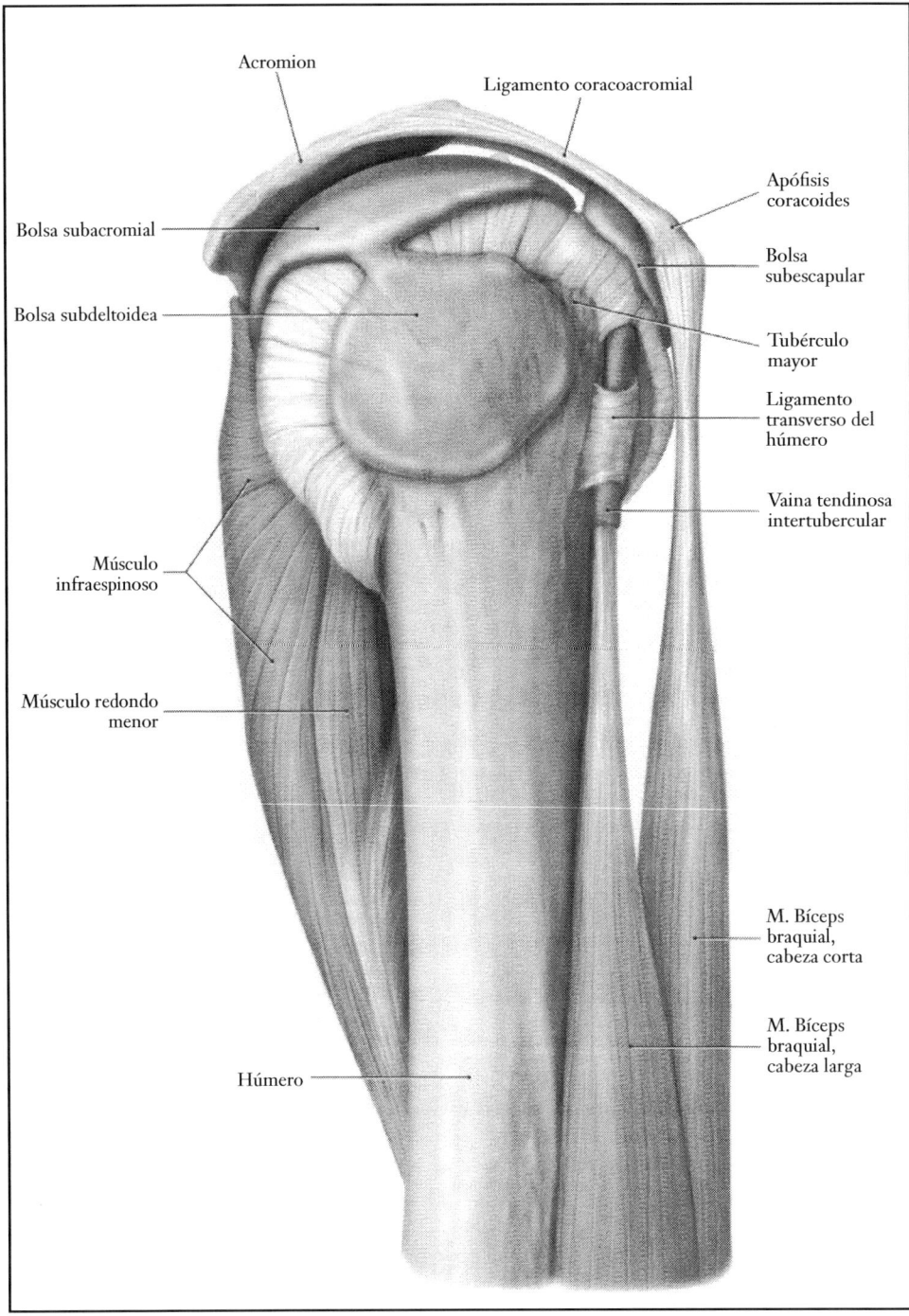

Figura 20. Articulación subacromial. Vista lateral derecha

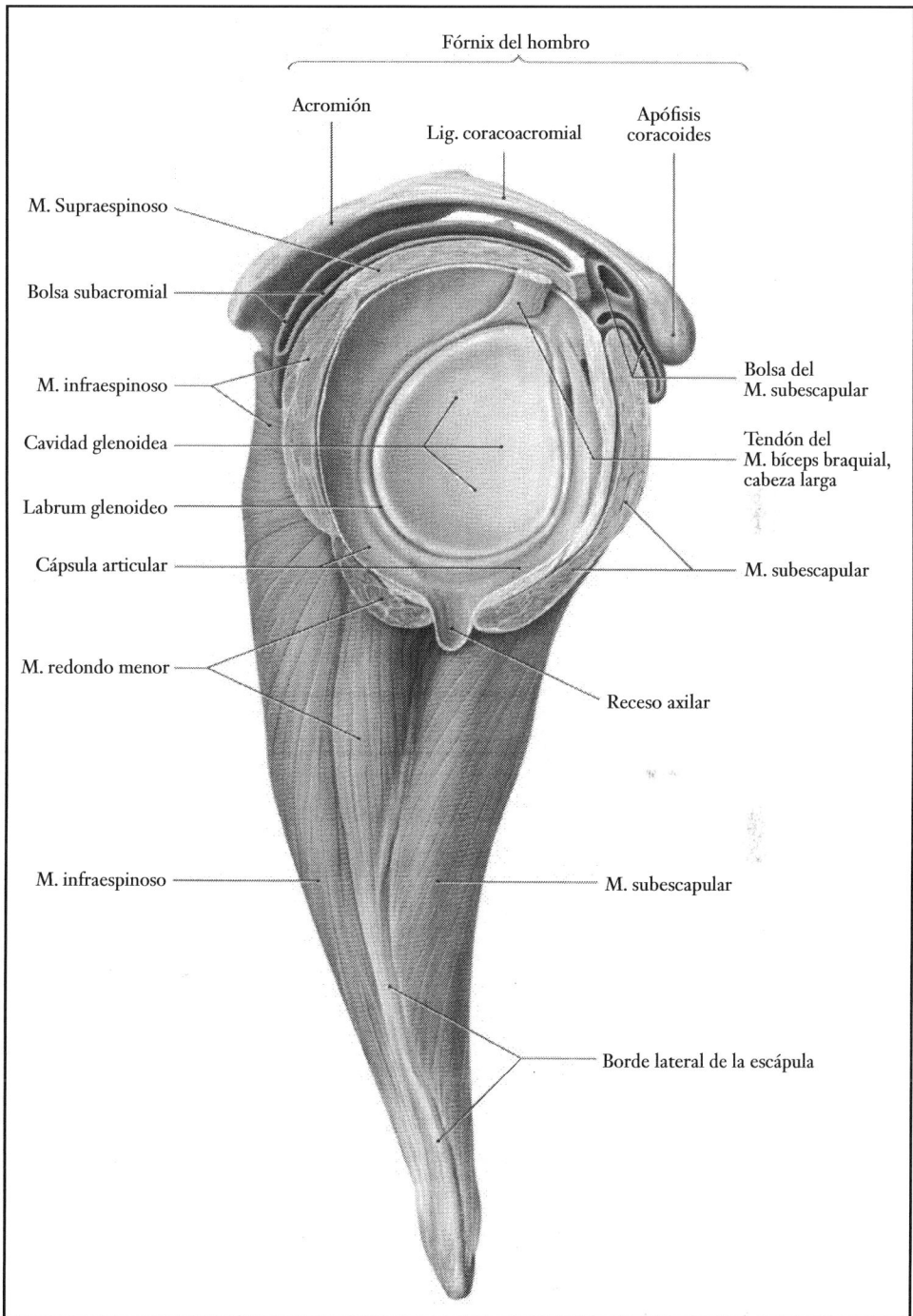

Fórnix del hombro

Acromión

Lig. coracoacromial

Apófisis coracoides

M. Supraespinoso

Bolsa subacromial

M. infraespinoso

Cavidad glenoidea

Labrum glenoideo

Cápsula articular

M. redondo menor

Bolsa del M. subescapular

Tendón del M. bíceps braquial, cabeza larga

M. subescapular

Receso axilar

M. infraespinoso

M. subescapular

Borde lateral de la escápula

Figura 21. Articulación subacromial. Vista lateral derecha

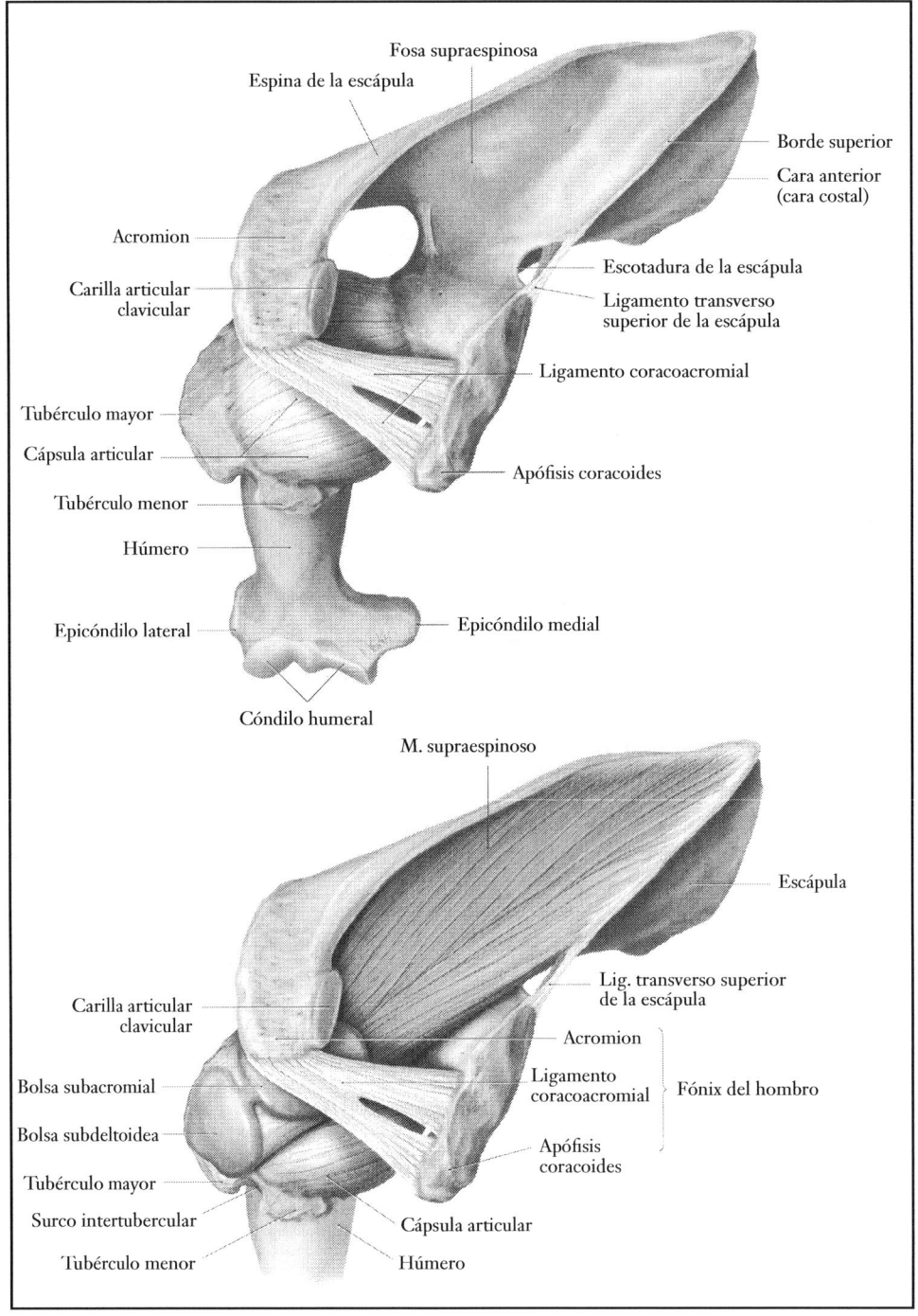

Figura 22. Articulación subacromial derecha. Vista superior

5. Articulación escapulotorácica

Superficie de deslizamiento formada de tejido conjuntivo laxo entre los músculos subescapular y serrato anterior.

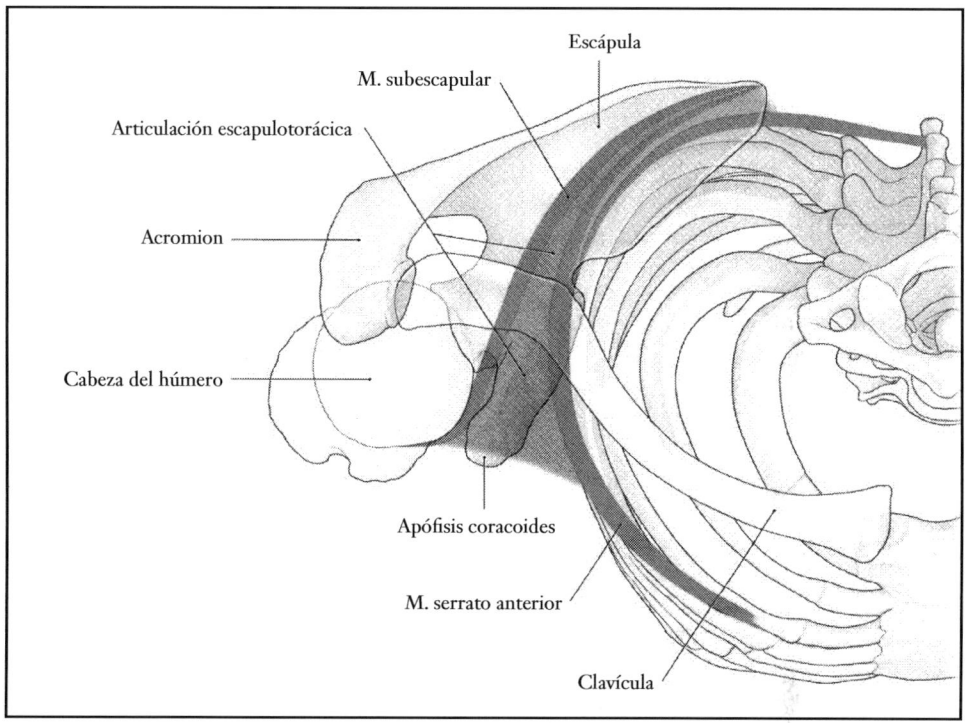

Figura 23. Articulación escapulotorácica derecha. Vista superior

Biomecánica de la cintura escapular y de la articulación del hombro

1. Fisiología del hombro

El hombro, articulación proximal del miembro superior, es la más móvil de todas las articulaciones del cuerpo humano.

Posee **tres grados de libertad** (figura 24), lo que le permite orientar el miembro superior en relación a los tres planos del espacio, merced a tres ejes principales:

1. **Eje transversal**, incluido en el plano frontal: permite los movimientos de flexoextensión realizados en el plano sagital (figura 25).

2. **Eje anteroposterior**, incluido en el plano sagital: permite los movimientos de abducción (el miembro superior se aleja del plano de simetría del cuerpo) y aducción (el miembro superior se aproxima al plano de simetría) realizados en el plano frontal (figura 26).

3. **Eje vertical**, dirige los movimientos de flexión y de extensión realizados en el plano horizontal, el brazo en abducción de 90°. Estos movimientos también se denominan flexo-extensión horizontal (figura 27).

4. **El eje longitudinal del húmero** permite la rotación externa/interna del brazo y del miembro superior de dos formas distintas:

   • **La rotación voluntaria** (o también "rotación adjunta" de Mac Conaill) que utiliza el tercer grado de libertad y no es factible más que en articulaciones de tres ejes (las enartrosis). Se debe a la contracción de los músculos rotadores;

   • **La rotación automática** (o también "rotación conjunta") que aparece sin ninguna acción voluntaria en las articulaciones de dos

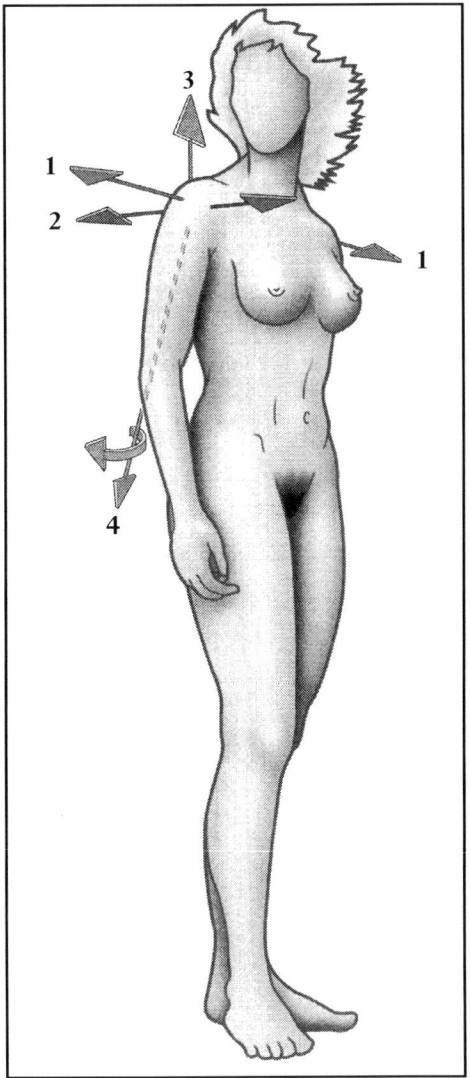

Figura 24. Ejes de movilidad del hombro
1. Eje transversal
2. Eje anteroposterior
3. Eje vertical
4. Eje longitudinal del húmero

ejes, o también en las articulaciones de tres ejes cuando se emplean como articulaciones de dos ejes. Se tratará más adelante a propósito de la "paradoja" de CODMAN (véase pág. 182).

La posición anatómica se define como sigue:

El miembro superior pende a lo largo del cuerpo, verticalmente, de forma que el eje longitudinal del húmero (figura 24-4) coincide con el eje vertical (figura 24-3). En la posición de abducción de 90°, el eje longitudinal a coincide con el eje transversal (figura 24-1). En la posición de flexión de 90°, coincide con el eje anteroposterior (figura 24-2).

Por lo tanto, el hombro es una articulación con tres ejes principales y tres grados de libertad, pudiendo coincidir el eje longitudinal del húmero con uno de los dos o situarse en cualquier posición intermedia para permitir el movimiento de rotación externa/interna.

2. *Movimientos de la escápula*

Debido al acoplamiento mecánico de las articulaciones claviculares (articulaciones esternoclavicular y acromioclavicular) la escápula es arrastrada con todos los movimientos de la clavícula. Al efectuarse estos movimientos, la escápula se desliza sobre el tórax mediante la articulación escapulotorácica. El movimiento, y también la fijación, se llevan a cabo gracias a las uniones musculares (figura 25). Se distinguen los siguientes movimientos de la escápula:

a. Ascenso y descenso (cuando se eleva y desciende la cintura escapular): movimiento de traslación vertical de la escápula de craneal hacia caudal;

b. Ante y retropulsión (en la protracción y retracción de la cintura escapular); movimiento de traslación horizontal de la escápula, de dorsomedial hacia ventrolateral;

c. Basculación del ángulo inferior hacia lateral (en la abducción y la elevación del brazo): rotación de la escápula alrededor de un eje dorsoventral que atraviesa la escápula por el medio. Con una basculación de unos 60° aproximadamente, el ángulo inferior se desplaza unos 10 cm hacia lateral al mismo tiempo que el ángulo superior se desplaza unos 2-3 cm hacia medial-caudal.

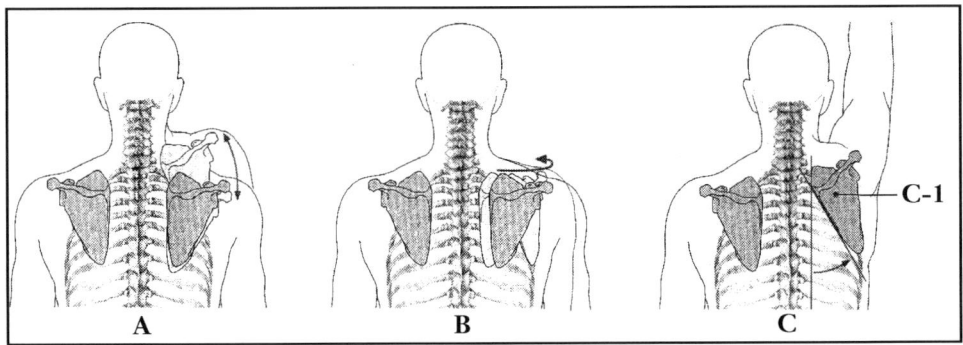

Figura 25. Movimientos de la escápula. Vista posterior
A. Ascenso-descenso
B. Ante y retropulsión
C. Báscula del ángulo inferior hacia lateral
C-1. Eje del movimiento dorsoventral

3. Movimientos (o amplitud de movimiento) en la articulación esternoclavicular

a. Elevación y descenso del hombro (elevación o depresión) en un eje casi sagital (figura 26);
b. Ante y retropulsión del hombro (protracción y retracción) en un eje longitudinal (vertical). Figura 27.

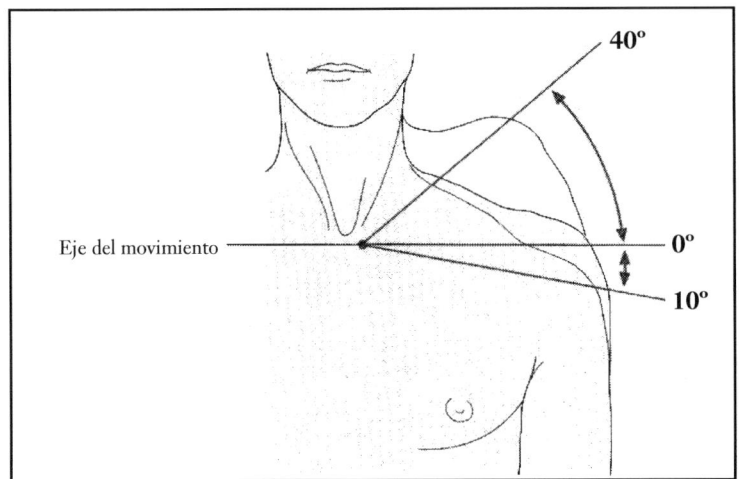

Figura 26. Movimientos de la articulación esternoclavicular. Vista anterior
a. Elevación-descenso

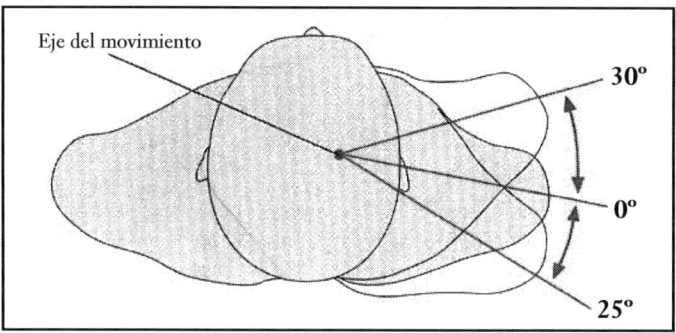

Figura 27. Movimientos de la articulación esternoclavicular. Vista superior
b. Ante y retropulsión

4. *Amplitud de movimiento de la clavícula*

Si se observa la amplitud de movimiento de la clavícula en la articulación esternoclavicular desde un lateral (figura 28), se observa que el movimiento de la clavícula dibuja un cono, con su punta señalando hacia el esternón y con una base ligeramente ovalada de un diámetro de 10-13 cm. aproximadamente. Especialmente al efectuar el movimiento de elevación de la cintura escapular, la clavícula gira alrededor de su propio eje consiguiendo de esta forma, condicionada por su forma en S, un considerable aumento de la elevación. Al hacerlo, la amplitud del movimiento de rotación llega a ser de 45°.

Por la existencia de este tercer grado de movimiento, la Art. esternoclavicular se convierte en una articulación *funcionalmente esferoidea.*

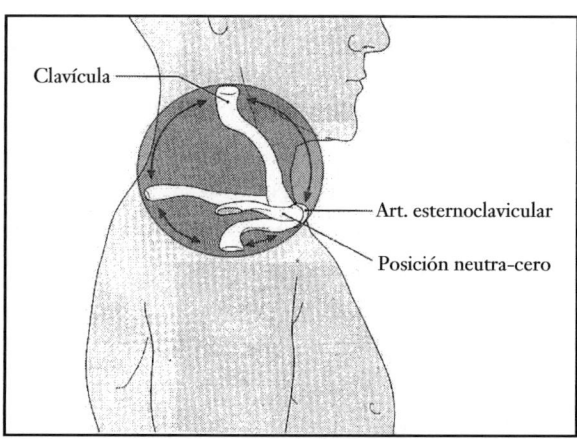

Figura 28. Movimiento de la clavícula. Vista lateral derecha

5. Movimientos en la Art. del hombro

Como típica articulación esferoidea, la articulación del hombro gira alrededor de tres ejes principales perpendiculares entre ellos. Son posibles pues tres grados de libertad con un total de 6 direcciones principales de movimiento. De forma muy general, podemos dividir los movimientos del hombro en movimientos verticales, horizontales y de rotación. En los movimientos verticales se eleva el brazo que estaba colgando desde la posición neutra en diferentes direcciones.

Los movimientos horizontales conducen el brazo abducido a 90° hacia delante o hacia atrás. Los movimientos de rotación son posibles en todas las posiciones del brazo. La máxima amplitud en cada movimiento por separado se consigue siempre con la implicación de toda la cintura escapular en el movimiento.

a. Los movimientos de anteversión y/o retroversión (flexión o extensión) se efectúan alrededor de un eje horizontal.

b. La anteversión y la retroversión de un brazo abducido a 90° también se consideran movimientos horizontales.

c. Los movimientos de abducción y de aducción se efectúan alrededor de un eje sagital, aunque los movimientos a partir de 90° se designan frecuentemente como movimientos de elevación. En la práctica clínica se acostumbra a utilizar el término elevación para todos los movimientos verticales. A partir de 80°-90° de abducción se realiza automáticamente un movimiento de rotación externa, con el que se evita una compresión del tubérculo mayor contra el techo del hombro. Si en cambio se abduce el brazo en posición de rotación interna, solamente son posibles unos 60° de abducción.

d-f. Los movimientos de rotación interna y externa se efectúan alrededor del eje longitudinal (eje diafisario) del húmero. Con el codo flexionado, el antebrazo nos puede servir de aguja indicadora. Si el brazo está colgando, la rotación interna máxima está impedida por el tronco. La posición del brazo detrás del tronco se corresponde con una rotación interna de 95° (e). Con el brazo abducido a 90° aumenta la amplitud de la rotación externa pero disminuye la rotación interna máxima (f).

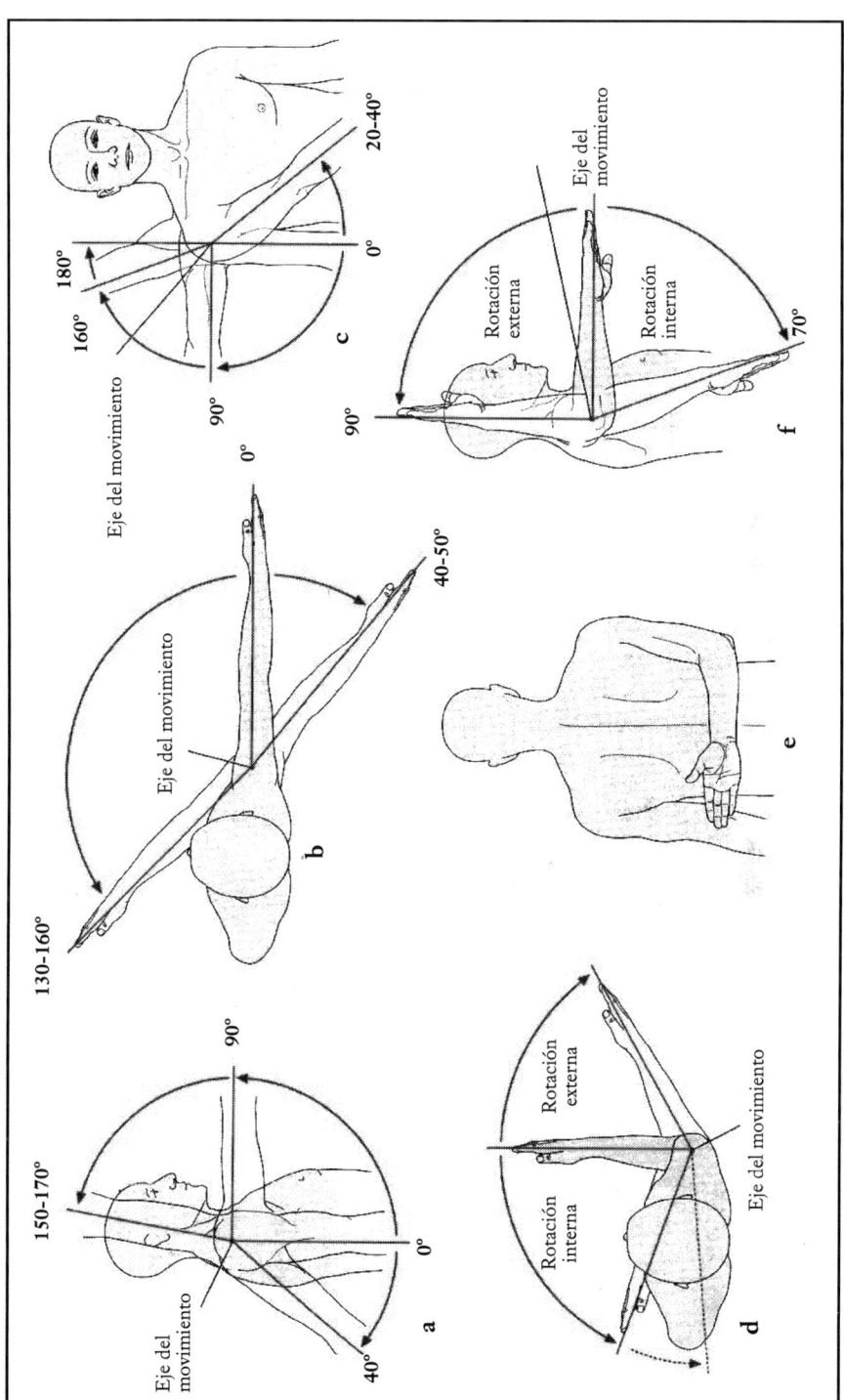

Figura 29. Movimientos en la articulación del hombro.

6. Ritmo escapulohumeral

Al efectuar la abducción, el brazo y la escápula se mueven con una relación de 2:1, o sea, en una abducción de 90°, 60° se realizan en la articulación escapulohumeral y 30° mediante el movimiento simultáneo de la cintura escapular. Este "ritmo escapulohumeral" entra en juego solamente cuando la escápula participa del movimiento de abducción. En las patologías del hombro este ritmo se ve afectado, el movimiento de balanceo de la escápula acostumbra a aparecer mucho antes. Muy impresionantes son los movimientos de la porción libre del miembro superior cuando la articulación del hombro padece de rigidez (por ej. el estado de la articulación después de haber hecho una artrodesis de la articulación glenohumeral). En estos casos, el brazo puede efectuar una abducción de unos 40°-60° solamente gracias a los movimientos de la cintura escapular, y también es posible efectuar un tercio de la anteversión y retroversión normales.

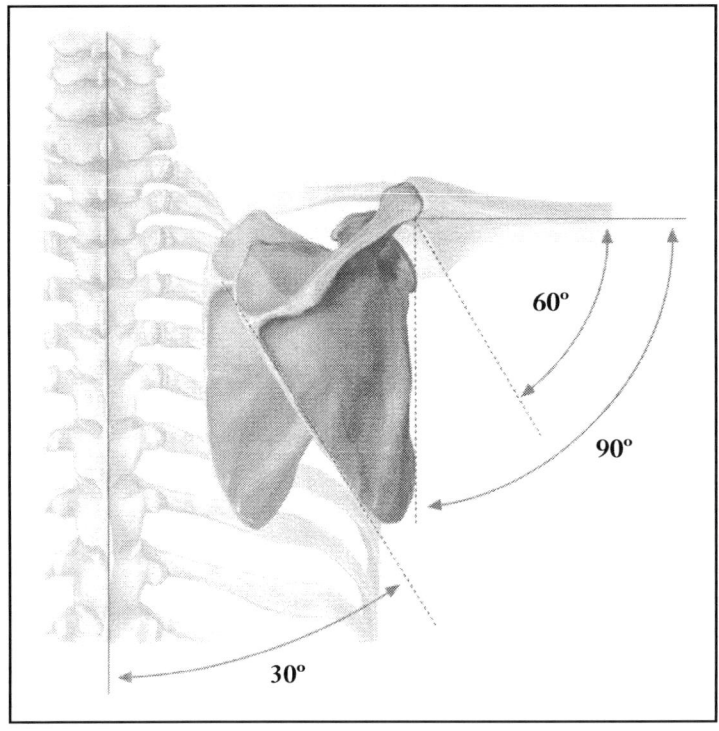

Figura 30. Ritmo escapulohumeral

3. MUSCULATURA DE LA CINTURA ESCAPULAR Y DEL HOMBRO

Musculatura de la cintura escapular

Tabla 1
Musculatura de la cintura escapular

Músculo	Origen	Inserción	Inervación	Función
Trapecio **Figura 31**	Tercio medial de la línea nucal superior; protuberancia occipital externa; ligamento nucal; procesos espinosos de las vértebras C7-T12.	Tercio lateral de la clavícula; acromion y espina de la escápula.	Nervio accesorio (XI; fibras motoras) y nervios C3-C4 (fibras para el dolor y la propiocepción).	Porción descendente: eleva; porción ascendente: desciende; porción media: (o todas las porciones juntas) retrae la escápula. Las porciones descendente y ascendente actúan juntas para rotar la cavidad glenoidea superiormente.
Ecom **Figura 32**	Apófisis mastoides y línea nucal superior.	Cabeza esternal: manubrio esternal; Cabeza clavicular: tercio medial de la clavícula.	Nervio accesorio (XI) y ramas directas del plexo cervical (C1-C2).	Unilateralmente: flexión lateral de la cabeza homolateralmente y rotación de la cabeza contralateralmente; Bilateralmente: extensión de la cabeza y músculo auxiliar de la respiración con el punto fijo en la cabeza.
Omohioideo **Figuras 32 y 33**	Cuerpo del hueso hioides.	Borde superior de la escápula.	Asa cervical del plexo cervical (C1-C4).	Descenso del hueso hioides, desplazamiento caudal de la laringe y del hioides; con su tendón intermedio, pone en tensión la fascia del cuello y mantiene la vena yugular interna abierta.

Tabla 1 *(cont.)*
Musculatura de la cintura escapular

Serrato anterior Figura 34	De la 1ª a la 9ª costilla.	Porción superior: ángulo superior de la escápula; porción intermedia: borde medial de la escápula; porción inferior: ángulo inferior y borde medial de la escápula.	Nervio torácico largo (C5-C7).	Todo el músculo: desplaza la escápula hacia lateral-ventral, elevación de las costillas con la cintura escapular fijada (músculo auxiliar de la respiración); porción inferior: rotación de la escápula y basculación del ángulo inferior hacia lateral-ventral (posibilita la elevación del brazo más allá de los 90°); porción superior: movimiento de descenso con el brazo elevado (función antagónica de la porción inferior).
Pectoral menor Figura 35	Costillas 3ª a 5ª cerca de sus cartílagos costales.	Borde medial y cara superior del proceso coracoides de la escápula.	Nervio pectoral medial (C8, T1).	Estabiliza la escápula tirando de ella inferior y anteriormente contra la pared torácica.
Subclavio Figura 35	Unión de la 1ª costilla y su cartílago costal.	Cara inferior del tercio medio de la clavícula.	Nervio del subclavio (C5-C6).	Fija y desciende la clavícula.
Elevador de la escápula Figura 36	Tubérculos posteriores de los procesos transversos de las vértebras C1-C4.	Borde medial de la escápula superior a la raíz de la espina.	Nervios dorsal de la escápula (C4-C5) y cervicales (C3, C4).	Eleva la escápula y, al rotarla, inclina la cavidad glenoidea inferiormente.

Tabla 1 *(cont.)*
Musculatura de la cintura escapular

Romboides mayor Figura 36	Procesos espinosos de las vértebras T2-T5.	Borde medial de la escápula desde el nivel de la espina hasta el ángulo inferior.	Nervio dorsal de la escápula (C4, **C5**).	Retrae la escápula y, al rotarla, desciende la cavidad glenoidea; fija la escápula a la pared torácica.
Romboides menor Figura 36	Ligamento nucal; procesos espinosos de las vértebras C7 y T1.	Área triangular lisa en el extremo medial de la espina de la escápula.	Nervio dorsal de la escápula (C4, **C5**).	Retrae la escápula y, al rotarla, desciende la cavidad glenoidea; fija la escápula a la pared torácica.

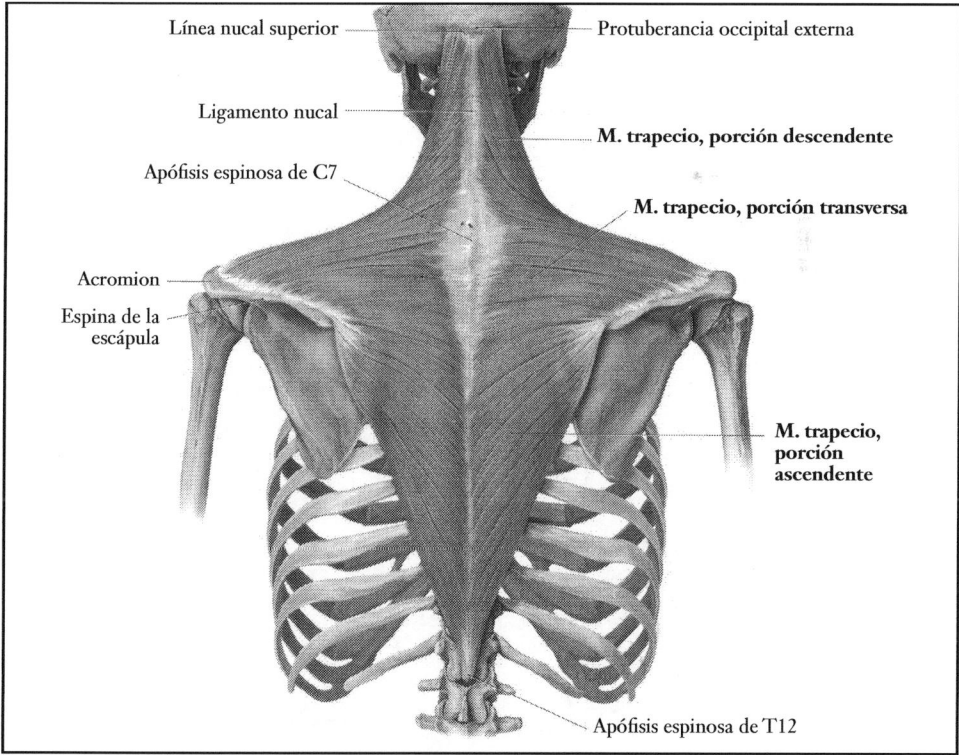

Figura 31. Músculo trapecio. Vista posterior

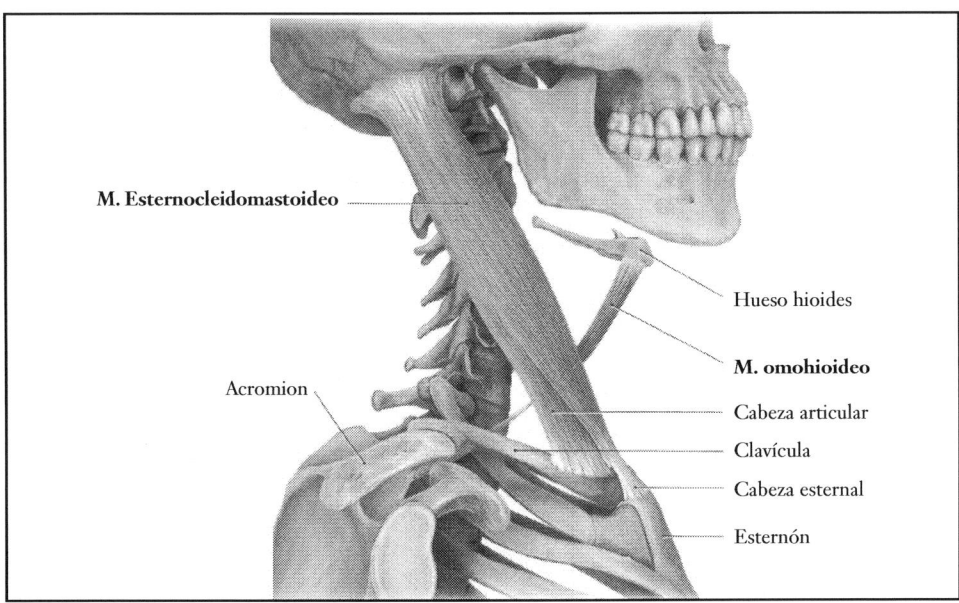

Figura 32. Músculos ecom y omohioideo. Vista lateral derecha

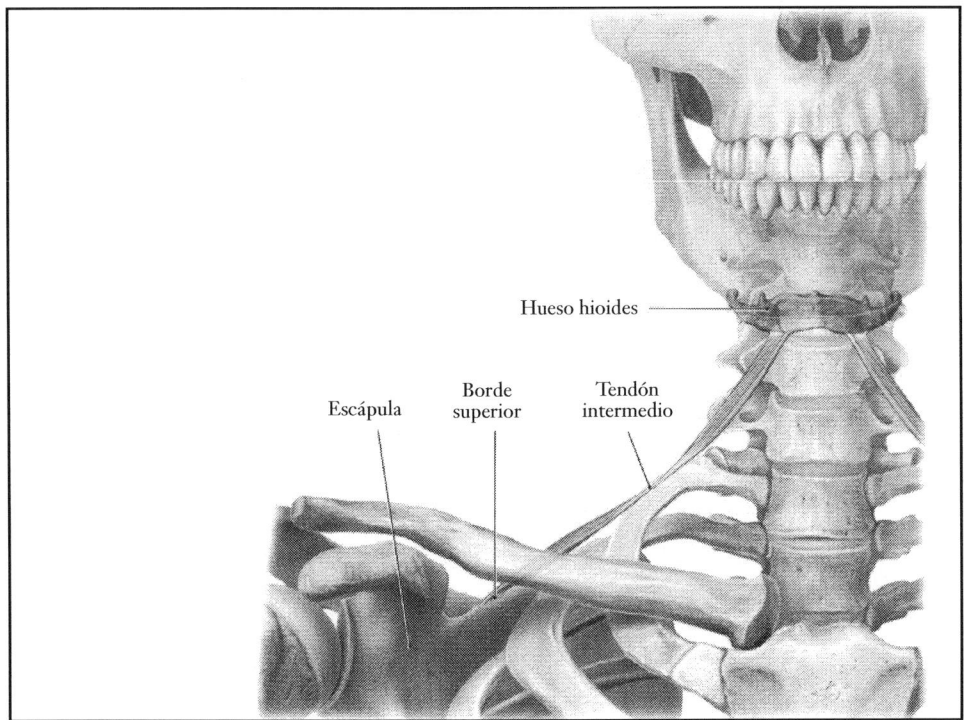

Figura 33. Músculo omohioideo. Vista anterior

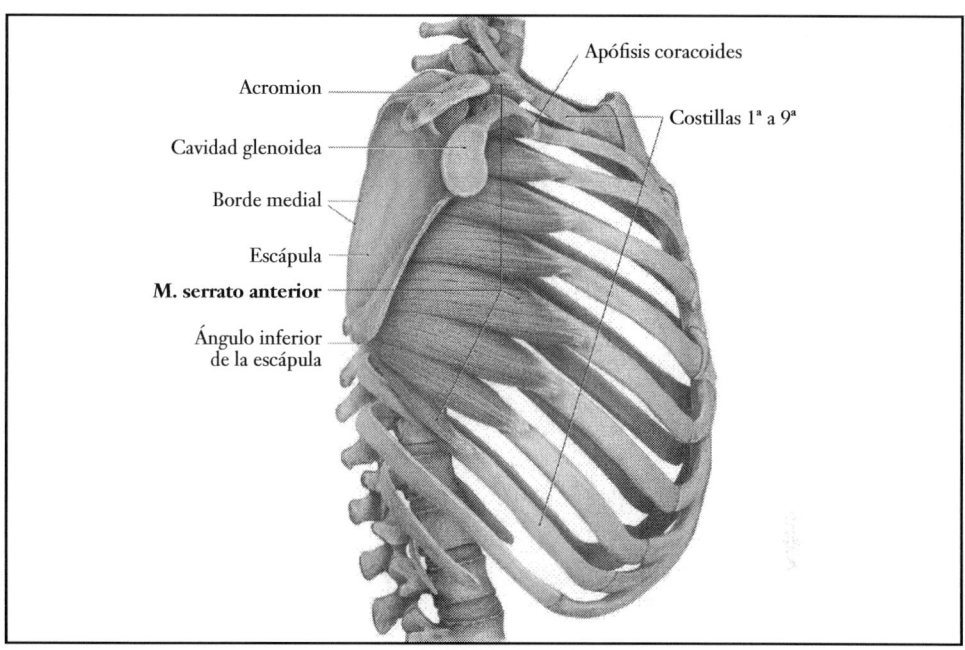

Acromion

Cavidad glenoidea

Borde medial

Escápula

M. serrato anterior

Ángulo inferior
de la escápula

Apófisis coracoides

Costillas 1ª a 9ª

Figura 34. Músculo serrato anterior. Vista lateral derecha

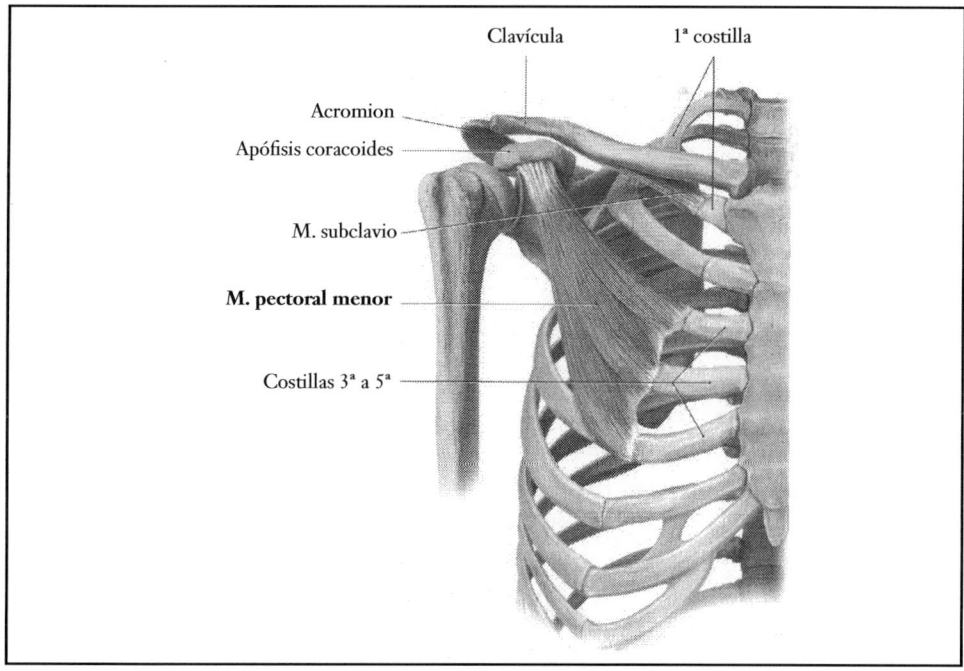

Clavícula

1ª costilla

Acromion

Apófisis coracoides

M. subclavio

M. pectoral menor

Costillas 3ª a 5ª

Figura 35. Músculo pectoral menor. Vista anterior

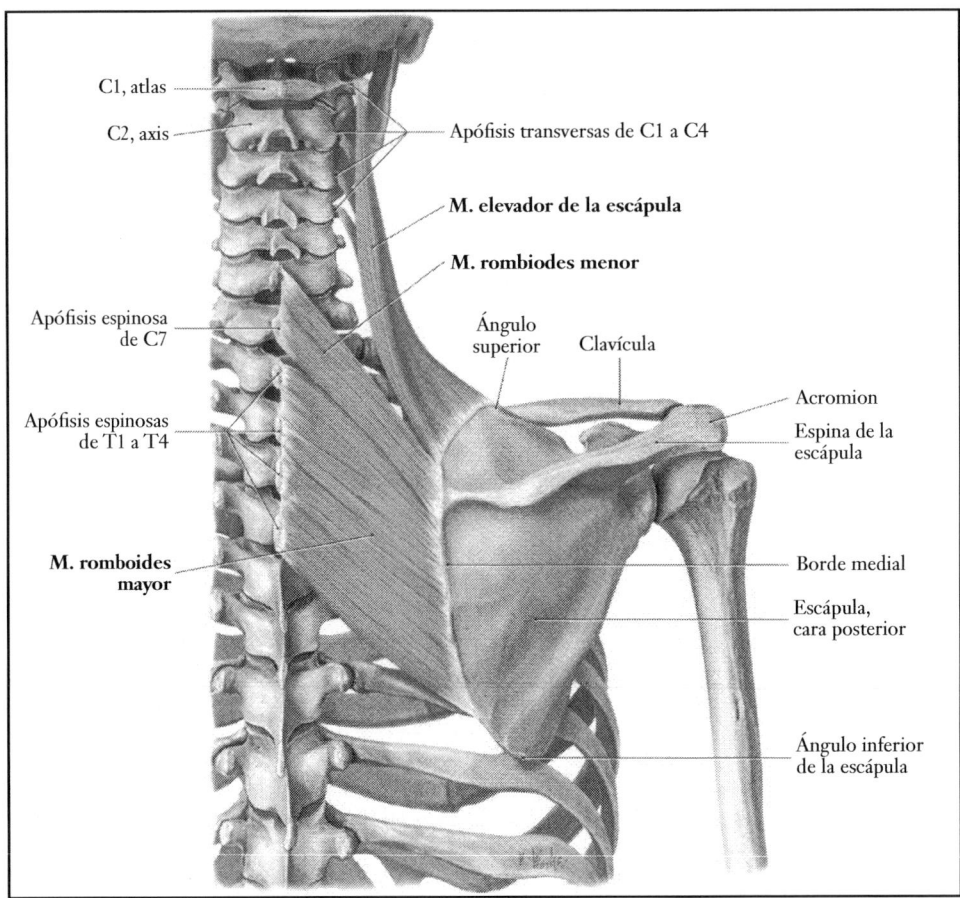

Figura 36. Músculos elevador de la escápula y romboides mayor y menor. Vista posterior

Musculatura del hombro

Tabla 2
Musculatura del hombro

Músculo	Origen	Inserción	Inervación	Función
Supraespinoso Figuras 37, 38 y 39	Fosa supraespinosa de la escápula.	Carilla superior del tubérculo mayor del húmero.	Nervio supraescapular (C4, **C5**, C6).	Inicia la abducción del brazo y ayuda al deltoides en ésta, y actúa con los músculos del manguito de los rotadores.
Infraespinoso Figuras 37 y 38	Fosa infraespinosa de la escápula.	Carilla media del tubérculo mayor del húmero.	Nervio supraescapular (**C5**,C6).	Rota lateralmente el brazo; actúa con los músculos del manguito de los rotadores.
Subescapular Figuras 38 y 39	Fosa subescapular (la mayor parte de la cara anterior de la escápula).	Tubérculo menor del húmero.	Nervios subescapulares superior e inferior (C5, **C6**, C7).	Rota medialmente el brazo; como parte del manguito de los rotadores, ayuda a mantener la cabeza humeral en la cavidad glenoidea.
Redondo menor Figuras 37 y 38	Porción media del borde lateral de la escápula.	Carilla inferior del tubérculo mayor del húmero.	Nervio axilar (**C5**, C6).	Rota lateralmente el brazo, y actúa con los músculos del manguito de los rotadores.
Redondo Mayor Figura 43 y 44	Cara posterior del ángulo inferior de la escápula.	Labio medial del surco intertubercular del húmero.	Nervio subescapular inferior (C5, **C6**).	Aduce y rota el brazo medialmente.

Tabla 2 *(cont.)*
Musculatura del hombro

Deltoides Figuras 40, 41 y 42	Tercio lateral de la clavícula; acromion y espina de la escápula.	Tuberosidad deltoidea del húmero.	Nervio axilar (**C5**, C6).	La porción clavicular (anterior) flexiona y rota el brazo medialmente; la porción acromial (media) abduce el brazo; la porción espinal (posterior) extiende y rota el brazo lateralmente.
Dorsal ancho Figura 43	Procesos espinosos de las seis vértebras torácicas inferiores, fascia toracolumbar, cresta ilíaca y tres o cuatro costillas inferiores.	Suelo del surco intertubercular del húmero.	Nervio toracodorsal (**C6, C7**, C8).	Extiende, aduce y rota el húmero medialmente; eleva el cuerpo hacia los brazos al trepar.
Pectoral mayor Figura 45	Porción clavicular: cara anterior de la mitad medial de la clavícula; porción esternocostal: cara anterior del esternón, seis cartílagos costales superiores y aponeurosis del músculo oblicuo externo.	Labio lateral del surco intertubercular del húmero.	Nervios pectorales lateral y medial; porción clavicular (C5, C6); porción esternocostal (C7, C8, T1).	Aduce y rota medialmente el húmero; tira de la escápula anterior e inferiormente. Cuando actúa independien- temente, la porción clavi- cular flexiona el húmero y la porción es- ternocostal lo extiende desde la posición flexionada.

Tabla 2 *(cont.)*
Musculatura del hombro

Coracobraquial **Figura 45**	Apófisis coracoides de la escápula.	Prolongación de la cresta del tubérculo menor.	Nervio musculocutáneo (C5, **C6**, C7).	Anteversión, aducción, rotación interna.
Bíceps braquial Figura 46	Cabeza larga: tubérculo supraglenoideo de la escápula. Cabeza corta: apófisis coracoides de la escápula.	Tuberosidad del radio.	Nervio musculocutáneo (C5, **C6**, C7).	En el hombro, abduce y rota internamente (cabeza larga); anteversión (cabeza corta). En el codo, flexión y supinación (con el codo flexionado).
Tríceps braquial Figura 47	Cabeza larga: tubérculo infraglenoideo de la escápula. Cabeza medial: superficie posterior del húmero, distal al surco para el nervio radial, tabique intermuscular medial. Cabeza lateral: superficie posterior del húmero, próximal al surco para el N. radial, tabique intermuscular lateral.	Olécranon del cúbito.	Nervio radial (C6, **C7**, **C8**).	En el hombro, retroversión y aducción del brazo (cabeza larga). En el codo, extensión.

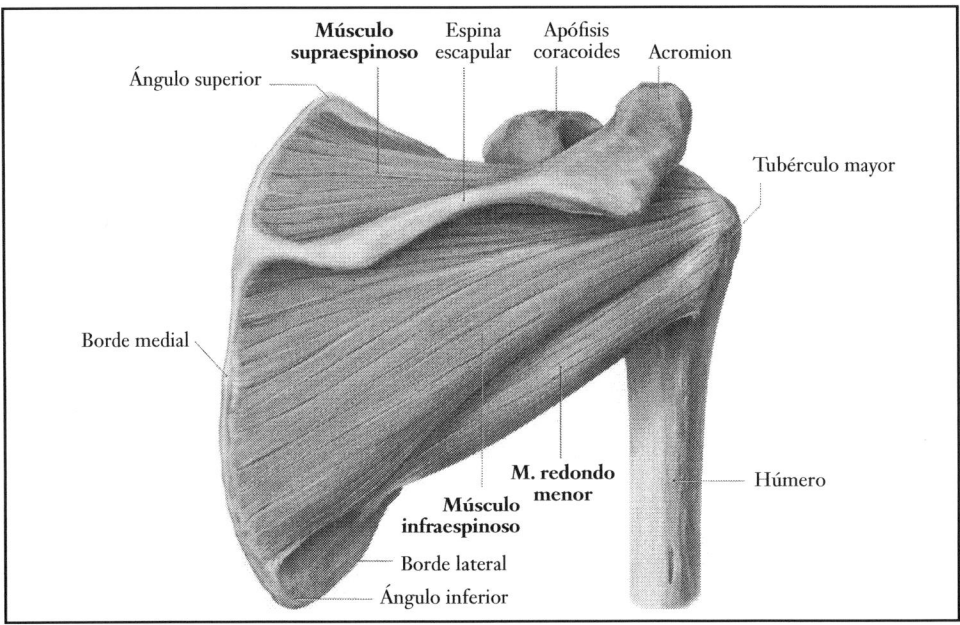

Figura 37. Músculos supraespinoso, infraespinoso y redondo menor.
Vista posterior del hombro derecho

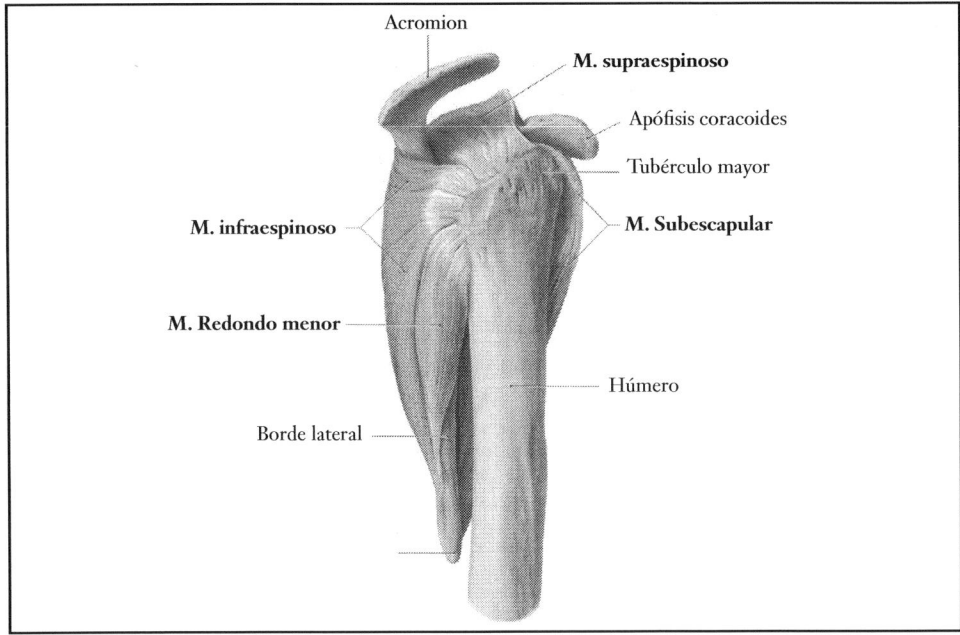

Figura 38. Músculos del maguito de los rotadores: supraespinoso, infraespinoso, redondo menor
y subescapular. Vista lateral del hombro derecho

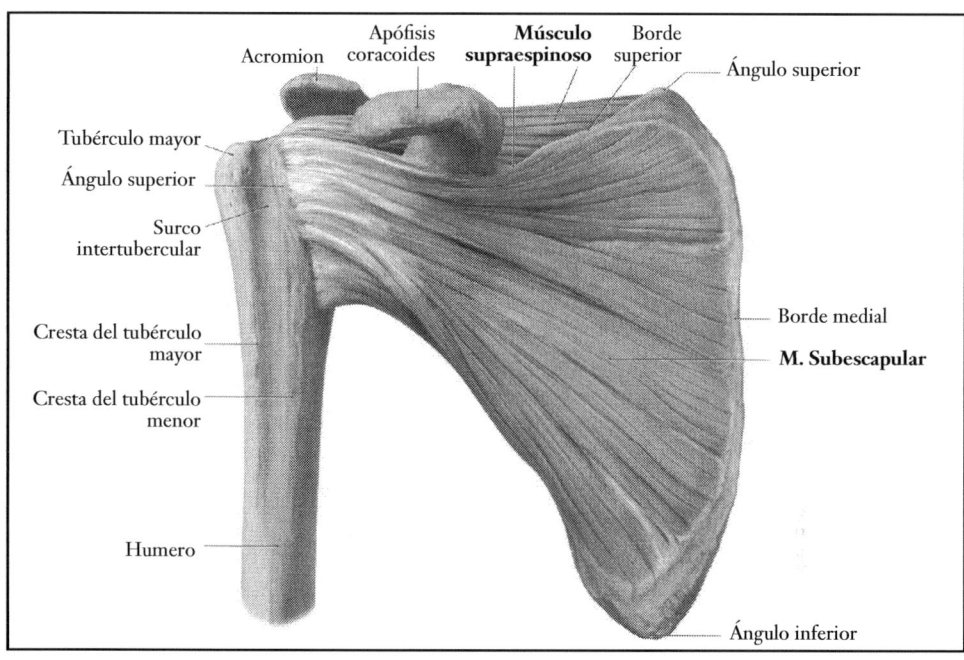

Figura 39. Músculos supraespinoso, infraespinoso y redondo menor.
Vista posterior del hombro derecho

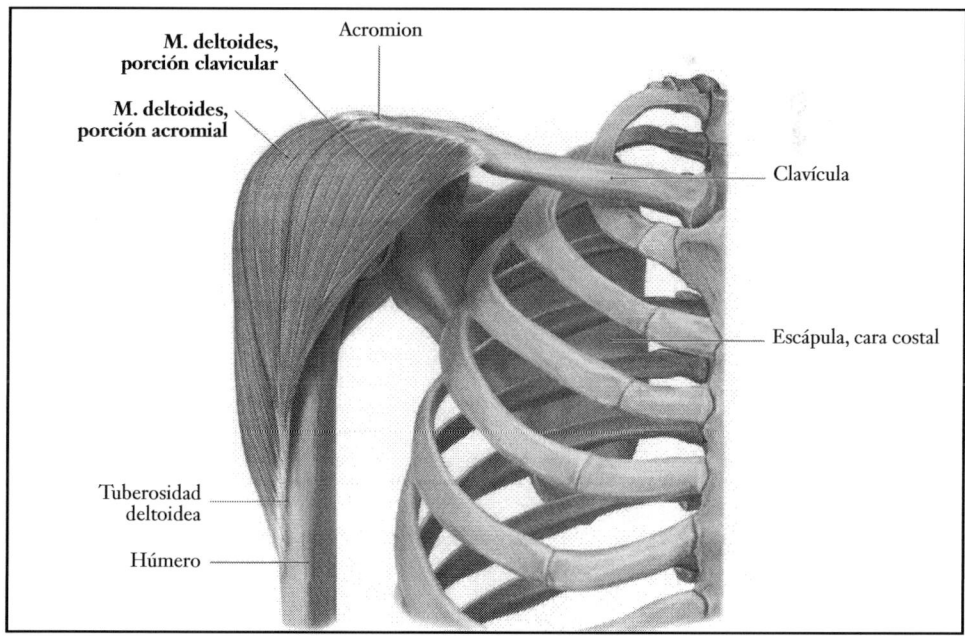

Figura 40. Músculo deltoides derecho. Vista anterior

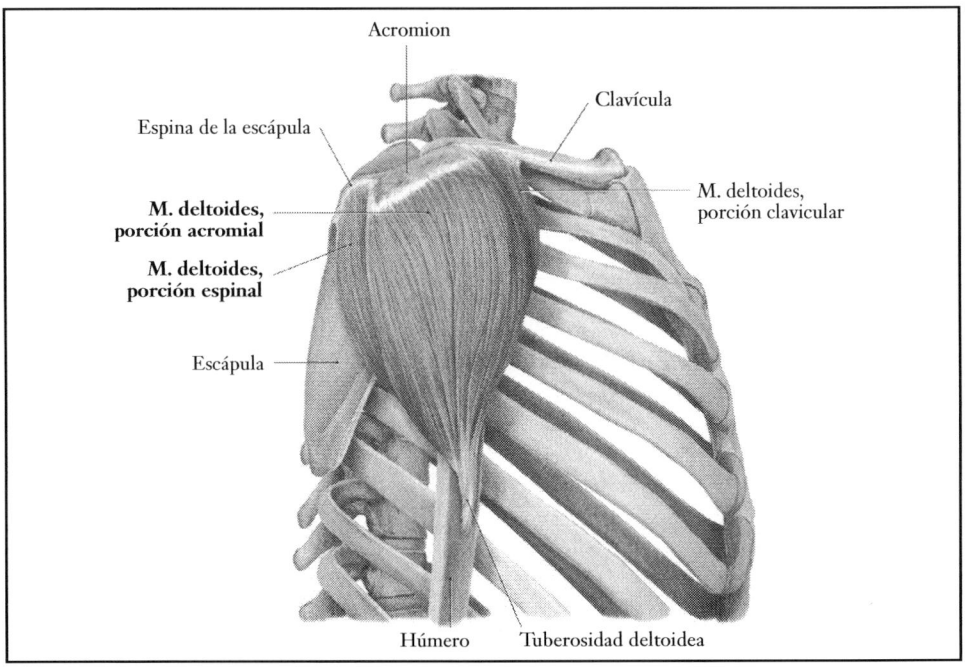

Figura 41. Músculo deltoides. Vista lateral derecha

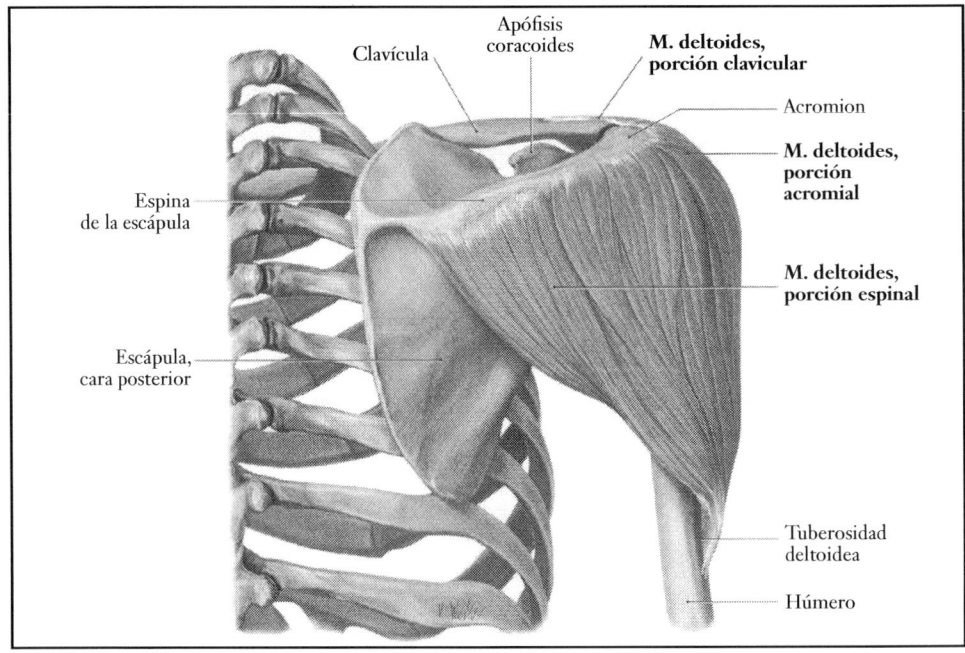

Figura 42. Músculo deltoides derecho. Vista posterior

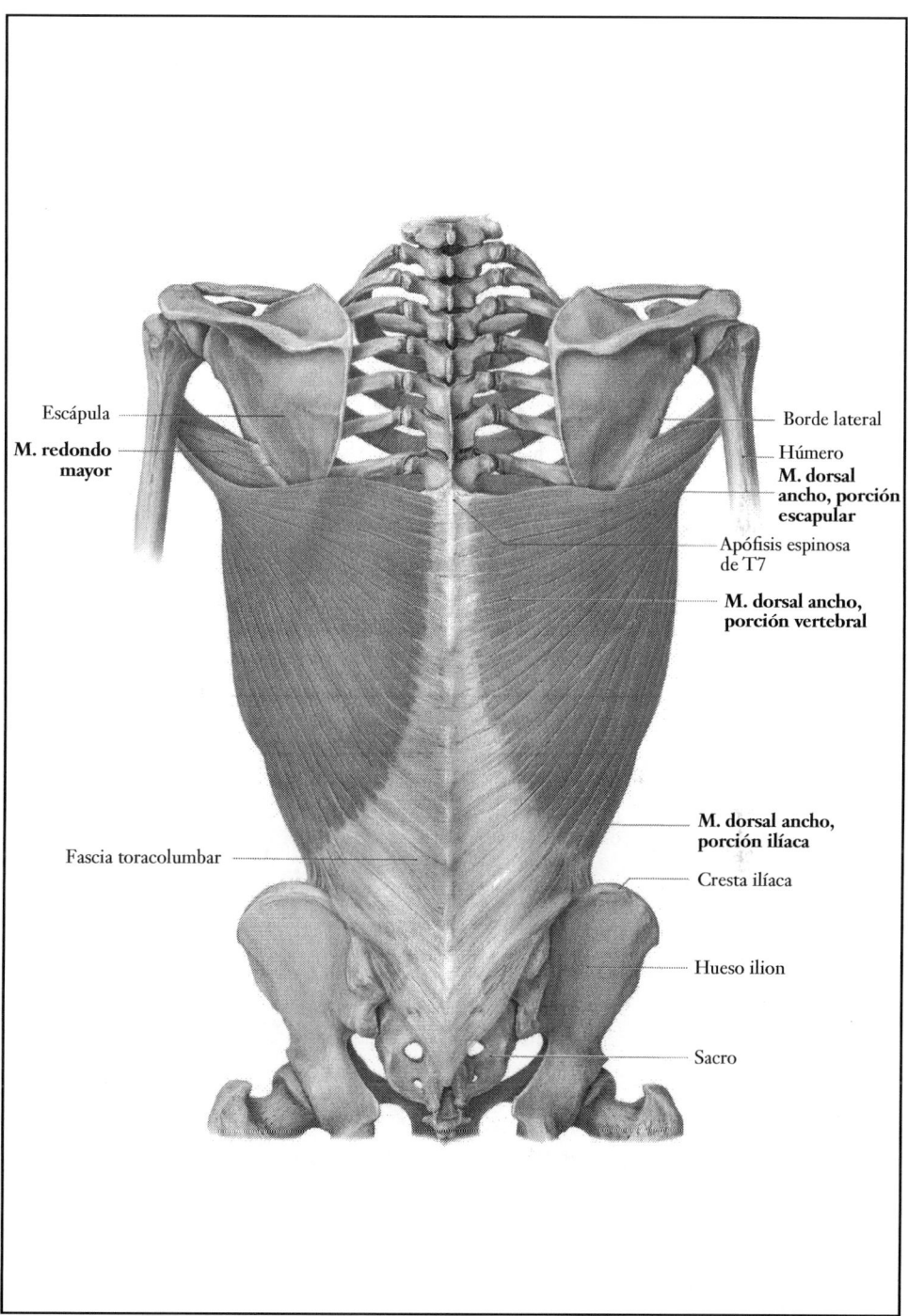

Figura 43. Músculos dorsal ancho y redondo mayor. Vista posterior

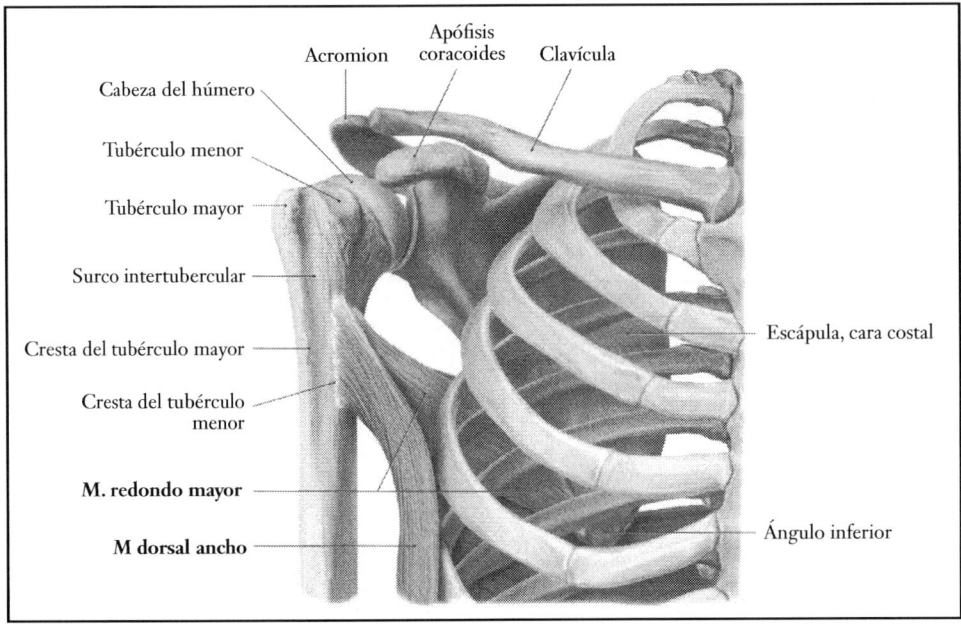

Figura 44. Músculos dorsal ancho y redondo mayor derechos. Vista anterior

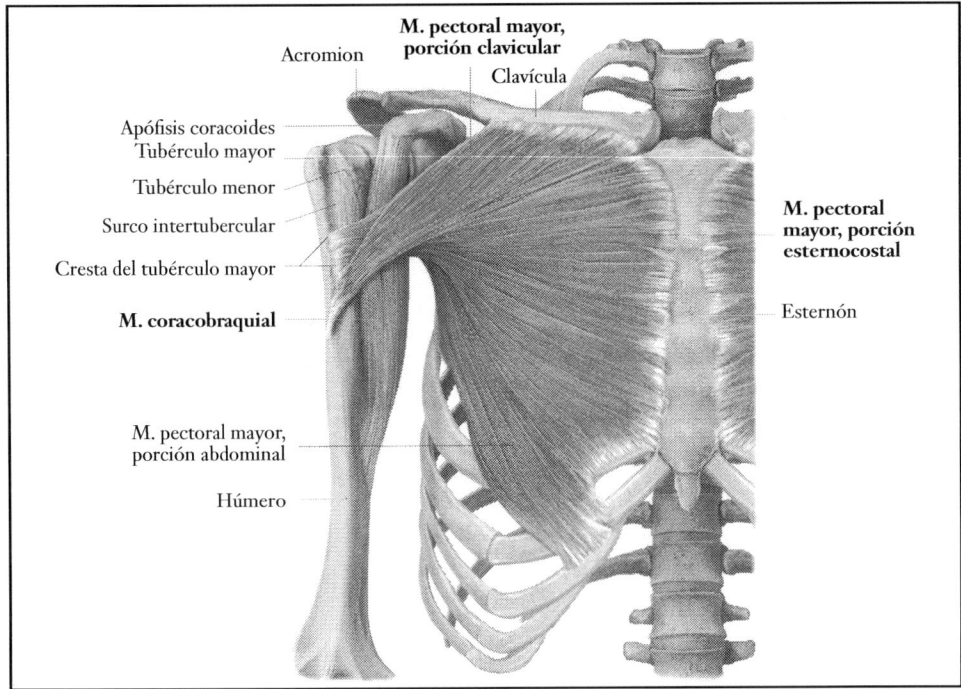

Figura 45. Músculos pectoral mayor y coracobraquial derechos. Vista anterior

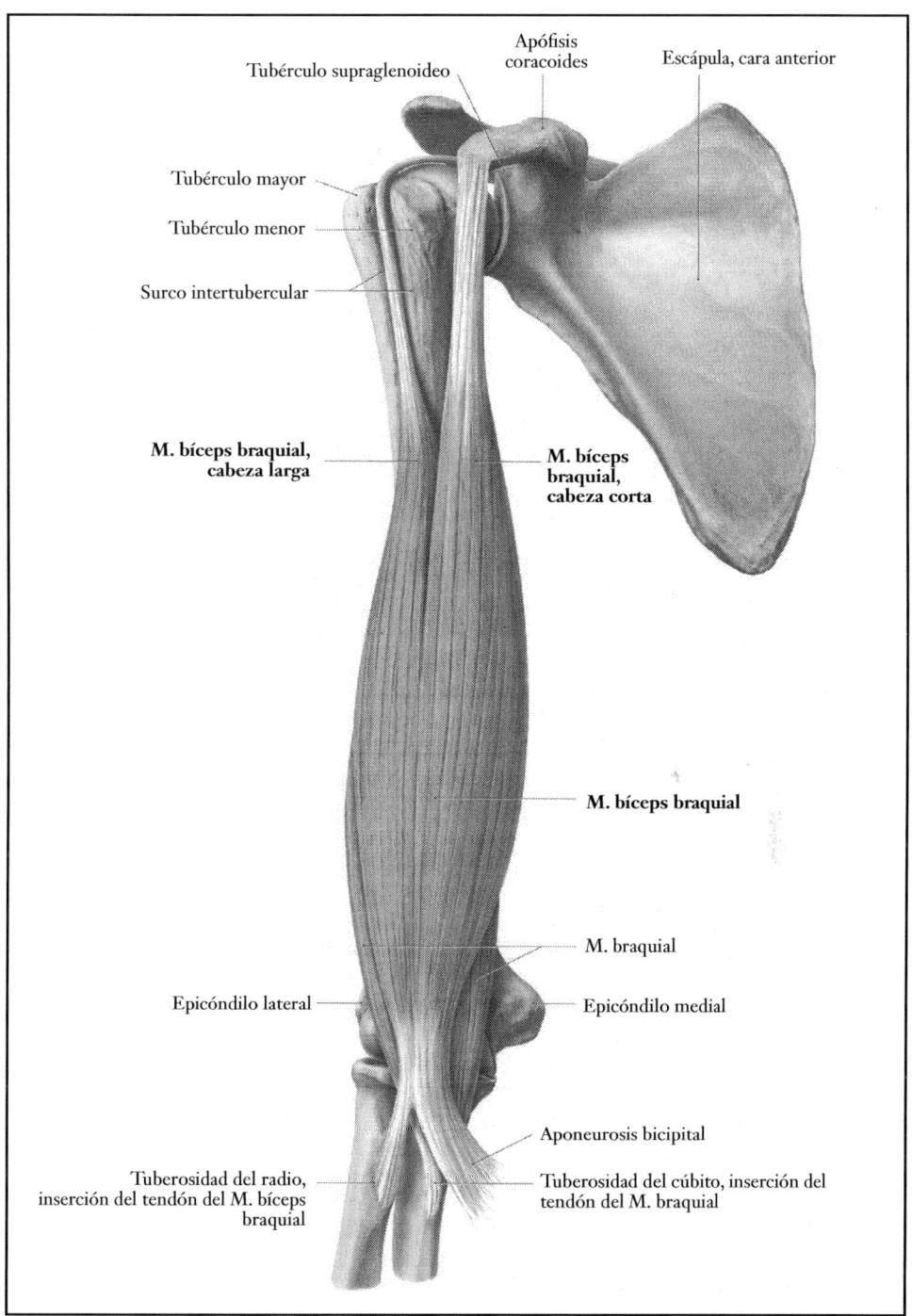

Figura 46. Músculo bíceps braquial derecho. Vista anterior

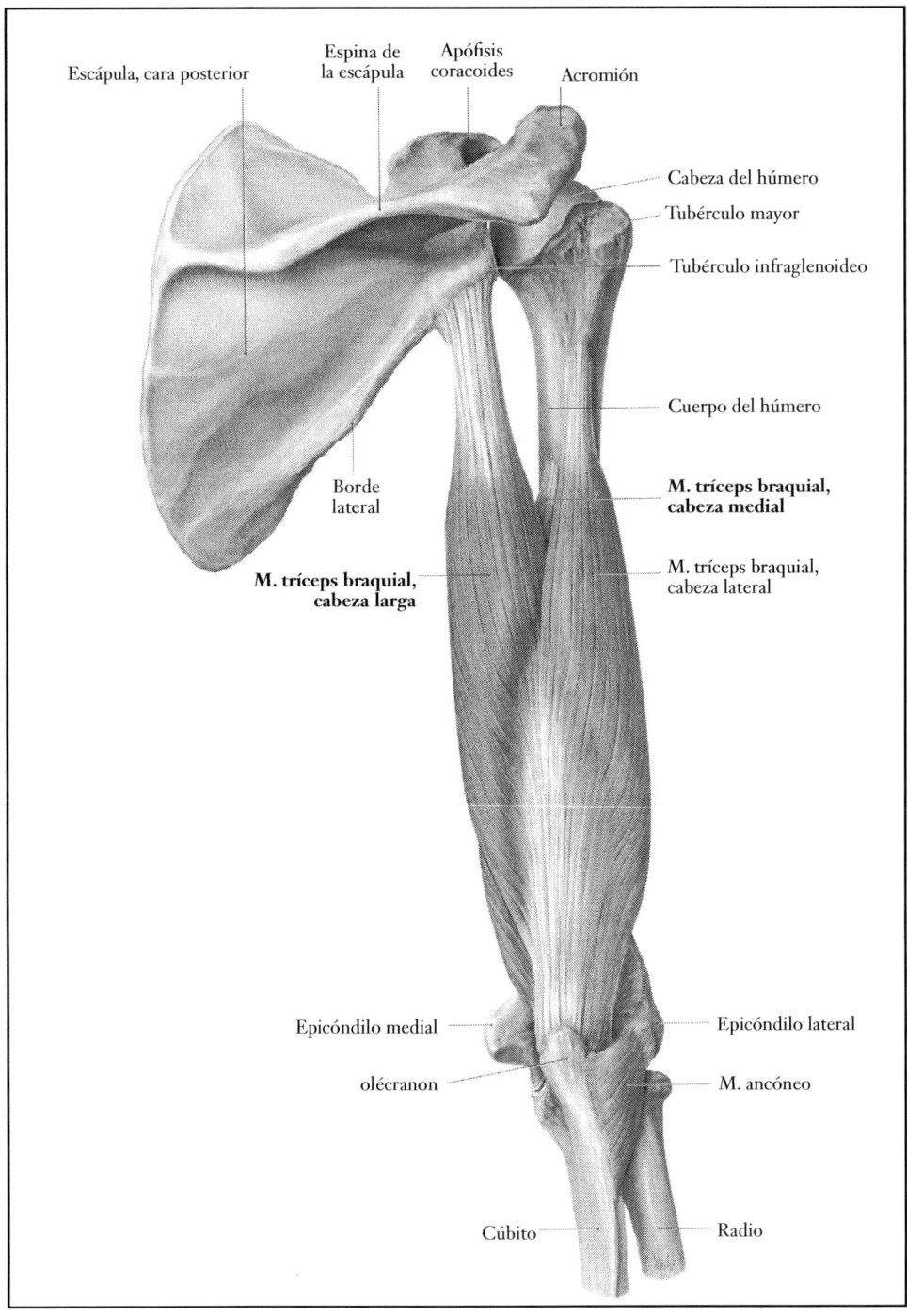

Figura 47. Músculo tríceps braquial derecho. Vista posterior

Clasificación funcional

La flexión del brazo (1) se realiza por:
La parte clavicular y algunas fibras acromiales del deltoides, el bíceps braquial, las fibras claviculares y esterno-costales del pectoral mayor, el córacobraquial y el serrato anterior.

Observaciones prácticas

La anteversión es todavía posible cuando existe parálisis del serrato anterior, pero es acompañada por marcada elevación de la escápula, que tiende a separarse del tórax (escápula alada).

La extensión (2) se realiza por:
El redondo mayor, el dorsal ancho, la cabeza larga del tríceps braquial y la porción espinal y algunas fibras acromiales del deltoides. Hay siempre movimientos asociados en la articulación acromio-clavicular.

La rotación externa (3) es producida por:
El infraespinoso, el redondo menor y las fibras espinales del deltoides. Durante la rotación lateral la escápula y la clavícula son traccionadas hacia atrás por el trapecio y el romboides. Esto da como resultado movimientos asociados en las articulaciones esterno-clavicular y acromio-clavicular.

La rotación interna (4) es producida por:
El subescapular, pectoral mayor, la cabeza larga del bíceps braquial, las fibras claviculares del deltoides, el redondo mayor y el dorsal ancho.

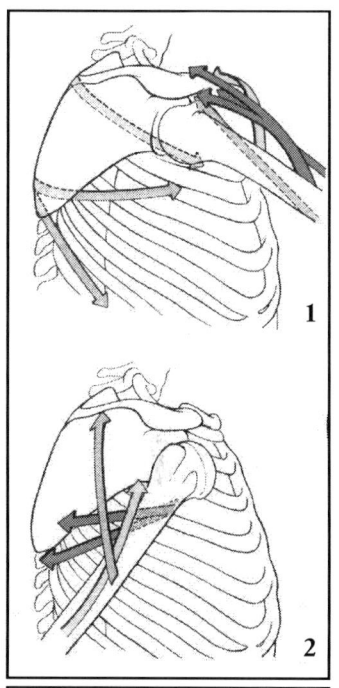

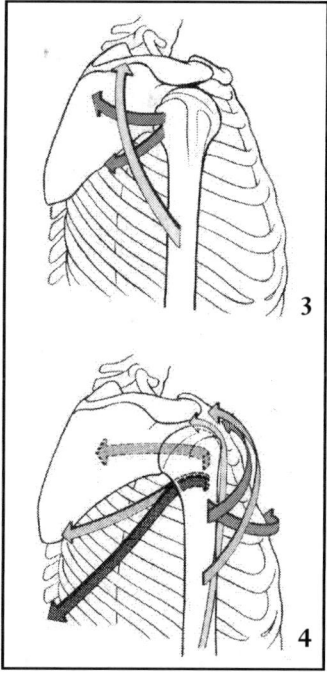

La abducción (5) es producida por:

El deltoides, el supraespinoso y la cabeza larga del bíceps braquial. El serrato anterior y el trapecio pueden ayudar al movimiento produciendo una ligera rotación de la escápula.

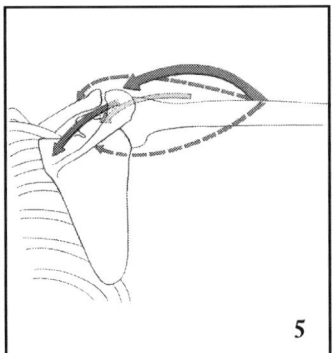

La aducción (6) es producida por:

El pectoral mayor, la cabeza larga del tríceps braquial, el redondo mayor, el dorsal ancho, la cabeza corta del bíceps braquial y las partes clavicular y espinal del deltoides.

La elevación del brazo (7) es producida por:

El serrato anterior. Antes de que el brazo pueda ser elevado debe ser abducido por el deltoides, la cabeza larga del bíceps braquial y el supraespinoso. En la transición de abducción a elevación, el trapecio apoya la acción del serrato anterior. El efecto de este último depende de su acción sobre las articulaciones de la clavícula (acromio-clavicular y esterno-clavicular).

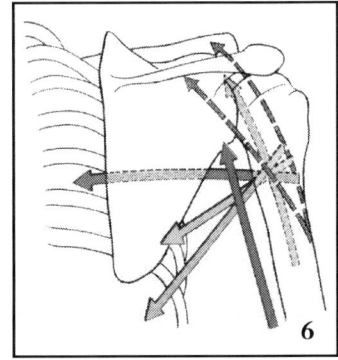

Observaciones prácticas

Si el serrato se paraliza la elevación del brazo queda limitada a los 15° producidos por la acción del trapecio. En las fracturas del húmero el desplazamiento de los fragmentos depende de la altura a

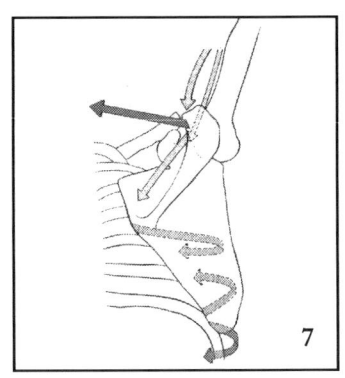

la que se produjo aquella. Cuando se halla proximal a la inserción del deltoides el extremo proximal del hueso se desplaza medialmente por predominio de los aductores, si la fractura es distal a dicha inserción el segmento proximal se desplaza hacia afuera y adelante por predominio del deltoides.

Nota: los movimientos estudiados no se ejecutan exclusivamente con la articulación del hombro. Existe siempre un movimiento conjunto de la cintura escapular y en determinados casos también del tronco.

Movimientos de la cintura escapular

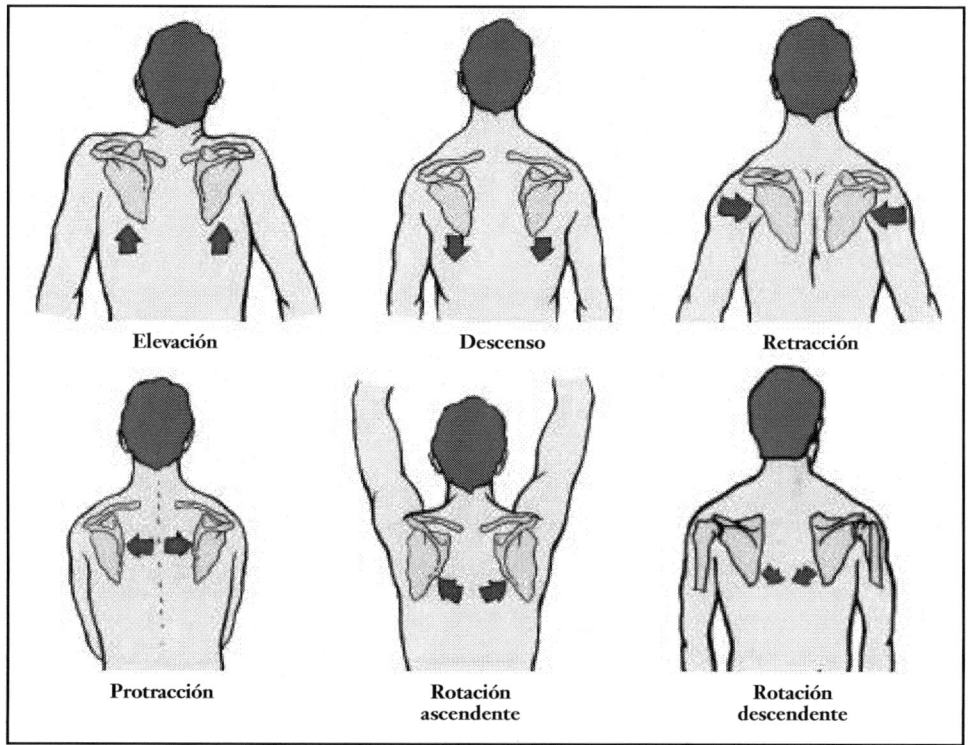

Elevación

- M. Trapecio (porción descendente)
- M. Elevador de la escápula
- M. Romboides

Inervación: C3 a C5 y par craneal XI.

Descenso

- (Gravedad)
- M. Dorsal ancho
- M. Pectoral menor
- M. Trapecio (porción ascendente)
- M. Serrato anterior (porción inferior)

- M. Pectoral mayor (porción esternocostal inferior)

Inervación: C6 a C8 y par craneal XI.

Retracción

- M. Trapecio (porción media)
- Romboides
- Dorsal ancho

Inervación: C5 a C7 y par craneal XI.

Protracción

- M. Serrato anterior
- M. Pectoral mayor
- M. Pectoral menor

Inervación: C6 a C8.

Rotación ascendente

- Trapecio (porción descendente)
- Serrato anterior (porción inferior)
- Trapecio (porción ascendente)

Inervación: C6 a C7 y par craneal XI.

Rotación descendente

- Dorsal ancho
- (Gravedad)
- M. Elevador de la escápula
- Romboides
- Pectoral menor
- Pectoral mayor (porción esternocostal inferior)

Inervación: C3 a T1.

4. EL PLEXO BRAQUIAL

La mayoría de los nervios del miembro superior proceden del plexo braquial, una importante red nerviosa que se inicia en el cuello y se extiende hacia el interior de la axila. Casi todos los ramos del plexo braquial se originan en la axila (después de que el plexo haya cruzado la 1º costilla).

Comentario osteopático: en osteopatía, la 1º costilla representa uno de los abordajes terapéuticos más importantes en la resolución de patologías del plexo braquial, así como en las neuralgias cérvico-braquiales, NCB.

El plexo braquial está formado por los ramos anteriores de los nervios espinales de C5, C6, C7, C8 y parte de T1. En su trayecto se distinguen dos porciones: supraclavicular e infraclavicular (Patten; 1995).

A nivel supraclavicular el plexo pasa entre los músculos escaleno anterior y medio. Las fibras nerviosas se distribuyen formando tres troncos primarios:

- **Tronco superior:** proviene de las ramas anteriores de los nervios C5 y C6 (raramente C4). En él se origina el nervio supraescapular, que va a inervar los músculos supra e infraespinoso, y el nervio subclavio que va a inervar el músculo con el mismo nombre (Chad; 2006).
- **Tronco medio:** proviene de la rama anterior del nervio C7.
- **Tronco inferior:** proviene de las ramas anteriores de los nervios C8 y T1.

Una vez sobrepasada la clavícula (región infraclavicular) cada tronco se divide en una división anterior y otra posterior, que se van a reorganizar para formar los troncos secundarios, fascículos o cuerdas (Fournier et al; 2009):

- Las divisiones anteriores del tronco superior y medio van a unirse formando el fascículo o cuerda lateral. Sus nervios terminales serán:

- el N. Torácico medial,
- el N. Cutáneo medial del brazo y del antebrazo,
- el N. Musculocutáneo,
- y la rama lateral del N. Mediano.

• La división anterior del tronco inferior formará el fascículo o Cuerda medial. Sus nervios terminales serán:

- el N. Cubital,
- y la rama medial del N. Mediano.

• Las tres divisiones posteriores formarán el Fascículo o Cuerda posterior. Son ramas terminales:

- el N. subescapular,
- el N. toracodorsal,
- el N. axilar,
- y el N. radial (Brazis; 2007) (Kahle; 2008) (Mumenthaler; 2004).

Síndromes de compresión del plexo braquial causados por la presencia de desfiladeros anatómicos en la región del hombro

En su recorrido desde el foramen intervertebral hasta los nervios del brazo, el plexo braquial discurre por algunos desfiladeros en los que puede verse perjudicado mecánicamente. Además de esto, también puede darse una compresión directa del plexo braquial por efecto de compresión externa, por ej. al transportar cargas pesadas. Estos diversos síndromes de compresión se diferencian:

1. Síndrome del escaleno o de la costilla cervical: estrechamiento del hiato escalénico por la presencia de una costilla cervical o por una estructura ligamentaria (figura 55);
2. Síndrome costoclavicular: estrechamiento del espacio entre la 1ª costilla y la clavícula (figura 56);

3. Síndrome de hiperabducción: Compresión del plexo braquial por el M. pectoral menor y la apófisis coracoides por debajo del M. pectoral menor o de la apófisis coracoides con el brazo en abducción (figura 57);
4. Efecto de compresión crónica externa (por ej. parálisis de la mochila)

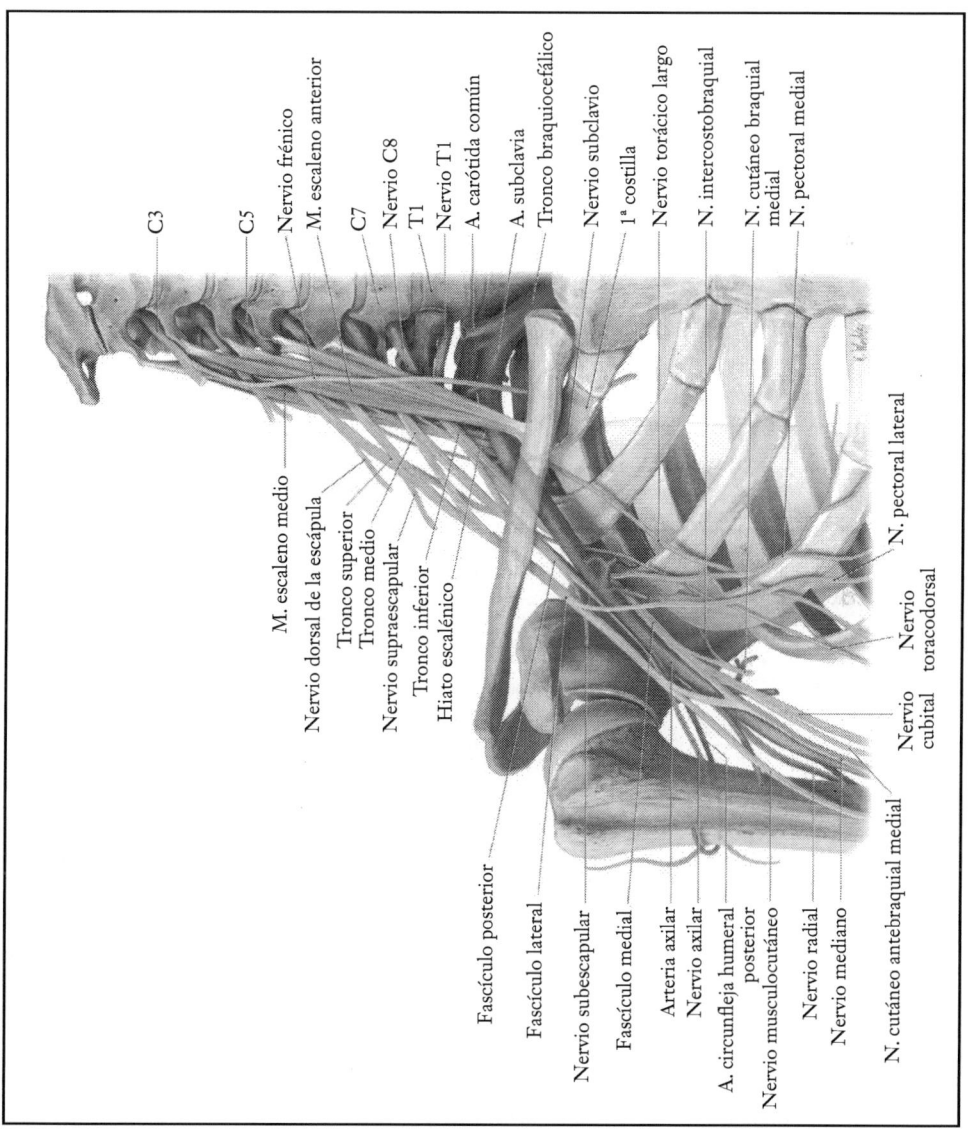

Figura 54. Plexo braquial

Síndrome del escaleno por estrechamiento del hiato escalénico debido a la existencia de una costilla cervical

Aproximadamente el 1% de la población presenta un estrechamiento del hiato escalénico, formado por los Músculos escalenos anterior y medio y por la la costilla, debido a la presencia de una costilla cervical. Si aparece este fenómeno, los troncos primarios del plexo braquial que discurren por el hiato escalénico junto con la Arteria subclavia pueden verse comprimidos por debajo o por detrás, lo que hace que el paquete vasculonervioso transcurra más o menos comprimido.

Si no existe contacto óseo entre la costilla cervical y la 1ª costilla (figura 55 b), aparece frecuentemente una estructura ligamentaria en su lugar que puede provocar igualmente una compresión de esta estructura. En primer plano aparece dolor de irradiación en el brazo, predominantemente en el lado cubital de la mano, así como trastornos circulatorios por irritación del plexo simpático periarterial de la Arteria subclavia.

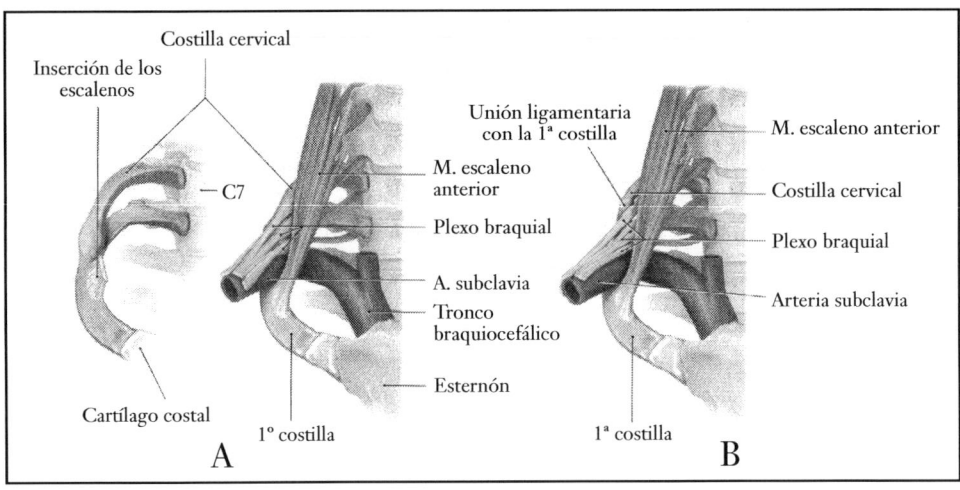

Figura 55. Síndrome del escaleno por estrechamiento del hiato escalénico debido a la esistencia de una costilla cervical.

Síndrome costoclavicular por compresión del paquete vasculonervioso entre la 1ª costilla y la clavícula

El estrechamiento del espacio costoclavicular es raro y aparece la mayoría de veces en personas que presentan o bien los hombros caídos, un marcado dorso plano, hombros retraídos (aplicación de cargas pesadas en los hombros), o bien en personas que presentan una deformación de la costilla o después de una fractura clavicular. Al descender o retraer la cintura escapular puede producirse un aumento del estrechamiento. Los pacientes padecerán síntomas parecidos a los del síndrome del escaleno, y podrán aparecer además signos de estasis venosa por la interrupción de la circulación del flujo sanguíneo en la vena subclavia.

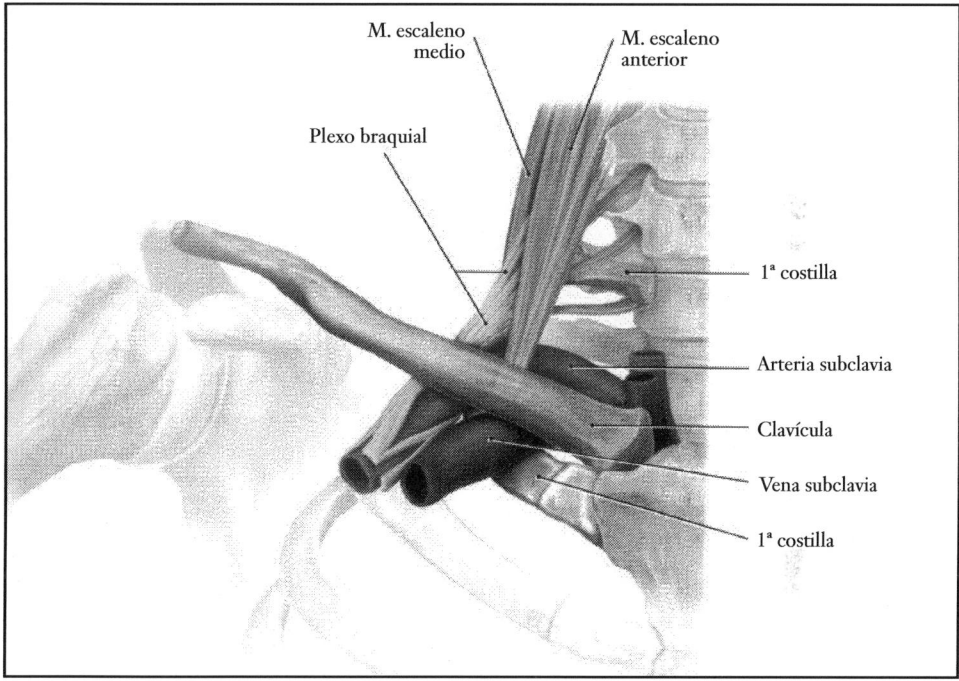

M. escaleno medio

M. escaleno anterior

Plexo braquial

1ª costilla

Arteria subclavia

Clavícula

Vena subclavia

1ª costilla

Figura 56. Síndrome costoclavicular por compresión del paquete vasculonervioso entre la 1ª costilla y la clavícula.

Síndrome de hiperabducción por compresión del paquete vasculonervioso por debajo del músculo pectoral menor y de la apófisis coracoides

Este raro síndrome de compresión aparece (cuando ya existe un estrechamiento en la zona) al efectuar la abducción máxima y la elevación del brazo correspondiente. Como prueba de provocación se levanta el brazo del paciente hacia craneal y hacia dorsal y se mantiene en esta posición. Normalmente, al cabo de 1-2 minutos se debería sentir bien el pulso radial y el paciente no debería quejarse de la aparición de dolor irradiado.

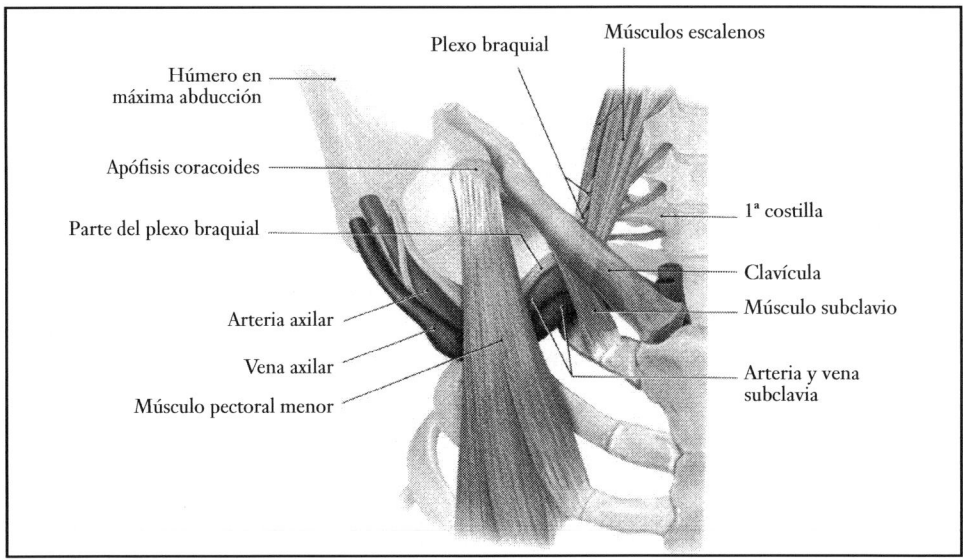

Figura 57. Síndrome de hiperabducción por compresión del paquete vasculonervioso por debajo del músculo pectoral menor y de la apófisis coracoides.

5. FASCIA DEL MIEMBRO SUPERIOR

En profundidad respecto a la piel se encuentran:

1. **El tejido subcutáneo** (fascia superficial), que contiene grasa,
2. **La fascia profunda**, que compartimenta y reviste los músculos (fig. 6-13).

Si ninguna estructura (p. ej., ningún músculo, tendón o bolsa) se interpone entre la piel y el hueso, la fascia profunda normalmente se inserta en el hueso.

La fascia de la región pectoral se inserta en la clavícula y el esternón. La **fascia pectoral** recubre el pectoral mayor y se continúa inferiormente con la fascia de la pared anterior del abdomen. Cuando la fascia pectoral supera el borde lateral del pectoral mayor se convierte en la **fascia axilar**, que forma el suelo de la axila (compartimento profundo de la axila). En profundidad a la fascia pectoral y al pectoral mayor, otra lámina fascial, la **fascia clavipectoral**, desciende desde la clavícula, envuelve al subclavio y al pectoral menor, y se continúa inferiormente con la fascia axilar.

El nervio pectoral lateral, que inerva principalmente al pectoral mayor, atraviesa la parte de la fascia clavipectoral situada entre el pectoral menor y el subclavio (**membrana costocoracoidea**).

La parte de la fascia clavipectoral inferior al pectoral menor (**ligamento suspensorio de la axila**) sostiene la fascia axilar y tira hacia arriba de ella y de la piel inferior a ésta durante la abducción del brazo para formar la **fosa axilar**.

Los músculos escapulohumerales que recubren la escápula y conforman la masa del hombro también están envueltos por la fascia profunda. La **fascia deltoidea** desciende por encima de la cara superficial del deltoides desde la clavícula, el acromion y la espina de la escápula. Desde la cara profunda de esta fascia, numerosos tabiques penetran entre los fascículos del músculo.

Inferiormente, la fascia deltoidea se continúa con la fascia pectoral anteriormente y con la densa fascia infraespinosa posteriormente.

Los músculos que recubren las caras anterior y posterior de la escápula están envueltos superficialmente por la fascia profunda, que se inserta en los bordes y, posteriormente, en la espina de la escápula.

Esta disposición crea los compartimentos osteofibrosos subescapular, supraespinoso e infraespinoso; los músculos de cada compartimento se insertan (se originan) en parte en la cara profunda de la fascia que los recubre, y debido a ello su masa es mayor que si sólo se unieran a los huesos. Las **fascias supraespinosa** e **infraespinosa** recubren los músculos supraespinoso e infraespinoso, respectivamente, en la cara posterior de la escápula, y son tan densas y opacas que deben retirarse en las disecciones para poder visualizar dichos músculos.

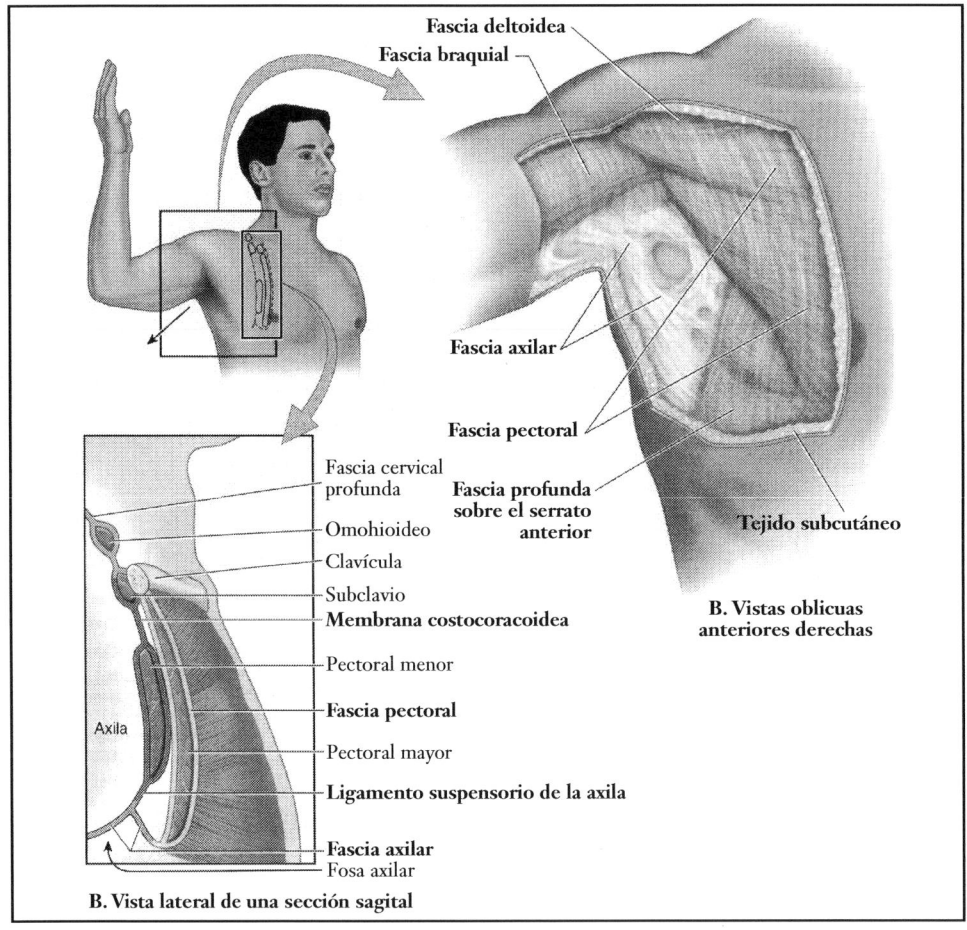

Figura 58. Pared anterior y suelo de la axila
A. la fascia axilar forma el suelo de la axila y se continúa con la fascia temporal.
B. La fascia pectoral rodea el pectoral mayor, formando la lámina anterior de la pared anterior de la axila. La fascia clavipectoral se extiende entre el proceso coracoides de la escápula, la clavícula y la fascia axilar.

6. RADIOGRAFÍA SECCIONAL DEL HOMBRO

Diagnóstico radiológico convencional de la articulación del hombro derecho

Para efectuar el diagnóstico primario de las patologías del hombro, además de la exploración clínica y diagnóstico osteopático, se efectúa también un diagnóstico radiológico convencional. Las posibles lesiones más complicadas pueden ser exploradas además mediante un TC, una RMN o una ecografía. De forma similar a lo efectuado en las usuales exploraciones de huesos y articulaciones, se deberían efectuar dos proyecciones de planos perpendiculares entre ellos de forma estándar:

- Una proyección anteroposterior (AP) (figuras 59 y 60) y

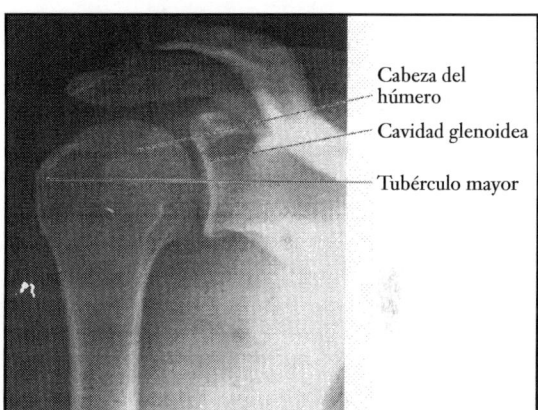

Cabeza del húmero

Cavidad glenoidea

Tubérculo mayor

Figura 59. RX simple AP del hombro derecho

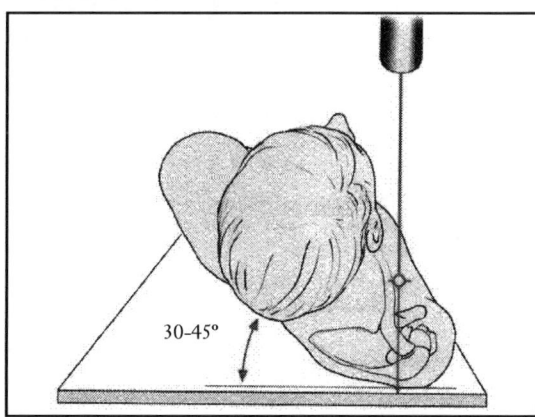

30-45°

Figura 60. RX simple AP del hombro derecho

• Una proyección axial (transaxilar) (figuras 61 y 62).

Para evitar que se produzcan superposiciones en la imagen radiológica, al efectuar la proyección AP se deberá procurar que la cavidad glenoidea forme un ángulo de 30° abierto hacia delante. Esto es posible cuando se efectúa una ligera rotación externa, entonces la cabeza del húmero y la cavidad glenoidea se verán representados sin superposición; el tubérculo mayor dibuja el contorno lateral. En la proyección axilar, el paciente se encuentra tendido en decúbito supino y el brazo es colocado en posición de ligera rotación externa y abducción. El cassette de la radiografía es colocado craneal al hombro, la radiación es proyectada desde caudal hacia la axila, de modo que la cabeza del húmero y la cavidad glenoidea quedarán representados perpendicularmente a la proyección AP (será más fácil identificar las posibles fracturas).

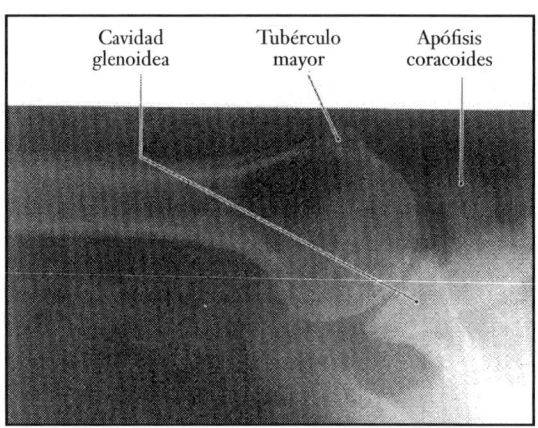

Figura 61. RX simple axial (transaxilar) del hombro derecho

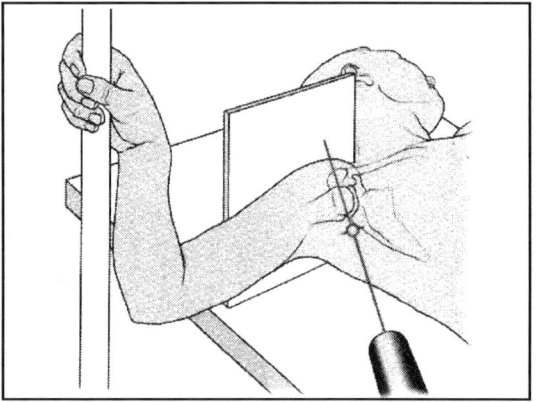

Figura 62. RX simple axial (transaxilar) del hombro derecho

7. SÍNTESIS BIOMECÁNICA DEL HOMBRO PRELIMINAR AL DIAGNÓSTICO

La gran movilidad del hombro es debida a dos factores:

1. La organización particular de la articulación gleno-humeral

- Hay una gran incongruencia en las superficies articulares.
- La cápsula está floja y permite, en los niños, una separación articular de alrededor 3 cm.
- Los ligamentos están débiles, y únicamente el ligamento coraco-humeral es "suspensor" del hombro.

2. La movilidad del omóplato, con relación al tórax

Esta movilidad permite aumentar considerablemente los movimientos de la articulación gleno-humeral.

Pero esta amplia movilidad comporta un inconveniente: desde el punto de vista articular, el hombro está en posición de inestabilidad.

Por lo tanto son los músculos peri-articulares los que van a asegurar la estabilidad del hombro.

Estos músculos son además bastante más numerosos al nivel del hombro que al nivel de cualquier otro complejo articular.

Para asegurar la estabilidad del hombro, los músculos van a coaptar la cabeza humeral, la elevan, estabilizan la escápula y elevan el muñón del hombro.

Así, existirá equilibrio entre movilidad articular y estabilidad muscular.

Coaptación de la cabeza humeral

Está asegurada por los músculos en dirección transversal:

- El supraespinoso (figura 63-1)
- El subescapular (figura 63-2)
- El infraespinoso (figura 63-3)
- El redondo menor (figura 63-4)
- El tendón de la porción larga del bíceps (figura 63-5)

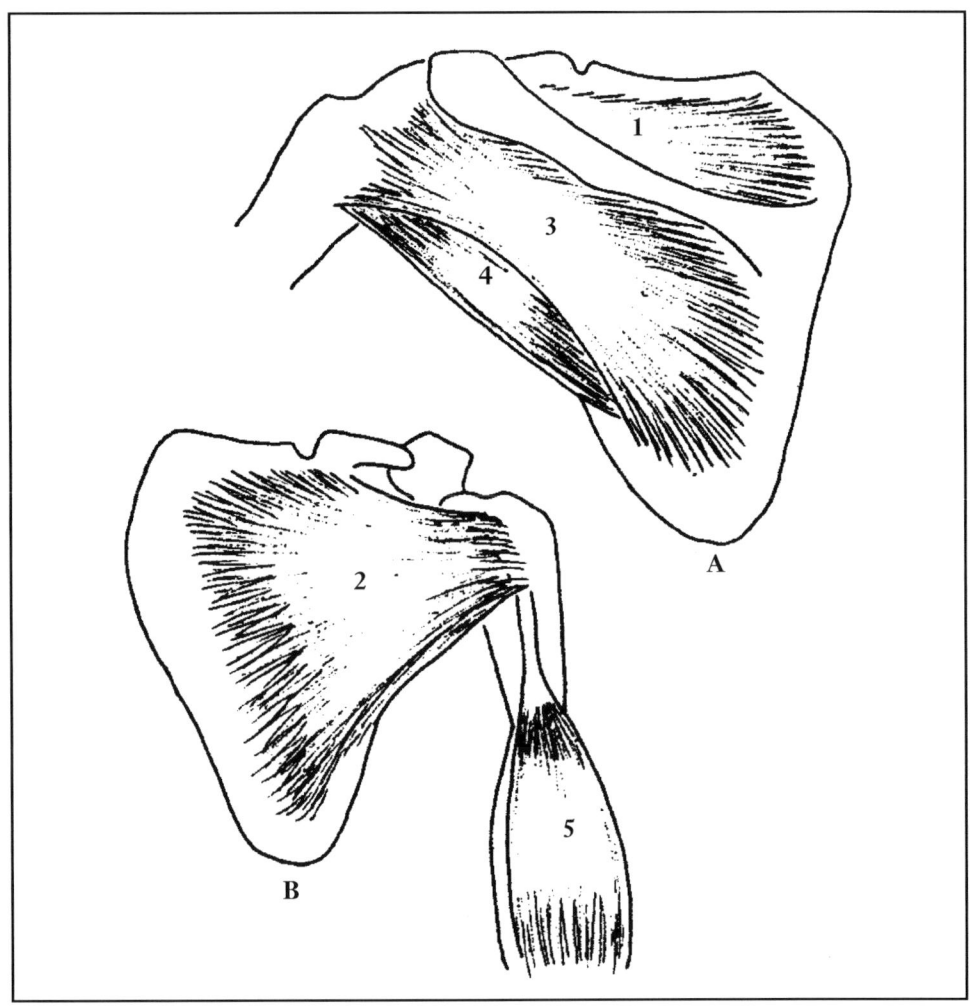

Figura 63. Músculos coaptores del hombro en la derecha.
A: vista posterior. B: vista anterior

Ascenso de la cabeza humeral

Está asegurada por los músculos longitudinales del brazo y de la cintura escapular:

- El bíceps corto (figura 64-1)
- El coracobraquial (figura 64-2)
- El deltoides (figura 64-3)
- La porción larga del tríceps (figura 64-5)
- El fascículo clavicular del pectoral mayor (figura 64-4)

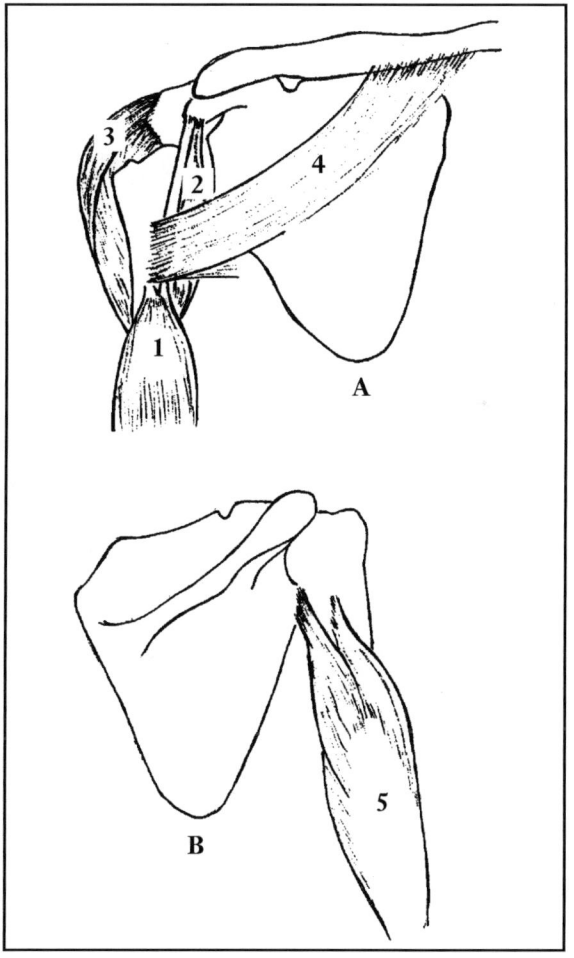

Figura 64. Músculos elevadores de la cabeza humeral en la derecha.
A: vista anterior. B: vista posterior.

Fijación del omóplato y del muñón del hombro

La elevación del muñón del hombro se realiza a la vez mediante una traslación vertical y un movimiento de báscula del omóplato.

Estos movimientos están asegurados por los músculos:

- Romboides (figura 65-1)
- Elevador de la escápula (figura 65-2)
- Trapecio (figura 65-3)
- Serrato mayor (figura 66-4)

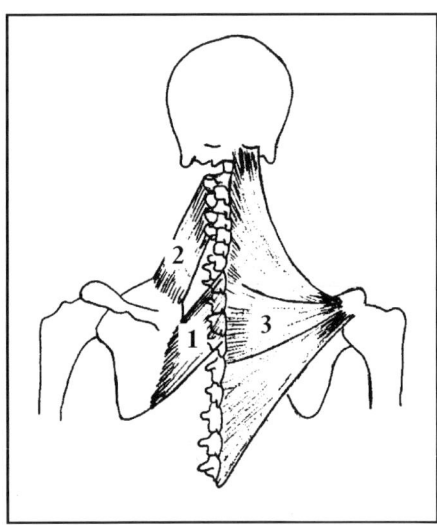

Figura 65. Músculos que fijan la escápula y el hombro: romboides, elevador de la escápula y trapecio. Vista posterior.

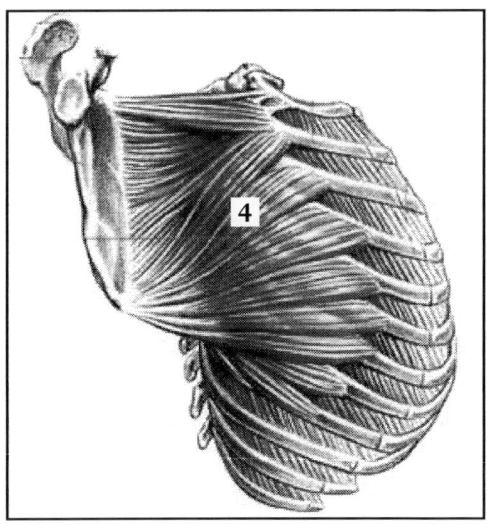

Figura 66. Músculos que fijan la escápula y el hombro: serrato mayor. Vista lateral derecha.

Observaciones

1. La mayor parte de estos músculos que luchan contra la gravedad, y contra los pesos, poseen una inervación cuyo origen se sitúa a niveles de C5, C6, C7.

2. Si se quiere ver desde un punto de vista más holístico, hay que considerar las dos escápulas como dos huesos sesamoideos unidos:

- A las costillas mediante los serratos mayores, que les sirven de hamacas.
- A la columna cervical y torácica mediante ambos elevadores de la escápula y los romboides que les sirven de bandas de sostén.
- A la columna cérvico-torácica, suspendidos del occipucio por los trapecios.
- A la pelvis mediante los dorsales anchos, que recubren el ángulo inferior y que reproducen el eco de lo que pasa en la pelvis.
- Al hueso hioides e incluso, indirectamente, a la mandíbula mediante los músculos omohioideos, y después supra-hioideos.

La buena estabilidad de la raíz del miembro superior depende pues de un buen equilibrio del tronco y de la cabeza.

EL COMPLEJO DEL HOMBRO ESTÁ BAJO LA DEPENDENCIA DE LA CIFRA 3

- Existen 3 huesos presenciales: húmero, clavícula y escápula.
- 3 articulaciones verdaderas: gleno-humeral, acromio-clavicular, esterno-clavicular.
- 3 articulaciones falsas, que son superficies de deslizamientos: sub-deltoidea, omo-serrática y toraco-serrática.
- Desde el punto de vista muscular, se encuentra:

  – El tríceps
  – Tres orígenes del trapecio
  – Tres fascículos del serrato mayor
  – Tres fascículos del pectoral mayor
  – Tres fascículos del deltoides

- En la apófisis coracoides, se encuentra la inserción de "3 CO": pectoral corto, bíceps corto, coraco-braquial.
- Se encuentra la inserción de los "3 grandes" en el surco bicipital: pectoral mayor, dorsal mayor y redondo mayor.

- El hombro está situado en un cono constituido por tres pilares óseos, convergentes hacia fuera:

  – La clavícula
  – El borde axilar de la escápula
  – La espina de la escápula

El punto de encuentro de estos tres pilares se realiza al nivel de la articulación acromio-clavicular, que forma así la articulación más importante del hombro y el punto más débil de este conjunto.

Nota: esta presentación del hombro mediante la cifra 3 es una manera divertida y fácil de memorizar la anatomía. Pero fisiológicamente, las articulaciones gleno-humeral y sub-deltoidea forman un grupo articular, mientras que las otras articulaciones constituyen un segundo grupo articular.

Las diferentes articulaciones, en cada uno de los grupos, están relacionadas mecánicamente y funcionan simultáneamente.

Pero los dos grupos funcionarán también simultáneamente.

Esto produce que en un movimiento determinado, exista interdependencia entre todas las articulaciones del conjunto del hombro.

En la patología, se encuentra la noción de interdependencia.

Bastará que un solo elemento del conjunto del hombro sea alterado, para que todo el conjunto se vea afectado.

CONCEPTO OSTEOPÁTICO DEL HOMBRO

1. INFLUENCIA DE LAS DISFUNCIONES OSTEOPÁTICAS DISTALES

Numerosas disfunciones estructurales distales pueden influir sobre el hombro y afectar su fisiología.

Estas disfunciones pueden tener una influencia patógena sobre diferentes estructuras:

- Las fascias y los elementos vásculo-nerviosos que están en relación con ellas
- Los músculos
- El sistema nervioso periférico
- El sistema nervioso autónomo

Las disfunciones distales que influyen sobre el hombro se localizan a diferentes niveles:

1. Disfunciones craneales
2. Disfunciones de la ATM
3. Disfunciones C0-C1
4. Disfunciones de la columna cervical
5. Disfunciones de la columna torácica
6. Disfunciones de las costillas
7. Disfunciones esternales
8. Disfunciones de la columna lumbar
9. Disfunciones de la pelvis
10. Disfunciones coxo-femorales
11. Disfunciones del peroné
12. Disfunciones del miembro inferior
13. Disfunciones del codo homolateral
14. Disfunciones de la muñeca homolateral
15. Disfunciones del diafragma
16. Disfunciones del eje cráneo-sacro
17. Disfunciones del tendón central, TC

1. Disfunciones craneales

La articulación craneal que influye más a menudo en el hombro es la lesión de la sutura occípito-mastoidea. Está en contacto con el hombro mediante:

- Las fascias cervicales
- El esterno-cleido-occípito-mastoideo
- El nervio espinal (XI) que pasa por el agujero rasgado posterior (yugular)

Esta sutura es a menudo la base de lesiones traumáticas. Sobre todo con antecedentes traumáticos severos (latigazo cervical), esta sutura se encuentra siempre afectada, provocando rápidamente lesiones secundarias.

2. Disfunciones de la ATM

Las disfunciones de la ATM generan una cadena lesional descendente que pueden repercutir sobre el hombro y sobre la cintura escapular. La ATM está en contacto con el hombro mediante:

- La esfera oculocefalogiro-músculos suboccipitales-hioides (músculo omohioideo)
- Las fascias cervicales
- El tendón central, TC

3. Disfunciones C0-C1

Está en contacto con el hombro mediante:

- Las fascias cervicales
- El esterno-cleido-occípito-mastoideo
- El nervio espinal que pasa por el foramen mágnum

La articulación C0-C1 es a menudo la base de las lesiones primarias.

4. Disfunciones de la columna cervical

Están en contacto con el hombro mediante:

- Las fascias cervicales
- El romboides
- El elevador de la escápula
- El trapecio
- El plexo braquial

Según R.Starks, D.O. cuando existe periartritis del hombro, siempre se encuentra una lesión de C5.

La experiencia muestra que esto no es tan frecuente, pero hay que dar una importancia particular a las lesiones cervicales.

Como ya hemos señalado precedentemente, la mayoría de los músculos del hombro están inervados por las raíces C5, C6, C7, que corresponden a las articulaciones vertebrales C4-C5, C5-C6, C6-C7.

Por lo tanto, los trabajos de Irvin M. KORR confirman lo que la experiencia mostraba: las lesiones vertebrales están asociadas a una hiperexcitabilidad que puede extenderse a todas las neuronas que tienen su cuerpo celular en este segmento.

Los músculos que dependen de este segmento estarán excitados de manera más o menos permanente.

Las investigaciones de este fisiólogo muestran que cuando el umbral de excitabilidad de un segmento desciende (lo que ocurre en el caso de una disfunción osteopática vertebral), no importa cual es el estímulo prioritario que excita el segmento. Una lesión de C4-C5, C5-C6, C6-C7, puede provocar contracturas al nivel de los músculos del hombro y estas contracturas podrán ser suprimidas mediante una corrección de la disfunción somática vertebral.

5. Disfunciones de la columna torácica

Están en contacto con el hombro mediante:

- El romboides
- El trapecio

- El dorsal ancho
- El nervio costo-humeral

Este nervio sensitivo se inicia en T3-T4, sigue por la 3ª costilla y se abre en el muñón del hombro. A veces es responsable de dolores de hombro.

6. Disfunciones de las costillas

Las costillas superiores están en contacto con el hombro mediante:

- Las fascias cervicales
- El serrato mayor
- El pectoral mayor
- El pectoral menor
- El subclavio
- El origen del plexo braquial que se encuentra entre el escaleno anterior y el medio
- El ganglio cervical inferior o ganglio estrellado
- Los ganglios simpáticos torácicos superiores.

La 4ª costilla está implicada en las algodistrofias reflejas del hombro.

7. Disfunciones esternales

Está en contacto con el hombro mediante:

- Las fascias cervicales
- La clavícula
- El pectoral mayor

8. Disfunciones de la columna lumbar

Está en contacto con el hombro mediante:

- El dorsal ancho
- La acción refleja espasmógena entre los músculos psoas, cuadrado lumbar, escalenos, largo del cuello y temporales.

9. Disfunciones de la pelvis

Está en contacto con el hombro mediante:

- El dorsal ancho
- Las adaptaciones mecánicas compensatorias entre las disfunciones pélvicas y de la cintura escapular.

10. Disfunciones coxo-femorales

Está en relación con el hombro opuesto mediante la cadena miofascial cruzada.

11. Disfunciones del peroné

Los dos peronés, la sínfisis del pubis y las dos clavículas, controlan el equilibrio lemniscal del cuerpo.

12. Disfunciones del miembro inferior

Los procesos mecánicos ascendentes del miembro inferior son capaces de perturbar las líneas matemáticas del cuerpo humano y de repercutir al nivel de la cintura escapular.

La integridad articular del pie y especialmente del par escafoides-cuboides o del astrágalo son necesarias para el buen funcionamiento del cuerpo en su conjunto.

13. Disfunciones del codo homolateral

Está en contacto con el hombro mediante:

- Las fascias del miembro superior
- El bíceps
- El tríceps

14. Disfunciones de la muñeca homolateral

Está en contacto con el hombro mediante las fascias del miembro superior.

15. Disfunciones del diafragma

El diafragma es el músculo más importante para el osteópata. En su centro frénico se entrelazan todas la cadenas musculares del tronco. Está en contacto con el hombro mediante:

- La cadena de flexión, a través de sus enlaces (pectoral mayor, redondo mayor y romboides)
- La cadena de extensión y estática posterior, a través de sus enlaces (trapecio, redondo mayor)
- La fascia axial periférica anterior
- La fascia axial periférica posterior

16. Disfunciones del eje cráneo-sacro

La inextensibilidad de la duramadre implica que todo movimiento inducido a nivel del cráneo y de la unión cráneo-cervical repercutirá sobre la movilidad de la pelvis mediante la intermediación del sacro, y viceversa (figura 67).

Toda disfunción que afecte a la esfera craneal tendrá una repercusión sobre la esfera lumbo-sacra y pelviana, así como sobre el ensamble del organismo (sistema visceral y aparato locomotor), y viceversa.

La interrelación biomecánica existente entre la cintura escapular y la cintura pélvica será el nexo de unión entre el eje cráneo-sacro y las patologías del hombro (figura 68).

17. Disfunciones del tendón central, TC

Ensamble músculo-aponeurótico y membranoso realizando una cadena interna que hace el lazo entre los cuatro diafragmas (figura 69).

El tendón central (TC) está constituido por elementos músculo-apo-neuróticos y membranosos realizando una verdadera cadena interna del cuerpo, desde la hoz del cerebro y la tienda del cerebelo, pasando por el diafragma y la cavidad abdominal hasta el suelo pelviano, para descender a los miembros inferiores.

La estrecha relación con el hueso hioides, que actúa como un importante punto de equilibrio al nivel postural, lo que influye así sobre la posición de la cintura escapular, la posición de la ATM y de los temporales.

Conclusión: es evidente que cualquier disfunción en alguno de los niveles citados influirá indirectamente en el hombro.

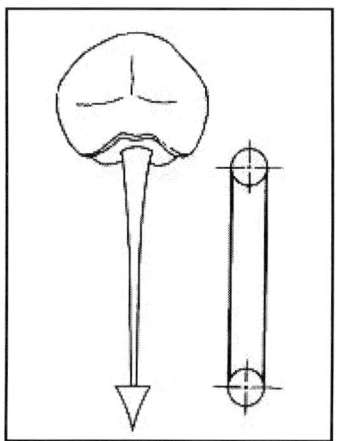

Figura 67. Eje cráneo-sacro

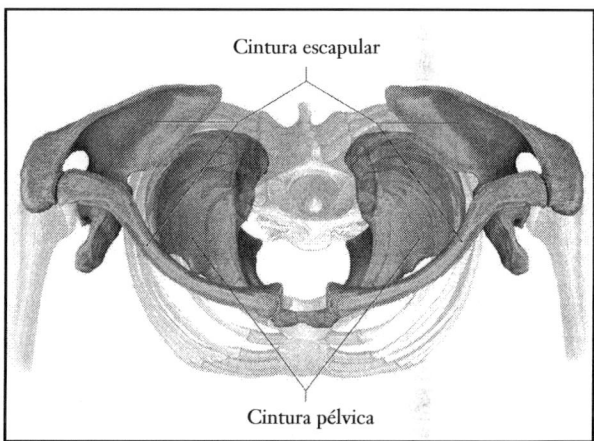

Figura 68. Relación biomecánica entre la cintura escapular y la cintura pélvica

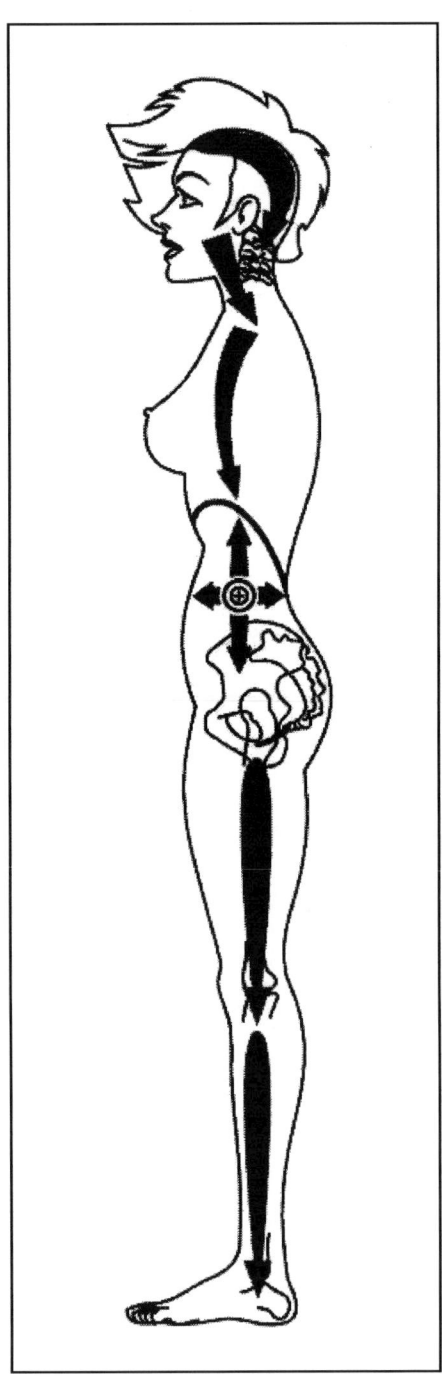

Figura 69
Tendón central

2. PATOLOGÍAS DEGENERATIVAS

Las disfunciones degenerativas tendinosas, mecánicas (fracturas), articulares (artrosis) afectan al complejo del hombro, pero también las cervicales y el raquis pueden perturbar la integridad de la cintura escapular.

3. PATOLOGÍAS INFLAMATORIAS

Se caracterizan por un aumento nocturno del dolor. Las etiologías son variadas:

- Tendinopatías inflamatorias
- Neuralgias cervicobraquiales
- Artritis microcristalinas: condrocalcinosis, gota...
- Reumatismos inflamatorios: psoriasis, poliartritis reumatoidea, espondiloartritis anquilosante...
- Localizaciones escapulares debidas a una afección intercurrente:

  - Afecciones coronarias, pancretitis, estomacales, al nivel del hombro izquierdo
  - Afecciones de la vesícula y hepáticas al nivel del hombro derecho
  - Osteomalacia
  - Patologías yatrógenas o tóxicas (barbitúricos)

- Localizaciones secundarias de un tumor maligno:

  - Pulmón (cáncer del ápex pulmonar)
  - Tiroides
  - Pechos
  - Próstata
  - Metástasis

- Las artritis sépticas (tuberculosas)
- Las osteonecrosis: complicaciones submarinas por descompresión, etilismo, corticoterapia, lupus, etc.

4. DESEQUILIBRIOS NEUROVEGETATIVOS

Las disfunciones neurovegetativas generan desequilibrios sobre el conjunto de las estructuras de la mecánica humana y especialmente sobre las estructuras viscerales, pudiéndose así proyectar al nivel del hombro. Las proyecciones más frecuentes son:

- Al nivel del hombro derecho:

  – Hígado
  – Vesícula biliar
  – Duodeno
  – Ángulo cólico derecho
  – Pulmón derecho

- Al nivel del hombro izquierdo:

  – Corazón
  – Estómago
  – Páncreas
  – Ángulo cólico izquierdo
  – Pulmón izquierdo

- Algoneurodistrofias (síndrome hombro-mano)

En el terreno reflejo, se debe precisar que:

- El fascículo anterior del deltoides es el lugar de proyección de la vesícula biliar
- Los fascículos medio y posterior son el lugar de proyección de los pulmones

Por regla general, cuando el dolor del hombro es ocasionado por una patología visceral, no existe impotencia funcional y el dolor no es aumentado por el movimiento.

5. PATOLOGÍAS NEUROLÓGICAS

- Hemiplejía
- Parkinson
- Disfunciones del nervio supraescapular (C5-C6)
- Disfunciones del nervio axilar (C5-C6)
- Disfunciones del plexo braquial (C5-C6-C7-C8-T1)
- Disfunciones del nervio del serrato anterior (C5-C6)
- Artropatías nerviosas: siringomielias, tabes...
- Síndrome de Parsonage-Turner o neuralgia amiotrófica

6. PATOLOGÍAS TUMORALES

- Causas tumorales benignas

  - Osteoma osteoide
  - Osteocondroma costal

- Causas tumorales malignas:

  - Osteosarcoma
  - Condrosarcoma
  - Metástasis

- Dolores tumorales proyectados:

  - Tiroides
  - Próstata
  - Hígado
  - Vesícula biliar
  - Páncreas
  - Esófago, estómago
  - Cáncer del ápex pulmonar
  - Tumor de pecho
  - Adenopatías axilares

7. AFECCIONES MUSCULARES LOCALES

El hombro es una articulación suspendida y su sistema muscular debe ser considerado como un sistema ligamentario activo. Por lo tanto, toda patología muscular repercutirá sobre la movilidad del hombro. El examen muscular minucioso es muy importante dentro del diagnóstico osteopático de la cintura escapular.

Las patologías musculares del manguito de los rotadores son las más frecuentes, especialmente las patologías del músculo subescapular (tendinitis) y supraespinoso (tendinosis); así como la lesión de la porción larga del bíceps, que evolucionan en tres fases:

- Fase I: tendinitis simple.
- Fase II: tendinosis degenerativa caracterizada por la fibrosis.
- Fase III: degeneración crónica evolucionando hacia la omartrosis. Existe rotura parcial o completa de los tendones afectados.

Bíceps (porción larga)

Las afectaciones de la porción larga del bíceps limitan los movimientos de flexión y de extensión en el hombro, pudiendo desencadenar dolores vivos en la corredera bicipital (surco intertubercular).

La falta de fuerza limita el movimiento de flexión.

Supraespinoso

Las afectaciones del supraespinoso limitan los movimientos de abducción-aducción en el hombro, pudiendo desencadenar dolores vivos en la fosa supraespinosa.

La falta de fuerza limita el movimiento de abducción.

Infraespinoso

Las afectaciones del infraespinoso limita el movimiento de rotación medial en el hombro, pudiendo desencadenar dolores vivos en la fosa infraespinosa.

La falta de fuerza limita el movimiento de rotación lateral.

Subescapular

Las afectaciones del subescapular limitan los movimientos de rotación lateral y abducción en el hombro, pudiendo desencadenar dolores vivos deltoideos.

La falta de fuerza limita el movimiento de rotación medial.

Redondo mayor

Las afectaciones del redondo mayor limita el movimiento de abducción en el hombro, pudiendo desencadenar dolores vivos deltoideos.

La falta de fuerza limita los movimientos de rotación medial-aducción.

Pectoral mayor

Las afectaciones del pectoral mayor limita el movimiento de abducción en el hombro, pudiendo desencadenar dolores vivos deltoideos anteriores y torácicos.

La falta de fuerza limita el movimiento de flexión.

Pectoral menor

Las afectaciones del pectoral menor limitan los movimientos de abducción y rotación lateral en el hombro, pudiendo desencadenar dolores vivos deltoideos anteriores y torácicos.

La falta de fuerza limita el movimiento de flexión.

Dorsal ancho

Las afectaciones del dorsal ancho limitan los movimientos de abducción y rotación lateral en el hombro, pudiendo desencadenar dolores vivos deltoideos posteriores y de la escápula.

La falta de fuerza limita los movimientos de extensión y de rotación medial.

Deltoides

Las afectaciones del deltoides limitan todos los movimientos del hombro, pudiendo desencadenar dolores vivos en el muñón del hombro.

La falta de fuerza limita los movimientos de antepulsión horizontal y de retropulsión horizontal.

8. DISFUNCIONES ARTICULARES LOCALES

Para el correcto tratamiento y reequilibrio del hombro y del conjunto de la cintura escapular, el osteópata ha de valorar (y tratar si es preciso) todas las articulaciones que componen este complejo articular, en un orden preciso:

- **La falsa articulación escápulo-torácica:**

  – Disfunciones en elevación-descenso
  – Disfunciones en abducción-aducción
  – Disfunciones en campaneo externo-campaneo interno

- **La falsa articulación subacromial:**

  – Disfunción del deslizamiento anterior
  – Disfunción del deslizamiento posterior

- **La articulación acromio-clavicular:**

  – Lesión traumática alta-baja
  – Disfunción en rotación anterior
  – Disfunción en rotación posterior

- **La articulación esternocostoclavicular:**

  – Disfunción en anterioridad
  – Disfunción en posterioridad
  – Disfunción en superioridad

- **La articulación glenohumeral:**

  – Disfunción en anterioridad-posterioridad
  – Disfunción en superioridad-inferioridad

9. DISFUNCIONES DE ORIGEN EMOCIONAL

Todos los osteópatas que trabajamos con técnicas somato-emocionales, y otros métodos para abordar conflictos emocionales no gestionados correctamente, sabemos de la importancia de estos conflictos almacenados en nuestro subconsciente y reflejados de manera habitual en diversas áreas del cuerpo.

Los hombros representan mi capacidad de llevar una carga. Mis hombros **llevan mis alegrías, mis penas, mis responsabilidades y mis inseguridades.**

Hombro izquierdo: está en relación con la hermana, la hija, la esposa y la nuera. Así como con el sentimiento de intuición. También duele cuando vivo grandes inseguridades afectivas.

Hombro derecho: está en relación con el hermano, hijo, el marido y el yerno. Así como con la voluntad. También duele cuando vivo grandes inseguridades materiales; o una tensión con relación a mi trabajo, a mi modo de actuar frente a la autoridad. Es el lado "recio y controlador" que gana.

10. DIAGNÓSTICO PRELIMINAR DEL HOMBRO

En el diagnóstico preliminar del hombro vamos a confirmar o descartar la presencia de:

1. Procesos inflamatorios
2. Disfunciones neurológicas
3. Disfunciones ligamentarias
4. Disfunciones músculo-tendinosas

Posteriormente, valoraremos todas las articulaciones del complejo articular del hombro susceptibles de sufrir alguna disfunción somática.

En las articulaciones periféricas, utilizamos siempre un protocolo perfectamente establecido:

1. Pruebas pasivas

El osteópata valora un movimiento concreto en alguna de las regiones del hombro, de manera pasiva y sin la cooperación del paciente.

La presencia de dolor nos orienta hacia la patología del ligamento que estamos valorando o hacia un patrón capsular (inflamación de la articulación principal). Con estas pruebas valoramos la cápsula articular y los ligamentos.

2. Pruebas activas contra resistencia

El osteópata solicita un movimiento concreto al paciente, que se corresponde a la función de un músculo-tendón específico. Este movimiento es impedido mediante una contra resistencia por parte del osteópata.

La presencia de un debilitamiento nos orienta hacia disfunciones neurológicas en el segmento medular correspondiente al miotoma valorado (ver página 126).

La presencia de dolor nos orienta hacia la patología del músculo-tendón que estamos valorando:

- Dolor en el vientre muscular: espasmo, contractura.
- Dolor en el tendón: tendinitis.

En el diagnóstico de las tendinitis, universalmente se utilizan tres pruebas para confirmar o descartar la presencia de una lesión:

- La contra resistencia músculo-tendinosa.
- El estiramiento del músculo-tendón valorado.
- La palpación del músculo-tendón sospechoso de patología.

Las lesiones músculo-tendinosas que comienzan a gestarse serán más difíciles de poner en evidencia, mientras que las que se encuentran en estado agudo darán positivo sin ningún problema con la primera prueba. Por ello, en cada músculo-tendón que valoremos es importante realizar la primera prueba (resistencia músculo-tendinosa). Si da negativa, volvemos a realizarla añadiendo la segunda prueba (estiramiento del músculo-tendón valorado). Si sigue dando negativa, volvemos a realizar las dos pruebas anteriores añadiendo la tercera prueba (palpación del músculo-tendón sospechoso de patología). Si da negativo, es muy probable que este músculo-tendón este libre de patología.

Por lo tanto, el orden de valoración será:

1. Contra resistencia músculo-tendinosa.
2. Contra resistencia músculo-tendinosa + estiramiento del músculo-tendón valorado.
3. Contra resistencia músculo-tendinosa + estiramiento del músculo-tendón valorado + la palpación del músculo-tendón sospechoso de patología.

3. Test activos

Solicitamos al paciente que realice una serie de movimientos articulares. Con ello ponemos en evidencia el grado de movilidad que presenta el paciente, las principales restricciones y los principales grupos musculares involucrados.

4. Test osteopáticos específicos para cada articulación

Con estas pruebas valoramos cada hueso, cada articulación. Comprobamos si la movilidad fisiológica que tiene cada una de ellas está respetada y, por lo tanto, libre de disfunción somática; o, por el contrario encontramos un movimiento articular facilitado con respecto a su antagonista que está limitado, lo cual nos pone de manifiesto una disfunción somática del lado facilitado. Ejemplo: si estamos valorando la clavícula en rotación anterior-posterior y comprobamos que en dirección anterior sí se mueve, mientras que en dirección posterior no se mueve: disfunción de la clavícula en rotación anterior.

En el complejo articular del hombro las articulaciones se valoran y trabajan por este orden:

1. La falsa articulación escápulo-torácica
2. La falsa articulación subacromial
3. La articulación acromio-clavicular
4. La articulación esternocostoclavicular
5. La articulación glenohumeral

1. PATOLOGÍAS INFLAMATORIAS Y LIGAMENTOSAS

En cada patología solamente mostramos el indicador mayor, la prueba principal, que suele ser la número uno. El resto podemos realizarlas, ya que nos orientarán hacia la patología que estamos valorando. No obstante, si la primera prueba da negativa, casi con total seguridad no nos encontraremos ante la patología que estamos valorando, aún dando positivas el resto de las pruebas.

Artritis traumática

1. Dolor y limitación de movilidad (+++), en la rotación externa pasiva
2. Dolor y limitación de movilidad (++), en la abducción pasiva
3. Dolor + calor + hinchazón + enrojecimiento + impotencia funcional

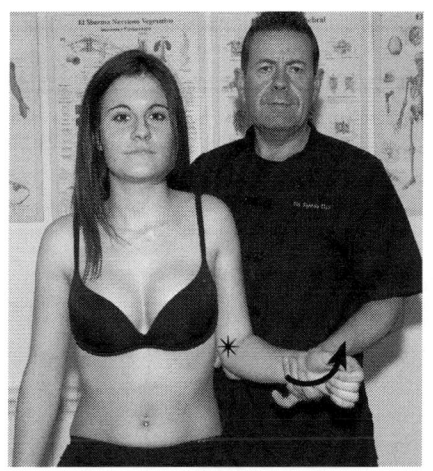

Foto 1. Rotación externa pasiva

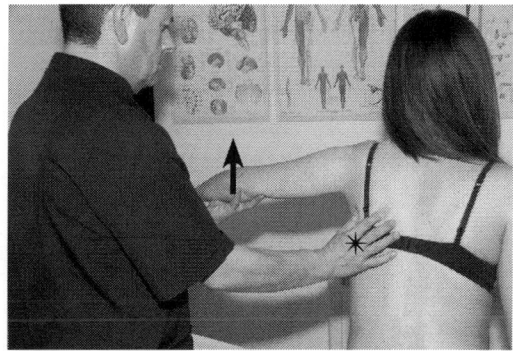

Foto 2. Abducción pasiva

Bursitis aguda

1. Dolor y limitación de movilidad (+++), en la abducción pasiva
2. Dolor y limitación de movilidad (++), en la rotación externa pasiva
3. Dolor + calor + hinchazón + enrojecimiento, en el área de la bursa

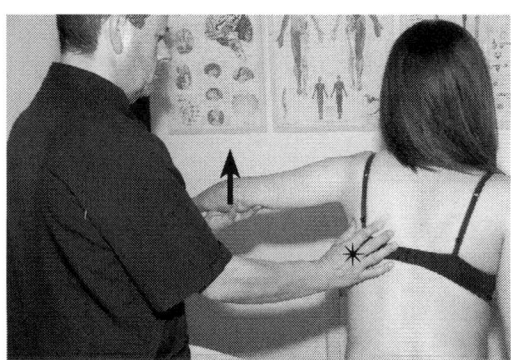

Foto 3. Abducción pasiva   Foto 4. Rotación externa pasiva

Si los test de bursitis dan positivo, valoramos por palpación la bursa afectada.

Bursitis crónica

1. Arco doloroso

Nota: el dolor en esta lesión es intermitente y muy molesto, pero no invalidante.

El paciente abduce el brazo en lesión de manera activa. Si entre 85-110º se le reproduce un dolor, que vuelve a estar presente en el mismo punto al descender el brazo, la prueba es positiva.

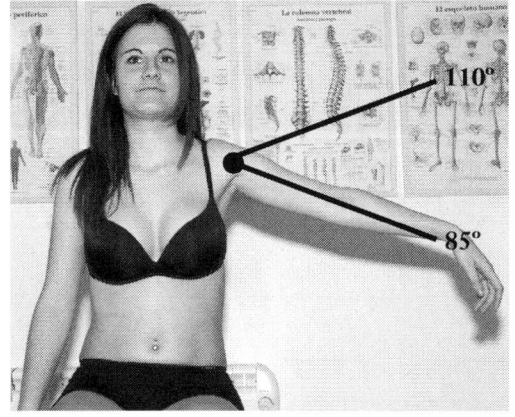

Foto 5. Arco doloroso

Esguince de la articulación o del ligamento acromio-clavicular

1.	Dolor al final de la aducción pasiva
2.	Dolor al final de la rotación externa pasiva
3.	Dolor a la palpación en la interlínea articular, comparativa con el otro lado

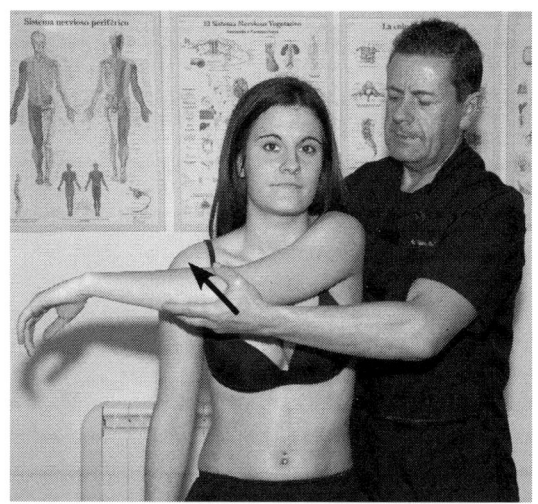

Foto 6. Aducción pasiva

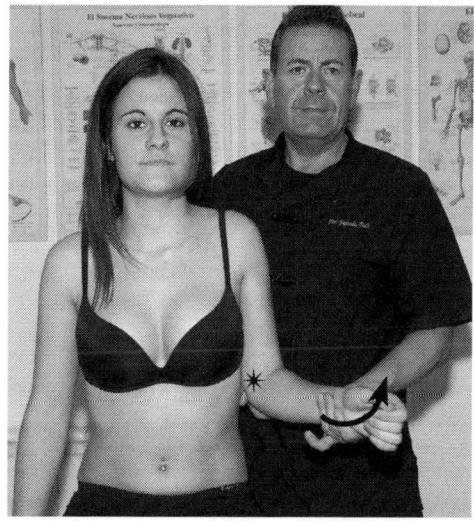

Foto 7. Rotación externa pasiva

Observaciones: complementar esta información con la mostrada en la página 165.

2. PATOLOGÍA TENDINOSA

El pico acromial divide la articulación en dos partes:

1. Antero-superior, en el origen del conflicto antero-superior. Interesa a los músculos del manguito de los rotadores (supraespinoso e infraespinoso), a la P.L.B. y a la bursa subdeltoidea.
2. Antero-interno, en el origen del conflicto antero-interno, que interesa al subescapular y a la bursa subcoracoidea.

La frontera anatómica entre estas dos partes está determinada por el paso del ligamento coraco-humeral.

DIAGNÓSTICO DIFERENCIAL ENTRE AMBOS CONFLICTOS

1. Conflicto antero-superior

Implica a los músculos del manguito de los rotadores (supraespinoso e infraespinoso), a la P.L.B. y a la bursa subdeltoidea.

2. Conflicto antero-interno

Sólo implica al subescapular, que suele inflamarse entre el troquín y la coracoides y a la bursa subcoracoidea.
Los test específicos a realizar son:

a. Test pasivos de puesta en evidencia del conflicto afectado.
b. Test pasivos para las bursas afectadas.
c. Test isométricos de puesta en tensión de los tendones del conflicto afectado.

a. Test pasivos diferenciales entre ambos conflictos

• *Conflicto antero-superior*

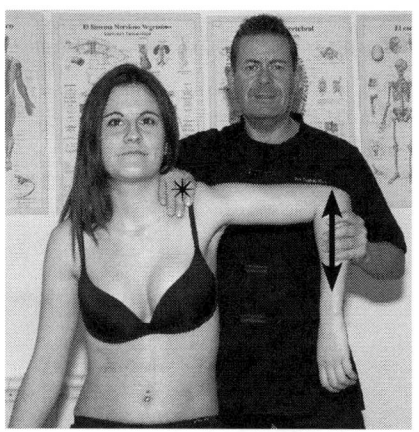 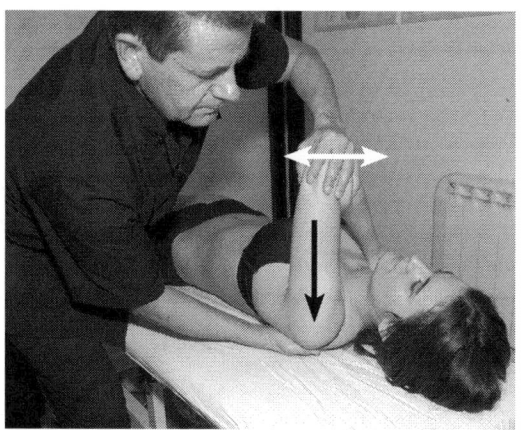

Foto 8. Signo de Neer
Elevación pasiva en el plano de la escápula, con el brazo en rotación interna. La mano proximal del osteópata debe fijar la escápula.

Foto 9. Cuadrante de Maitland.
La mano proximal fija la escápula, mientras que la mano distal imprime una compresión axial y una elevación. Al final del recorrido se realizan pequeñas oscilaciones y se explora la zona conflictiva en el sector de la abducción afectado por los dolores.

• *Conflicto antero-interno*

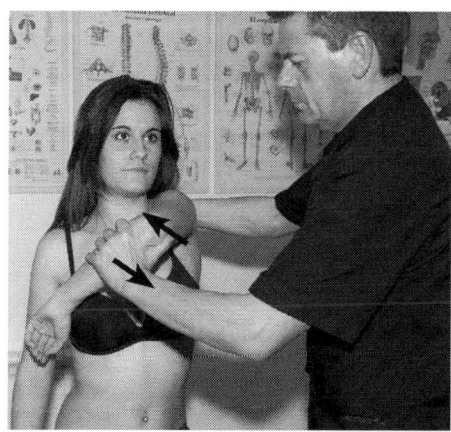 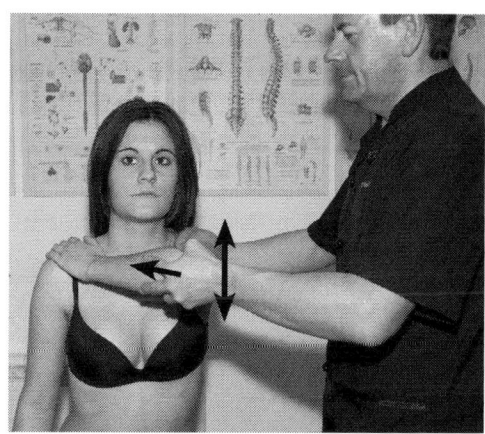

Foto 10. Prueba de Hauwkins
El hombro y el codo están flexionados a 90°. El osteópata realiza una rotación interna del hombro desde una posición de aducción.

Foto 11. Aducción horizontal forzada
Con la mano del paciente sobre el hombro opuesto. El osteópata posiciona el codo en aducción y realiza movimientos ascendentes-descendentes en busca de dolor.

b. Test pasivos para las bursas afectadas.

Ver página 112.

c. Test isométricos de puesta en tensión de los tendones del conflicto afectado.

A continuación vamos a mostrar el diagnóstico de los tendones afectados en ambos conflictos, así como otros del complejo del hombro que habitualmente también encontramos afectados.

Las flechas blancas nos indican la dirección hacia donde empuja el paciente. Las flechas negras nos indican hacia donde empuja el osteópata resistiendo el movimiento del paciente.

Tendinitis del subescapular

1. Dolor durante la rotación interna resistida desde diferentes posiciones
2. Dolor en la aducción pasiva
3. Dolor en la rotación externa pasiva
3. Dolor a la palpación del tendón, comparativa con el otro lado

Nota: si duele al soltar la abducción resistida: subescapular y/o infraespinoso

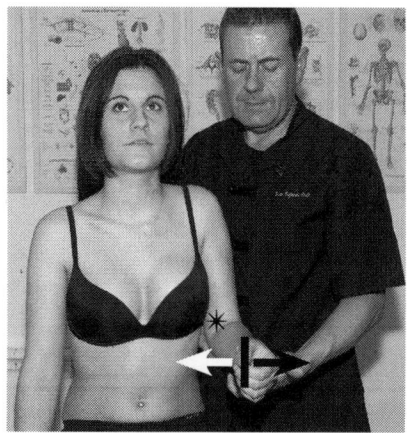

Foto 12. Rotación interna resistida. Posición neutra

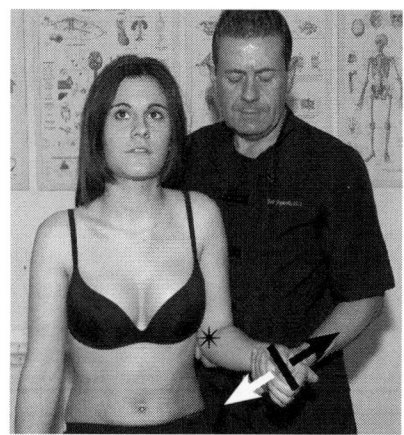

Foto 13. Rotación interna resistida desde posición de ligero estiramiento del músculo subescapular.

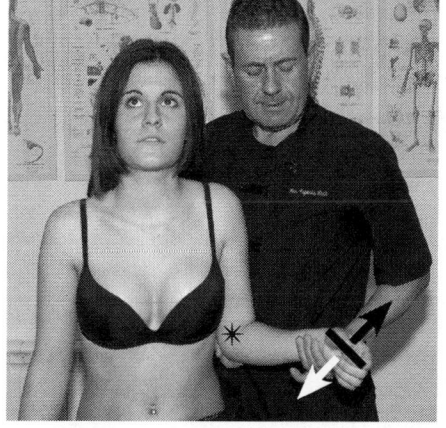

Foto 14. Rotación interna resistida desde posición de máximo estiramiento del músculo subescapular.

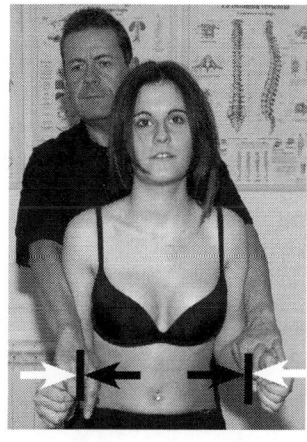

Foto 15. Rotación interna resistida bilateral

Tendinitis del supraespinoso

1. Dolor durante la abducción resistida desde diferentes posiciones
2. Dolor durante el test de Yocum
3. Dolor a la palpación del tendón, comparativa con el otro lado

Nota: si duele al soltar la abducción resistida: subescapular y/o infraespinoso

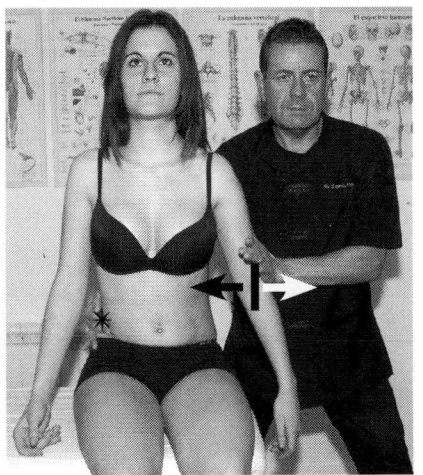
Foto 16. Abducción resistida a 5°

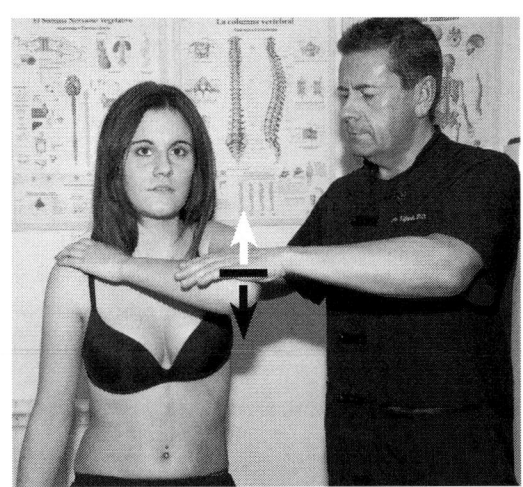
Foto 17. Test de Yocum

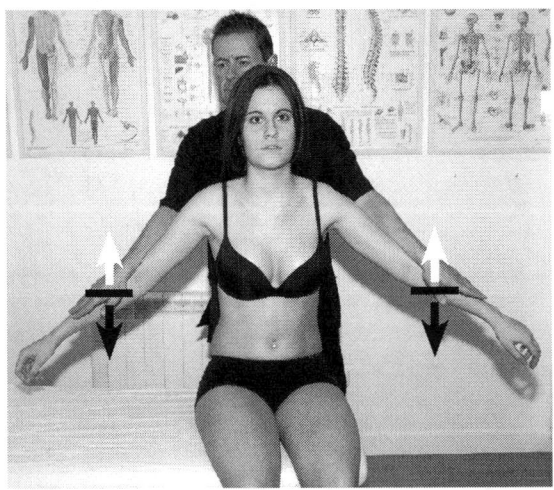
Foto 18. Abducción resistida bilateral

Tendinitis del infraespinoso

1. Dolor durante la rotación externa resistida desde diferentes posiciones
2. Dolor en la aducción pasiva
3. Dolor a la palpación del tendón, comparativa con el otro lado

Nota: si duele al soltar la abducción resistida: subescapular y/o infraespinoso

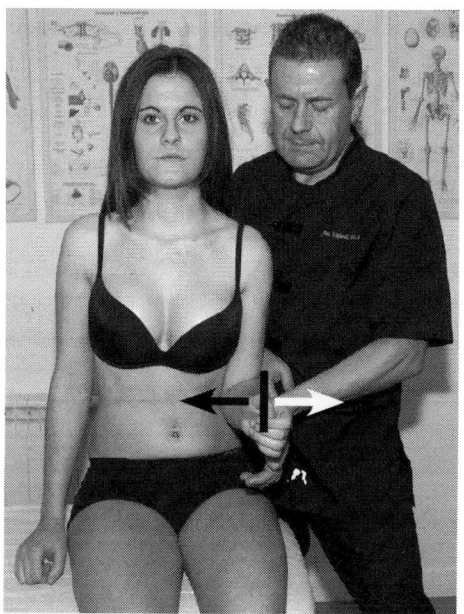 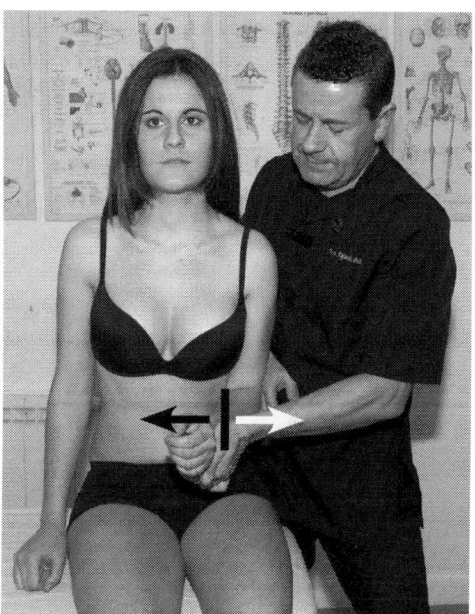

Foto 19. Rotación externa resistida
Posición neutra

Foto 20. Rotación externa resistida
desde posición de ligero estiramiento del
infraespinoso.

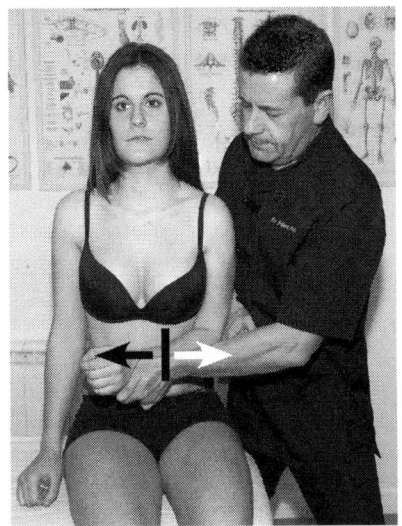

Foto 21. Rotación externa resistida desde máximo estiramiento del infraespinoso.

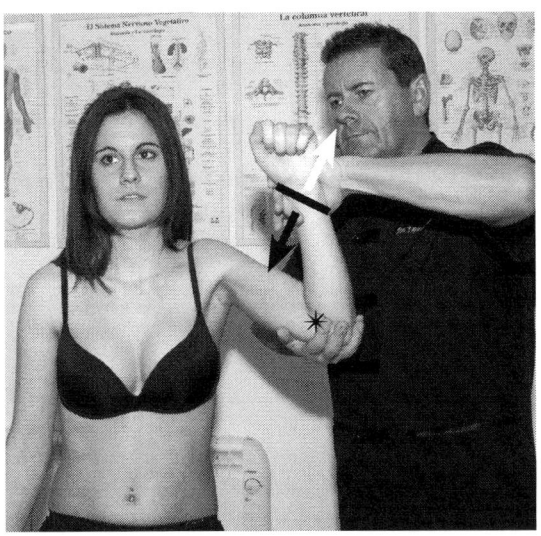

Foto 22. Rotación externa resistida desde una posición de abducción

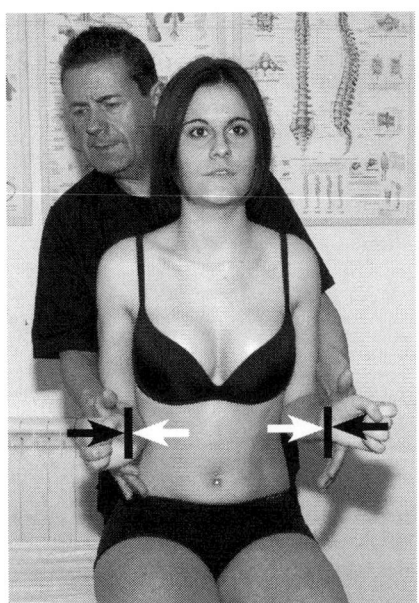

Foto 23. Rotación externa resistida bilateral

Tendinitis de la porción larga del bíceps

1. Dolor durante la flexión resistida del codo desde diferentes posiciones
2. Dolor durante la supinación resistida del antebrazo
3. Dolor al estiramiento del tendón
4. Dolor a la palpación del tendón, comparativa con el otro lado

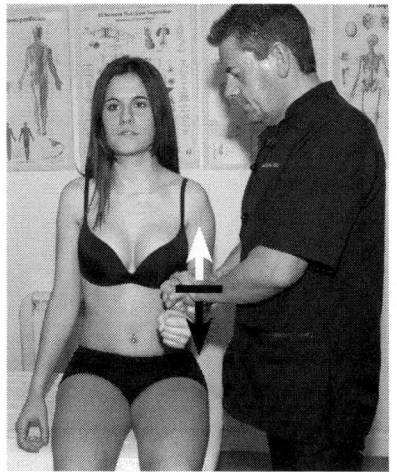
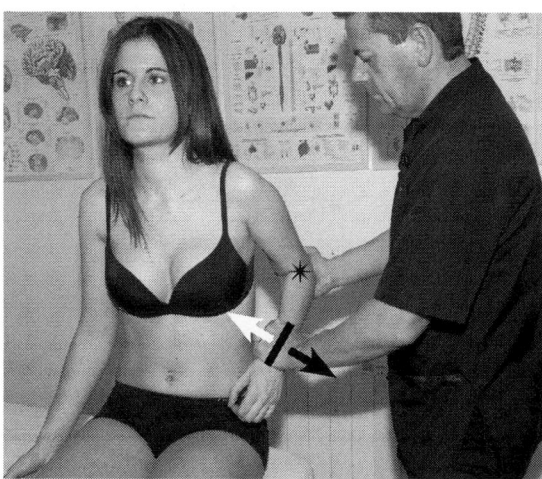

Foto 24. Flexión del codo resistida
Posición neutra

Foto 25. Flexión del codo resistida desde una posición de ligero estiramiento del músculo bíceps.

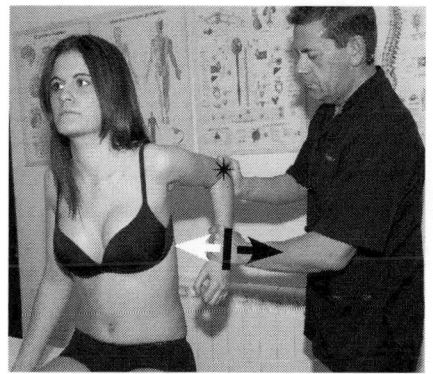
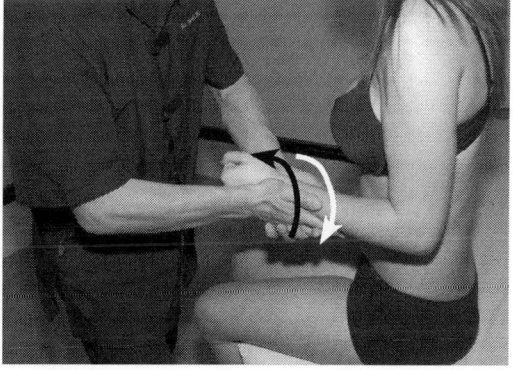

Foto 26. Flexión del codo resistida desde una posición de máximo estiramiento del bíceps

Foto 27. Supinación resistida del antebrazo

Tendinitis de la porción larga del tríceps

1. Dolor durante la extensión resistida del codo desde diferentes posiciones
2. Dolor al estiramiento del tendón
3. Dolor a la palpación del tendón, comparativa con el otro lado

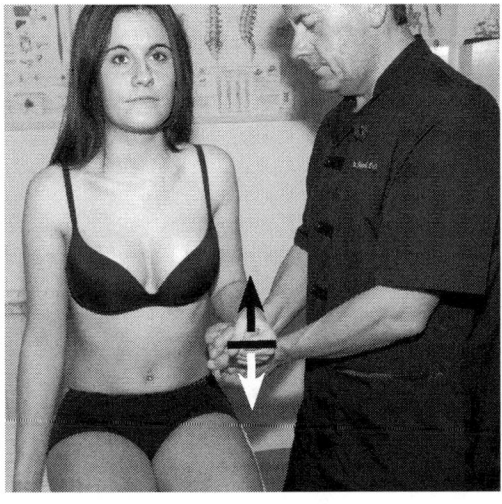
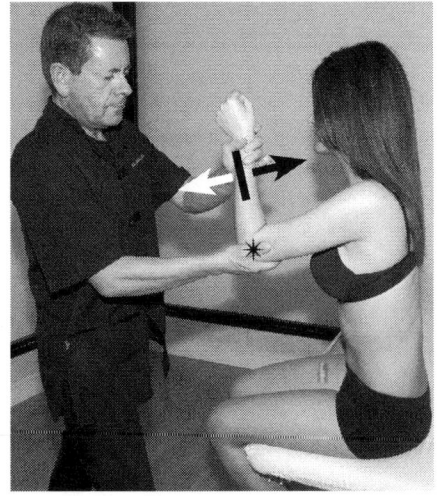

Foto 28. Extensión resistida del codo
Posición neutra

Foto 29. Extensión resistida del codo
desde una posición de ligero estiramiento
del músculo tríceps.

Tendinitis del pectoral mayor

1. Dolor durante la aducción + flexión + rotación interna resistida
2. Dolor a la palpación del tendón, comparativa con el otro lado

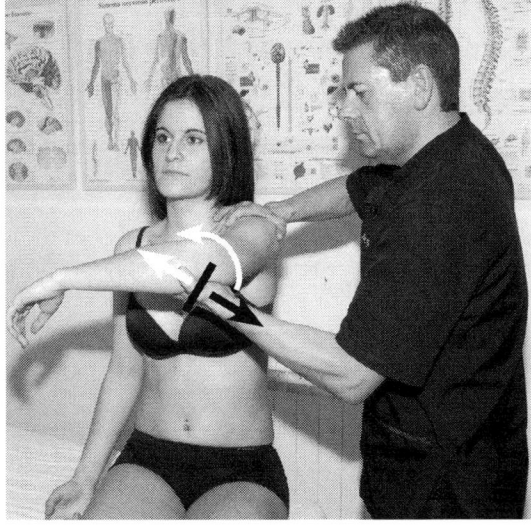

Foto 30. Aducción + flexión +
rotación interna resistida

Tendinitis del deltoides

1. Dolor durante la abducción a 90°
2. Dolor a la palpación en la V deltoidea, comparativa con el otro lado

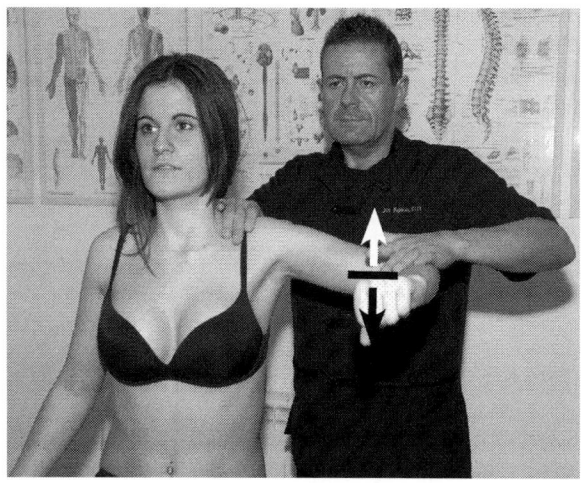

Foto 31. Abducción resistida a 90°

3. TEST ACTIVOS

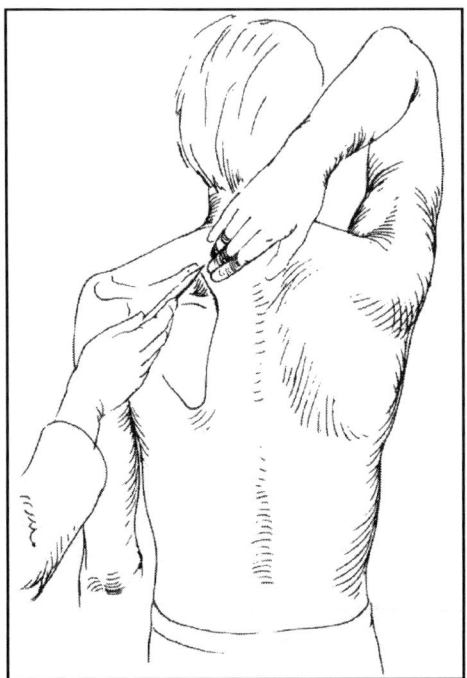

Figura 70. Prueba de rasgado de Apley: rotación externa abducción

Si el paciente no es capaz de tocar el borde supero-interno de la escápula contralateral, es indicativo de retracción de los músculos rotadores internos y aductores:

Subescapular, pectoral mayor, cabeza larga y corta del bíceps braquial, fibras claviculares y espinales del deltoides, redondo mayor, dorsal ancho y cabeza larga del tríceps braquial.

Nota: no todos estarán acortados por igual.

Si el paciente no es capaz de tocar el borde inferior de la escápula contralateral, es indicativo de retracción de los músculos rotadores externos y abductores:

Infraespinoso, redondo menor, fibras espinales y claviculares del deltoides, supraespinoso, cabeza larga del bíceps braquial. Y en menor medida, el serrato anterior y el trapecio.

Nota: no todos estarán acortados por igual.

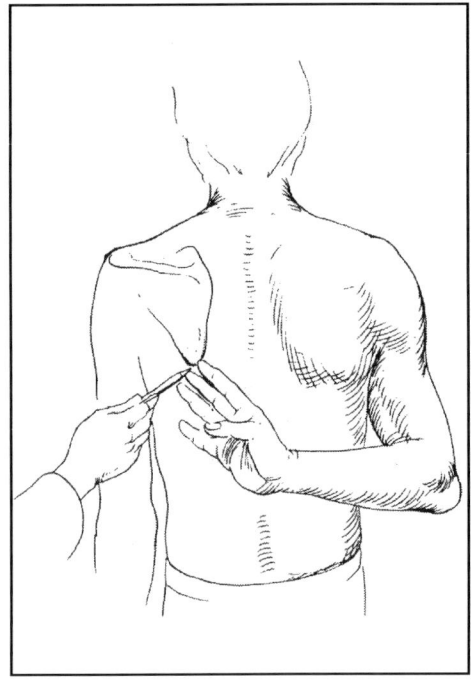

Figura 71. Rotación interna y aducción

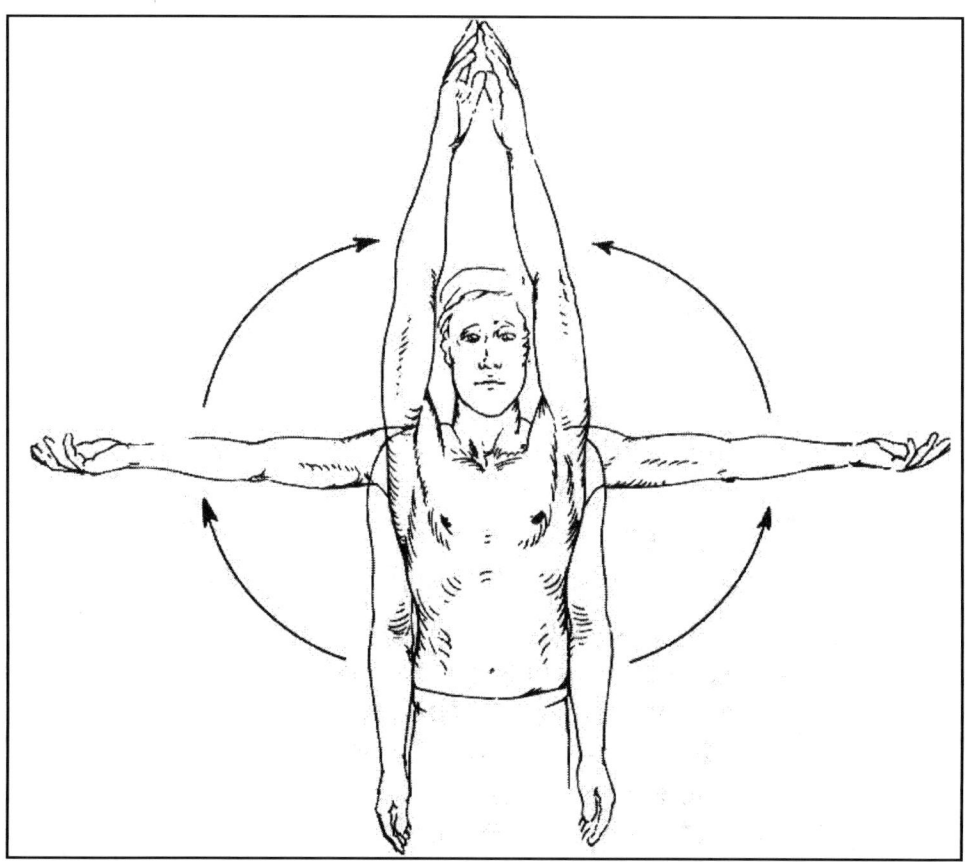

Figura 72. Arcos de movilidad. Solicitamos al paciente que realice movimientos completos bilaterales de abducción, aducción, elevación, descenso, tanto por la vía anterior como lateral. Estos movimientos bilaterales nos permiten de una manera rápida tener un punto de comparación entre ambas extremidades.

4. VALORACIÓN NEUROLÓGICA

La parte neurológica de la exploración permite valorar la fuerza de cada grupo de músculos que mueven la articulación del hombro. Puede indicar además el grado de debilidad motora que restringiría los movimientos. Además de las pruebas musculares, las pruebas de reflejos y sensibilidad permiten establecer con más precisión la integridad del abastecimiento nervioso del hombro.

Pruebas musculares

Las pruebas musculares del hombro abarcan nueve movimientos: flexión, extensión, abducción, aducción, rotación externa, rotación interna, elevación escapular (encogimiento de hombros), retracción escapular (posición de atención) y protracción del hombro (alcance).

La presencia de un debilitamiento nos orienta hacia disfunciones neurológicas en el segmento medular correspondiente al miotoma valorado.

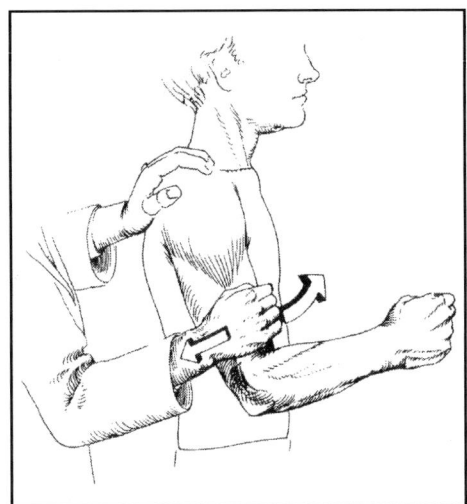 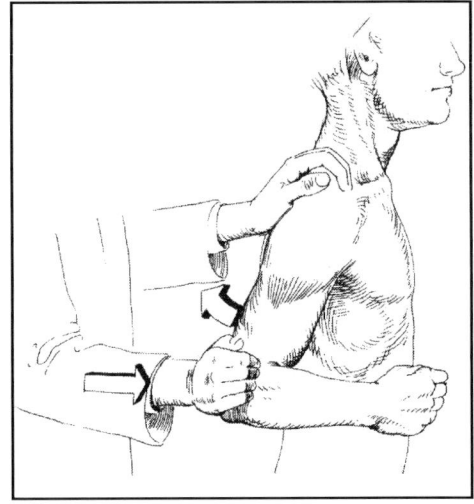

Figura 73. Flexión resistida
Principal nivel neurológico valorado: **C5**

Figura 74. Extensión resistida
Principales niveles neurológicos valorados:
C6, C7, C8

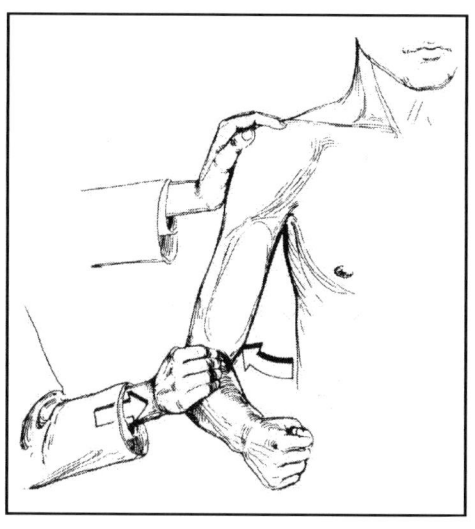

Figura 75. Abducción resistida
Principal nivel neurológico valorado: **C5**

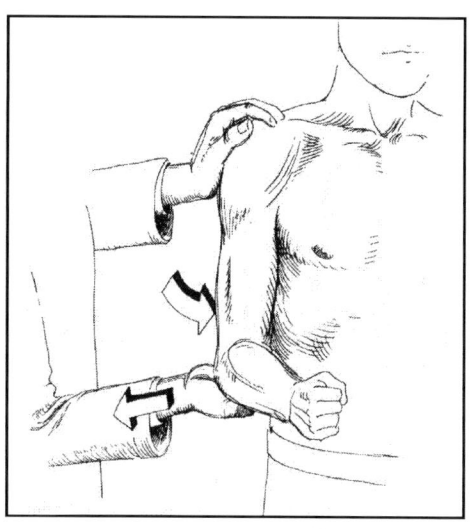

Figura 76. Aducción resistida
Principal nivel neurológico valorado: **C7**

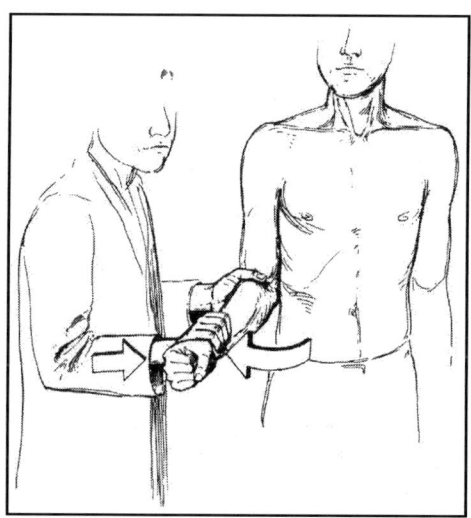

Figura 77. Rotación externa resistida
Principal nivel neurológico valorado: **C5**

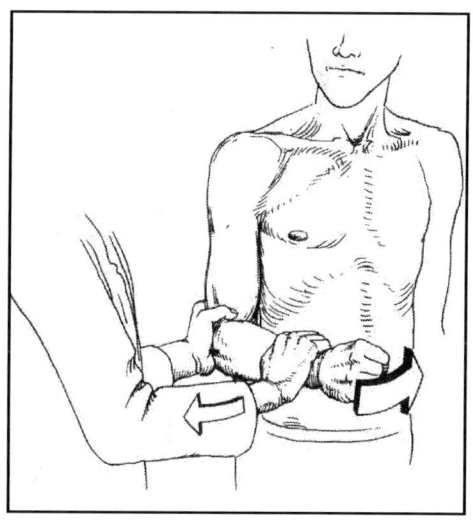

Figura 78. Rotación interna resistida
Principal nivel neurológico valorado: **C5**

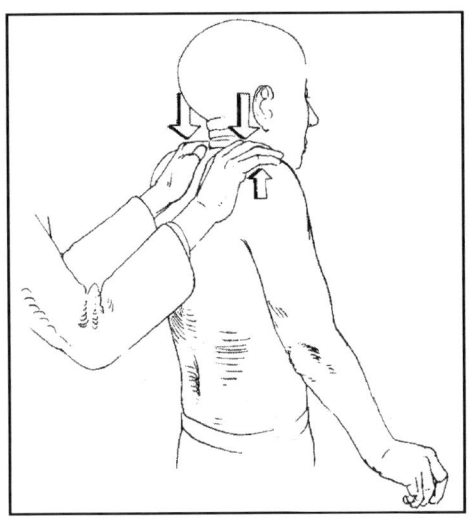

Figura 79. Elevación escapular (encogimiento
de hombros) resistida.
Principales niveles neurológicos valorados:
XI (nervio espinal)
C2, C3, C4

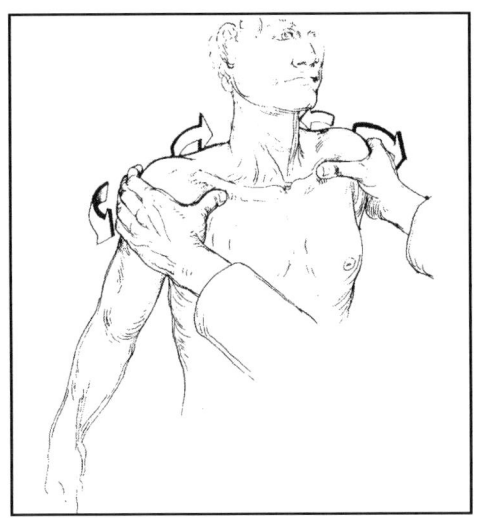

Figura 80. Retracción escapular resistida
Principales niveles neurológicos valorados:
C5, C6, C7
XI (nervio espinal)

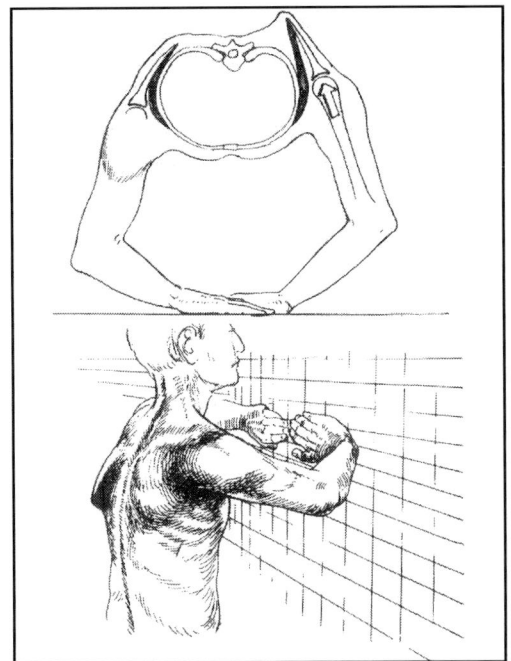

Figura 81. Protracción escapular
Principales niveles neurológicos valorados: **C6, C7, C8**

Pruebas de los reflejos

Pueden someterse a prueba los reflejos del bíceps y tríceps braquial, músculos que cruzan la articulación glenohumeral.

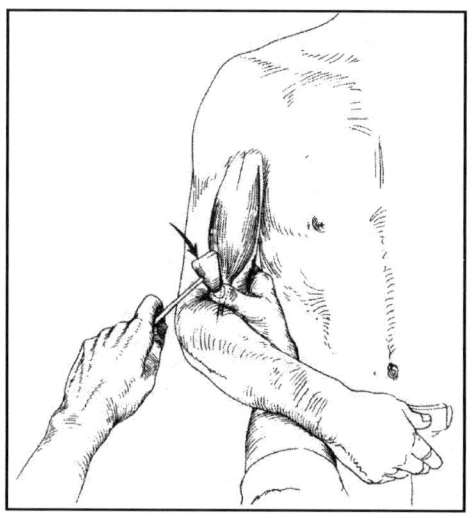

Figura 82. Reflejo del bíceps braquial
Principal nivel neurológico valorado: **C5**

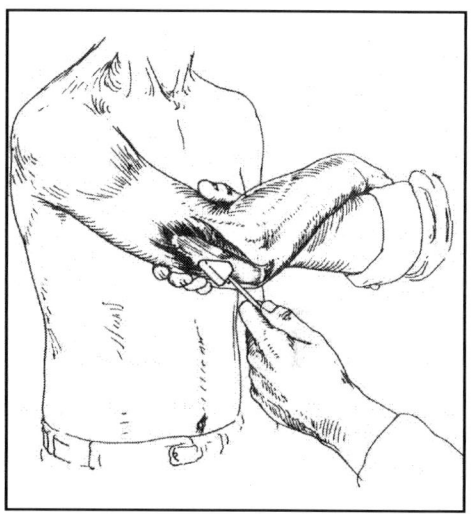

Figura 83. Reflejo del tríceps braquial
Principal nivel neurológico valorado: **C7**

Prueba de la sensibilidad

La inervación de la sensibilidad en la extremidad superior está distribuida en dermatomas, o bandas, por niveles neurológicos. En la región del hombro, la sensibilidad está distribuida como sigue:

1. Superficie lateral del brazo: raíz nerviosa C5, sensibilidad pura en una zona redonda de la superficie lateral del músculo deltoides (nervio axilar) (figura 84).
2. Superficie interna del brazo: raíz nerviosa T1.
3. Axila: raíz nerviosa T2.
4. Desde axila hasta pezón: raíz nerviosa T3.
5. Pezón: raíz nerviosa T4 (figura 85).

La sensibilidad de los dermatomas de la región del hombro debe ser sometida a prueba y valorada de manera bilateral para lograr un medio de comparación. Es importante establecer el número de dermatomas afectados en cualquier lesión neurológica. Los datos de las pruebas musculares, lo mismo que las pruebas de la sensibilidad, se pueden utilizar para saber si hay algún nivel neurológico incluido en la patología.

Para someter a prueba la integridad de la sensibilidad del hombro, pinchamos en cada dermatoma ligeramente con un alfiler, y solicitamos al paciente que nos indique si siente los pinchazos. Realizamos lo mismo en el lado opuesto. A continuación, sometemos a prueba cada dermatoma de manera similar, por medio de un pincel. Solicitamos al paciente que le señale si las sensaciones en ambos hombros son iguales o distintas. La sensibilidad anormal (parestesia) puede estar aumentada (hiperestesia), disminuida (hipoestesia) o no existir (anestesia).

El nervio axilar es dañado a menudo de manera secundaria por luxación del hombro, lo que deja una zona anestésica en la superficie lateral

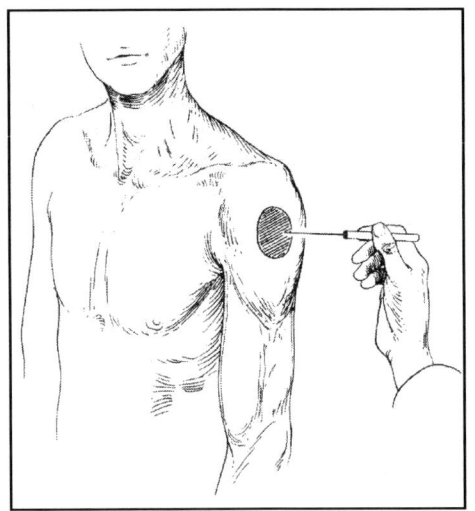

Figura 84. Prueba de la sensibilidad
Principal nivel neurológico valorado: **C5**

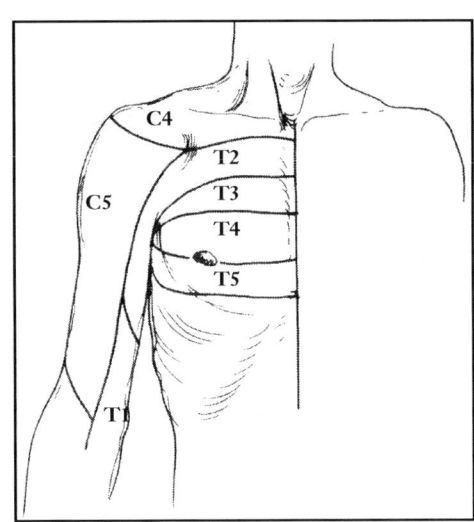

Figura 85. Niveles neurológicos de los que depende la sensibilidad de la región del hombro.

del músculo deltoides.

5. PRUEBAS ESPECIALES

Hay ciertas pruebas especiales relacionadas con la anatomía y el estado patológico de cada articulación. Se efectúan de manera que permitan descubrir tipos específicos de alteraciones patológicas, y son de utilidad máxima cuando las partes previas de la exploración que hemos realizado nos han permitido sospechar la naturaleza de la patología. Tres de estas pruebas para el hombro son:

1. Prueba de Yergason para verificar la estabilidad del tendón de la cabeza larga del bíceps,
2. Prueba de la caída del brazo, para los desgarros del manguito rotatorio,
3. Prueba de la aprensión a la luxación del hombro.

1. Prueba de Yergason

Con esta prueba se establece si el tendón del bíceps es estable en el surco bicipital. Para efectuarla, solicitamos al paciente que realice una flexión total del codo. A continuación, sujetamos su codo en flexión con una mano mientras sostenemos la muñeca del paciente con la otra. Para

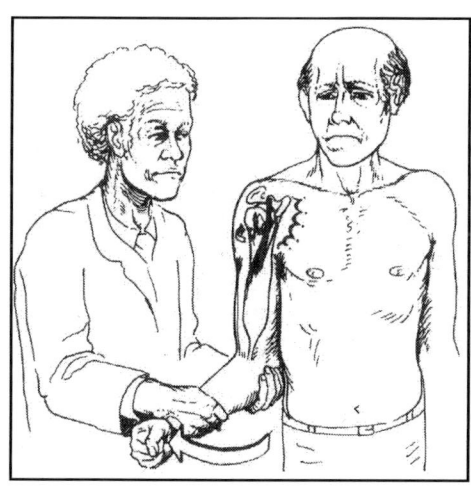

Figura 86. Prueba de Yergason

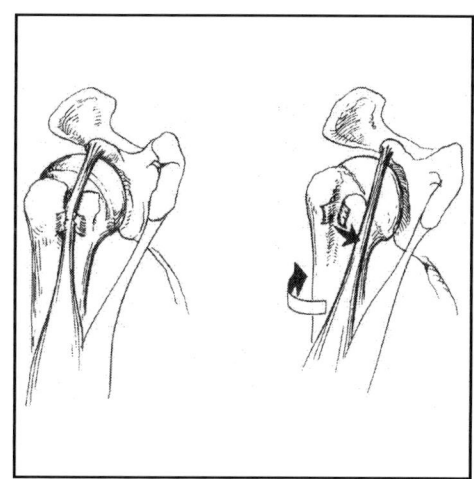

Figura 87. Tendón del bíceps inestable

someter a prueba la estabilidad del tendón del bíceps, realizamos una rotación externa con el brazo del paciente a la vez que éste se resiste y, al mismo tiempo, tiramos del codo de éste hacia abajo (figura 86). Si el tendón del bíceps es inestable en el surco bicipital saldrá del surco y el paciente sentirá dolor. Si el tendón es estable se quedará en su sitio y el paciente no tendrá molestias (figura 87).

2. Prueba de la caída del brazo

Esta prueba descubre si hay algún desgarro en el manguito de los rotadores (figura 88). Solicitamos primero al paciente que coloque en abducción total su brazo (figura 89). A continuación, le solicitamos que lo baje con lentitud hacia el lado correspondiente del

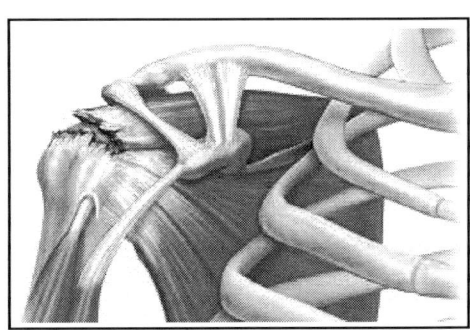

Figura 88. Ruptura del supraespinoso

cuerpo. Si existen desgarros en el manguito de los rotadores (sobre todo del músculo supraespinoso, el más común), el brazo caerá al lado desde una posición de abducción de 90° aproximadamente (figura 90).

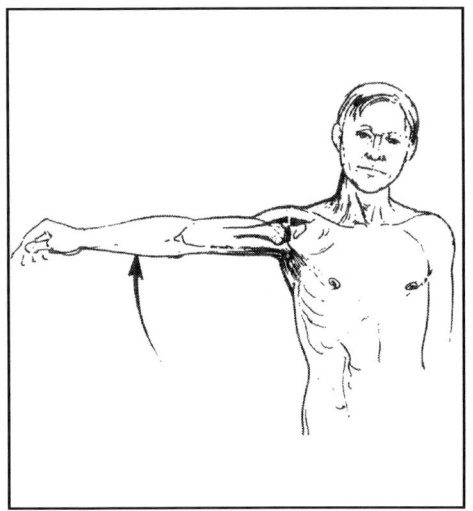

Figura 89. Prueba de la caída del brazo, inicio

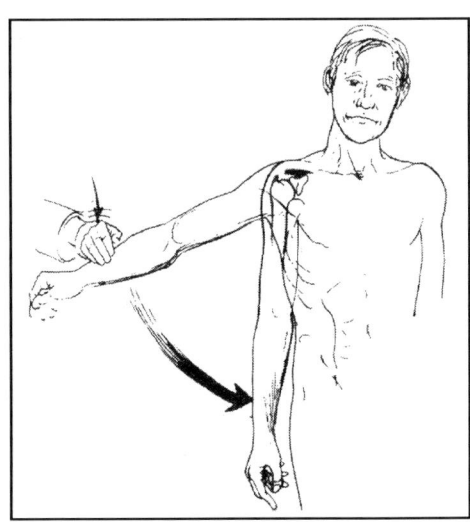

Figura 90. Prueba de la caída del brazo, final

El paciente no podrá bajar el brazo con suavidad y lentitud. Si es capaz de sostener el brazo en abducción, bastará con un golpe suave en el antebrazo para que el brazo caiga al lado del cuerpo.

3. Test de Clerón

Cuando hay una rotura del manguito de los rotadores y se pide al paciente, con el codo pegado al cuerpo, que lleve el pulgar a la boca, el miembro superior que está en rotación interna es incapaz de realizar una rotación externa por la rotura del manguito y va a estar obligado a realizar una abducción mediante la acción del deltoides. Es el signo de Clerón (soplar la trompeta), que es un signo de rotura del manguito de los rotadores.

Cuando tenemos un paciente con posible rotura del manguito de los rotadores, le solicitamos que ponga el codo pegado al tronco e intente llevar el pulgar a la boca. Para realizar esto hay que realizar una rotación externa. Como los rotadores externos están rotos, y como ahora

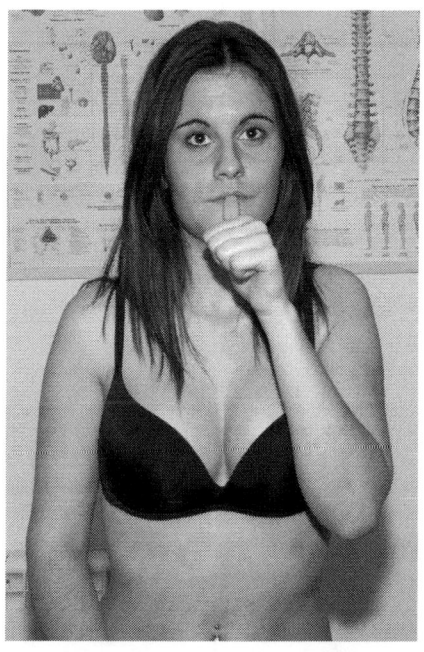 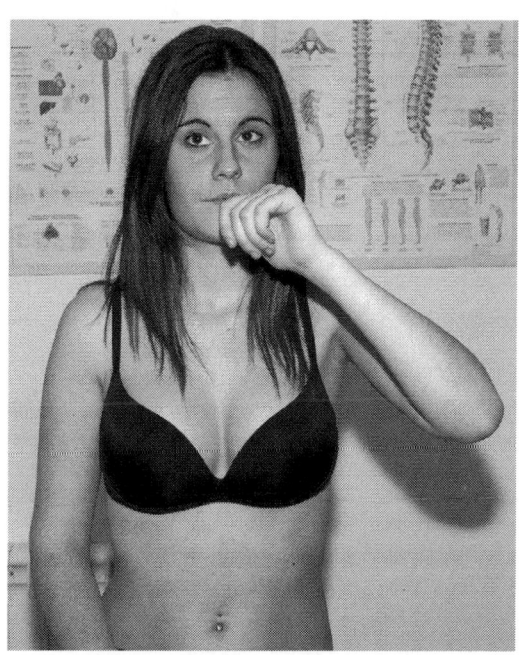

Foto 32. Test de Clerón negativo   Foto 33. Test de Clerón positivo

tienen un predominio los rotadores internos, el paciente será incapaz de hacer esta rotación externa, compensando este movimiento con una abducción.

4. Prueba de la aprensión a la luxación del hombro

Para someter a prueba la luxación crónica del hombro, posicionamos el brazo del paciente, mediante abducción y rotación externa, en una posición en la que se luxaría con facilidad. Si el hombro está a punto de luxarse, el paciente manifestará alarma y se resistirá a estos movimientos (figura 91).

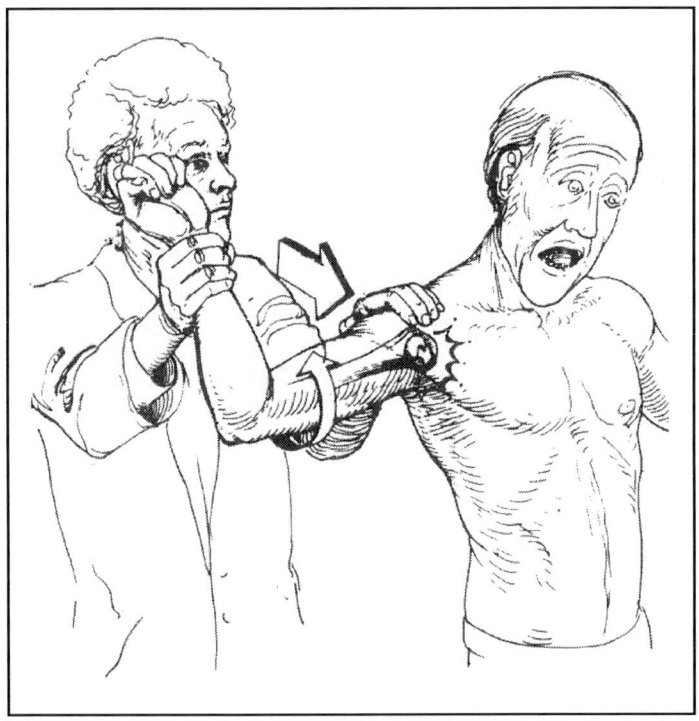

Figura 91. Prueba de la aprensión a la luxación del hombro.

6. SÍNDROME DE LA CHARNELA CÉRVICO-TORÁCICA

El Síndrome del Opérculo Torácico (SOT, a nivel alopático) o Síndrome de la Charnela Cérvico-Torácica (SCT, a nivel osteopático) está constituido por un conjunto de síntomas originados no sólo en la extremidad superior, sino también en el tórax (simulando un dolor anginoso), en el cuello, los hombros y la cabeza. Los síntomas son debidos a la presencia de una compresión posicional, continua o intermitente, del plexo braquial y/o de la arteria o vena subclavias y la arteria vertebral en el espacio costoclavicular, y es una condición habitualmente subdiagnosticada. Ver Tomo 3, página 162.

Existen tres espacios posibles de compresión:

1. Entre los músculos escalenos y la 1ª costilla
2. Entre la clavícula y la 1ª costilla
3. Entre el músculo pectoral mayor y la parrilla costal

Las tres compresiones nerviosas más comunes son:

1. Aplastamiento intermitente sobre las raíces C5-C6 o C8-T1

La sintomatología de una afectación de C5-C6 se produce en la cara externa del hombro, brazo y antebrazo.

La sintomatología de C8-T1 es en la cara interna del brazo, antebrazo, de la pared torácica posterior, con dolor en el hueco supraclavicular y posibilidad de atrofia de las eminencias tenar e hipotenar.

Los test diagnósticos que ponen en evidencia esta patología van a ser los test de Adson, Roger-Bikelas y test de Erb.

a. Test de Adson

Esta prueba se usa para establecer el estado de la arteria subclavia, que puede estar comprimida por una costilla cervical extra o por los músculos escalenos anterior y medio muy tensos, que comprimen la arteria cuando pasa entre ellos en camino hacia la extremidad superior.

Para efectuar la prueba de Adson, tomamos el pulso radial del paciente en la muñeca. Conforme proseguimos sintiendo el pulso, realizamos al paciente movimientos combinados de abducción, extensión y rotación externa del brazo del lado examinado. A continuación le solicitamos para que realice una inspiración profunda y vuelva la cabeza hacia el brazo que se somete a prueba (figura 92). Si hay compresión de la arteria subclavia percibiremos una disminución notable o falta del pulso radial.

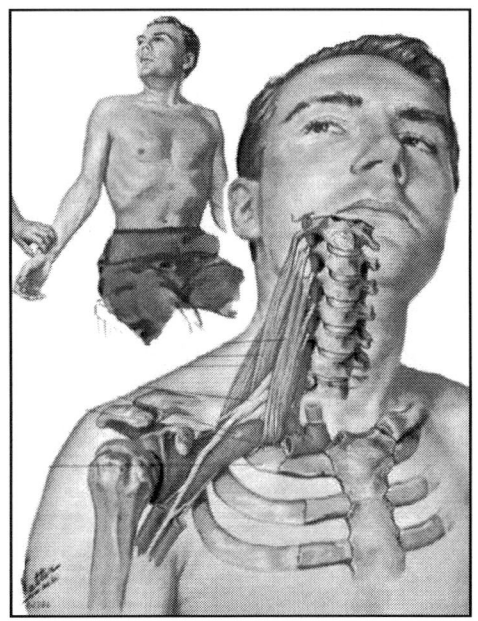

Figura 92. Test de Adson

b. Test de Roger y Bikelas

Paciente en sedestación. El osteópata en bipedestación por detrás del paciente; posicionamos el miembro superior del paciente del lado a valorar en:

- abducción,
- extensión,
- retropulsión y rotación lateral,
- pulgar en extensión y mano abierta.

Solicitamos al paciente que gire la cabeza contralateral al miembro en extensión, con el fin de posicionar en máxima tensión las raíces del plexo braquial.

Nota: este test es el equivalente al test de Lasègue y permite evaluar la importancia de una neuralgia cérvico-braquial. Una respuesta positiva de tipo hormigueos en los dedos debe hacer investigar un síndrome del canal del miembro superior o una artrosis de las carillas articulares.

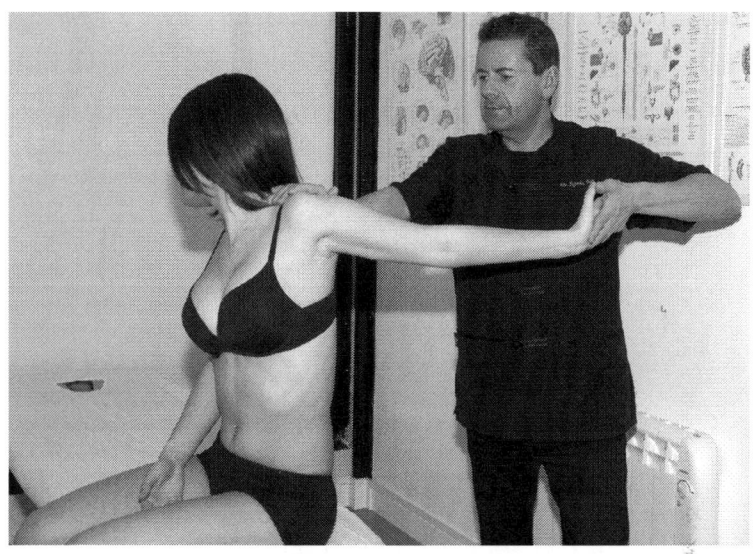

Foto 34. Test de Roger y Bikelas

c. *Test de Erb*

Es un test de Adson modificado: debe ser efectuado sistemáticamente en caso de NCB.

Paciente en sedestación; el miembro superior del paciente es llevado de forma pasiva en abd. 90° y retropulsión con dorsiflexión de los dedos.

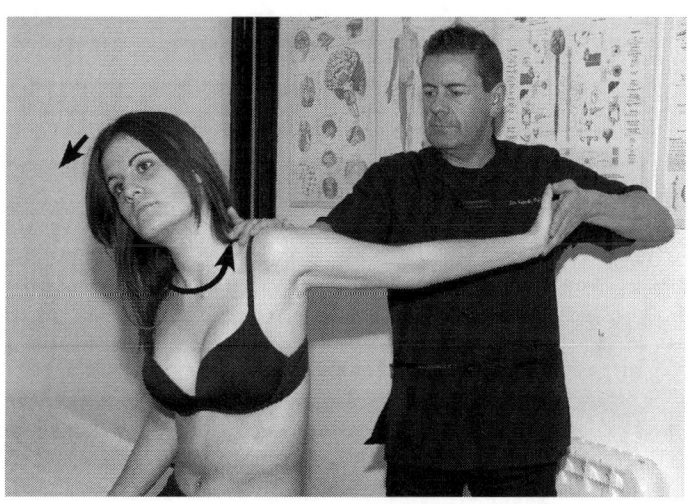

Foto 35. Test de Erb

El osteópata en bipedestación por detrás del paciente; el raquis cervical del paciente está colocado en LF contralateral al miembro superior y en Rotación homolateral.

Si la puesta en tensión determinaba una respuesta positiva, habría que pensar en una etiología radicular, a nivel cervical, o en una etiología nerviosa en el desfiladero de los escalenos.

2. Artrosis cervical baja, C4 a C7

Hacemos el test de Wright puro, asociado a la artrosis cervical; y modificado, asociado a los músculos escalenos.

Paciente en sedestación; el miembro superior del paciente es llevado en abducción y una retropulsión del miembro superior, así como una rotación-lateroflexión cervicales homolaterales al miembro superior. El osteópata en bipedestación por detrás del paciente. Este test es susceptible de poner en evidencia un espasmo del pectoral menor. Igualmente se puede realizar una puesta en tensión de los escalenos homólogos mediante la LF cervical contralateral. La puesta en tensión de los escalenos es susceptible de provocar la compresión de la arteria subclavia en el cuadro de un síndrome del desfiladero de los escalenos.

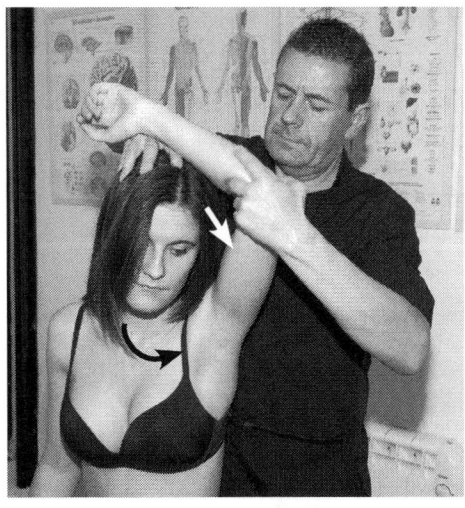 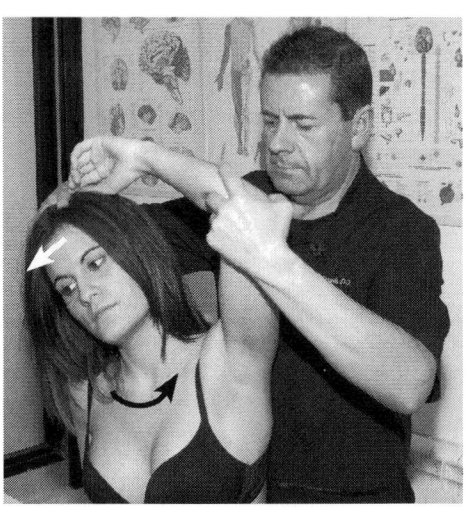

Foto 36. Test de Wright puro   Foto 37. Test de Wright modificado para los escalenos derechos.

3. La hernia discal o discopatía

Es la patología más grave. Utilizaremos los test de Jackson, test de Valsalva y reflejos osteotendinosos.

Test de Jackson

Este test debe efectuarse en toda patología cervical y neuralgias cérvico-braquiales, NCB.

El test se efectúa en dos tiempos.

Primer tiempo, en posición neutra

Paciente en sedestación. El osteópata en bipedestación por detrás del paciente; apoya ambas manos con sus dedos cruzados sobre el vértice de la cabeza del paciente, y realiza una compresión cervical generando una hiperconvergencia de las facetas articulares (foto 38):

- Si se produce un dolor sordo, hay que pensar en un fenómeno artrósico de las articulaciones posteriores.
- Si se produce un dolor agudo, hay que pensar en un fenómeno lesional de tipo ERL, pues la presión empuja un poco más el menisco hacia delante en la imbricación facetaria.

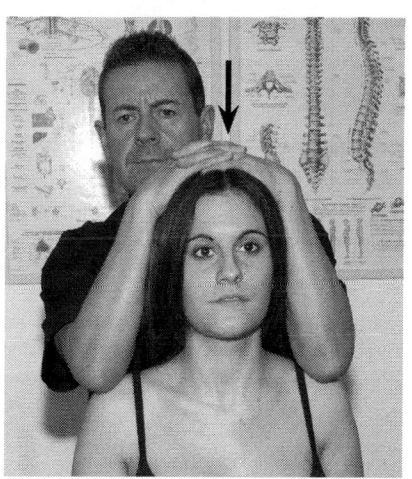 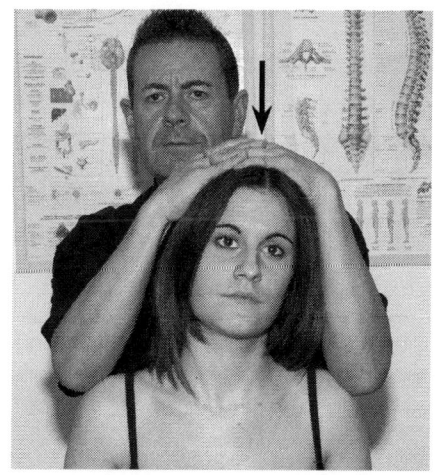

Foto 38. Test de Jackson en neutro   Foto 39. Test de Jackson en inclinación lateral.

A continuación, el osteópata vuelve a realizar lo mismo pero con la cabeza del paciente en ligera inclinación homolateral al dolor (foto 39):

- En este caso hay mejora de la imbricación; si el dolor aumenta es un signo de disfunción ERL.
- Con un parámetro de rotación homolateral, si aumenta el dolor es un signo de disfunción en ERL (foto 40).
- Con un parámetro de rotación contralateral, si el dolor provocado anteriormente disminuye, confirma una disfunción ERL (foto 41).

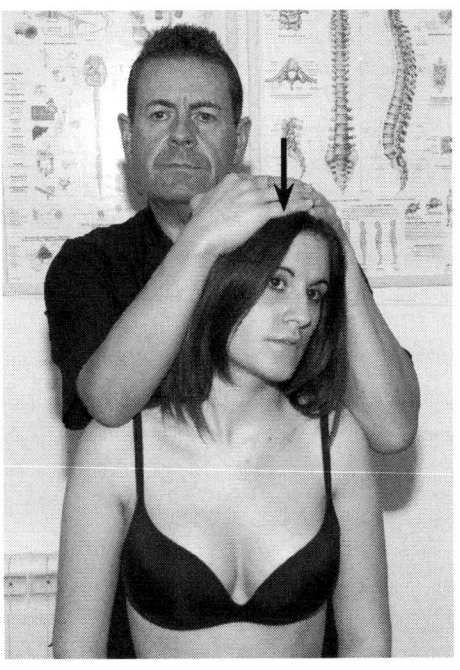 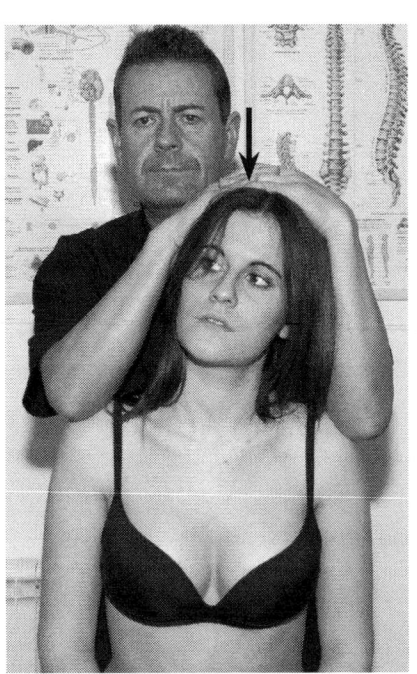

Foto 40. Test de Jackson en inclinación lateral y rotación homolateral.

Foto 41. Test de Jackson en inclinación lateral y rotación contralateral.

Segundo tiempo, en posición de rectitud "doble mentón"

En esta posición, el osteópata va a valorar esencialmente el disco intervertebral.

Paciente y osteópata en la misma posición del primer tiempo, pero con el mentón del paciente en inclinación anterior. Se realiza una compresión vertical en el eje:

- Con la cabeza recta, si la compresión produce dolor podemos pensar en una hernia discal (foto 42).
- En inclinación lateral, si la compresión produce dolor del lado opuesto, podemos pensar en una hernia discal interna (con irradiación NCB) o una disfunción en lateralidad (articulación uncovertebral).
- En inclinación lateral y rotación del mismo lado, aumentando la lateralidad, el disco es aún más comprimido, la irradiación es mayor (foto 43).
- En inclinación lateral y rotación del lado opuesto, cerramos el foramen intervertebral. La tensión es más importante en la parte anterior del disco; si se produce un dolor, tendremos sospecha de una hernia interna.
- En inclinación contralateral, si el dolor permanece en el mismo lado con irradiación, podremos sospechar de una hernia discal externa. En inclinación contralateral y rotación del mismo lado, si el dolor aumenta, podemos sospechar de una hernia externa.

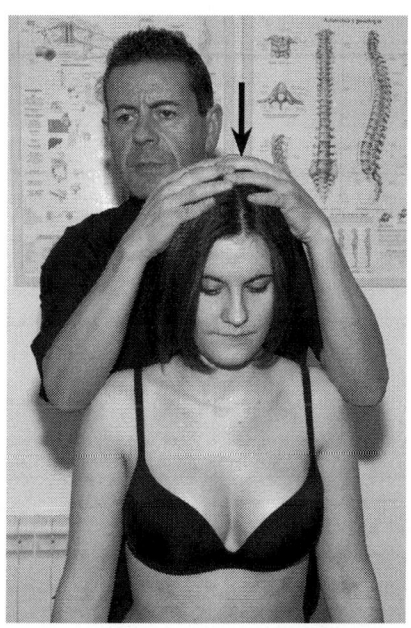 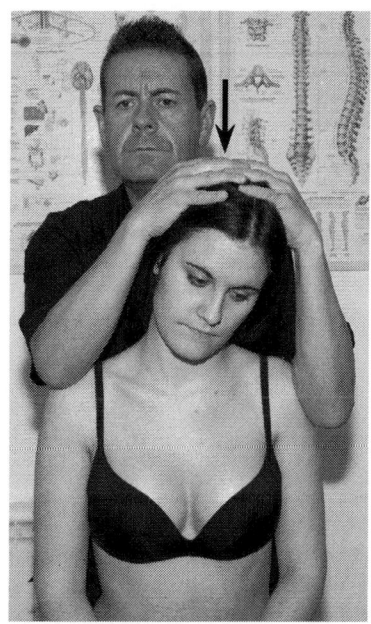

Foto 42. Test de Jackson en inclinación lateral y rotación homolateral.

Foto 43. Test de Jackson en inclinación lateral y rotación contralateral.

- En inclinación contralateral y rotación del lado opuesto, si el dolor disminuye, nos orienta hacia una hernia externa.

En inclinación contralateral y rotación del mismo lado, si el dolor aumenta, podemos sospechar de una hernia externa.

- En inclinación contralateral y rotación del lado opuesto, si el dolor disminuye, nos orienta hacia una hernia externa.

Observaciones: si se produce una irradiación de tipo NCB con el test de Jackson que no es clara, deberemos testar la 1ª costilla (sospecha de compresión en el desfiladero costoclavicular).

Test de Valsalva

Solicitamos al paciente una inspiración seguida de una espiración forzada, con la nariz y glotis cerrada. Esto aumenta la presión del L.C.R. alrededor de la médula espinal y coloca en presión las raíces cervicales. Esto mismo ocurre al defecar.

Reflejos osteotendinosos

- Bicipital: C5 (ver página 129)
- Tricipital: C7 (ver página 129)

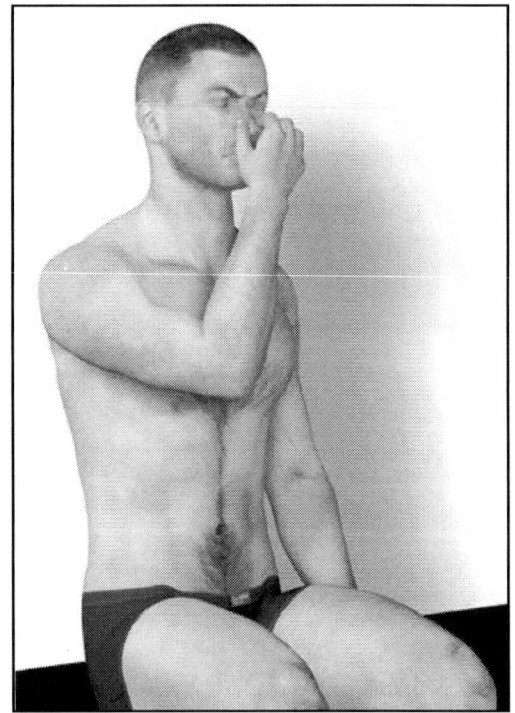

Figura 93. Test de Valsalva cervical

7. EXPLORACIÓN DE LAS ZONAS RELACIONADAS

Como el hombro es una zona clásica de dolor reflejo, es necesario incluir en la exploración osteopática los órganos o áreas susceptibles de estar produciendo dolor en el hombro.

Hombro derecho:
- Hígado
- Vesícula biliar
- Duodeno
- Ángulo cólico derecho
- Pulmón derecho

Hombro izquierdo:
- Corazón
- Estómago
- Páncreas
- Ángulo cólico izquierdo
- Pulmón izquierdo

En el terreno reflejo, se debe precisar que:

- El fascículo anterior del deltoides es el lugar de proyección de la vesícula biliar
- Los fascículos medio y posterior son el lugar de proyección de los pulmones

Así mismo, las algodistrofias (síndrome hombro-mano) pueden presentarse en nuestros pacientes aquejados de dolores del hombro. Ver página 285.

Por regla general, cuando el dolor del hombro es ocasionado por una patología visceral, no existe impotencia funcional y el dolor no es aumentado por el movimiento.

Los problemas del cuello, como la hernia de disco cervical u otros fenómenos traumáticos generales (latigazo cervical), pueden reflejar dolor también en el hombro o en la escápula.

11. TEST OSTEOPÁTICOS ESPECÍFICOS PARA CADA ARTICULACIÓN

Test globales

- Evaluación de la calidad tisular de las articulaciones gleno-humerales y acromio-claviculares
- Evaluación de la calidad tisular de las articulaciones esterno-claviculares
- Test de atracción tisular de la cintura escapular
- Test de atracción tisular de la gleno-humeral

Test específicos

- **La falsa articulación escápulo-torácica:**

  - Disfunciones en elevación-descenso
  - Disfunciones en campaneo externo-campaneo interno
  - Disfunciones en abducción-aducción

- **La falsa articulación subacromial:**

  - Disfunción del deslizamiento anterior
  - Disfunción del deslizamiento posterior

- **La articulación acromio-clavicular:**

  - Lesión traumática alta-baja
  - Disfunción en rotación anterior
  - Disfunción en rotación posterior

- **La articulación esterno-clavicular:**

  - Disfunción en anterioridad
  - Disfunción en posterioridad
  - Disfunción en superioridad

- **La articulación gleno-humeral:**

  - Disfunción en anterioridad-posterioridad
  - Disfunción en superioridad-inferioridad

TEST GLOBALES

Evaluación de la calidad tisular de las articulaciones gleno-humerales y acromioclaviculares

Paciente en decúbito supino. El osteópata en bipedestación, a un lado del paciente, a la altura de sus hombros; situamos ambas palmas de nuestras manos sobre la cara anterior de los hombros del paciente, con los pulgares encima de las coracoides y el resto de los dedos por la parte posterior de los hombros.

Realizamos un ligero empuje en dirección posterior y soltamos suavemente.

Si el empuje está limitado de un lado con respecto al otro, podemos concluir una pérdida de elasticidad de las articulaciones gleno-humeral y acromio-clavicular correspondientes.

A continuación investigaremos estas articulaciones con los test específicos.

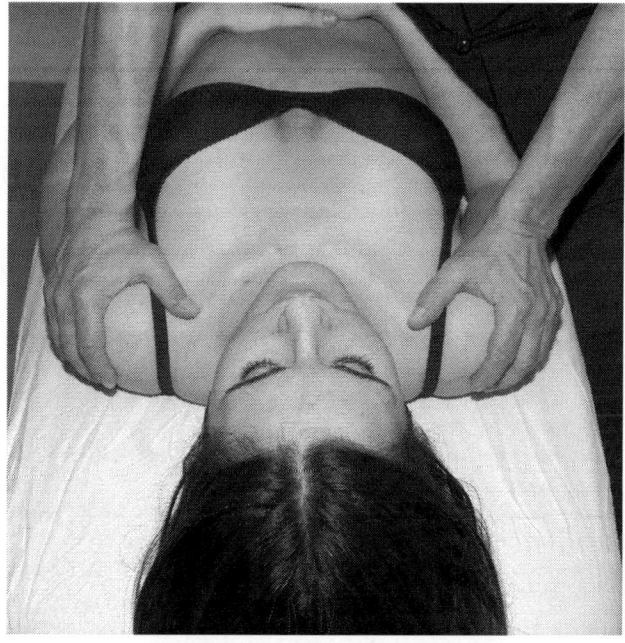

Foto 44. Evaluación de la calidad tisular de las articulaciones gleno-humerales y acromio-claviculares.

Evaluación de la calidad tisular de las articulaciones esterno-claviculares

Paciente en decúbito supino. El osteópata en bipedestación, a un lado del paciente, a la altura de sus hombros. Situamos ambos pulgares sobre la cara anterior de las articulaciones esterno-claviculares del paciente.

Realizamos un ligero empuje en dirección posterior y soltamos suavemente.

Si el empuje está limitado de un lado con respecto al otro, podemos concluir una pérdida de elasticidad de la articulación esterno-clavicular correspondiente.

A continuación investigaremos esta articulación con los test específicos.

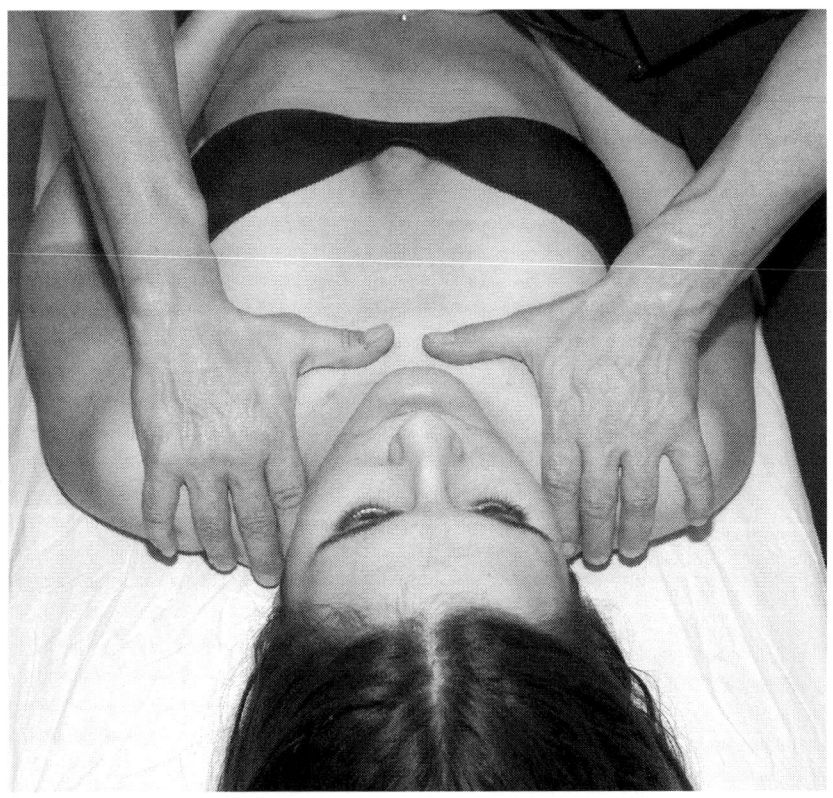

Foto 45. Evaluación de la calidad tisular de las articulaciones esterno-claviculares.

Test de atracción tisular de la cintura escapular

Paciente en decúbito supino. El osteópata en sedestación a la cabecera del paciente. Situamos ambas manos sobre los hombros, con las palmas sobre las cabezas humerales y los pulgares sobre las espinas escapulares.

Percibimos el movimiento de atracción tisular de la región investigando una zona miofascial en disfunción.

Si las manos son atraídas sobre una zona miofascial, esta zona está en disfunción.

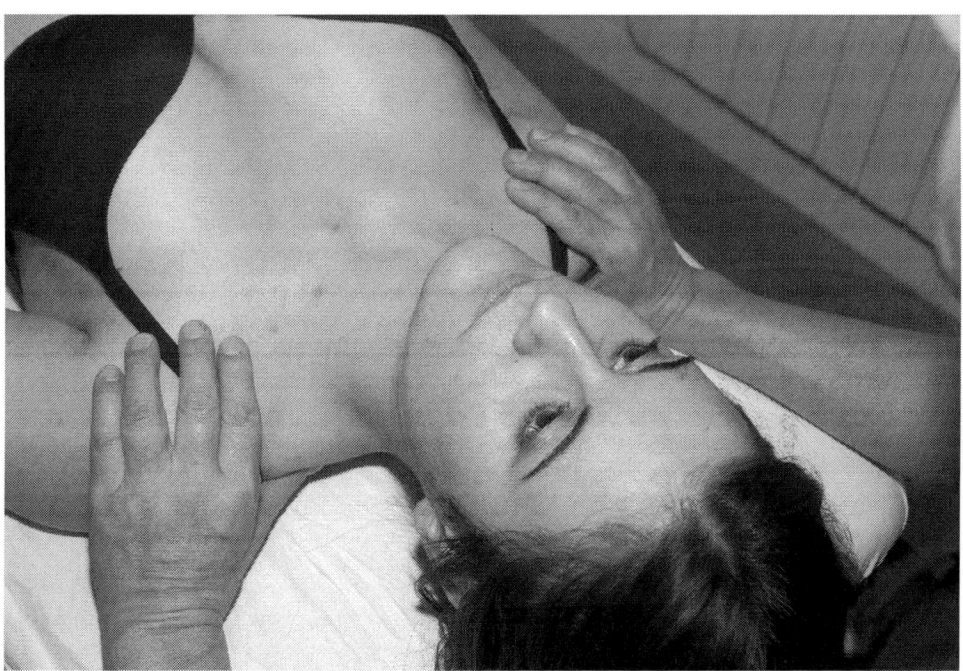

Foto 46. Test de atracción tisular de la cintura escapular

Test de atracción tisular de la gleno-humeral

Paciente en decúbito supino. El osteópata en bipedestación a la altura del hombro a valorar. Situamos ambas manos sobre el hombro; la mano interna con el pulgar sobre el hueco delto-pectoral y el resto de la mano sobre la clavícula y espina escapular; la mano externa con el pulgar en el hueco delto-pectoral y el resto de la mano sobre el deltoides.

Percibimos el movimiento de atracción tisular de la región investigando una zona miofascial en disfunción.

Si las manos son atraídas sobre una zona miofascial, esta zona está en disfunción.

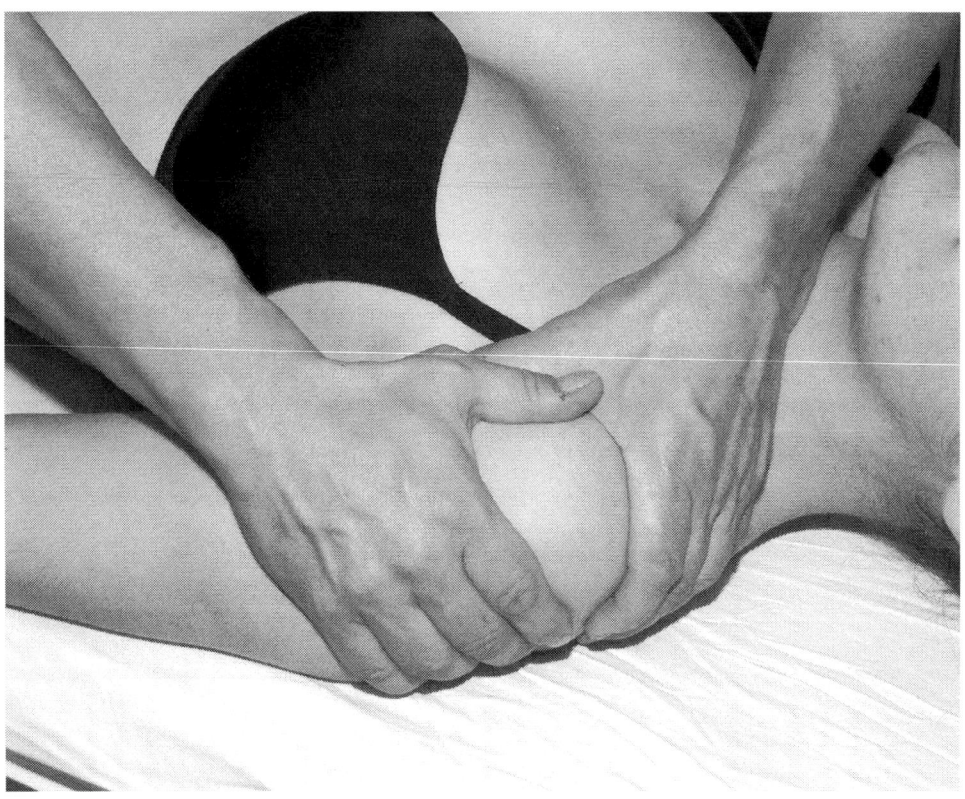

Foto 47. Test de atracción tisular de la gleno-humeral

TEST ESPECÍFICOS

1. Articulación escápulo-torácica

	Disfunción en elevación	Disfunción en descenso
Palpación	Músculos contracturados: • Trapecio (fibras superiores) • Elevador de la escápula • Romboides	Músculos contracturados: • Trapecio (fibras inferiores) • Dorsal ancho • Serrato anterior
Movilidad	Restricción de movilidad de la escápula en descenso	Restricción de movilidad de la escápula en elevación
Disfunción de la escápula en elevación-descenso		

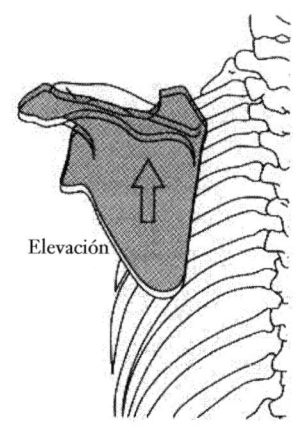

Elevación

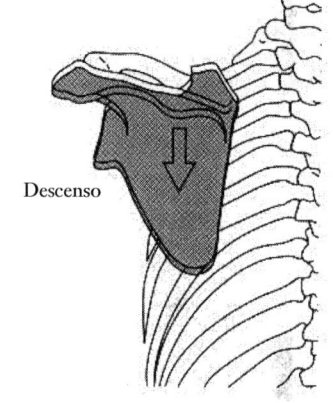

Descenso

Vista posterior

Articulación escápulo-torácica *(continuación)*

	Disfunción en campaneo interno	**Disfunción en campaneo externo**
Palpación	Músculos contracturados: • Elevador de la escápula • Romboides	Músculos contracturados: • Trapecio • Serrato anterior
Movilidad	Restricción de movilidad de la escápula en campaneo externo	Restricción de movilidad de la escápula en campaneo interno

Disfunción de la escápula en campaneo externo-interno

Campaneo
interno

Campaneo
externo

Vista posterior

Articulación escápulo-torácica *(continuación)*

	Disfunción en abducción	Disfunción en aducción
Palpación	Músculos contracturados: • Pectoral menor • Serrato anterior	Músculos contracturados: • Romboides • Trapecio • Elevador de la escápula • Dorsal ancho
Movilidad	Restricción de movilidad de la escápula en aducción	Restricción de movilidad de la escápula en abducción

Disfunción de la escápula en abducción-aducción

Aducción

Abducción

Vista posterior

En osteopatía se consideran a las escápulas como dos huesos sesamoideos unidos:

- A las costillas mediante los serratos anteriores, que les sirven de hamacas.
- A la columna cervical y torácica mediante los angulares y los romboides que les sirven de bandas de sostén.
- A la columna cérvico-torácica, suspendidos del occipucio por los trapecios.
- A la pelvis mediante los dorsales anchos, que recubren el ángulo inferior y que reproducen el eco de lo que pasa en la pelvis.
- Al hueso hioides e incluso, indirectamente, a la mandíbula mediante los músculos omohioideos y, a continuación, suprahioideos.

El movimiento de rotación axial de la clavícula es aumentado por los movimientos de "báscula" de la escápula:

- Rotación en el sentido contrario de las agujas del reloj para la escápula derecha: la superficie articular acromial se horizontaliza y coloca la clavícula en rotación posterior.
- Rotación en el sentido de las agujas del reloj para la escápula derecha: la superficie articular acromial se verticaliza y coloca la clavícula en rotación anterior.

Se considera que la escápula coloca la extremidad externa de la clavícula en el espacio. Pero que esta extremidad externa se desliza en una dirección opuesta, en relación al acromion.

Test para la articulación escápulo-torácica

Paciente en decúbito lateral contrario al área a tratar, con la cabeza apoyada sobre un rodillo y las rodillas flexionadas. El osteópata en bipedestación frente al paciente. Situamos la mano craneal en la parte superior de la escápula, y la mano caudal sobre el borde inferior.

Realizamos movimientos de elevación, descenso, abducción, aducción, campaneo externo y campaneo interno.

Interpretación del test:

- Restricción de movilidad en elevación: disfunción en descenso.
- Restricción de movilidad en descenso: disfunción en elevación.
- Restricción de movilidad en abducción: disfunción en aducción.
- Restricción de movilidad en aducción: disfunción en abducción.

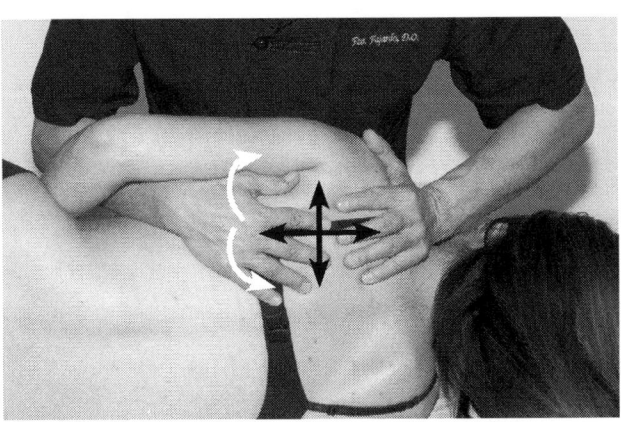

Foto 48. Test de la articulación escápulo-torácica

- Restricción de movilidad en campaneo externo: disfunción en campaneo interno.
- Restricción de movilidad en campaneo interno: disfunción en campaneo externo.

2. Articulación subacromial

Paciente en sedestación con el brazo a explorar sobre la rodilla del osteópata. El osteópata por detrás del paciente, con la rodilla homolateral al hombro a examinar sobre la camilla.

Situamos los cuatro últimos dedos de ambas manos en el hueco delto-pectoral, y los pulgares de ambas manos a cada lado de la interlínea articular.

Con la mano externa traccionamos del deltoides en dirección craneal, y efectuamos desde esta posición deslizamientos antero-posteriores contrariados con ambas manos.

Interpretación del test:

Este test permite evaluar una restricción de deslizamiento en la subacromial sobre:

- Las inserciones anteriores: restricción del deslizamiento posterior.
- Las inserciones posteriores: restricción del deslizamiento anterior

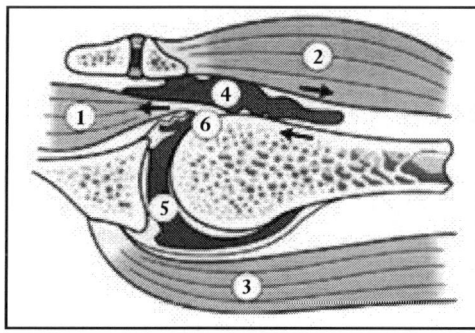

Figura 97. Anatomía de la subacromial
1. Supraespinoso
2. Deltoides
3. Porción larga del tríceps braquial
4. Bolsa subacromial
5. Articulación glenohumeral
6. Cabeza humeral

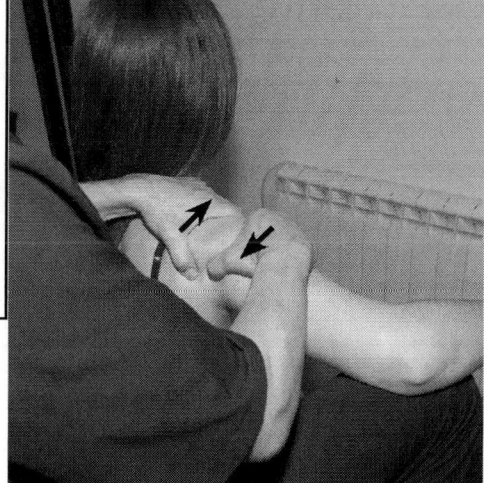

Foto 49. Test de la articulación subacromial

3. Articulación acromio-clavicular

	Disfunción de la clavícula alta	Disfunción de la clavícula baja
Movilidad	• El acromion y la clavícula suben de igual manera, quedando la clavícula más alta.	• El acromion sube y supera en altura a la clavícula.

Disfunción de la articulación acromio-clavicular: alta-baja

Vista anterior derecha

Las disfunciones de clavícula alta y clavícula baja se producen en un contexto traumático. Estas disfunciones bloquean los movimientos menores de la clavícula en rotación anterior-posterior, por lo que hay que tratarlas en primer lugar cada vez que nos las encontremos.

Lesiones traumáticas

Existen dos categorías:

a. Lesión de clavícula alta

Por golpe directo (golpe sobre el muñón del hombro). La extremidad externa de la clavícula no ha seguido la dirección de su superficie articular, pero no se trata de una luxación.

Es una lesión relativamente frecuente, pues aunque la articulación acromio-clavicular sea recubierta de una capa aponeurótica-muscular, la posición de las superficies articulares predispone a este género de lesiones traumáticas: la clavícula está prácticamente posada sobre el acromion.

b. Lesión de la clavícula baja

Poco frecuente, a causa de la conformación de las superficies articulares. Pero se puede imaginar un golpe directo proveniente de arriba sobre la clavícula, o un golpe sobre la mano, brazo en extensión que forzaría el acromion a separarse hacia fuera.

En las lesiones traumáticas, los test de movilidad en rotación de la clavícula se encuentran anulados.

Test para las disfunciones traumáticas acromio-claviculares de clavícula alta-baja

Paciente en sedestación sobre la camilla. El osteópata en bipedestación, por detrás del paciente y junto al hombro a valorar. Situamos el dedo índice de nuestra mano interna sobre el acromion y el dedo mayor sobre la clavícula. Lo normal es que ya de partida la clavícula esté un poco más alta que el acromion. Con la otra mano sujetamos el codo del paciente, el cual lo mantenemos flexionado a 90º; a continuación, realizamos una elevación del codo mientras valoramos el movimiento de la clavícula.

Interpretación del test

- El acromion sube al mismo nivel que la clavícula: ausencia de lesión.
- El acromion y la clavícula suben de igual manera, quedando la clavícula más alta: disfunción traumática de clavícula alta.
- El acromion sube y supera en altura a la clavícula: disfunción traumática de clavícula baja.

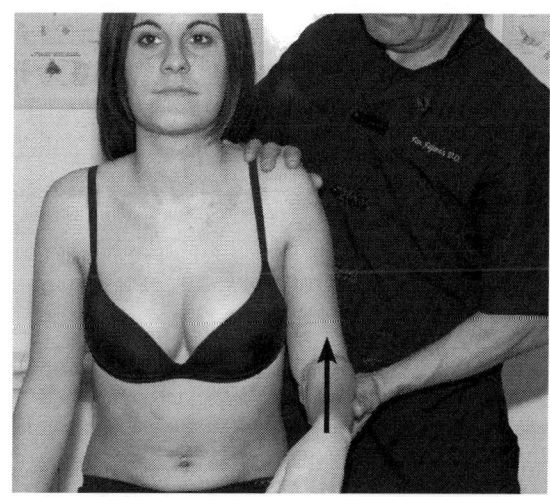

Foto 50. Test para las disfunciones traumáticas acromio-claviculares de clavícula alta-baja.

Articulación acromio-clavicular *(continuación)*

	Disfunción de la clavícula en rotación anterior	Disfunción de la clavícula en rotación posterior
Movilidad	• Restricción de movilidad de la clavícula en rotación posterior. • Posible restricción de movilidad de la gleno-humeral en flexión. • Posible restricción de la escápula en campaneo externo.	• Restricción de movilidad de la clavícula en rotación anterior. • Posible restricción de movilidad de la gleno-humeral en extensión. • Posible restricción de la escápula en campaneo interno.

Disfunción de la articulación acromio-clavicular:
Rotación anterior-Rotación posterior

Rotación posterior

Eje transversal

Rotación anterior

Acromion

Clavícula

Esternón

Vista anterior derecha

La clavícula es un hueso cuya forma ha sido determinada por las tensiones musculares que sufre, de ahí la forma de S itálica, con pares musculares antagonistas que la estabilizan:

- El subclavio-ECOM
- El ECOM-pectoral mayor
- El trapecio superior-deltoides medio y anterior

Según ciertos autores, sus dos curvaturas convexas serían debidas a la tracción del trapecio y del pectoral mayor.

Las articulaciones de la clavícula son poco estables.

La clavícula es para la osteopatía el elemento más importante del hombro; es la clave del hombro y uno de los huesos "llave" del cuerpo.

Es importante saber que:

- Representa la unión osteo-articular entre el tronco y el miembro superior, dando inserción a las fascias cervicales y a las fascias del miembro superior.
- Al menos, en el 85% de las patologías del hombro, la articulación acromio-clavicular está implicada de manera primaria o secundaria.

Articulación acromioclavicular

Se trata de una artrodia. Según Kapandji es una articulación muy inestable debido a la ausencia de "encajadura", mal protegida por un aparato ligamentoso débil, y por lo tanto expuesta en exceso a las luxaciones.

Aproximadamente en el 85% de las patologías del hombro la articulación acromio-clavicular está implicada de manera primaria o secundaria.

Los movimientos de rotación axiales son producidos en la articulación acromio-clavicular:

- La superficie articular acromial mira hacia arriba, hacia dentro y hacia delante
- La superficie articular clavicular mira hacia abajo, hacia fuera y hacia atrás

La clavícula en relación al acromion puede deslizarse según la dirección de la superficie articular, hacia abajo, hacia delante y hacia fuera, o bien hacia arriba, hacia atrás y dentro.

Gracias a la conformación en S itálica, este movimiento realizado por la articulación acromio-clavicular se transforma en un movimiento de rotación de la clavícula (figuras 100 y 101). Este movimiento se produce en un plano sagital alrededor de un eje transversal que pasa por la articulación esterno-clavicular.

Los movimientos de deslizamiento de la articulación acromio-clavicular están limitados por dos ligamentos (figura 102):

- El ligamento trapezoide, que limita los movimientos hacia delante, abajo y afuera (rotación posterior de la clavícula).
- El ligamento conoideo, que limita los movimientos hacia atrás, arriba y adentro (rotación anterior de la clavícula).

El movimiento de rotación axial es aumentado por los movimientos de "báscula" de la escápula:

- Rotación en el sentido contrario de las agujas del reloj para la escápula derecha: la superficie articular acromial se horizontaliza y coloca la clavícula en rotación posterior.
- Rotación en el sentido de las agujas del reloj para la escápula derecha: la superficie articular acromial se verticaliza y coloca la clavícula en rotación anterior.

Se considera que la escápula coloca la extremidad externa de la clavícula en el espacio. Pero que esta extremidad externa se desliza en una dirección opuesta, en relación al acromion.

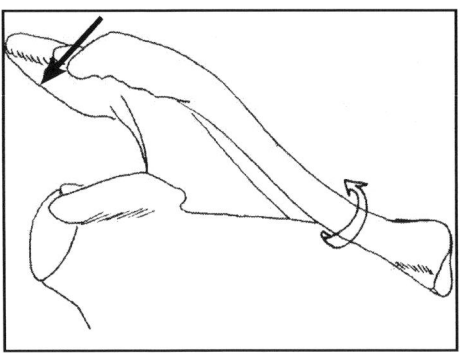 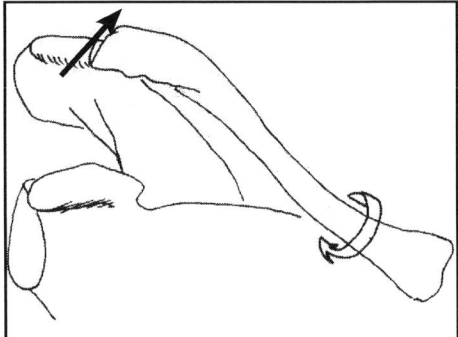

Figura 100. Rotación posterior de la clavícula. Mientras la clavícula se desliza adelante, abajo y afuera en relación al acromion, la clavícula realiza una rotación posterior.

Figura 101. Rotación anterior de la clavícula. Mientras la clavícula se desliza atrás, arriba y adentro en relación al acromion, la clavícula realiza una rotación anterior.

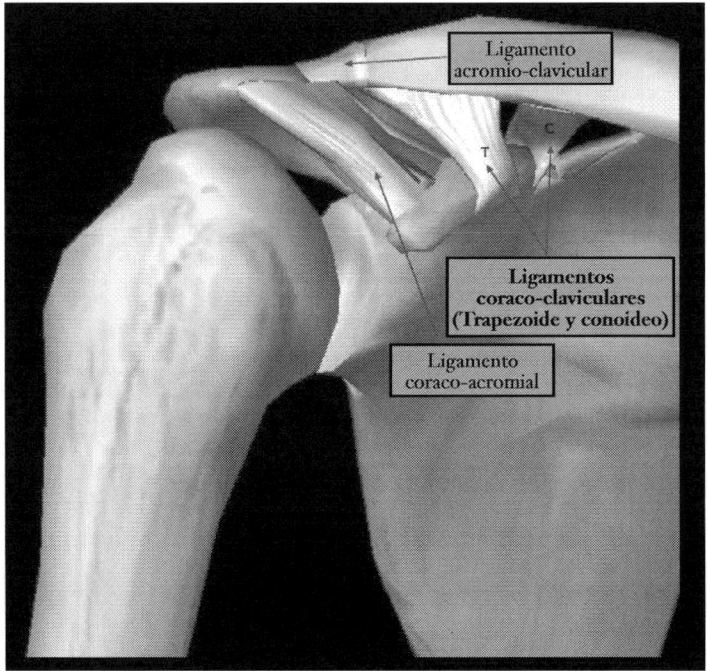

Figura 102. Ligamentos coraco-claviculares

La biomecánica de esta articulación queda resumida en la tabla 3.

Tabla 3
Biomecánica de la articulación acromio-clavicular

Movimientos	Superficie acromial	Superficie externa clavicular	Rotación de la clavícula
Flexión del brazo	Superior y posterior	Adelante, abajo, afuera	Posterior
Extensión del brazo	Inferior y anterior	Atrás, arriba, adentro	Anterior
Elevación del brazo	Alto	Adelante, abajo, afuera	Posterior
Descenso del brazo	Bajo	Atrás, arriba, adentro	Anterior
Rotación externa	Posterior	Adelante, abajo, afuera	Posterior
Rotación interna	Anterior	Atrás, arriba, adentro	Anterior
Rotación contraria de la cabeza		Adelante, abajo, afuera	Posterior
Rotación homolateral de la cabeza		Atrás, arriba, adentro	Anterior

En la clavícula, como al nivel del peroné, que es igualmente una llave, existen dos clases de lesiones: las disfunciones traumáticas (ya vistas) y las disfunciones fisiológicas, en rotación anterior y rotación posterior.

LAS DISFUNCIONES FISIOLÓGICAS

Disfunción posterior (posterior, superior, interna) o de rotación anterior de la clavícula

Las lesiones fisiológicas son el resultado de una tensión sea ligamentosa o miofascial. El ligamento trapezoide está acortado.

En la retropulsión del brazo, la extremidad externa de la clavícula podrá deslizarse hacia atrás, arriba y adentro en relación al acromion.

Pero cuando el brazo retorne a la posición de reposo, o realice una antepulsión, la extremidad externa de la clavícula no podrá deslizarse hacia delante, abajo y afuera.

La disfunción de la clavícula en rotación anterior se produce como consecuencia de llevar cargas pesadas, en caídas frontales con el brazo estirado, caídas laterales sobre el hombro o en el servicio de tenis, por ejemplo.

Sintomatología:

- Dolor en la parte externa del hombro que irradia al deltoides
- Dolor en la abducción y antepulsión por encima de 90° y en movimientos de abducción + rotación externa.

Esta lesión está acompañada de espasmos musculares del:

- Trapecio superior
- Deltoides anterior
- Fascículo clavicular del pectoral mayor

La primera costilla es traccionada hacia atrás por la tensión del ligamento costo-clavicular. Hay una limitación de la lateroflexión y rotación cervical del lado opuesto.

En ciertas personas, cuando hay una rotación anterior de la clavícula se puede ver que la parte externa de la clavícula es saliente y la parte interna está borrada o disminuida.

Teóricamente el movimiento de llevar la mano detrás de la cabeza no se puede realizar, mientras que el movimiento de posicionar la mano en la espalda es normal.

El diagnóstico se realiza con el paciente en sedestación y el osteópata en bipedestación junto al hombro a valorar (foto 51). Situamos los dedos índice y mayor de la mano homolateral al hombro valorado sobre el extremo externo de la clavícula.

Solicitamos al paciente que realice conjuntamente:

- Una espiración profunda
- Rotación homolateral de la cabeza
- Rotación interna del brazo

Lo cual provoca un movimiento hacia atrás, arriba y hacia dentro de la extremidad externa de la clavícula en relación al acromion y una rotación anterior de la clavícula. Es el movimiento facilitado.

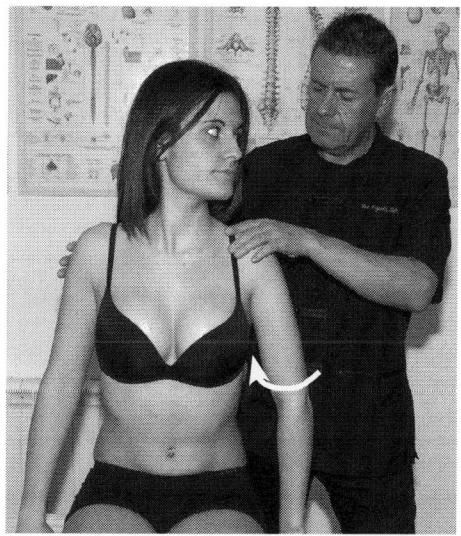 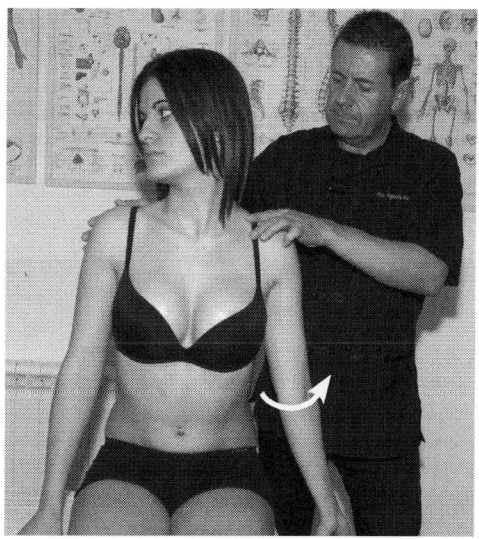

Foto 51. Test acromio-clavicular para disfunciones en rotación anterior de la clavícula.

Foto 52. Test acromio-clavicular para disfunciones en rotación posterior de la clavícula.

Los contrario:

- Una inspiración profunda
- Rotación contraria de la cabeza
- Rotación externa del brazo

Produce una restricción hacia delante, abajo y afuera de la extremidad externa de la clavícula, con imposibilidad de rotar hacia la posterioridad la clavícula. Es el movimiento limitado.

Disfunción anterior (anterior, inferior, externa) o de rotación posterior de la clavícula

El ligamento conoideo está retraído.

En la retropulsión del brazo, la extremidad externa de la clavícula no podrá deslizarse hacia atrás, arriba y adentro en relación al acromion.

Pero cuando el brazo retorne a la posición de reposo, o realice una antepulsión, la extremidad externa de la clavícula sí podrá deslizarse hacia delante, abajo y afuera.

La disfunción en rotación posterior de la clavícula puede producirse por caídas sobre la parte posterior del hombro, o por una caída lateral sobre el hombro asociada a una retropulsión horizontal forzada.

Sintomatología:

- Dolor en la parte externa del hombro
- Dolor en la abducción por encima de 80°
- Dolor en la retropulsión

Esta lesión se suele acompañar del espasmo del trapecio superior.

La primera costilla adopta una posición relativa anterior debido a la tensión sobre el ligamento costo-clavicular. Hay una limitación de la lateroflexión y rotación cervical homolateral.

Nota: estos tipos de movimientos están fisiológicamente siempre un poco disminuidos en el lado derecho, en el diestro, y en la izquierda en el zurdo.

Es habitual encontrarse una torsión de las clavículas, una en rotación anterior y otra en rotación posterior.

En ciertas personas, cuando hay una rotación posterior de la clavícula se puede ver que la parte interna de la clavícula es saliente y la parte externa está borrada o disminuida.

Teóricamente el movimiento de llevar la mano detrás de la cabeza sí se puede realizar, mientras que el movimiento de posicionar la mano en la espalda no es posible o está más limitado.

El diagnóstico se realiza con el paciente en sedestación y el osteópata en bipedestación junto al hombro a valorar (foto 52). Situamos los dedos índice y mayor de la mano homolateral al hombro valorado sobre el extremo externo de la clavícula.

Solicitamos al paciente que realice conjuntamente:

- Una inspiración profunda
- Rotación contraria de la cabeza
- Rotación externa del brazo

Lo cual provoca un movimiento hacia delante, abajo y afuera de la extremidad externa de la clavícula en relación al acromion y una rotación posterior de la clavícula. Es el movimiento facilitado.

Los contrario:

- Una espiración profunda
- Rotación homolateral de la cabeza
- Rotación interna del brazo

Produce una restricción hacia atrás, arriba y hacia dentro de la extremidad externa de la clavícula, con imposibilidad de rotar hacia la anterioridad la clavícula. Es el movimiento limitado.

Test para la articulación acromio-clavicular.
Disfunciones en rotación. Variante

Paciente en sedestación. El osteópata en bipedestación, por detrás del paciente y junto al hombro a valorar. Con la mano interna sujetamos la extremidad externa de la clavícula con la pinza índice-pulgar. Con la mano externa sujetamos el antebrazo.

Evaluamos la rotación anterior de la clavícula durante la extensión del brazo.

Evaluamos la rotación posterior de la clavícula durante la flexión del brazo.

Interpretación del test

- Si la clavícula no se mueve en rotación anterior durante la extensión del brazo: disfunción de la clavícula en rotación posterior.
- Si la clavícula no se mueve en rotación posterior durante la flexión del brazo: disfunción de la clavícula en rotación anterior.

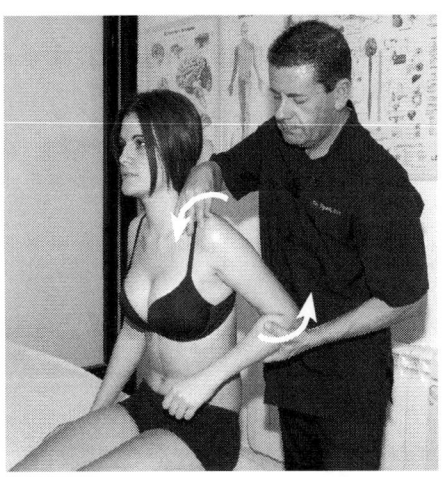 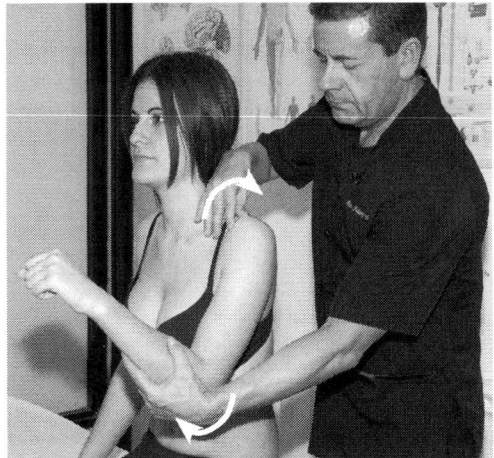

Foto 53. Test acromio-clavicular en rotación anterior de la clavícula. Variante.

Foto 54. Test acromio-clavicular en rotación posteriorde la clavícula. Variante.

ESGUINCES DE LA ARTICULACIÓN ACROMIO-CLAVICULAR

El mecanismo productor se produce como consecuencia de factores traumáticos (golpes, caídas, etc.) sobre el hombro o bien una caída sobre el talón de la mano con el codo extendido; o por sobrecargas, produciendo una lesión del sistema cápsulo-ligamentoso y muscular.

La clasificación de los esguinces se realiza, principalmente, en tres grados (figura 103):

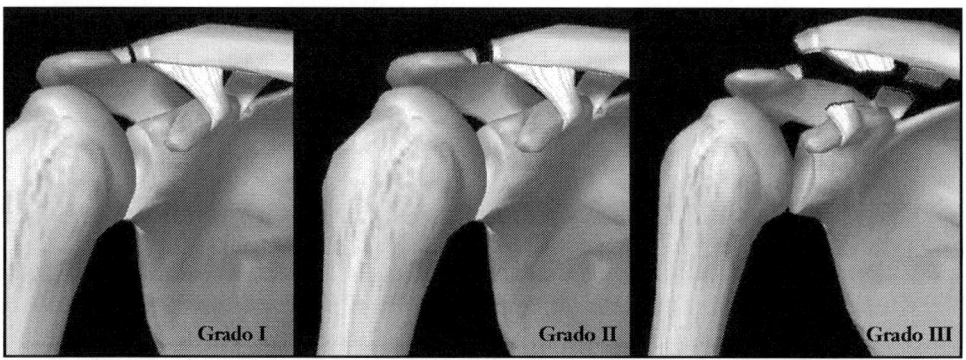

Figura 103. Esguinces acromio-claviculares. Grados I a III, clasificación de Rockwood

1. Esguince benigno o leve

Es la distensión simple de la cápsula y de los ligamentos acromio-claviculares asociado, la mayoría de las veces, a una lesión de rotación clavicular. A veces hay "tecla de piano".

El pivote central, el deltoides y el trapecio están intactos.

2. Afectación de los ligamentos coraco-claviculares y trapezoides

Es la ruptura del ligamento acromio-clavicular, de la cápsula y la distensión simple del pivote central. Hay desprendimiento mínimo del deltoides y el trapecio. Se produce una "tecla de piano" que se corresponde a la ruptura del ligamento acromio-clavicular y la posterior elevación de la clavícula; y un test clínico diagnóstico de cajón antero-posterior positivo. La presencia de un cajón antero-posterior es el resultado de la rotura de alguno o de ambos ligamentos coraco-claviculares (trapezoide y conoideo).

En este caso, la radiografía tiene que ser solicitada de perfil axilar, la cual mostrará la subluxación superior y posterior de la clavícula.

3. Corresponde a un estado de tratamiento traumatológico

Es la ruptura del ligamento acromio-clavicular y ruptura del pivote central (ligamentos trapezoide y conoideo); existe desprendimiento del deltoides y del trapecio. Las aponeurosis de unión entre trapecio y deltoides, que van a pasar por encima de esta articulación han sido estirados y la clavícula está a punto de atravesarlos. No se trata de una indicación osteopática. Este paciente ha de ir al hospital. La radiografía simple nos confirma la lesión (figura 104).

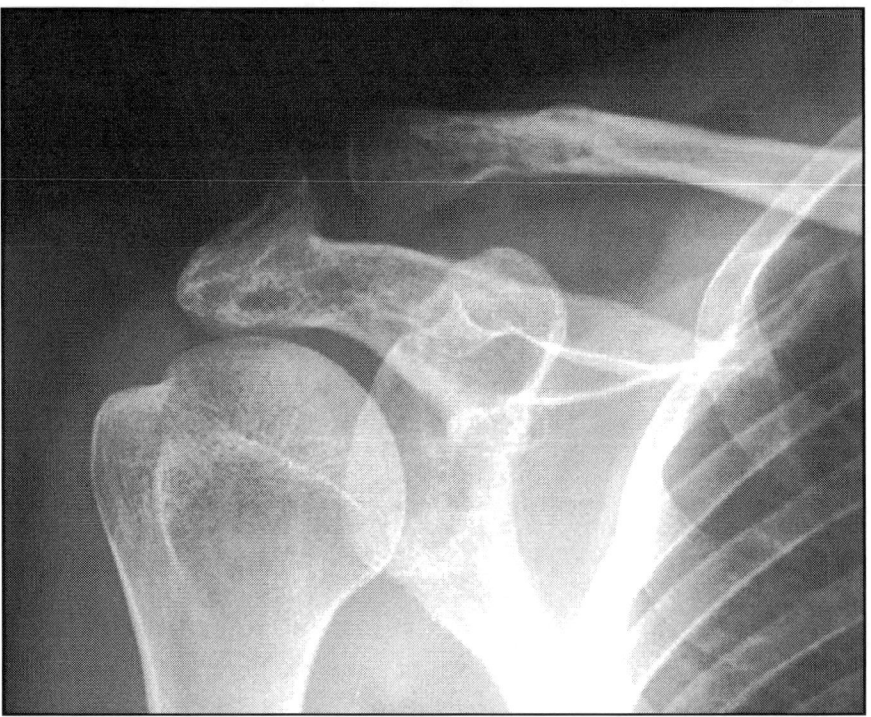

Figura 104. RX simple de una luxación acromio-clavicular de grado III, clasificación de Rockwood

Observaciones: existen otros grados lesionales que se corresponden a diversos estadios de gravedad según el tipo de luxación que se ha producido (clasificación de Rockwood, figura 105).

Los dos primeros grados pueden de ser tratados con osteopatía. El resto de grados lesionales han de ser tratados en primer lugar por un traumatólogo.

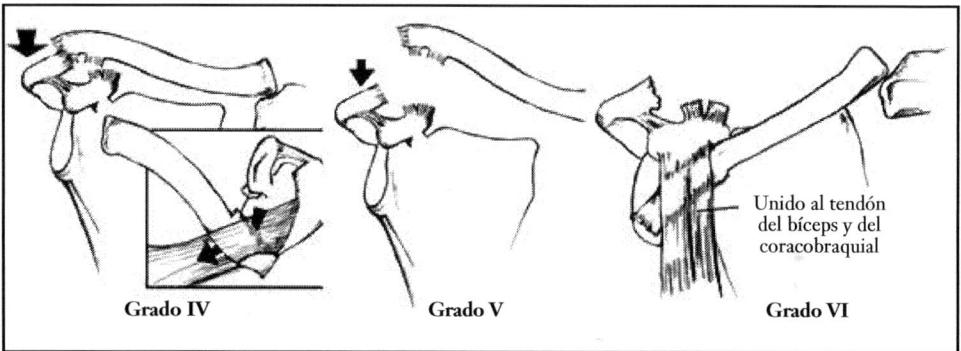

Figura 105. Grados IV a VI, clasificación de Rockwood

Diagnóstico del esguince acromio-clavicular (ver también página 113)

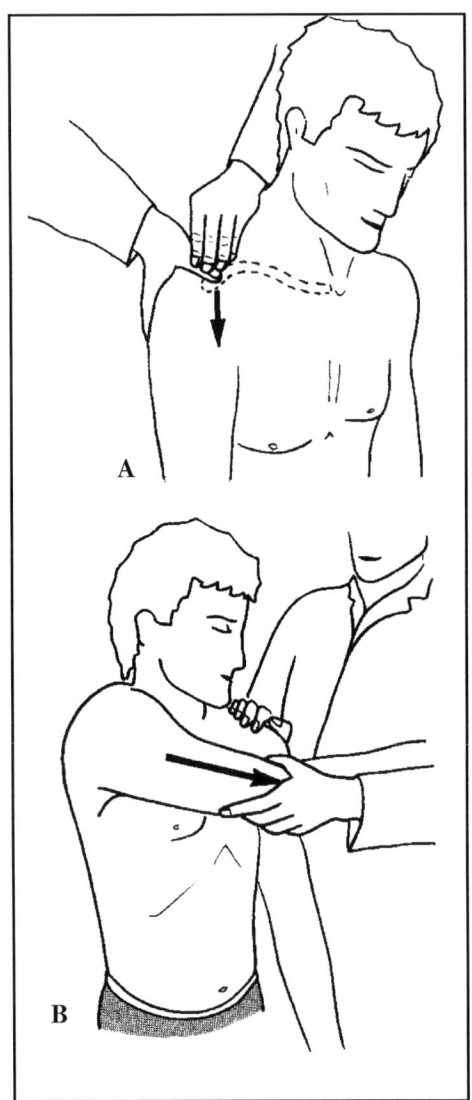

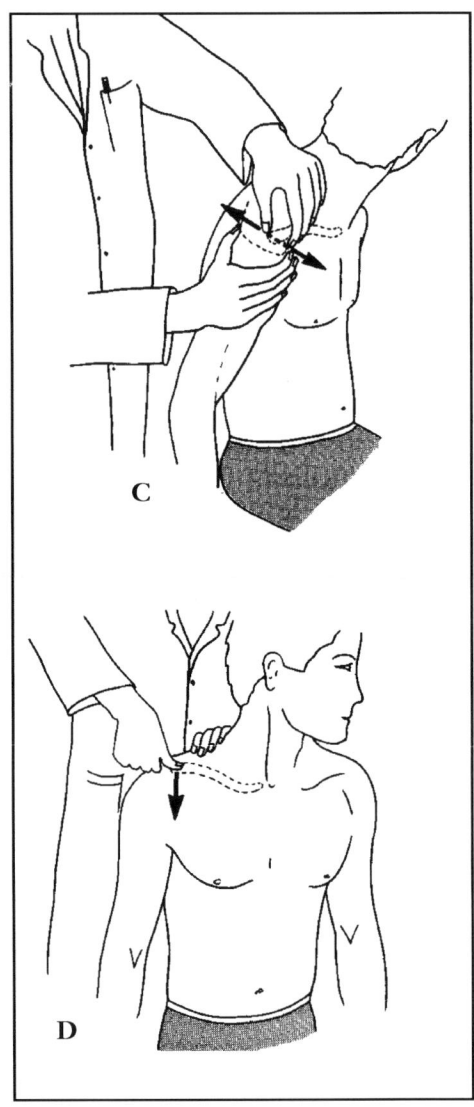

Figura 106
A: demostración de la presencia de tumefacción y de dolor a la presión de la articulación acromioclavicular.
B: prueba acromioclavicular. Ver página 113.

Figura 107
C: búsqueda de un cajón clavicular.
D: búsqueda de una movilidad en "tecla de piano"

4. Articulación esterno-clavicular

	Disfunción en anterioridad	Disfunción en posterioridad	Disfunción en superioridad
Palpación	Extremidad interna de la clavícula en posición anterior.	Extremidad interna de la clavícula en posición posterior.	Extremidad interna de la clavícula en posición superior.
Movilidad	• Restricción del deslizamiento posterior de la extremidad interna de la clavícula. • Restricción de movilidad de la gleno-humeral en flexión.	• Restricción del deslizamiento anterior de la extremidad interna de la clavícula. • Restricción de movilidad de la gleno-humeral en extensión.	• Restricción del deslizamiento inferior de la extremidad interna de la clavícula. • Restricción de movilidad de la gleno-humeral en abducción y elevación por encima de 120°.

Disfunción de la articulación esterno-clavicular

Vista antero-medial

Esta articulación forma parte, como la articulación trapezometacar-piana, de las de tipo en "silla de montar" o de encaje recíproco. Tiene dos grados de libertad: en el plano frontal y en el horizontal.

En el plano frontal. El eje es anteroposterior. Los movimientos son de elevación y descenso: cuando la extremidad externa de la clavícula se eleva, la extremidad interna desciende.

Esta articulación se moviliza a partir de los 90° de la horizontal. Si se hace una elevación o una abducción hasta lo más alto, primero hay una movilización de la articulación gleno-humeral, con la participación del supraespinoso y del deltoides. Después, a partir de la horizontal, el

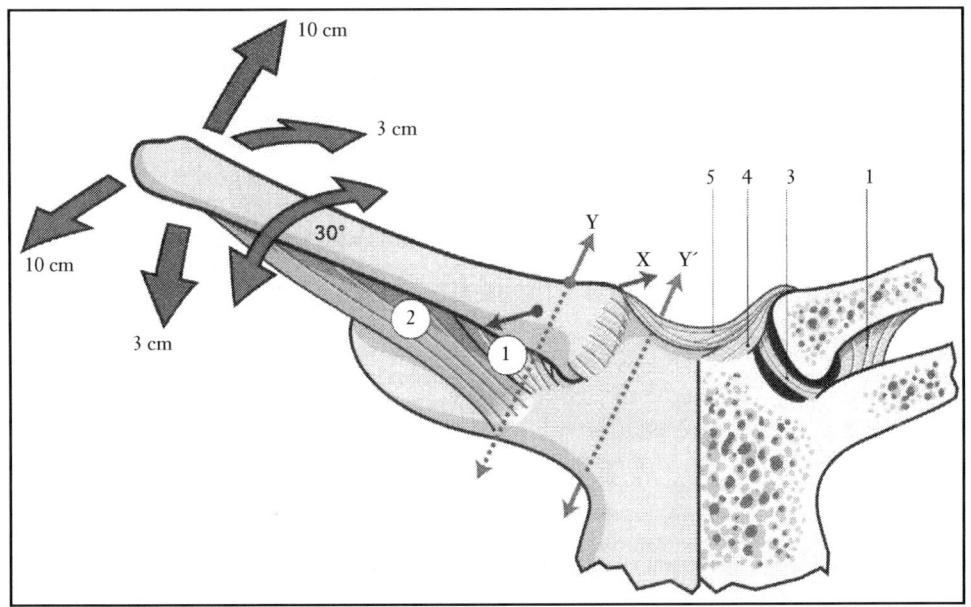

Figura 109
1. Ligamento costo-clavicular. 2. Músculo subclavio. 3. Menisco. 4. Ligamento esterno-clavicular.
5. Ligamento interclavicular.
Y. Eje vertical en el plano horizontal para los movimientos de anterioridad-posterioridad.
Y´. Verdadero eje vertical, según Kapandji.
X. Eje anteroposterior en el plano frontal para los movimientos de elevación-descenso.

trapecio y el serrato mayor basculan la escápula y permiten elevar el brazo.

En esta abducción hasta el máximo, los factores que limitan el movimiento son:

- El subclavio
- El ligamento costo-clavicular
- El ECOM

Durante el descenso, con el mismo eje anteroposterior, tendremos como factores de limitación:

- La tensión de las fibras del trapecio, ya que descendemos la extremidad externa de la clavícula y el trapecio se pone en tensión.

- Por otro lado, hay un contacto con la cara superior de la primera costilla.
- La tensión de la cápsula y su refuerzo superior.

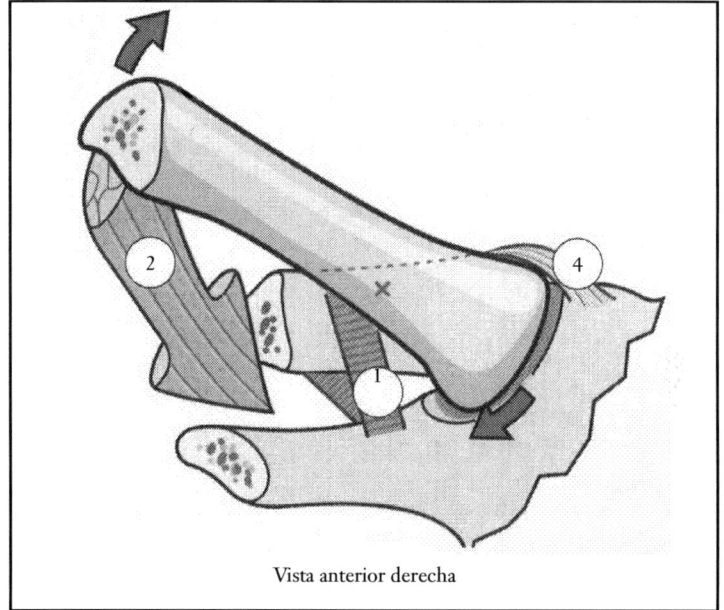

Vista anterior derecha

Figura 110. Plano frontal, eje anteroposterior
1. Ligamento costo-clavicular. 2. Músculo subclavio. 4. Ligamento esterno-clavicular.
X. Eje anteroposterior en el plano frontal para los movimientos de elevación-descenso.

En el plano horizontal. El eje es vertical y pasa también por el ligamento costo-clavicular, aunque según Kapandji el verdadero eje se sitúa sobre el manubrio esternal, por dentro de la articulación (Y´, figura 109 y 111).

Los movimientos son de anterioridad y posterioridad: cuando la extremidad externa de la clavícula avanza en el espacio (se anterioriza), la extremidad interna retrocede (se posterioriza).

En la anterioridad, tenemos como factores de limitación de la movilidad:

- El ligamento costo-clavicular
- El fascículo superior del trapecio
- El ligamento esterno-clavicular anterior

En la posterioridad tenemos como factores de limitación de la movilidad:

- El ligamento costo-clavicular
- El ligamento esterno-clavicular posterior
- El ECOM

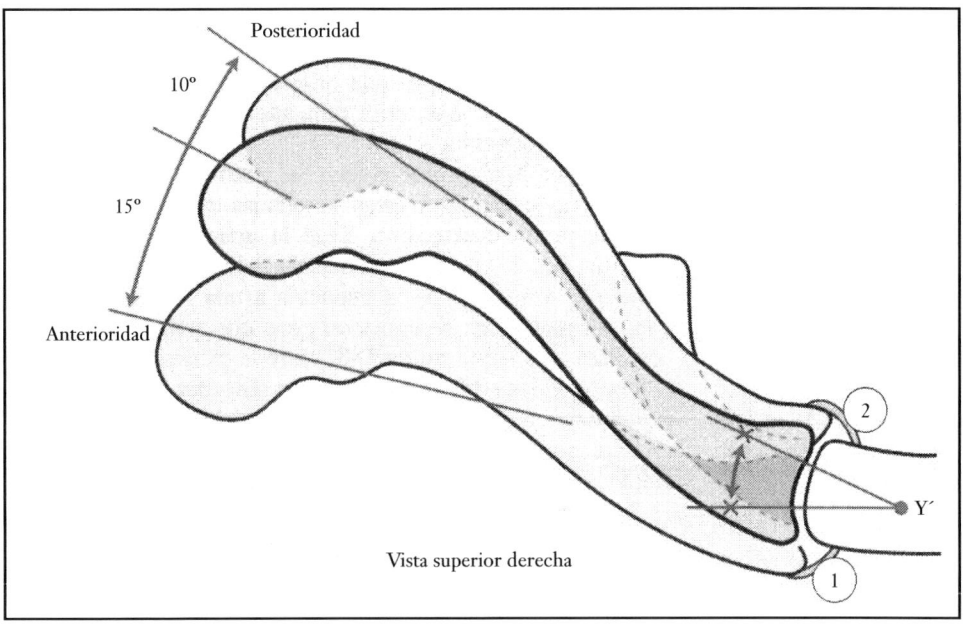

Figura 111. Plano horizontal, eje vertical
1. Ligamento esterno-clavicular anterior. 2. Ligamento esterno-clavicular posterior.
Y´. Verdadero eje vertical, según Kapandji.

En el plano sagital. Aquí se sitúan las rotaciones automáticas de la clavícula, que realiza un movimiento total de 30°. El eje es longitudinal. Estos movimientos de rotación se producen porque la carilla esternal es más grande que la clavicular y permite un cierto juego a nivel de la rotación. Como en todas las articulaciones de dos grados de libertad, la articulación esteno-costo-clavicular produce una rotación conjunta durante la rotación en torno a dos ejes. Esta rotación longitudinal de la clavícula nunca aparece aislada fuera de cualquier movimiento de la clavícula.

El factor de limitación en la rotación posterior es el pectoral mayor. El factor de limitación en la rotación anterior es el subclavio.

La articulación esterno-costo-clavicular es una articulación mal estabilizada que está funcionalmente unida a la articulación acromio-clavicular.

Observación importante

Los movimientos mayores (principales) de la clavícula son:

* La elevación-descenso
* La anterioridad-posterioridad

Se realizan al nivel de la articulación esterno-costo-clavicular. Los movimientos menores de la clavícula son:

* La rotación anterior
* La rotación posterior

Esta rotación axial es el resultado del movimiento producido al nivel de la articulación acromio-clavicular, como ya apuntamos anteriormente.

**¡Los movimientos menores acompañan y rigen
a los movimientos mayores!**

Por lo tanto, el trabajo del osteópata será restablecer los movimientos menores (rotación anterior y rotación posterior) para permitir a la persona recuperar los movimientos mayores. Por este motivo, en los tratamientos osteopáticos del hombro la articulación acromio-clavicular precede a la esterno-clavicular.

Subluxación esterno-costo-clavicular anterior

Mecanismo productor

Es un traumatismo aplicado anteroposterior en el muñón del hombro, bien por una caída sobre este hombro o por una caída sobre el talón de la mano con el codo extendido.

Sintomatología local

- Palpación dolorosa del subclavio
- Dolor que se extiende hasta el acromion
- Hinchazón visible

Diagnóstico

Paciente en decúbito supino con los brazos en abducción de 90°. El osteópata en bipedestación a un lado del paciente, a la altura de los hombros. Situamos ambos dedos índices sobre la cara anterior de la extremidad interna de ambas clavículas. Solicitamos al paciente que realice lentamente una elevación anterior hasta la vertical.

- Si ambos dedos índices del osteópata se posteriorizan por igual: ausencia de disfunción.
- Si uno de los dedos no desciende con respecto a su homólogo: disfunción anterior de ese lado.

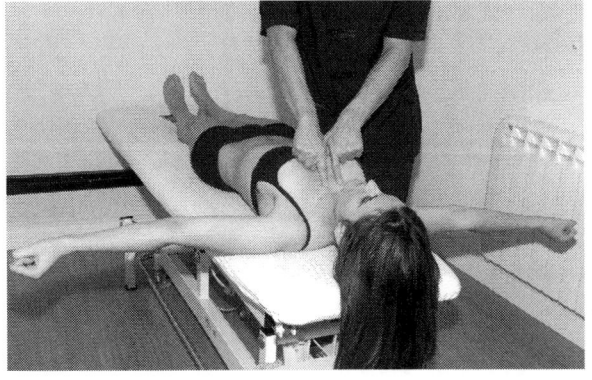
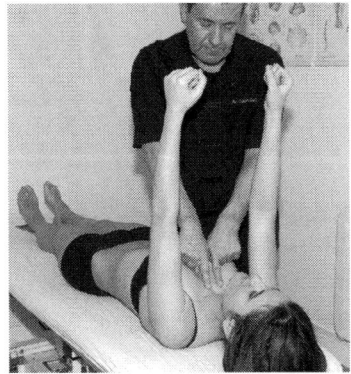

Foto 55. Test para la subluxación esterno-costo-clavicular anterior, inicio.

Foto 56. Test para la subluxación esterno-costo-clavicular anterior, final.

A continuación, se realiza la palpación del ECOM, que puede producir una irradiación hacia el occipital y generar una ligera tortícolis. Los test dinámicos activos muestran:

- Una antepulsión que no se puede hacer y es dolorosa
- Una retropulsión que si es posible, pero es dolorosa al final del movimiento

Nota: la retropulsión y la antepulsión han de ser comparativas con respecto al otro lado.
Patología asociada: rotaciones de la clavícula, anterior o posterior.

Subluxación esterno-costo-clavicular posterior

El principal **mecanismo productor** es el del síndrome del cinturón de seguridad, donde tras un traumatismo la extremidad interna va hacia atrás.
La inspección del paciente muestra una depresión de la extremidad interna.

Sintomatología local

- Sensibilidad del ligamento capsular anterior
- Sensibilidad de los triggers points del trapecio
- Dolores que se proyectan hasta el muñón del hombro

Diagnóstico

Paciente en decúbito supino, con ambas extremidades superiores en flexión de 90°, paralelas y perpendiculares al eje del cuerpo. El osteópata en bipedestación, junto al paciente. Situamos ambos índices sobre la AECC. Solicitamos al paciente que descienda lentamente ambas extremidades hasta quedarse con los brazos "en cruz".

- Si ambos dedos índices del osteópata se anteriorizan por igual: ausencia de disfunción.
- Si uno de los dedos no se anterioriza con respecto a su homólogo: disfunción posterior de ese lado.

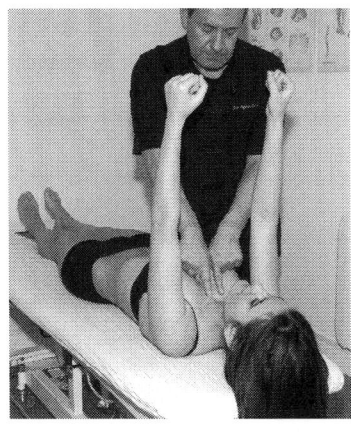

Foto 57. Test para la subluxación esterno-costo-clavicular posterior, inicio.

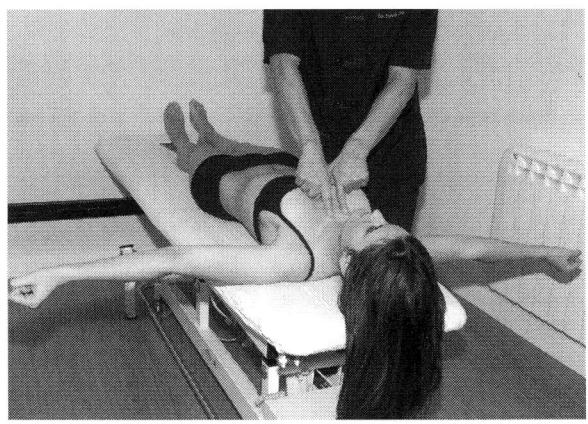

Foto 58. Test para la subluxación esterno-costo-clavicular posterior, final.

Los test dinámicos activos muestran:

- La antepulsión es posible pero dolorosa al final del movimiento
- La retropulsión es imposible

Nota: la retropulsión y la antepulsión han de ser comparativas con respecto al otro lado.

Patología asociada: rotaciones de la clavícula, anterior o posterior.

Disfunciones secundarias posibles

Occipital unilateral posterior, situado del lado opuesto a la luxación posterior.

El trapecio es un músculo que se sitúa por detrás del eje de flexo-extensión del occipital sobre el atlas. Su puesta en tensión con un punto fijo clavicular inclina la cabeza de su lado la lleva en rotación contralateral.

En el caso derecho, el paciente se encuentra con la cabeza inclinada a la derecha y rotada hacia la izquierda.

La diferencia diagnóstica se realiza por medio de los músculos:

- ECOM en occipucio anterior (ECC anterior)
- Trapecio en occipucio posterior (ECC posterior)

Subluxación esterno-costo-clavicular superior

El **mecanismo productor** es una caída sobre el hombro o caída sobre la mano con el miembro superior en extensión.

También se produce por caídas sobre el hombro, asociado a tracción violenta hacia abajo. El choque supero-inferior sobre la extremidad externa de la clavícula hace subir la parte interna y produce la subluxación. La tracción sobre el ligamento costo-clavicular arrastra la 1ª costilla en lesión postero-superior.

Inspección y signos clínicos

- En posición sentado, con la ayuda de los dos índices sobre la extremidad interna de la clavícula, a ambos lados, muestra que en el lado de la subluxación la extremidad interna está elevada.
- Restricción en la elevación del muñón del hombro.
- Dolor durante la abducción por encima de 120°.
- Limitación de la latero-flexión y rotación cervical homolateral.
- El ECOM está relajado y el trapecio en tensión.
- El músculo subclavio presenta un trigger point.
- La cara inferior de la clavícula con la 1ª costilla puede determinar un síndrome del desfiladero toracobraquial.

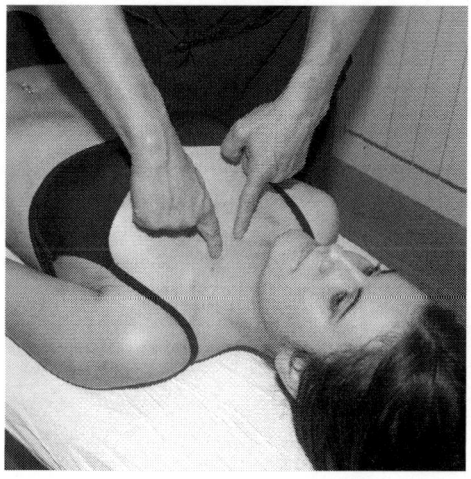 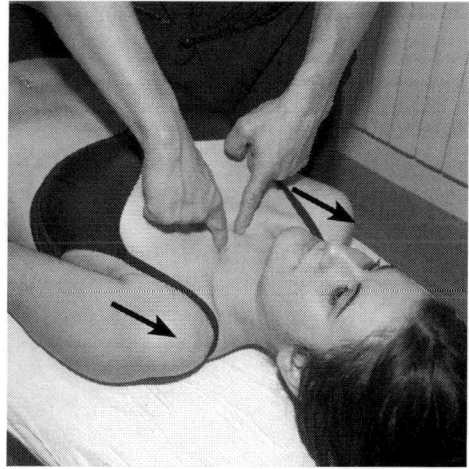

Foto 59. Test para la subluxación esterno-costo-clavicular superior, inicio

Foto 60. Test para la subluxación esterno-costo-clavicular superior, final

Diagnóstico (fotos 59 y 60)

Paciente en decúbito supino, con los brazos a lo largo del cuerpo. El osteópata en bipedestación a un lado del paciente. Situamos ambos índices sobre la cara superior de la extremidad interna de las clavículas. Solicitamos al paciente que levante los hombros: ‚

- Si ambas extremidades internas descienden por igual: ausencia de disfunción.
- Si un lado desciende menos que el otro: disfunción en superioridad de ese lado.

Test global para la articulación esterno-costo-clavicular

Paciente en decúbito supino. El osteópata en sedestación junto al hombro a valorar. Posicionamos la yema de los dedos índice y mayor de la mano interna sobre la extremidad interna de la clavícula; con la mano externa sujetamos el brazo.

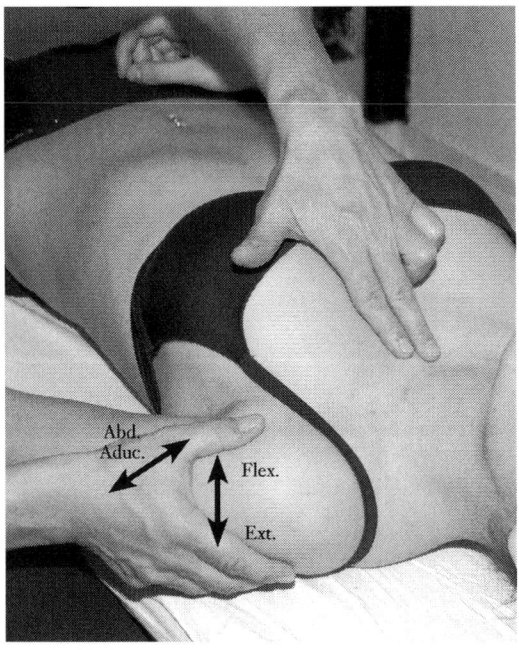

Foto 61. Test global para las subluxaciones esterno-costo-claviculares

Para valorar la superioridad-inferioridad:

- Desplazamos el miembro superior en abducción hasta que percibamos la movilización de la AECC.
- Valoramos la inferioridad y la superioridad a partir de la abducción y aducción del miembro superior.

Para valorar la anterioridad-posterioridad:

- Desplazamos el miembro superior en abducción hasta que percibamos la movilización de la AECC.
- Valoramos la anterioridad y la posterioridad a partir de la flexión y extensión del miembro superior.

Interpretación del test

- Si la AECC no se inferioriza: disfunción en superioridad.
- Si la AECC no se posterioriza: disfunción en anterioridad.
- Si la AECC no se anterioriza: disfunción en posterioridad.

5. Articulación gleno-humeral

	Disfunción de la cabeza humeral en anterioridad	Disfunción de la cabeza humeral en posterioridad
Palpación	• Supraespinoso contracturado • Deltoides contracturado • Subescapular contracturado	• Subescapular contracturado • Pectoral mayor contracturado
Movilidad	Restricción del deslizamiento posterior de la cabeza humeral	Restricción del deslizamiento anterior de la cabeza humeral

Disfunción de la articulación gleno-humeral: anterioridad-posterioridad

Posterioridad   Anterioridad

Vista lateral derecha

Articulación gleno-humeral *(continuación)*

	Disfunción de la cabeza humeral en inferioridad	Disfunción de la cabeza humeral en superioridad
Palpación	• Supraespinoso debilitado • Deltoides debilitado	• Supraespinoso contracturado • Deltoides contracturado
Movilidad	Restricción del deslizamiento superior de la cabeza humeral	Restricción del deslizamiento inferior de la cabeza humeral

Disfunción de la articulación gleno-humeral: inferioridad-superioridad

Superioridad

Inferioridad

Vista anterior derecha

La articulación glenohumeral es una articulación poco encajada, incongruente, que permite movimientos de rotación y deslizamiento (un poco como ocurre en la rodilla), que asegura un 50% de los movimientos globales del hombro.

El manguito de los rotadores y la porción larga del bíceps braquial son esenciales en la función del hombro. Su alteración va a producir una pérdida grave en la fisiología del hombro con inestabilidad superior, responsable de:

• La afectación de la bolsa serosa
• De los músculos del manguito
• De la artrosis subacromial

Los músculos largos aseguran cierta estabilidad pero no hay músculos de una función única.

Ejemplo: el bíceps largo,

- A 0° de elevación, su contracción produce una subluxación hacia
arriba
- A 90° su acción es de coaptación
- En elevación máxima su acción es de subluxación hacia abajo

De la misma manera, el dorsal ancho y el redondo mayor, producen
subluxación hacia abajo a 0° y son coaptadores a 90°.

La paradoja de Godman

Si solicitamos a un paciente que con la mano contra el muslo realice
una abducción máxima de 180° y, a continuación, le solicitamos que
realice un descenso para llevar el brazo a lo largo del muslo, nos encontramos al descender con la mano en rotación interna. Entre la abducción máxima y el descenso ha habido una rotación interna al descender.

Si por ejemplo, en esta posición de rotación interna solicitamos una
abducción, es imposible a los 90°, porque en este punto el troquiter encuentra al acromion y no puede pasar por esta vía interna, lo cual hace
que si queremos realizar una abducción se tiene que producir, automáticamente, una rotación externa.

Por lo tanto, **para poder realizar una abducción máxima es necesario una rotación externa.**

Lo cual nos indica que si un paciente no puede realizar una abducción más allá de 90°, presenta los rotadores internos (subescapular, pectoral mayor, etc.) contracturados.

Nota: partimos de la base de que este paciente no presenta un patrón capsular.

Cuando se hace una rotación externa la tuberosidad mayor o troquiter va a desplazarse hacia atrás del acromion. Si llevamos el brazo en
elevación anterior, para que el brazo pase fácil tiene que acompañarse
de una aducción y de una rotación interna. Si no, se va a atrapar o pe-
llizcar bajo la coracoides.

Por lo tanto, **para poder realizar una elevación anterior es necesaria una rotación interna.**

Lo cual nos indica que si un paciente no puede realizar una elevación anterior, presenta los rotadores externos (infraespinoso, redondo menor, etc.) contracturados.

Nota: partimos de la base de que este paciente no presenta un patrón capsular.

Disfunción de la cabeza humeral en superioridad-inferioridad

En la superioridad es la pareja supraespinoso-deltoides que son patológicos.

La cabeza asciende pellizcando a los tendones del manguito, creando lesiones del supraespinoso y de la P.L.B.; y menos habitualmente, del infraespinoso.

En la inferioridad podemos tener en caso contrario, debilitamiento del supraespinoso-deltoides o golpe directo en la cabeza humeral que hace que esta se descentre en inferioridad.

Diagnóstico

Paciente en sedestación. El osteópata en bipedestación junto al hombro a valorar. Con la mano interna fijamos la clavícula y escápula en sus extremos externos. Con la mano externa atrapamos el húmero del paciente en su tercio proximal. Comprobamos la movilidad superioridad e inferioridad de la cabeza humeral.

- Si la cabeza humeral no se mueve en dirección inferior: disfunción de la cabeza humeral en superioridad.
- Si la cabeza humeral no se mueve en dirección superior: disfunción de la cabeza humeral en inferioridad.

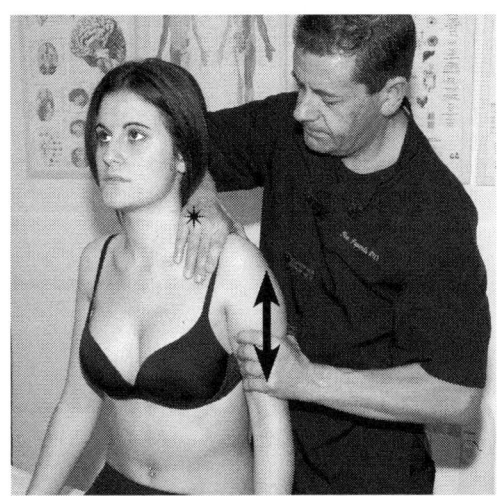

Foto 62. Test para el descentrado infero-superior de la articulación gleno-humeral.

Disfunción de la cabeza humeral en anterioridad-posterioridad

Como el descentrado anterior siempre va precedido del descentrado superior, los músculos supraespinoso y deltoides los encontramos habitualmente contracturados. Además, el subescapular también puede encontrarse espasmado.

Esta disfunción va a producir lesiones en la parte anterior del rodete.

El descentrado posterior se produce cuando el centro instantáneo dinámico-muscular no está acoplado y la cabeza se descentra hacia la fuerza predominante.

El predominio de los rotadores internos (subescapular, pectoral mayor, etc.) sobre los externos produce un movimiento de cizallamiento que hace deslizarse a la cabeza humeral hacia atrás.

Test diagnósticos para el descentrado anterior

a. Test del armado del brazo. Este gesto suele dar positivo. Produce un dolor y una aprensión por parte del paciente, que tiene miedo a que la cabeza se luxe hacia delante. Realizando al paciente un gesto de abducción y rotación externa máxima, si el hombro está a punto de luxarse el paciente manifestará alarma y se resistirá a este movimiento.

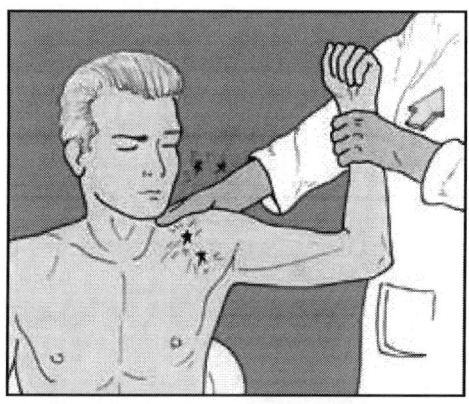

Figura 114. Test de armado del brazo

b. Visualización del nivel de los hombros. Con el paciente en decúbito supino comprobamos si un hombro está más elevado que el otro. El hombro más elevado nos indica el lado de la patología. En este ejemplo tenemos el hombro izquierdo alto con respecto al plano de la camilla, lo que nos confirma que se encuentra en anterioridad.

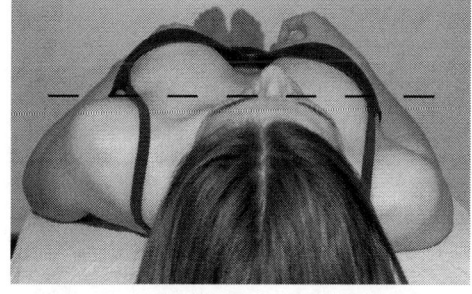

Foto 63. Test de visualización del nivel de los hombros. Positivo en la izquierda.

c. Test de elasticidad del hombro. Paciente en decúbito supino. El osteópata en la cabecera de la camilla situado del lado del hombro a valorar. Fijamos con una mano las primeras costillas, mientras con la otra presionamos del húmero hacia la camilla, comprobando la movilidad en ambos lados. La restricción de movilidad, la pérdida de elasticidad, se encuentra en el hombro en lesión.

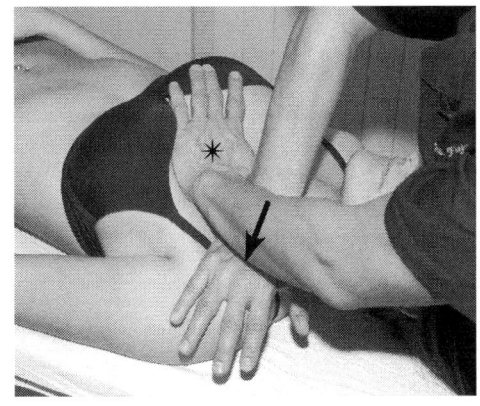

Foto 64. Test de elasticidad del hombro. Ejemplo en la izquierda.

Test diagnóstico para el descentrado posterior

Paciente en sedestación. El osteópata en bipedestación por detrás del paciente, junto al hombro a valorar. La mano interna bloquea la escápula en su extremo externo. La mano externa sujeta el antebrazo del paciente a la altura del codo. Realizamos una abducción pasiva del brazo, con el codo flexionado a 90°, sin componente de rotación, llevando el brazo del paciente en un plano de abducción de 30° más posterior que el plano de la escápula.

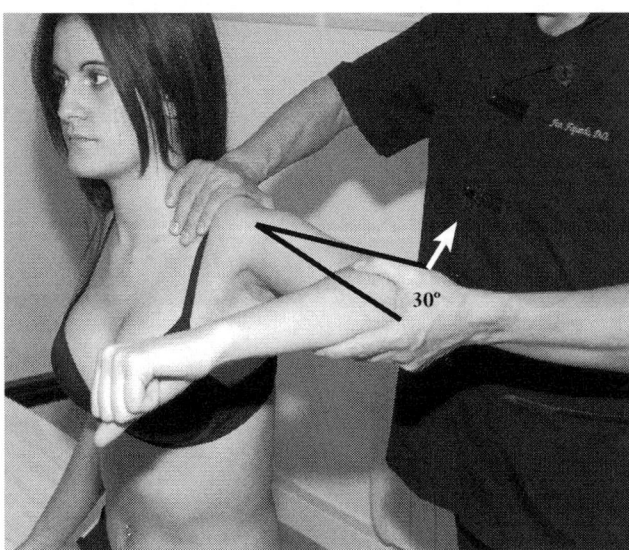

Se percibe una parada brusca que corresponde a la lesión del rodete posterior y también de la P.L.B. El dolor proviene de la afectación de la P.L.B.

Foto 65. Test para el descentrado posterior

Test global para la articulación gleno-humeral

Paciente en decúbito supino. El osteópata en sedestación junto al hombro a valorar. Con nuestra mano interna bloqueamos escápula y clavícula en sus extremos externos. Con la mano externa sujetamos el húmero en su extremo proximal. Evaluamos los deslizamientos de la cabeza humeral con nuestra mano externa.

Interpretación del test

- Si la cabeza humeral no se posterioriza: disfunción en anterioridad.
- Si la cabeza humeral no se anterioriza: disfunción en posterioridad.
- Si la cabeza humeral no se eleva: disfunción en inferioridad.
- Si la cabeza humeral no desciende: disfunción en superioridad.

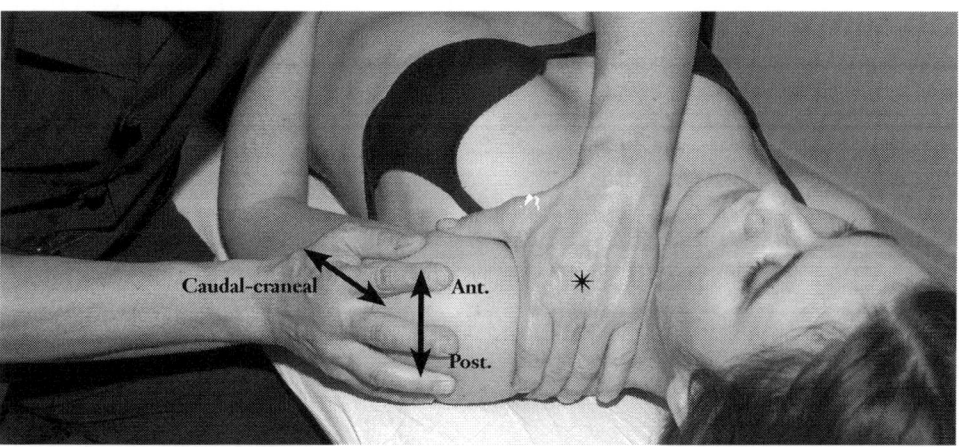

Foto 66. Test global para la articulación gleno-humeral

12. TRATAMIENTO OSTEOPÁTICO DEL HOMBRO

Observaciones: vamos a exponer el orden idóneo de tratamiento osteopático global para el hombro. Este protocolo puede sufrir variaciones dependiendo de los tejidos que se encuentren afectados.

En presencia de un proceso inflamatorio

Nota: si el proceso inflamatorio no se ha producido como consecuencia de un agente traumático, pediremos pruebas biológicas para descartar o confirmar la existencia de artritis reumatoide, ácido úrico o infección.

1. Reposo de la extremidad afectada
2. Aplicación de frío. 20 minutos cada dos horas.
3. Reposo, 24-48 horas; solamente en casos traumáticos recientes.
4. Tomar algún antiinflamatorio natural.
5. Beber litro y medio de agua al día.
6. No comer productos irritantes, destructores de salud y acidificantes del medio interno:

   - especias, picantes, carne roja, cerdo, marisco, harinas blancas...
   - lácteos, sal, azúcares...
   - café, té, mate...
   - no fumar.

Productos naturales con propiedades antiinflamatorias

Harpagofito

Harpagophytum procumbens es una especie de planta herbácea de la familia de las pedaliáceas natural del sur de África. Vulgarmente se le conoce como harpagofito (planta con garfios en griego) o "garra del diablo" debido a la morfología de sus frutos, unas cápsulas leñosas recubiertas de espinas ganchudas y aceradas. Desde los albores del siglo xx, la raíz de esta planta ha sido muy estudiada y analizada descubriéndose en ella más de 40 componentes activos entre los que destacan los glucósidos monoterpénicos del grupo de los irioides con un 0,52% al 3%. Entre los irioides el mayor constituyente es el harpagósido, responsable principal de las propiedades de la planta.

Cumaroll-harpágido, procúmbido, son otros de sus componentes junto a flavonoides, sustancias fenólicas, fitosteroles libres y combinados, triterpenos y esteroides.

Propiedades y acción. La comisión E del Ministerio de Sanidad Alemán ha aprobado las siguientes indicaciones para el harpagofito "artralgia, artritis, dispepsia". La propiedad más estudiada, conocida y contrastada de esta planta es su acción antiinflamatoria, por esto, se recomienda en casos de dolores articulares, reumáticos, artrósicos y artríticos. Reduce de forma notable la sensación de dolor y mejora el movimiento sin aparecer efectos adversos por lo que puede asociarse a otros fármacos antiinflamatorios a fin de reducir la dosis de éstos.

También estimula la recuperación por traumas. Es importante apuntar que los irioides del harpagofito tienen una acción periférica, con respuestas musculares y vasculares, más que una acción analgésica central por lo que está especialmente indicado y es particularmente activo en personas de edad avanzada.

También tiene acción digestiva y estomacal, usándose en el tratamiento de problemas gastrointestinales. Su contenido en principios amargos le confiere esta propiedad, por la que se utiliza de forma tradicional en el sur de África, de donde es originario. Asimismo tiene una acción colerética que aumenta la producción de bilis mejorando la función digestiva. Estimula las papilas gustativas, las cuales por acción refleja aumentan la producción de jugos gastrointestinales mejorando el apetito.

Además de lo mencionado el harpagofito es muy activo y recomendable en casos de lumbalgias. El extracto de harpagofito inhibe de forma natural los TNF-alfa, más concretamente la proteinquinasa intracelular, que ejerce como mediador intracelular del dolor. Es por esto que tiene muy similar eficacia a los medicamentos de síntesis pero sin los efectos perniciosos de éstos.

Contraindicaciones. Contraindicado en casos de úlcera gastro-duodenal y gastritis, obstrucción de las vías biliares y colon irritable. Queda claro en estas patologías que el paciente no lleva una correcta alimentación.

No emplear en el embarazo y la lactancia salvo por prescripción profesional. El éxito del harpagofito es que normalmente siempre sienta bien y, a diferencia de los fármacos antiinflamatorios, no provoca irritación gástrica.

Interacción con medicamentos alopáticos. No se han descrito, sin embargo, es conveniente vigilar ante posible interacción con medicamentos antiarrítmicos (Atenolol, Bisoprolol, Metoprolol, Nadolol, Nifedipino, verapamilo, etc.).

Árnica

Árnica es un género con unas 30 especies de plantas perennes, herbáceas, que pertenecen a la familia de las asteráceas.

El nombre del género Árnica es una deformación latina que deriva del griego πταρμική (pragmique), del sustantivo πταρμός (pragmos), estornudo, por su capacidad de hacer estornudar.

Se usa para trata la hinchazón e inflamación producida por golpes y torceduras entre otros. Sus propiedades antiinflamatorias se deben especialmente a la presencia de helenalina y dihidrohelenalina en esta hierba.

Tan pronto se produce un golpe, se debe aplicar, sobre la zona afectada, paños empapados en árnica con lo cual no sólo se contrarrestan el dolor y la inflamación sino también la posible aparición de un hematoma.

Cúrcuma

Cúrcuma longa, de nombre común cúrcuma, es una planta herbácea de la familia de las zingiberáceas nativa del suroeste de la India.

Esta especia india contiene curcumina la cual posee propiedades antiinflamatorias según han mostrado varios estudios clínicos. Sin embargo, los beneficios de la cúrcuma se aprecian sólo pasados un par de meses. Si se toma en unión de bromelina (potente enzima antiinflamatoria que se encuentra en la piña) se logra un eficaz remedio natural que combate el dolor agudo producido por el síndrome del túnel carpiano o la artritis.

Es una de las plantas con mayor efecto anticancerígeno.

Está aconsejada para los que padecen dispepsia, digestiones lentas, gastritis crónica.

La cúrcuma es muy buena para los gases, al ser carminativa y ayudar a expulsarlos del intestino.

Se recomienda consumir en casos de cirrosis, ictericia, enfermedades hepáticas o trastornos en la vesícula biliar.

Sirve para que el cuerpo resista mejor los efectos de los medicamentos y tratamientos contra el cáncer, como es la quimioterapia.

Los estudios actuales revelan que consumir extracto de cúrcuma o cúrcuma en polvo sirve para estimular el sistema nervioso, pero además, tiene efectos en el sistema inmune y en el estado de ánimo. Es por ello que reduce los niveles de estrés y provoca un aumento en la producción de serotonina. Puede ser usado en pacientes con depresión (emocional o estacional) y otros trastornos similares.

Así mismo es eficaz en problemas cardíacos, patologías respiratorias, para aumentar el sistema inmunitario, con propiedades antimicrobianas y regulador del ciclo menstrual.

Pimienta de cayena o guindilla

Contiene "capsaicina", ingrediente que aporta el sabor picante a este tipo de pimienta, el cual posee reconocidos efectos antiinflamatorios.

La cayena aporta beneficios tanto estimulantes como tónicos a todo el organismo, pero principalmente sobre nuestro sistema tanto digestivo como circulatorio (de hecho, es ideal para activar la circulación). En este sentido, la cayena es capaz no sólo de mejorar nuestra circulación, sino de fortalecer las arterias, capilares y el corazón.

En lo que tiene que ver con el propio sistema digestivo, la cayena es adecuada para aliviar los cólicos abdominales y las flatulencias.

En caso de gripe o resfriados ejerce un importante efecto anticatarral, ayudando no sólo a combatirlo, sino a prevenir el riesgo de contagio.

Manzanilla alemana

Chamomilla officinalis, Chamomilla recutita, Chrysanthemum chamomilla, Matricaria chamomilla y Matricaria suaveolens.

Las flores secas se emplean por sus propiedades sedantes y espasmolíticas, así como su acción antiinflamatoria. Se toma en infusión, extracto o tintura.

A la camomila se atribuyen en la medicina popular propiedades sedantes, anticonvulsivantes, carminativas, antiespasmódicas, analgésicas, antiinflamatorias y antisépticas. En general, esta planta se ha venido empleando como antiinflamatorio y antiespasmódico intestinal. Localmente, se viene utilizando en inflamaciones de la piel y mucosas, especialmente del área anogenital e infecciones de la piel (Comisión E alemana).

Regaliz

Glycyrrhiza glabra, comúnmente llamado regaliz u orozuz, es un miembro de la familia de las fabáceas nativo de la Europa mediterránea y de Asia Menor. Se encuentra cultivado en muchos lugares, habiéndose naturalizado en muchos de ellos en sitios húmedos, como lechos de ríos, barrancos, vaguadas, etc.

Contiene glicirricina y ácido glicirricínico los cuales presentan una actividad antiinflamatoria y protectora contra los tumores.

Resulta ser una excelente planta para regular los procesos digestivos, muy útil para tratar casos de estreñimiento. Debido a que estimula la función renal y regula la digestión, genera una acción protectora del hígado. Como antiácido, la planta de regaliz ayuda a tratar casos de acidez estomacal, gastritis y úlceras.

Se toma la raíz cortada o en polvo.

Sauce blanco

El sauce blanco (Salix Alba) contiene un compuesto que se emplea modificado para elaborar la aspirina. Se usa para la artritis, el dolor de cabeza, la bursitis y otras inflamaciones dolorosas.

Utilizado principalmente en casos de fiebre, dolores musculares y crónicos, fibromialgia y dolores menstruales.

Alga espirulina

Espirulina máxima, es una cianobacteria que tiene forma de espiral (de ahí su nombre), y es de color azul verdoso por la presencia de clorofila que le da el color verde y de ficocianina, pigmento que le da el color azulado, de agua dulce que proviene de las zonas tropicales y que, por su alto contenido de antioxidantes, protege de los radicales libres y también tiene acción antiinflamatoria.

La espirulina es un super alimento que ofrece proteínas más digeribles que las de la carne de vacuno y contiene una sorprendente variedad de elementos nutritivos: vitaminas, minerales, ácidos grasos esenciales, proteínas, ácidos nucleicos (ADN y ARN), clorofila, y una amplia gama de fitoquímicos.

Millones de personas alrededor del mundo utilizan la espirulina como un complemento alimenticio en su dieta siguiendo las recomendaciones de las Naciones Unidas (O.N.U.) y la Organización Mundial de la Salud. Mediante el Instituto Intergubernamental para el Uso de las Microalgas Espirulina contra la Malnutrición la O.N.U. recomienda el empleo de microalgas como la espirulina contra la malnutrición aguda en situaciones de emergencia humanitaria, de malnutriciones de índole crónico, y para el desarrollo sostenible.

Atletas olímpicos de China y Cuba han estado consumiendo espirulina para mejorar su rendimiento deportivo. En el centro de formación deportiva más grande de China entrenadores han informado de que mejora la recuperación y estimula el sistema inmunológico.

También la espirulina ha sido elegida por la NASA para enriquecer la dieta de los astronautas en misiones espaciales. Está claro que las algas son el alimento del futuro, así que deberías ir conociéndolas más a fondo, ¿no te parece?

Jengibre

El jengibre o quion (Zingiber officinale) es una planta de la familia de las zingiberáceas, cuyo tallo subterráneo es un rizoma horizontal muy apreciado por su aroma y sabor picante. La planta llega a tener 90 cm de altura, con largas hojas de 20 cm.

Esta raíz ha sido empleada durante siglos en la medicina ayurvédica de la India como un eficaz tratamiento contra la artritis.

Es muy beneficiosa para el organismo, sobre todo por su eficaz acción antiinflamatoria.

Basta con tomar media cucharadita de jengibre en polvo o una entera cada día preferiblemente mezclada, por ejemplo, en una ensalada.

Favorece las funciones del aparato digestivo: esa es una de las funciones más populares del jengibre. Estimula el páncreas aumentando la producción de enzimas que intervienen en la digestión y evitan la mala absorción de los alimentos.

Ayuda a prevenir problemas intestinales: debido a su poder antibacteriano evita alteraciones en la flora intestinal.

Es un antivomitivo muy eficaz: es uno de los mejores remedios para combatir las náuseas por diferentes causas. Por ejemplo, para los mareos en los viajes (barco, autobús, etc.) y travesías largas; para los que se producen luego de la quimioterapia; para las mujeres embarazadas en sus primeros meses de gestación (no es un tratamiento que debe ser muy prolongado en este caso) y para los vómitos posoperatorios.

Grosellero negro

El grosellero negro (Ribes nigrum) también es conocido como zarzaparrilla negra. Pertenece a la familia de las saxisagráfeas, y se diferencia de la especie común por sus frutos de color negro y su aspecto menos erguido y más amplio.

Las hojas y las yemas de esta planta son reconocidas para combatir el reumatismo debido a los flavonoides que estimulan la secreción de sustancias antiinflamatorias. Se lo ha bautizado como «la cortisona natural», aunque sin sus muchos inconvenientes.

El jugo de sus frutos también es recomendable como antiinflamatorio tanto en el tratamiento de procesos agudos como en estados pasajeros.

El grosellero negro presenta las siguientes actividades:

Diurética, antiinflamatoria y antirreumática. Tiene un efecto similar a la cortisona (estimula la corteza suprarrenal) pero sin los efectos secundarios de ésta.

Actividad antialérgica y antihipertensiva.

Favorece la eliminación de compuestos nitrogenados, urea y ácido úrico por la orina.

El jugo de sus frutos se considera diurético y diaforético (sudorífico).

Los frutos presentan actividad vitamínica y vasoprotectora.

También se puede tomar en infusión. Para ello, se debe hervir 30 gramos de hojas de grosellero negro en un litro de agua por 15 minutos.

Beber dos tazas al día.

Noni

El Noni es "Morinda citrifolia", su nombre en inglés es el mismo que el que recibe en español y los nombres comunes con los cuales también se le conoce son "Árbol de la India, Piña de puerco, Mora de la India, Manzana de Puerto Rico y Buñuela". La fruta, la raíz y las hojas del Noni son las parte que se utiliza para los diferentes remedios caseros.

Esta planta es originaria de las islas del Pacífico Sur y ha sido usada con fines curativos desde hace miles de años. Según las investigaciones acerca de las propiedades del fruto de este árbol, su poder regenerador se asocia a la presencia de xeronina, un alcaloide que trabaja a nivel celular, fortalece el sistema inmunológico y alivia los síntomas de artritis, osteoartritis, artritis reumatoide y gota.

Está recomendada en patologías del sistema digestivo, diabetes, colesterol, problemas cutáneos, cáncer (sobre todo el de piel), infecciones, baja la fiebre, etc.

Alimentos antiinflamatorios

La alimentación tiene un papel importante a la hora de evitar las inflamaciones, ya que muchas tienen que ver con un desajuste en la ingesta de ácidos grasos omega-6 y omega-3 los cuales deben ser equilibrados.

Igualmente, es necesario el consumo de vitamina E.

Cuando existe un exceso de ácidos grasos omega-6, una carencia de omega-3, y una ingesta inadecuada de antioxidantes como la vitamina

E, la reacción pro-inflamatoria del cuerpo se desnivela y provoca inflamación crónica y dolor.

Todo lo anterior significa que es necesario corregir la dieta con el fin de aliviar la inflamación crónica. Para ello, se debe consumir pescados de aguas frías (atún, trucha, salmón, sardinas, caballa y jurel), aceites vegetales como el de lino y la oliva (con elevado contenido en ácidos grasos omega-9), las nueces y las hojas verdes (verdolaga, por ejemplo).

Además, se debe evitar los alimentos procesados, congelados, envasados y enlatados, porque los fabricantes suelen utilizar para su elaboración ácidos grasos omega-6.

Fuentes saludables de omega-6: aguacate, pipas de calabaza, aceite de girasol, frutos secos, etc.

Fuentes dañinas de omega-6: fritos, grasas animales, mucho aceite, bollería, margarina, etc.

Protoco terapéutico global en patología del hombro

1. Tejido conjuntivo:

   – Construcción de base, C.B.
   – Construcción dorsal, C.D.
   – Construcción del hombro
   – Técnica de pinzado rodado y desfibrotización del tejido cutáneo

2. Técnica Cyriax (en ligamentos y tendones afectados)
3. Técnica perióstica
4. Desfibrotización cutánea en el área afectada
5. Masaje longitudinal a lo largo del músculo afectado
6. Criomasaje en el punto de máximo dolor, durante 5 minutos
7. Estiramientos del cuello y de los músculos del complejo del hombro
8. Tratamiento fascial
9. Movilizaciones de la escápula y de la gleno-humeral
10. Tratamiento articular de:

Articulación acromioclavicular. Articulación esternocostoclavicular. Articulación glenohumeral. Tratamiento de las líneas de gravedad afectadas, con especial atención a las 4 primeras costillas del lado del hombro afectado y a las vértebras cervicales bajas:

- En caso de cadena cráneo-sacra o sacro-craneal, tratamiento de todo el raquis con prioridad al cráneo, ATM y cervicales altas en caso de cadena cráneo-sacra; y prioridad al sacro (+ L5 y coxo-femoral) en caso de cadena sacro-craneal.
- En caso de cadena pelvis-pie o pie-pelvis, tratamiento de ilíaco, cadera, rodilla y pie-tobillo con prioridad al ilíaco en cadena descendente y al pie-tobillo (escafoides-cuboides) en caso de cadena ascendente.
- En cualquiera de los casos de cadenas ascendentes, la pierna corta es una prioridad.

1. TEJIDO CONJUNTIVO

Construcción de base, C.B.

La construcción de base permite influenciar sobre el sistema parasimpático sacro, para contraponerse a la hiperactividad simpática muy a menudo presente en la mayoría de las patologías, especialmente las de origen visceral.

La inervación segmentaria muestra que es posible, a partir de la construcción de base, influenciar en los dermatomas suprayacentes (7), y subyacentes (3).

Con la construcción de base influimos sobre:

- Los dermatomas T9 al coxis
- S.N. simpático de T9 a L3
- Parasimpático craneal → Vísceras abdominales
- Parasimpático sacro

Obtenemos pues una acción reequilibrante del sistema vegetativo.

La construcción de base es considerada como un tratamiento completo (Ottensmeier).

Indicaciones

- Patología lumbo-pélvica
- Patología de las extremidades inferiores
- Patologías viscerales de la cavidad abdominal
- Trastornos circulatorios de las extremidades inferiores
- Como inicio de casi todos los tratamientos osteopáticos

Nota: cuando la CEP está implicada, la retracción conjuntiva impide la posición erecta, es decir, el alargamiento de la columna vertebral.

Procederemos entonces a un masaje, no muscular, sino conjuntivo para obtener la desprogramación propioceptiva por vía refleja, y obtener así una relajación tanto conjuntiva como muscular.

Realización de la técnica

El paciente en sedestación. El osteópata, en sedestación o bipedestación, a la espalda del paciente.

- Se realizan unos trazos con el mayor y el anular. A veces podemos utilizar el pulgar.
- La palpación debe ser perpendicular a la piel. La mano puede colocarse en pronación o en supinación y debe ser sostenida por la mano libre.
- El mayor realiza una presión, después una puesta en tensión, seguida de una tracción para desencadenar una sensación de corte y no de presión sorda.
- La dirección de los trazos la marca el pulgar, ya que la mano debe ir en la dirección de este dedo.
- No se utiliza ningún medio deslizante: aceite, talco...
- Estos trazos se efectúan 3 o 4 veces, bilateralmente.
- La construcción de base se compone de 8 trazos:

1. Partimos de la espina ilíaca postero-superior (EIPS), siguiendo por el borde externo de la cresta ilíaca, hasta la espina ilíaca antero-superior (EIAS).
2. Partimos de la EIPS, y nos dirigimos oblicuamente hacia el trocánter mayor por el canal natural de los glúteos, remontando hacia la EIAS.
3. Partimos del pliegue interglúteo, continúa por la parte inferior del glúteo, para terminar en la parte posterior del trocánter mayor.
4. Partimos de la base sacra, de abajo hacia arriba, realizando cada trazo en forma de abanico. Estos trazos son 3 y tienen una longitud de 8 a 10 cm.
5. Partimos de las apófisis espinosas de L3 o L4 para finalizar sobre la EIPS. Estos trazos son 3 y "cortan" a los anteriores. Tienen una longitud de 8 a 10 cm.
6. Realizamos los enganches a la columna lumbar, mediante trazos oblicuos cortos de 2-3 cm desde T12 a L2-3.

7. Realizamos los enganches a los bordes laterales del sacro, de medial a lateral. Estos trazos son 4 o 5 y tienen una longitud de 8 a 10 cm.

8. Finalizamos con los trazos calmantes, realizados con las yemas de los dedos mayor y anular, partiendo del apéndice xifoides y bordeando la parrilla costal inferior hasta el área tóraco-lumbar. Se realiza primero un lado y luego el otro.

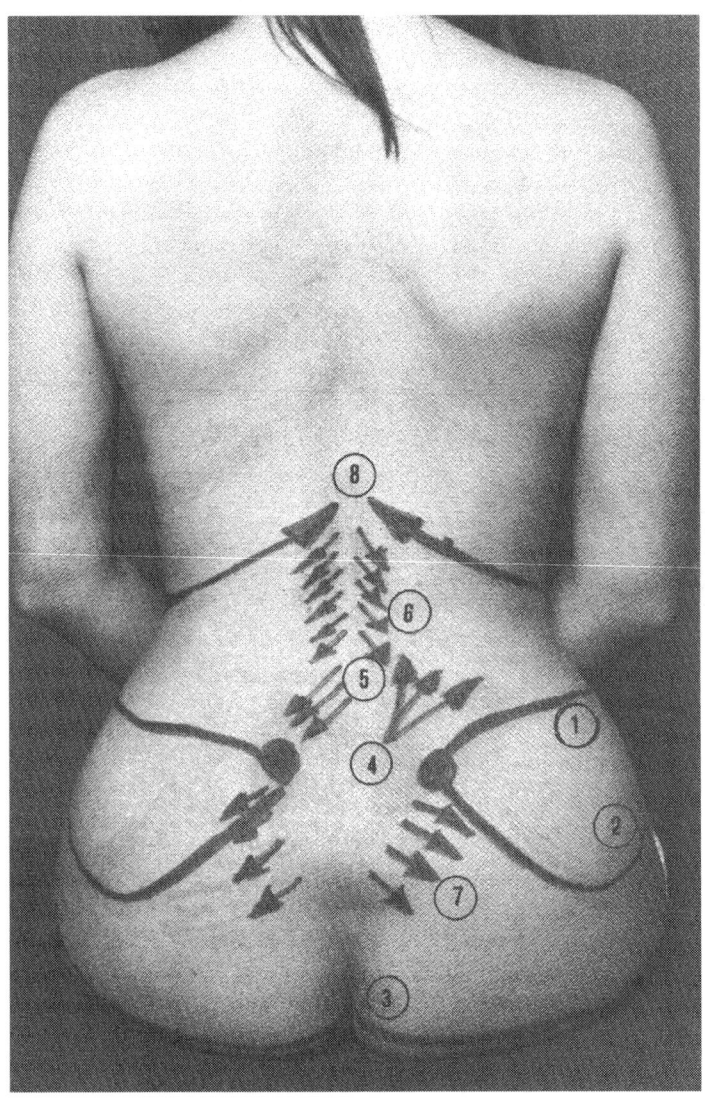

Foto 67. Construcción de base, C. B.

Construcción dorsal, C.D.

Indicaciones

- Patología cérvico-torácica
- Patología de las extremidades superiores
- Patologías viscerales de la cavidad torácica
- Trastornos circulatorios de las extremidades superiores

Realización de la técnica

El paciente en decúbito prono, con los brazos pegados al cuerpo. El osteópata, en bipedestación, a la cabecera de la camilla.

1. Partimos de T12, a 1 cm. de las apófisis espinosas, ascendiendo hasta el occipital. Se realiza bilateralmente.
2. Partimos de T12, a 3 cm. de las apófisis espinosas, ascendiendo hasta el occipital. Se realiza bilateralmente.
3. Partimos de T12, a 1-2 cm de las apófisis espinosas, siguiendo el borde externo del trapecio inferior hasta el acromion. Se realiza bilateralmente.
4. Describimos círculos sobre la apófisis espinosa de C7, en sentido de las agujas del reloj. Este trazo es unilateral y se repite diez veces.
5. Partimos desde una apófisis acromial hacia la otra, pasando por debajo y por encima de C7. Se realiza unilateralmente, primero una dirección y luego la otra.
6. Partimos desde ambos acromion hacia el occipital, siguiendo el borde del trapecio superior. Se realiza bilateralmente.
7. Partimos desde las líneas curvas del hueso occipital, desde el centro hacia los extremos y desde el occipital hasta la T1. Se realiza bilateralmente.

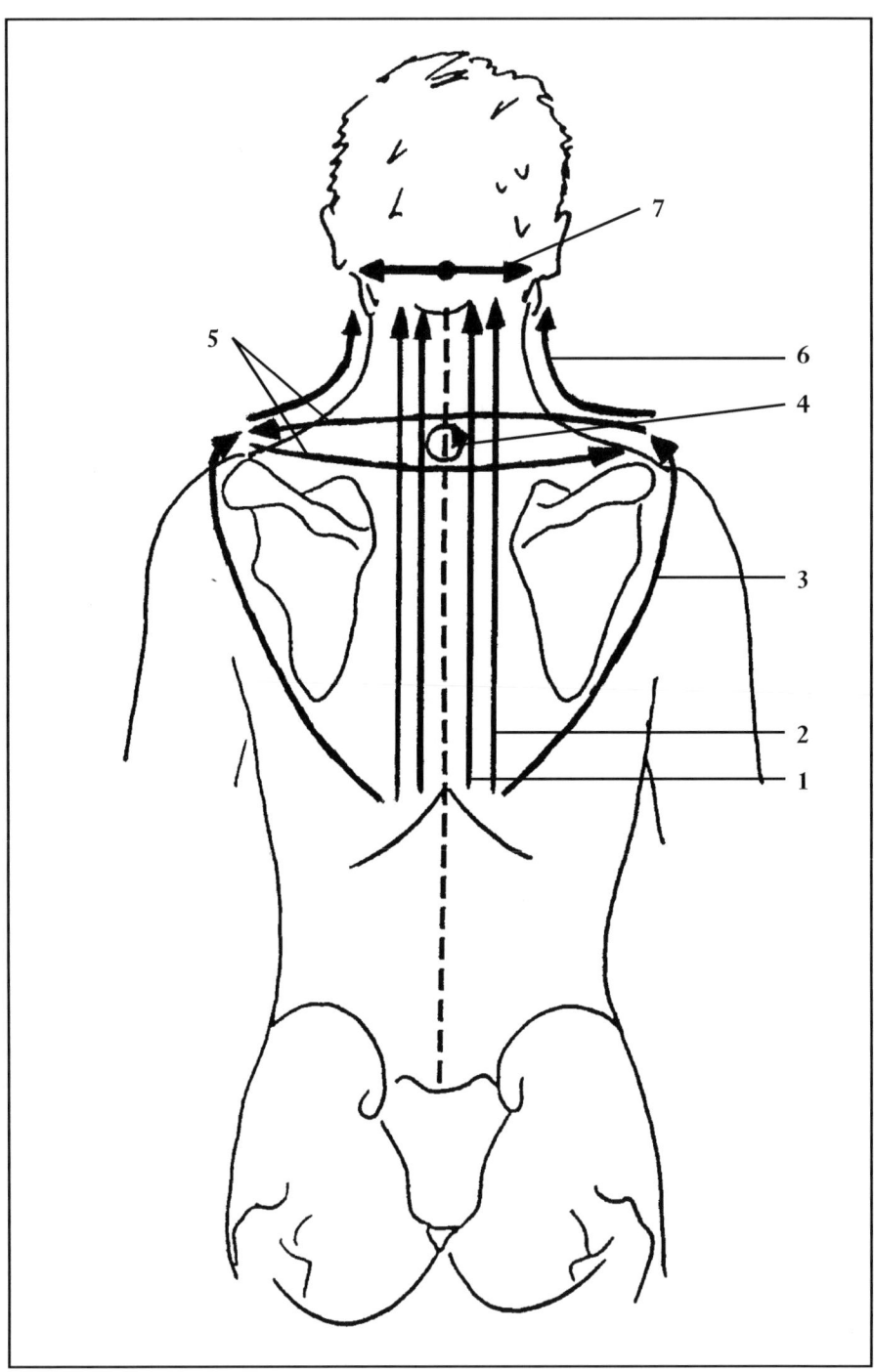

Figura 115. Construcción dorsal, C. D.

Construcción del hombro, C. H.

Se realizan trazos con el pulgar sobre toda la superficie del deltoides, de arriba hacia abajo.

Se repite 3-4 veces cada trazo.

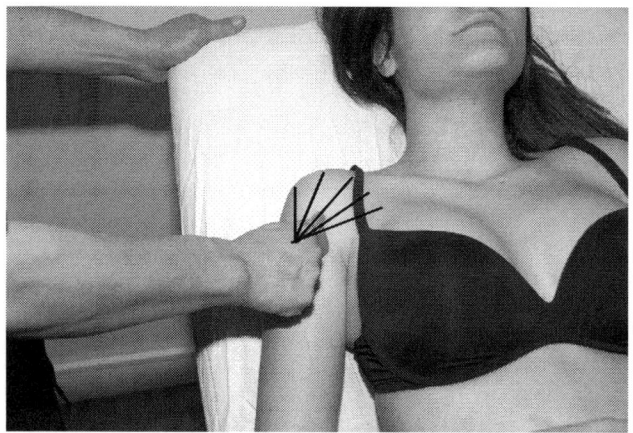

Foto 67. Construcción del hombro, C. H.

Técnica de pinzado rodado

El osteópata realiza la técnica del pinzado rodado sobre el hombro, por toda la superficie del deltoides, de manera transversal.

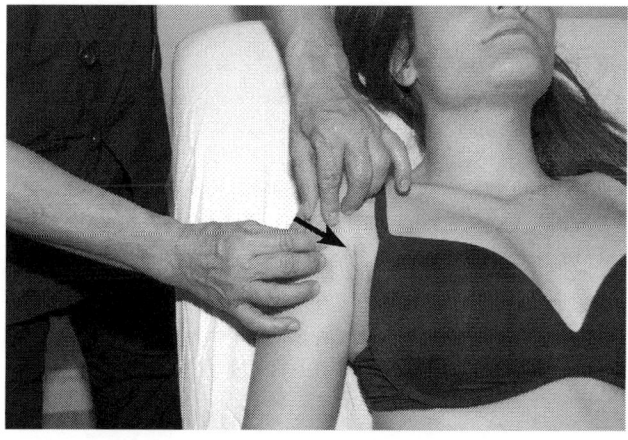

Foto 68. Técnica de pinzado rodado

2. TÉCNICA CYRIAX (EN LIGAMENTOS Y TENDONES AFECTADOS)

La fricción transversa profunda, Cyriax, a pesar de no ser una técnica osteopática, resulta muy útil en lesiones de ligamentos y tendones.

Es un método de terapia que nos legó el Dr. James Cyriax. Este médico británico creó una forma especial de masaje transverso, para tratar pequeñas estructuras lesionadas, principalmente ligamentos y tendones. También tiene un gran uso en músculos, así como adherencias y fibrosidades. En la columna vertebral, su uso principal son los ligamentos, sobre todo a nivel pélvico.

Cuando se produce una lesión local, existen micro desgarros en ligamentos, tendones, o músculos, ésto va a originar una cicatriz de colágeno en el área afectada. Este tejido es menos elástico y más propenso a la ruptura ante el estrés mecánico.

Se van a crear adherencias y fibrosidades entre la estructura lesionada y el hueso o tejidos de la zona. Todo ello ocasionará una pérdida de funcionalidad y dolor.

El MTP es una forma de terapia ligeramente agresiva y dolorosa pues friccionamos justo en el punto máximo de dolor (lesión). Si presionamos excesivamente fuerte, la convertimos en una técnica violenta, sumamente desagradable y dolorosa, causando con ello temor y desconfianza, por parte del paciente, hacia un método sumamente eficaz cuando se realiza correctamente.

Normas de aplicación

- No se utilizan lubricantes.
- El dedo del osteópata forma un todo con la piel del paciente, y "salta" sobre la estructura lesionada, sin deslizar el dedo sobre la piel.
- En lesiones agudas se fricciona suave, con un tiempo de 1 a 5 minutos, aproximadamente. En lesiones crónicas, la fricción se realiza más profundamente, pudiendo llegar hasta los 10 minutos con la fricción.
- El tratamiento se realiza 2 o 3 veces semanales.
- Se fricciona en una dirección y en la otra se relaja, pudiendo variar indistintamente la dirección de la fricción.

- Se fricciona en el punto máximo de dolor, que se corresponderá con el punto exacto de lesión.

Efectos terapéuticos

- Romper el tejido colágeno cicatricial, el cual se ha formado de manera indiscriminada en el tejido lesionado, con una orientación de fibras diferente al tejido original.
- Romper y/o separar las adherencias y fibrosidades entre la estructura lesionada y los diferentes tejidos.
- Se consigue una cicatriz más móvil y con una dirección de fibras correctamente alineadas.
- Aumenta el riego sanguíneo en el punto de lesión (hiperemia), lo cual es muy importante si tenemos en cuenta lo poco vascularizadas que están algunas estructuras, como por ejemplo los tendones.
- Gracias a la hiperemia lograda, se consigue disminuir el dolor en la zona afectada.

Contraindicaciones

- Bursitis y procesos inflamatorios en general.
- Procesos infecciosos, degenerativos.
- Osificaciones, calcificaciones.
- Fisuras o roturas óseas.
- Roturas masivas músculo-tendinosas.
- Nunca sobre raíces nerviosas ni paquetes vasculares.

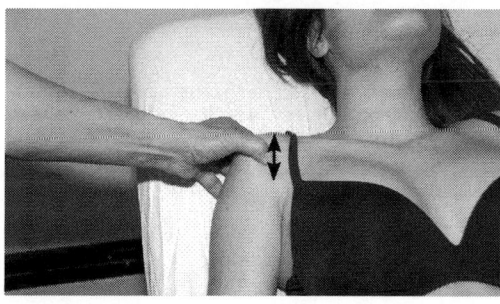

Foto 69. F.T.P. en el tendón del subescapular

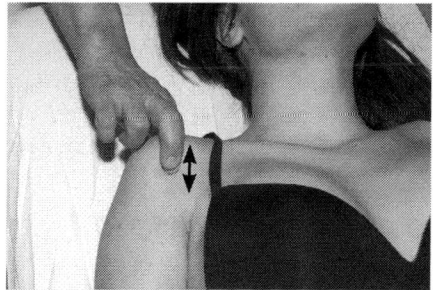

Foto 70. F.T.P. en el tendón del subescapular, variante.

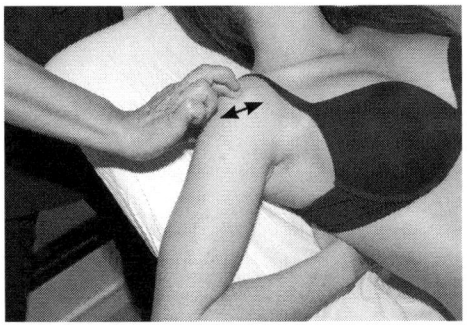

Foto 71. F.T.P. en el tendón del supraespinoso

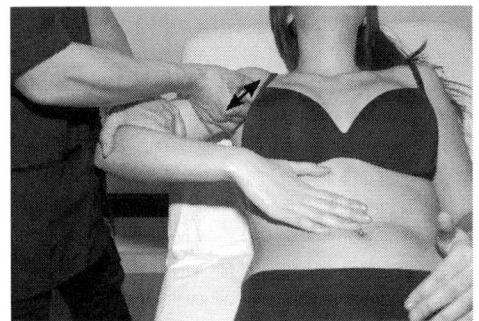

Foto 72. F.T.P. en el músculo pectoral mayor

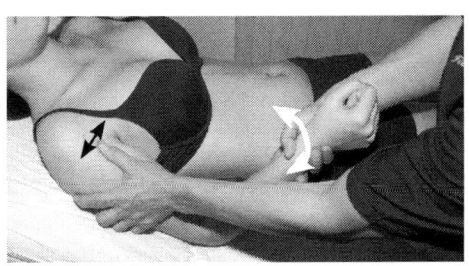

Foto 73. F.T.P. en el tendón de la P.L.B.

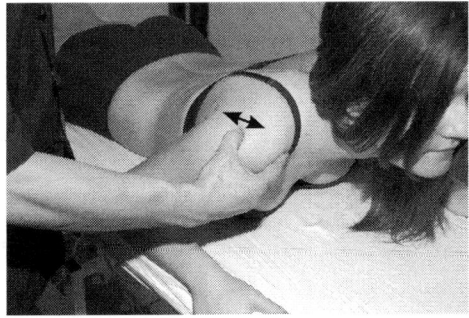

Foto 74. F.T.P. en el tendón del infraespinoso

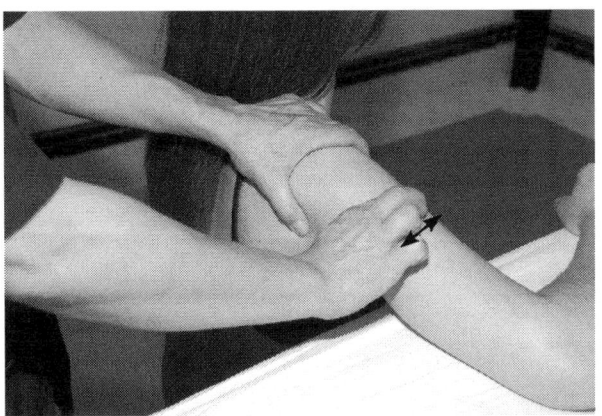

Foto 75. F.T.P. en la inserción del deltoides

3. TÉCNICA PERIÓSTICA

Sólo se realiza si el dolor es en la inserción ósea de ligamento o tendones.

Las técnicas periósticas fueron establecidas por P. Vogler y H. Krauss en 1953. El tejido perióstico está ricamente vascularizado e inervado.

Intereses de las técnicas periósticas

Como las técnicas conjuntivas, estas técnicas sólo pueden suprimir un fenómeno lesional o una lesión secundaria, pero jamás una lesión primaria; lo que no disminuye su importancia.

Representan varios intereses terapéuticos:

- **Un papel antiálgico:** esta acción es muy eficaz en numerosas afecciones y especialmente en la apofisitis del crecimiento, la periostisis, la epicondilitis, esguinces, ciatalgias, parodontosis, vértigos, neuralgias de Arnold (lámina de C2), etc.
- **Un papel de activación de los procesos osteoblásticos y osteoclásticos:** produciendo una transformación ósea o perióstica local, muy interesante en osteopatía, ortopedia, fisioterapia, traumatológica, en reumatología y en sus consecuencias quirúrgicas: pseudoartrosis, consolidaciones lentas, fragilidades óseas, síndrome de Sudeck, etc. Estos efectos pueden ser comprobados radiológicamente.
- **Un papel reflejo en las funciones viscerales a distancia:** mediante la intervención de numerosos nervios sensitivos en relación íntima con el sistema nervioso autónomo, "el punto perióstico" produce una excitación, capaz de originar un fenómeno de autorregulación de las funciones viscerales.

Realización de la técnica perióstica

Según los tejidos considerados, los puntos periósticos podrán efectuarse:

- Con la primera falange del dedo mayor doblado y situado en el eje de la mano, del antebrazo y del brazo.
- O con la extremidad del mayor en extensión, ayudado por el anular.

La presión debe provenir del cuerpo y no de la mano. Esta presión puntual será primero progresivamente creciente, para luego volverse decreciente.

Los músculos deberán ser separados, pues esta presión no debe ser efectuada más que en el tejido perióstico.

La elección de los puntos dependerá del fin que se busca:

- Si se trata de un efecto antiálgico, será preferible comenzar el tratamiento por la zona menos dolorosa, para acercarse progresivamente al punto más álgido.
- Si se trata de un efecto de transformación ósea y perióstica, los puntos se dirigirán directamente a los alrededores de la zona implicada.
- Si se trata de un efecto reflejo a distancia, los puntos estarán en función de las correspondencias viscerales con el sistema nervioso autónomo.

Nota: la espina de la escápula es el área refleja de todo el miembro superior, así como el trocánter mayor del miembro inferior. Ante cualquier tipo de patología, tratar los puntos periósticos dolorosos en estas áreas reportará un importante beneficio terapéutico.

Cualquiera que sea el fin, se tratará de una alternancia rítmica de presiones puntuales y de relajaciones, sin que por ello el dedo abandone el contacto con el tejido.

La duración del punto será variable. Generalmente, está comprendida entre 1 y 3 minutos.

Al principio, se percibe un dolor más o menos vivo, pero éste se suaviza poco a poco y termina por desaparecer.

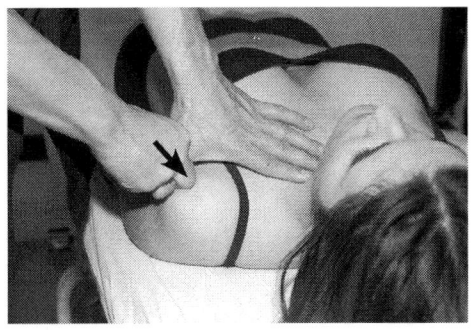

Foto 76. Técnica perióstica en el hombro

Cuando el dolor ha desaparecido, el punto perióstico ha sido tera-péuticamente eficaz.

El tejido se modifica de una sesión a otra. Se endurece y la sensibi-lidad disminuye.

En el curso de una sesión, son suficientes de 1 a 3 puntos perió-sticos.

Tras el tratamiento perióstico, una "huella circular", una tumefac-ción permanece sobre el lugar de la presión. Habrá que realizar un pinzado rodado sobre esta área para regularizar la circulación local y evitar que esta tumefacción sea dolorosa. En ningún caso se trata de una contusión.

4. DESFIBROTIZACIÓN CUTÁNEA EN EL ÁREA AFECTADA

Esta técnica se realiza justo después de haber realizado técnica Cyriax, ya sea sobre un ligamento o sobre un tendón. Así mismo, se realiza inmediatamente después de haber realizado la técnica pe-rióstica sobre cualquier inserción ósea de un ligamento o tendón.

Se moviliza un pequeño plie-gue cutáneo (pinzado rodado) so-bre el área afectada durante 10-15 segundos.

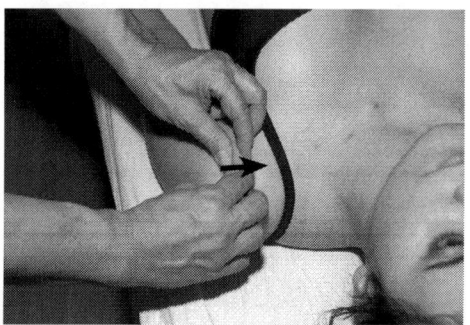

Foto 77. Desfibrotización cutánea

5. MASAJE LONGITUDINAL A LO LARGO DEL MÚSCULO AFECTADO

Nudillar profundo, sin aceite; sólo para lesiones músculo-tendi-nosas.

Es una técnica excepcional en patología muscular y tendinosa. No obstante, debido al exquisito dolor que produce, hay que reservarla ex-clusivamente para aquellos pacientes con una alta tolerancia al dolor.

Se aplica con los nudillos, profundamente, durante 5 a 10 minutos. Puede utilizar unas gotas de aceite, para que el osteópata no sufra en sus nudillos por la fricción realizada, pero no deben utilizarse medios deslizantes de manera intensa ya que minimizan el efecto de la técnica.

Por su dureza, aconsejo realizarlo una sola vez a la semana.

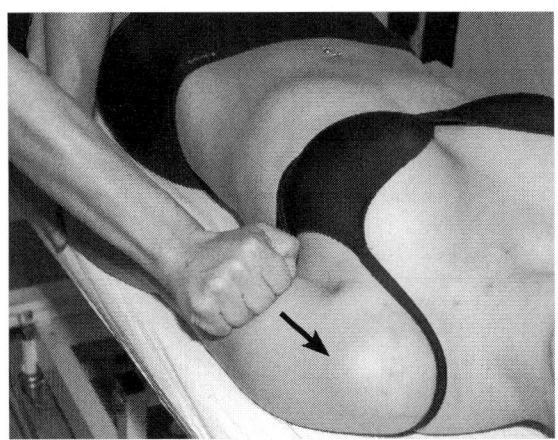

Foto 78. Masaje longitudinal nudillar profundo

6. CRIOMASAJE EN EL PUNTO DE MÁXIMO DOLOR

Se realiza durante 4 a 6 minutos, friccionando sobre el área afectada (tendón o ligamento). Es importante ir secando constantemente el área que estamos trabajando.

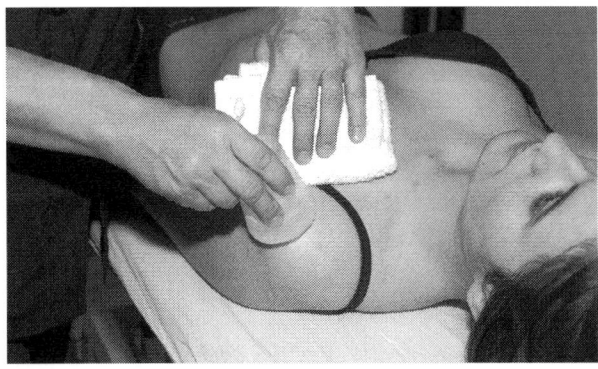

Foto 79. Criomasaje sobre el ligamento o tendón afectado.

7. ESTIRAMIENTOS DEL CUELLO Y DE LOS MÚSCULOS DEL COMPLEJO DEL HOMBRO

Tratamiento de los músculos cervicales

Por sus relaciones con el complejo articular del hombro y con la cintura escapular, es muy importante incluir a estos músculos en todos los tratamientos osteopáticos del hombro.

1. Musculatura extensora (ilocostal, longísimo, espinoso, esplenio, multífido, trapecio)

Estiramiento estático

Paciente en decúbito supino. El osteópata en bipedestación a la cabecera del paciente; Sitúa ambas manos cruzadas sobre los hombros del paciente, con la cabeza de este reposando sobre los antebrazos del osteópata.

Se realiza un movimiento de flexión de la columna cervical hasta la barrera motriz. Mantenemos esta posición durante 20-30 segundos.

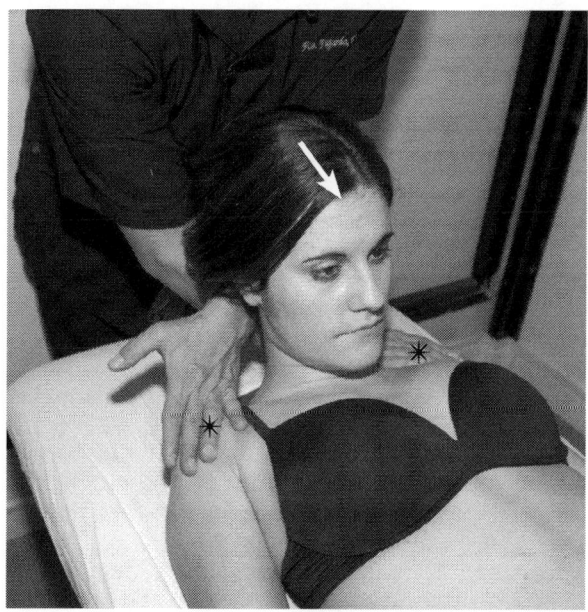

Foto 80. Estiramiento estático de la musculatura extensora cervical.

2. Musculatura extensora (ilocostal, longísimo, espinoso, esplenio, multífido, trapecio)

Tratamiento mediante TEM

1. El osteópata sitúa la musculatura extensora en el borde de la barrera restrictiva (punto de resistencia inicial).
2. El osteópata solicita al paciente contraer la musculatura extensora, en apnea inspiratoria, hacia la extensión cervical (flecha blanca). El osteópata resiste este movimiento durante 3 a 5 segundos (flecha negra).
3. El paciente cesa toda la contracción muscular cuando el osteópata se lo solicita, a la vez que espira completamente.
4. Tras haber espirado y relajado el músculo completamente, el osteópata reposiciona lentamente al paciente hasta el borde de una nueva barrera restrictiva (flecha negra).
5. La técnica se repite entre tres y siete veces, dependiendo de la región del cuerpo afectada y de la tolerancia del paciente, hasta conseguir aproximarnos a los parámetros deseados.

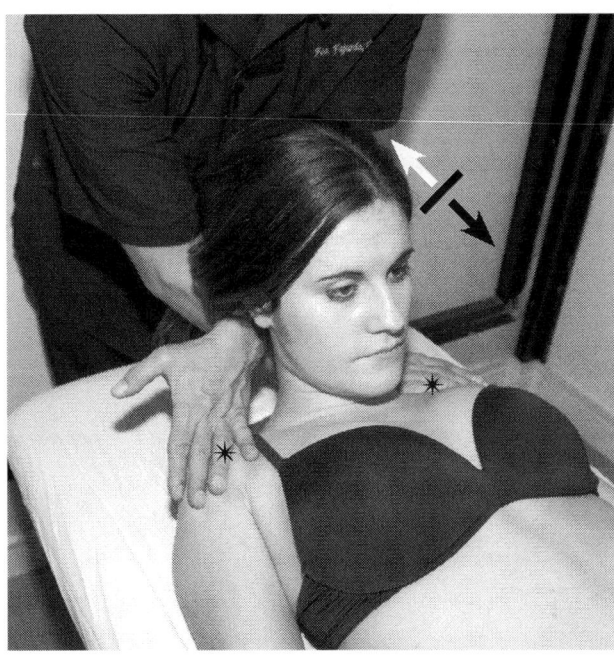

Foto 81. Tratamiento mediante TEM de la musculatura extensora cervical.

3. Elevador de la escápula

Estiramiento estático

Paciente en decúbito supino. El osteópata en bipedestación a la cabecera del paciente; posicionamos la cabeza del paciente en flexión con 45° de rotación izquierda (para estirar el elevador de la escápula derecho) hasta la barrera motriz, realizando un punto de fijación sobre el hombro derecho del paciente.

Mantenemos esta posición durante 20-30 segundos.

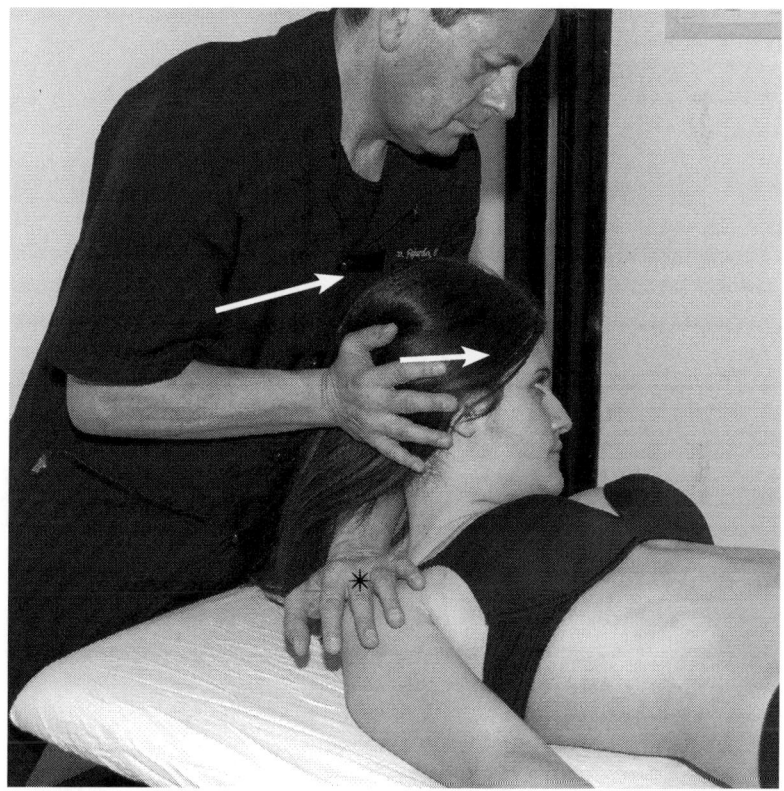

Foto 82. Estiramiento estático del elevador de la escápula derecho.

4. Elevador de la escápula

Tratamiento mediante TEM

1. El osteópata sitúa el elevador de la escápula en el borde de la barrera restrictiva (punto de resistencia inicial).
2. El osteópata solicita al paciente contraer el elevador de la escápula, en apnea inspiratoria, hacia la extensión cervical y hacia la derecha (flecha blanca). El osteópata resiste este movimiento durante 3 a 5 segundos (flecha negra).
3. El paciente cesa toda la contracción muscular cuando el osteópata se lo solicita, a la vez que espira completamente.
4. Tras haber espirado y relajado el músculo completamente, el osteópata reposiciona lentamente al paciente hasta el borde de una nueva barrera restrictiva (flecha negra).
5. La técnica se repite entre tres y siete veces, dependiendo de la región del cuerpo afectada y de la tolerancia del paciente, hasta conseguir aproximarnos a los parámetros deseados.

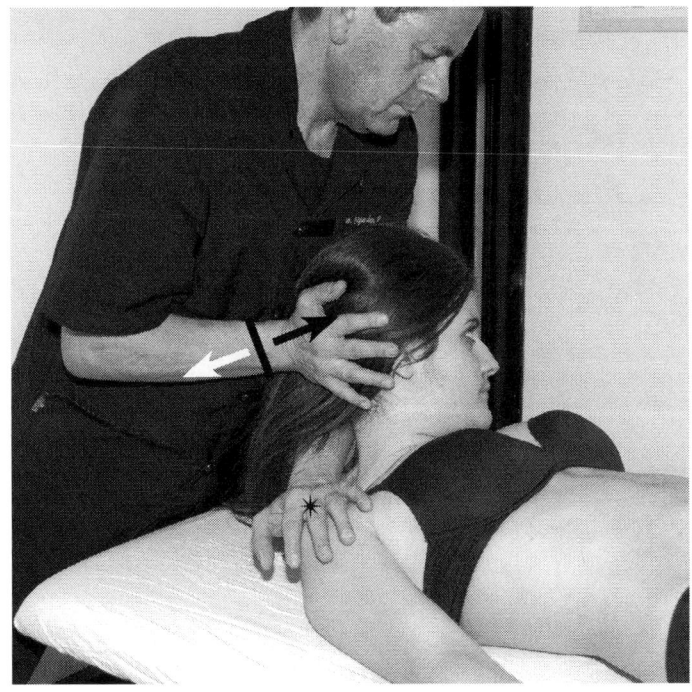

Foto 83. Tratamiento mediante TEM del elevador de la escápula derecho.

5. Escalenos

Estiramiento estático

Paciente en decúbito supino. El osteópata en bipedestación a la cabecera del paciente; posicionamos la cabeza del paciente en lateroflexión izquierda y rotación derecha (para estirar los escalenos derechos) hasta la barrera motriz, mientras fijamos el hombro homolateral a los escalenos que queremos estirar.

Mantenemos esta posición durante 20-30 segundos.

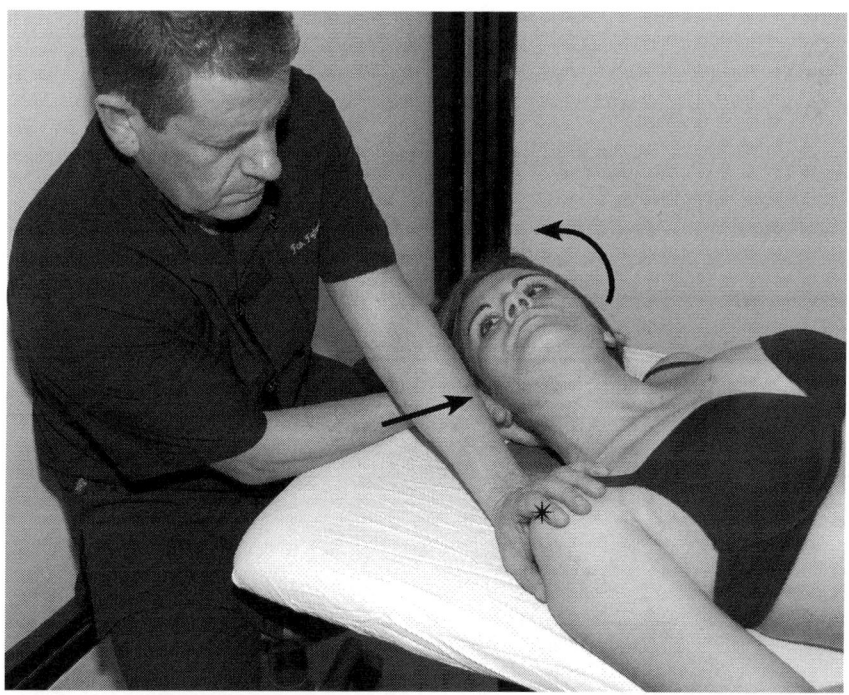

Foto 84. Estiramiento estático de los escalenos derechos.

6. Escalenos

Tratamiento mediante TEM

1. El osteópata sitúa los escalenos en el borde de la barrera restrictiva (punto de resistencia inicial).
2. El osteópata solicita al paciente contraer los escalenos, en apnea inspiratoria, hacia la lateroflexión derecha y rotación izquierda (flechas blancas). El osteópata resiste este movimiento durante 3 a 5 segundos (flecha negra).
3. El paciente cesa toda la contracción muscular cuando el osteópata se lo solicita, a la vez que espira completamente.
4. Tras haber espirado y relajado el músculo completamente, el osteópata reposiciona lentamente al paciente hasta el borde de una nueva barrera restrictiva (flecha negra).
5. La técnica se repite entre tres y siete veces, dependiendo de la región del cuerpo afectada y de la tolerancia del paciente, hasta conseguir aproximarnos a los parámetros deseados.

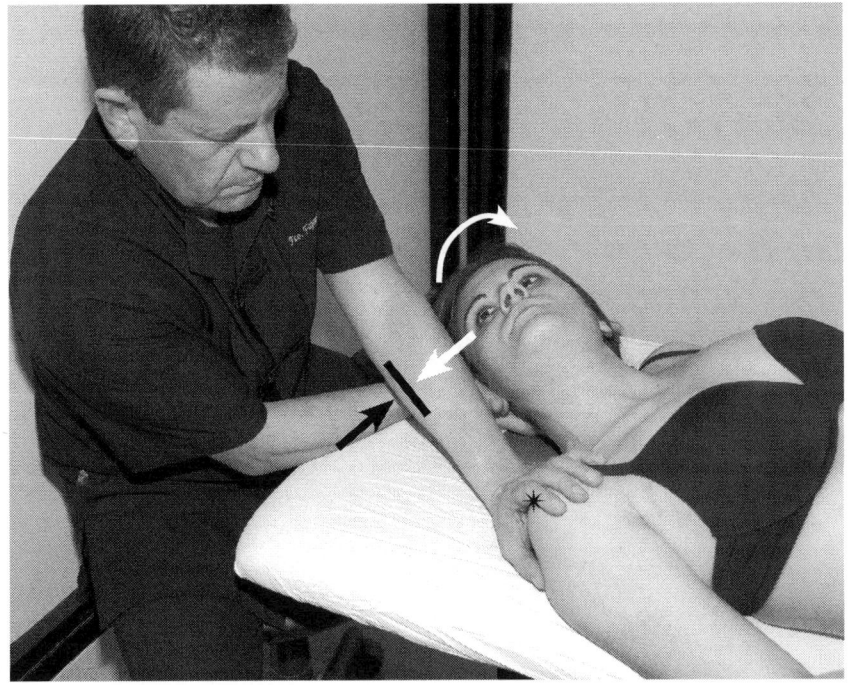

Foto 85. Tratamiento mediante TEM de los escalenos derechos.

7. Ecom

Estiramiento estático

Paciente en decúbito supino. El osteópata en bipedestación a la cabecera del paciente; posicionamos la cabeza del paciente en extensión cervical, lateroflexión izquierda y rotación derecha (para estirar el ecom derecho) hasta la barrera motriz, mientras fijamos la región esternón-clavícula en la derecha. Mantenemos esta posición durante 20-30 segundos.

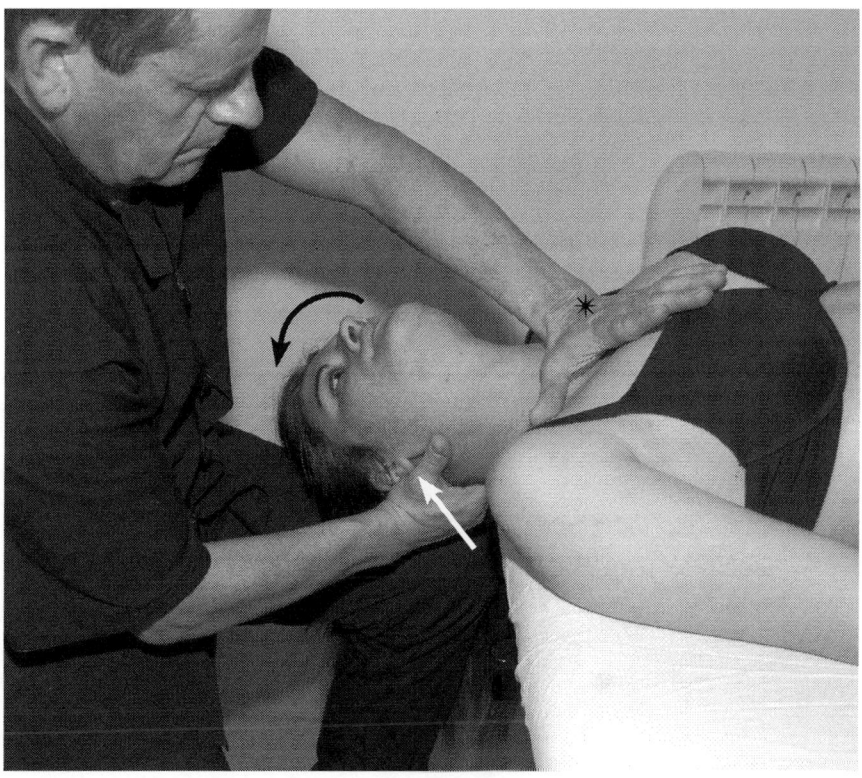

Foto 86. Estiramiento estático del ecom derecho.

8. Ecom

Tratamiento mediante TEM

1. El osteópata sitúa el ecom en el borde de la barrera restrictiva (punto de resistencia inicial).
2. El osteópata solicita al paciente contraer el ecom, en apnea inspiratoria, hacia la lateroflexión derecha y rotación izquierda (flechas blancas). El osteópata resiste este movimiento durante 3 a 5 segundos (flecha negra).
3. El paciente cesa toda la contracción muscular cuando el osteópata se lo solicita, a la vez que espira completamente.
4. Tras haber espirado y relajado el músculo completamente, el osteópata reposiciona lentamente al paciente hasta el borde de una nueva barrera restrictiva (flecha negra).
5. La técnica se repite entre tres y siete veces, dependiendo de la región del cuerpo afectada y de la tolerancia del paciente, hasta conseguir aproximarnos a los parámetros deseados.

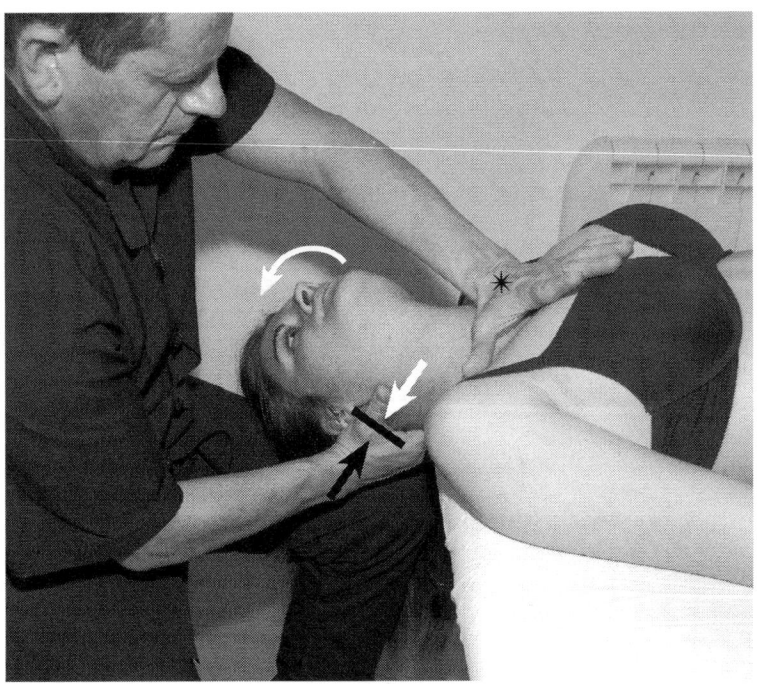

Foto 87. Tratamiento mediante TEM del ecom derecho.

9. Trapecio transverso

Estiramiento estático

Paciente en decúbito supino. El osteópata en bipedestación a la cabecera del paciente; posicionamos la cabeza del paciente en lateroflexión contraria al músculo tratado hasta la barrera motriz, mientras fijamos el hombro homolateral al mismo.

Mantenemos esta posición durante 20-30 segundos.

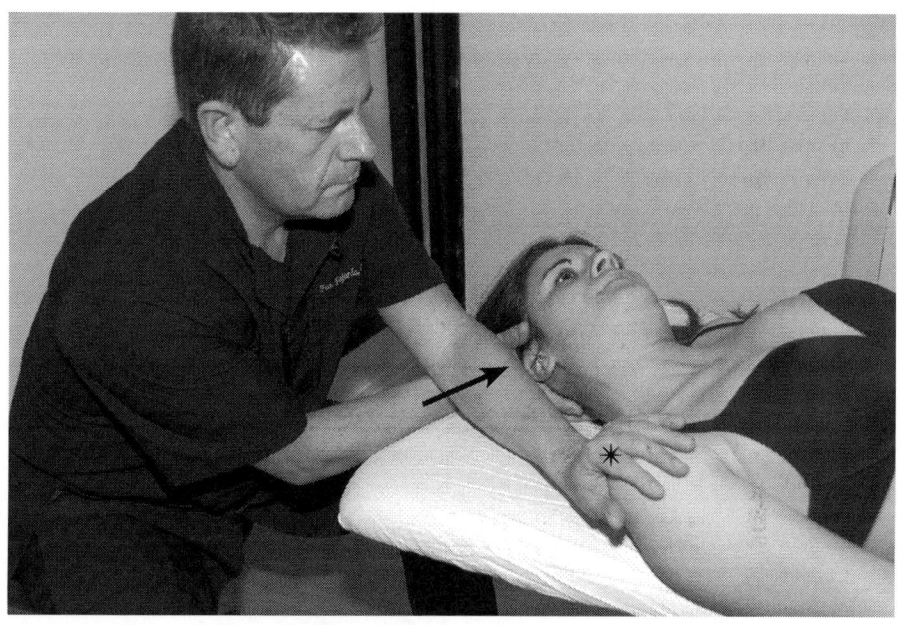

Foto 88. Estiramiento estático del trapecio transverso derecho.

10. Trapecio transverso

Tratamiento mediante TEM

1. El osteópata sitúa el trapecio transverso derecho en el borde de la barrera restrictiva (punto de resistencia inicial).
2. El osteópata solicita al paciente contraer el trapecio transverso, en apnea inspiratoria, hacia la lateroflexión derecha (flecha blanca). El osteópata resiste este movimiento durante 3 a 5 segundos (flecha negra).
3. El paciente cesa toda la contracción muscular cuando el osteópata se lo solicita, a la vez que espira completamente.
4. Tras haber espirado y relajado el músculo completamente, el osteópata reposiciona lentamente al paciente hasta el borde de una nueva barrera restrictiva (flecha negra).
5. La técnica se repite entre tres y siete veces, dependiendo de la región del cuerpo afectada y de la tolerancia del paciente, hasta conseguir aproximarnos a los parámetros deseados.

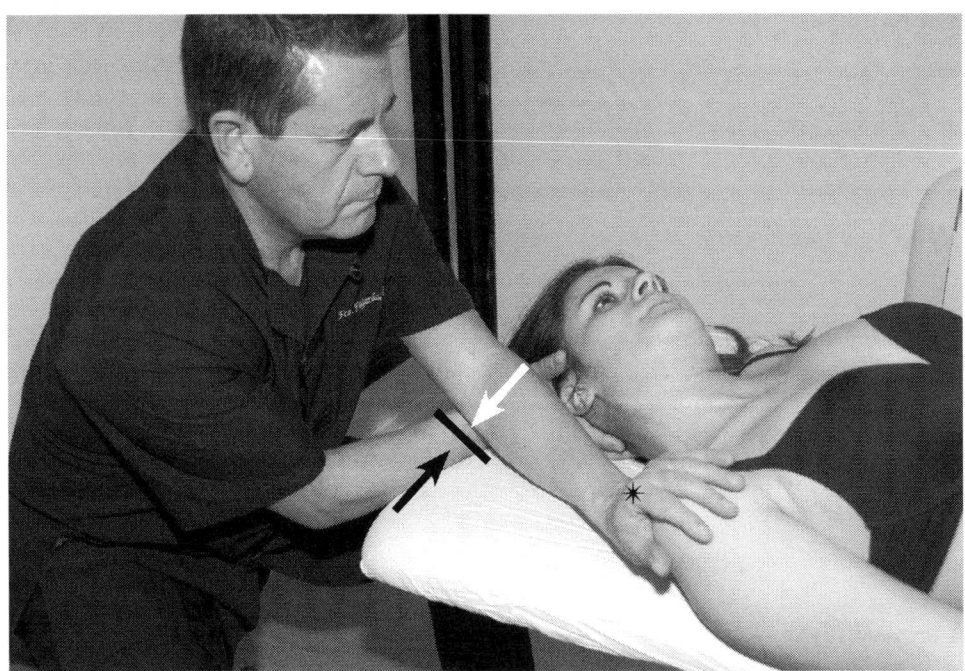

Foto 89. Tratamiento mediante TEM del trapecio transverso derecho.

Tratamiento de los músculos del complejo del hombro

1. Subescapular

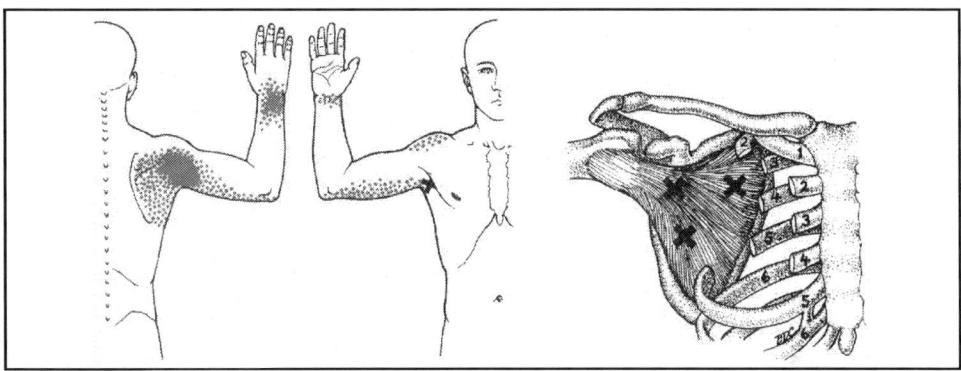

Figura 116. Patrón de dolor referido proyectado desde dos puntos gatillo laterales y desde una zona gatillo más medial (**X**) en el músculo **subescapular** derecho. La zona de dolor referido esencial es de color negro sólido; la zona de desbordamiento se muestra en negro punteado. Para mayor claridad se han retirado porciones de las costillas segunda a quinta.

Estiramiento estático

Paciente en decúbito supino. El osteópata en bipedestación o sedestación a la altura del hombro del paciente; posicionamos la extremidad a tratar en flexión de 90º de brazo y antebrazo. Fijando el codo, empujamos a la altura de la muñeca en dirección al suelo.

Mantenemos esta posición durante 20-30 segundos.

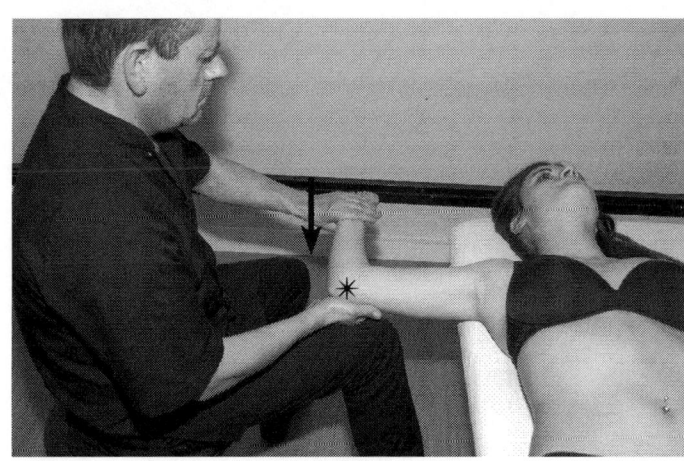

Foto 90. Estiramiento estático del subescapular derecho.

2. Subescapular

Tratamiento mediante TEM

1. El osteópata sitúa el subescapular derecho en el borde de la barrera restrictiva (punto de resistencia inicial).
2. El osteópata solicita al paciente contraer el subescapular, en apnea inspiratoria, hacia la rotación externa del brazo (flecha blanca). El osteópata resiste este movimiento durante 3 a 5 segundos (flecha negra).
3. El paciente cesa toda la contracción muscular cuando el osteópata se lo solicita, a la vez que espira completamente.
4. Tras haber espirado y relajado el músculo completamente, el osteópata reposiciona lentamente al paciente hasta el borde de una nueva barrera restrictiva (flecha negra).
5. La técnica se repite entre tres y siete veces, dependiendo de la región del cuerpo afectada y de la tolerancia del paciente, hasta conseguir aproximarnos a los parámetros deseados.

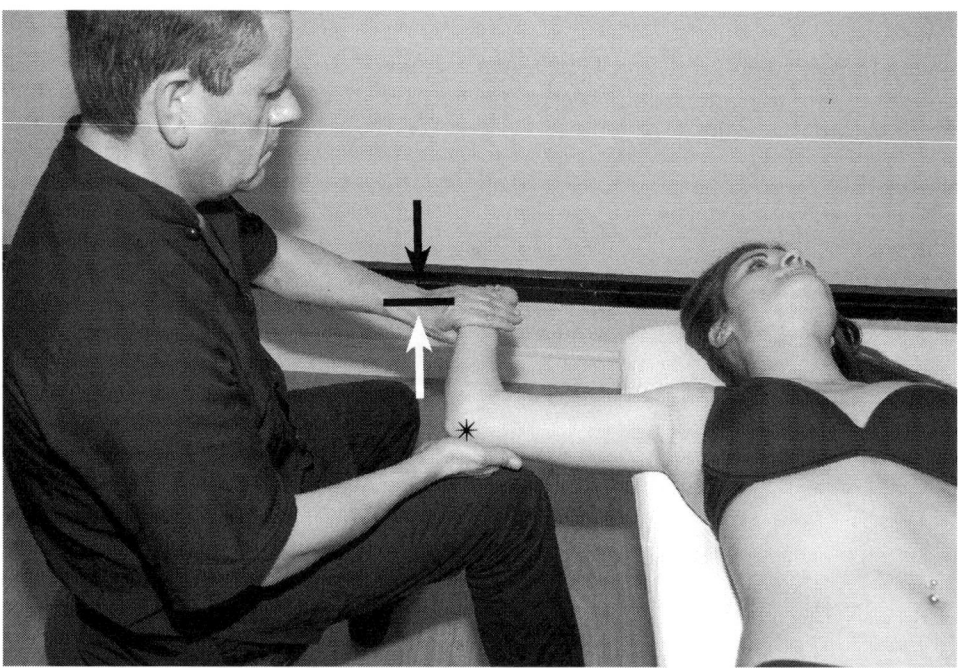

Foto 91. Tratamiento mediante TEM del subescapular derecho.

3. Supraespinoso y coracobraquial

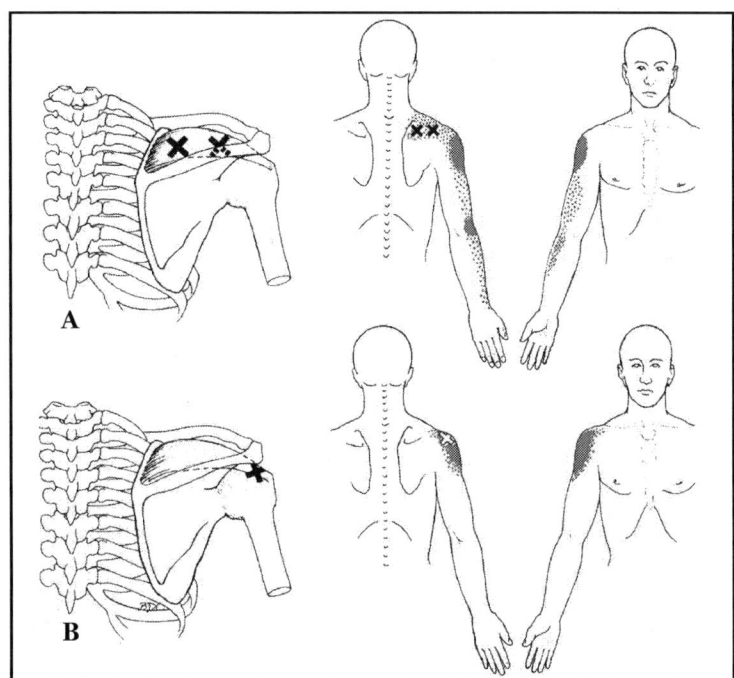

Figura 117. Patrón de dolor referido (zonas de referencia esenciales en negro sólido, zonas de desbordamiento en negro punteado) de las ubicaciones de los puntos gatillo (**X**) en el músculo **supraespinoso** derecho y en su tendón. **A**, la **X** medial representa la localización del PG cerca del centro del músculo. La **X** lateral es la zona gatillo situada en la región de la unión miotendinosa. **B**, zona gatillo en la región de inserción del tendón del supraespinoso en la cápsula de la articulación glenohumeral.

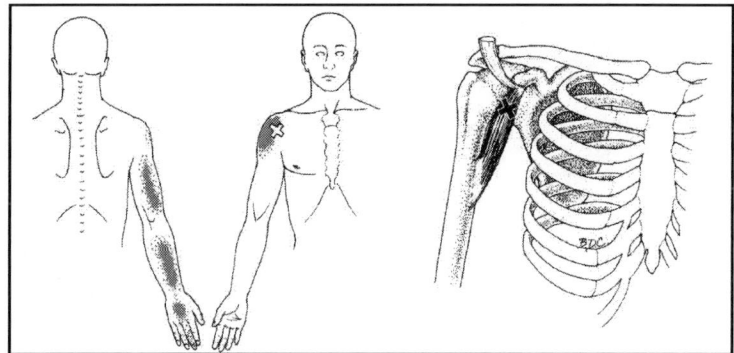

Figura 118. Patrón de dolor referido (zonas de referencia esenciales en negro sólido, zonas de desbordamiento en negro punteado) de las ubicaciones del punto gatillo (**X**) en el músculo **coracobraquial** derecho. Es probable encontrar puntos gatillo tan distalmente como en la parte media del vientre muscular. En pacientes con una afectación moderada, el dolor puede llegar sólo hasta el codo.

Estiramiento estático

Paciente en sedestación. El osteópata en bipedestación por detrás del paciente; posicionamos la extremidad a tratar en extensión hasta la barrera motriz, fijando la escápula del mismo lado.

Mantenemos esta posición durante 20-30 segundos.

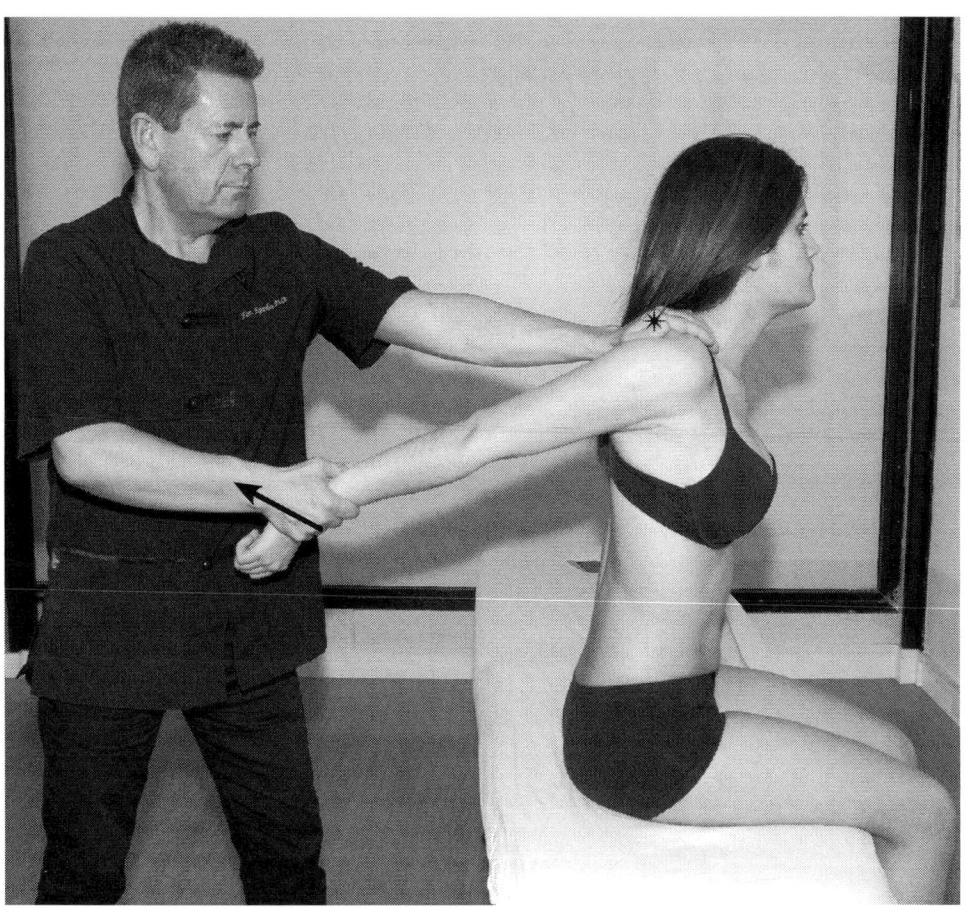

Foto 92. Estiramiento estático del supraespinoso derecho.

4. Supraespinoso y coracobraquial

Nota: en este estiramiento nos referiremos únicamente al músculo supraespinoso, aunque en esta maniobra también estiramos al músculo coracobraquial.

Tratamiento mediante TEM

1. El osteópata sitúa el supraespinoso derecho en el borde de la barrera restrictiva (punto de resistencia inicial).
2. El osteópata solicita al paciente contraer el supraespinoso, en apnea inspiratoria, hacia la abducción-flexión del brazo (flecha blanca). El osteópata resiste este movimiento durante 3 a 5 segundos (flecha negra).
3. El paciente cesa toda la contracción muscular cuando el osteópata se lo solicita, a la vez que espira completamente.
4. Tras haber espirado y relajado el músculo completamente, el osteópata reposiciona lentamente al paciente hasta el borde de una nueva barrera restrictiva (flecha negra).
5. La técnica se repite entre tres y siete veces, dependiendo de la región del cuerpo afectada y de la tolerancia del paciente, hasta conseguir aproximarnos a los parámetros deseados.

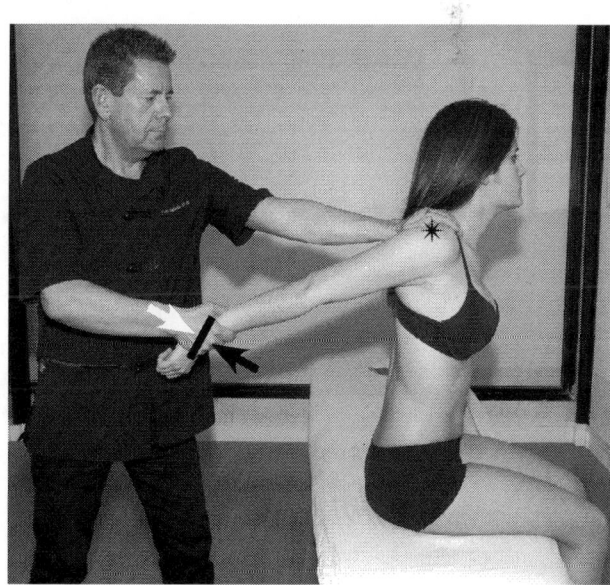

Foto 93. Tratamiento mediante TEM del supraespinoso derecho.

5. Infraespinoso, redondo menor y redondo mayor

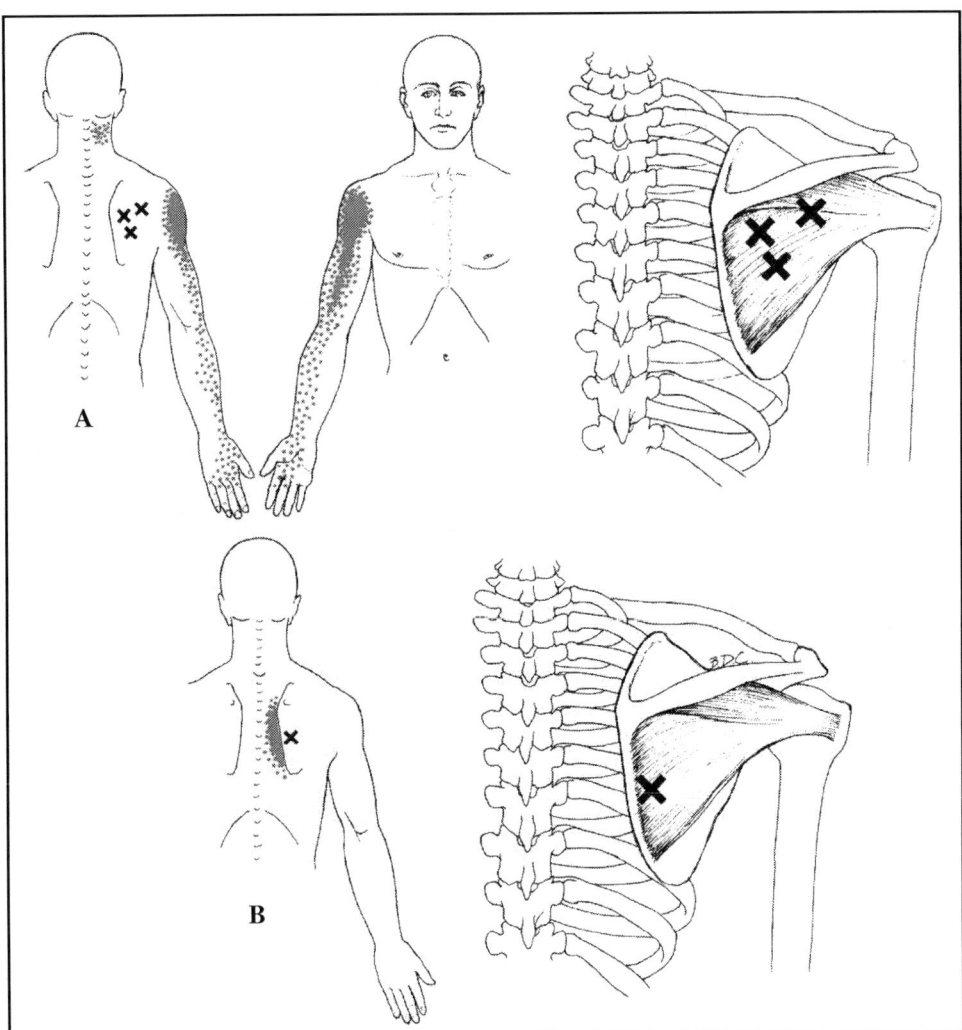

Figura 119. Patrón de dolor referido (zonas de referencia esenciales en negro sólido, zonas de desbordamiento en negro punteado) de las ubicaciones de los puntos gatillo (**X**) en el músculo **infraespinoso** derecho. **A**, tres localizaciones habituales de puntos gatillo. **B**, localización de sensibilidad dolorosa a la presión en una zona gatillo en la región de la unión miotendinosa y su correspondiente patrón de dolor referido.

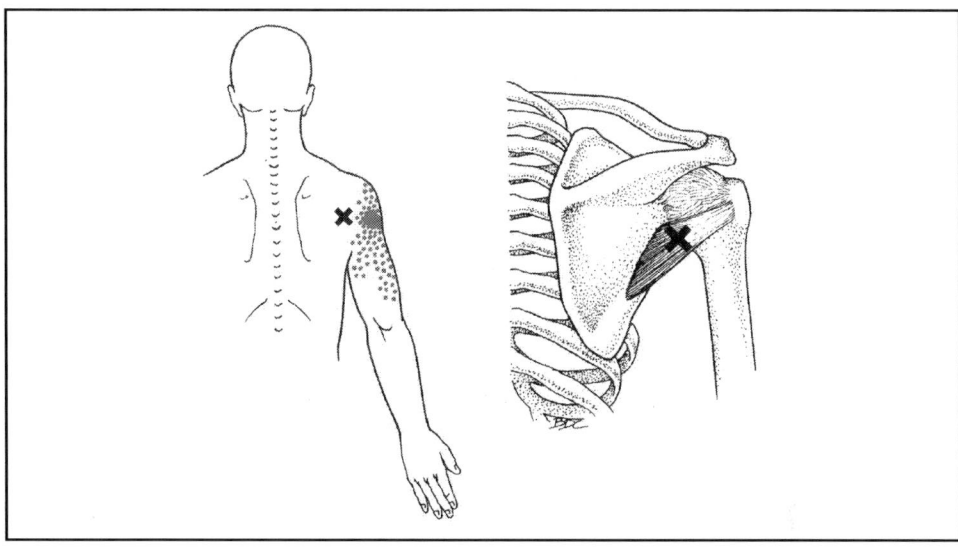

Figura 120. Patrón de dolor referido (zonas de referencia esenciales en negro sólido, zonas de desbordamiento en negro punteado) de las ubicaciones de los puntos gatillo (**X**) en el músculo **redondo menor** derecho. También es común encontrar puntos gatillo ligeramente por dentro (medial) de la posición de la **X**.

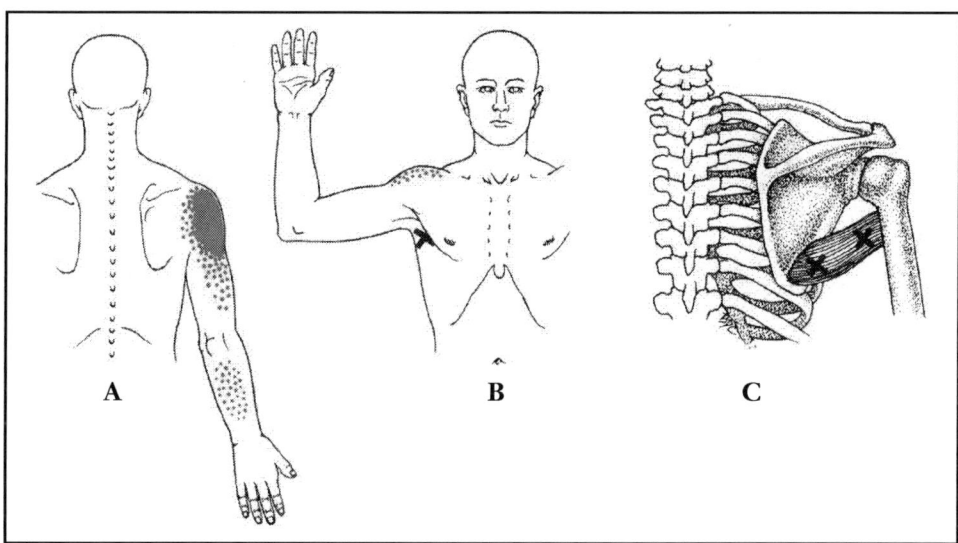

Figura 121. Patrón de dolor referido (zonas de referencia esenciales en negro sólido, zonas de desbordamiento en negro punteado) de las ubicaciones de tres puntos gatillo (**X**) en el músculo **redondo mayor** derecho. **A**, vista posterior del patrón de dolor referido. **B**, vista anterior que muestra el PG de la zona media del músculo y parte del patrón de dolor. **C**, ubicación de las zonas gatillo medial y lateral, cercanas a las respectivas uniones miotendinosas.

Estiramiento estático

Paciente en sedestación. El osteópata en bipedestación por detrás del paciente; posicionamos la extremidad a tratar en flexión de 90° y aducción hasta la barrera motriz, fijando por detrás la escápula del mismo lado.

Mantenemos esta posición durante 20-30 segundos.

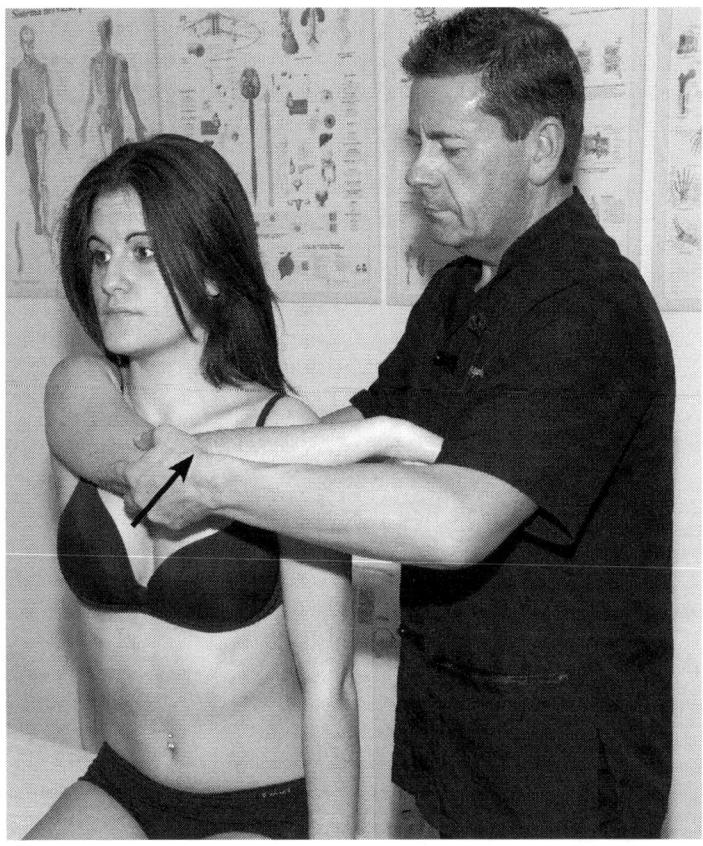

Foto 94. Estiramiento estático del infraespinoso, redondo menor y redondo mayor derechos.

6. Infraespinoso, redondo menor y redondo mayor

Nota: en este estiramiento nos referiremos únicamente al músculo infraespinoso, aunque en esta maniobra también estiramos a los músculos redondo menor y redondo mayor.

Tratamiento mediante TEM

1. El osteópata sitúa el infraespinoso derecho en el borde de la barrera restrictiva (punto de resistencia inicial).
2. El osteópata solicita al paciente contraer el infraespinoso, en apnea inspiratoria, hacia la abducción del brazo (flecha blanca). El osteópata resiste este movimiento durante 3 a 5 segundos (flecha negra).
3. El paciente cesa toda la contracción muscular cuando el osteópata se lo solicita, a la vez que espira completamente.
4. Tras haber espirado y relajado el músculo completamente, el osteópata reposiciona lentamente al paciente hasta el borde de una nueva barrera restrictiva (flecha negra).
5. La técnica se repite entre tres y siete veces, dependiendo de la región del cuerpo afectada y de la tolerancia del paciente, hasta conseguir aproximarnos a los parámetros deseados.

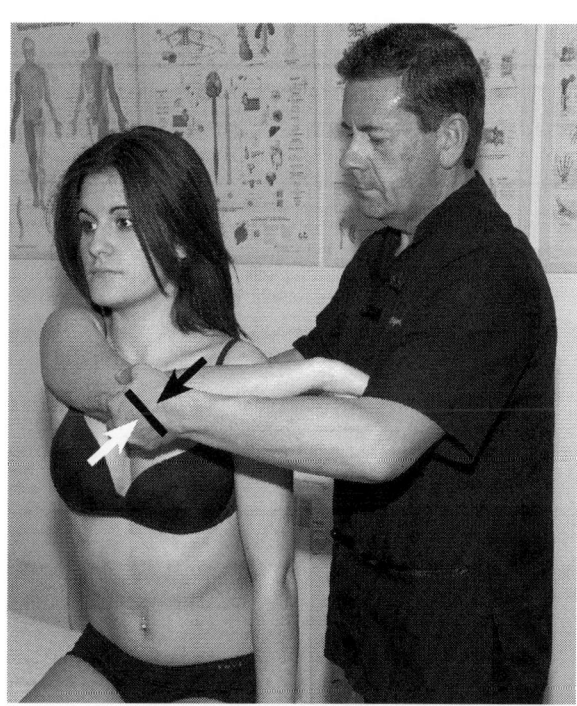

Foto 95. Tratamiento mediante TEM del infraespinoso, redondo menor y redondo mayor derechos.

7. *Dorsal ancho*

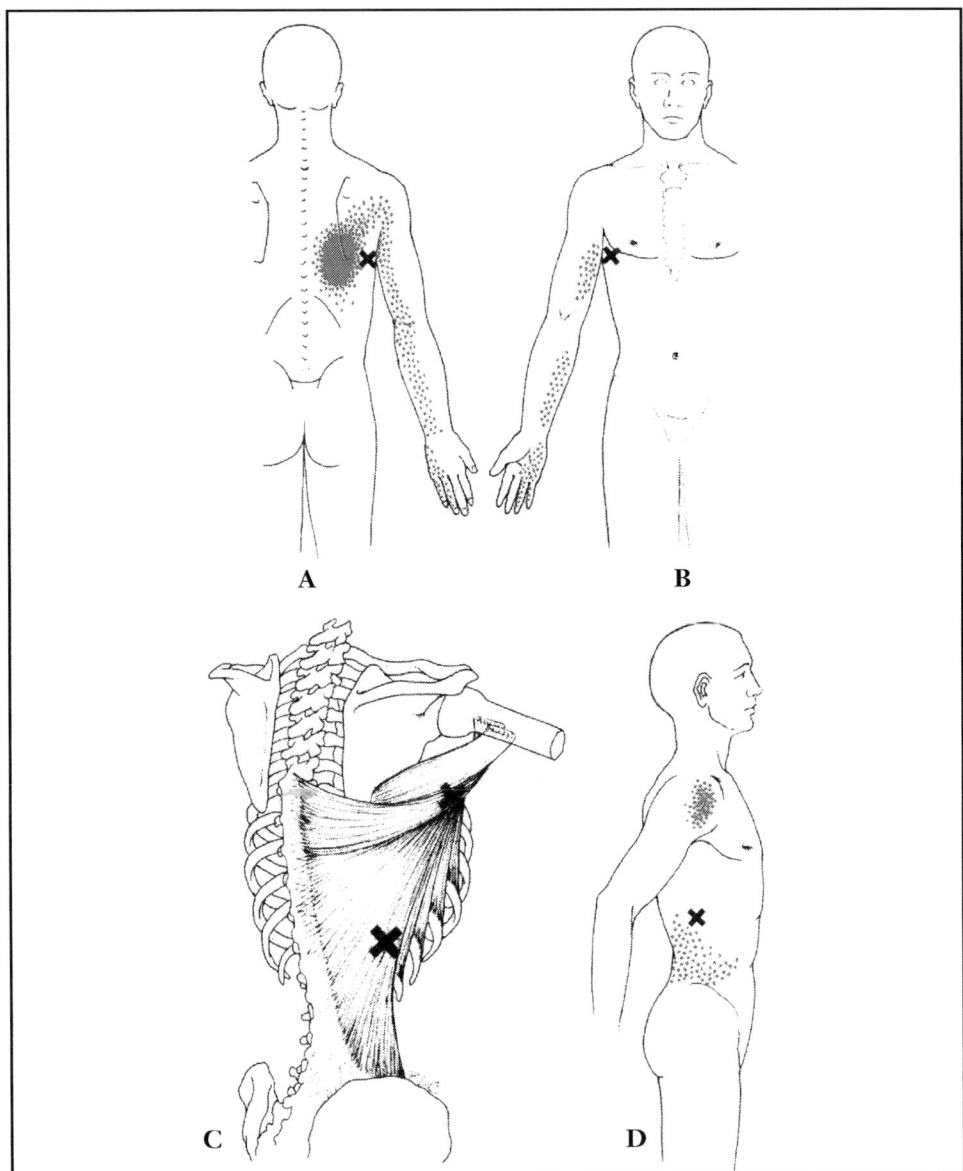

Figura 122. Patrones de dolor referido (zonas de referencia esenciales en negro sólido, zonas de desbordamiento en negro punteado) de las ubicaciones de puntos gatillo (**X**) en el músculo **dorsal ancho** derecho. **A**, vista posterior del patrón de dolor de los puntos gatillo de la localización más común, en la porción axilar del músculo. **B**, vista frontal del mismo. **C**, vista anatómica: localización del punto gatillo superior, el más habitual (**X** superior), y el inferior (**X** inferior). **D**, patrón de dolor del punto gatillo inferior, el cual también puede referir dolor al brazo.

Estiramiento estático

Paciente en decúbito lateral con la extremidad extendida por encima de su cabeza y en rotación externa. El osteópata en bipedestación a la cabecera del paciente; fijamos con la mano caudal el dorsal ancho, mientra con la mano craneal sujetamos el brazo del paciente. Realizamos un gesto de tracción hasta la barrera motriz.

Mantenemos esta posición durante 20-30 segundos.

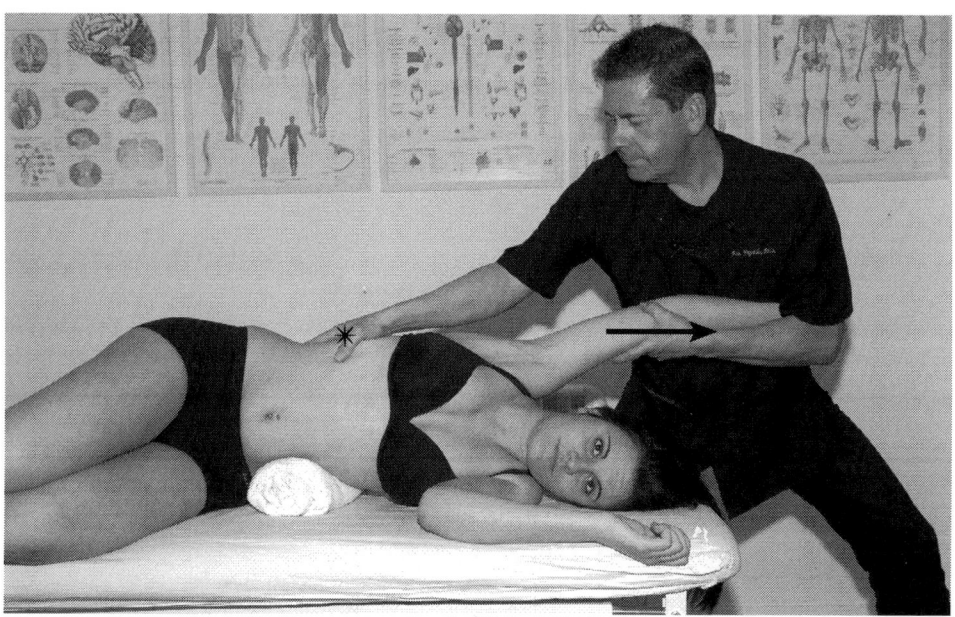

Foto 96. Estiramiento estático del dorsal ancho derecho.

8. Dorsal ancho

Tratamiento mediante TEM

1. El osteópata sitúa el dorsal ancho derecho en el borde de la barrera restrictiva (punto de resistencia inicial).
2. El osteópata solicita al paciente contraer el dorsal ancho, en apnea inspiratoria, hacia la rotación interna y extensión (flechas blancas). El osteópata resiste este movimiento durante 3 a 5 segundos (flechas negras).
3. El paciente cesa toda la contracción muscular cuando el osteópata se lo solicita, a la vez que espira completamente.
4. Tras haber espirado y relajado el músculo completamente, el osteópata reposiciona lentamente al paciente hasta el borde de una nueva barrera restrictiva (flecha negra).
5. La técnica se repite entre tres y siete veces, dependiendo de la región del cuerpo afectada y de la tolerancia del paciente, hasta conseguir aproximarnos a los parámetros deseados.

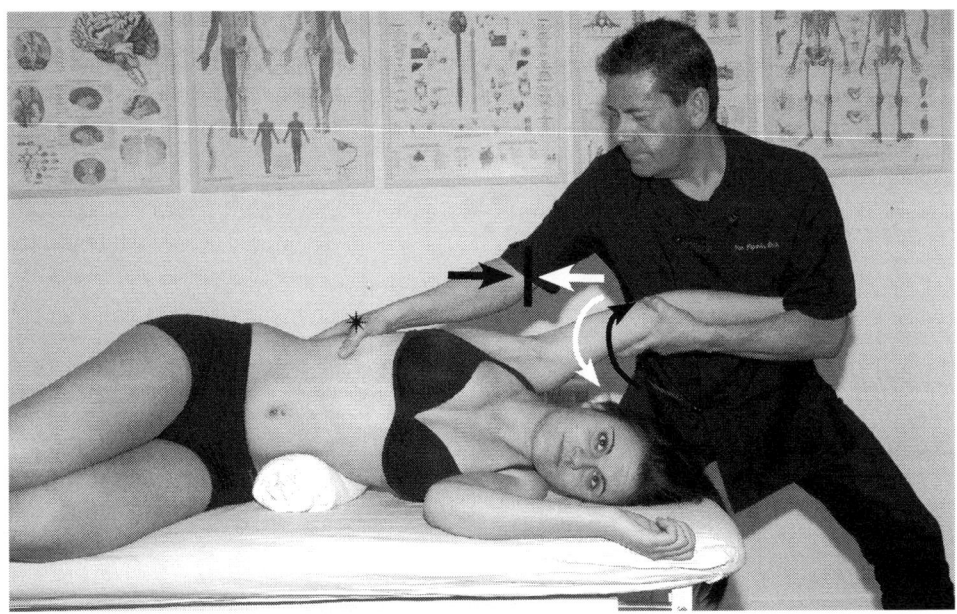

Foto 97. Tratamiento mediante TEM del dorsal ancho derecho.

9. Bíceps braquial

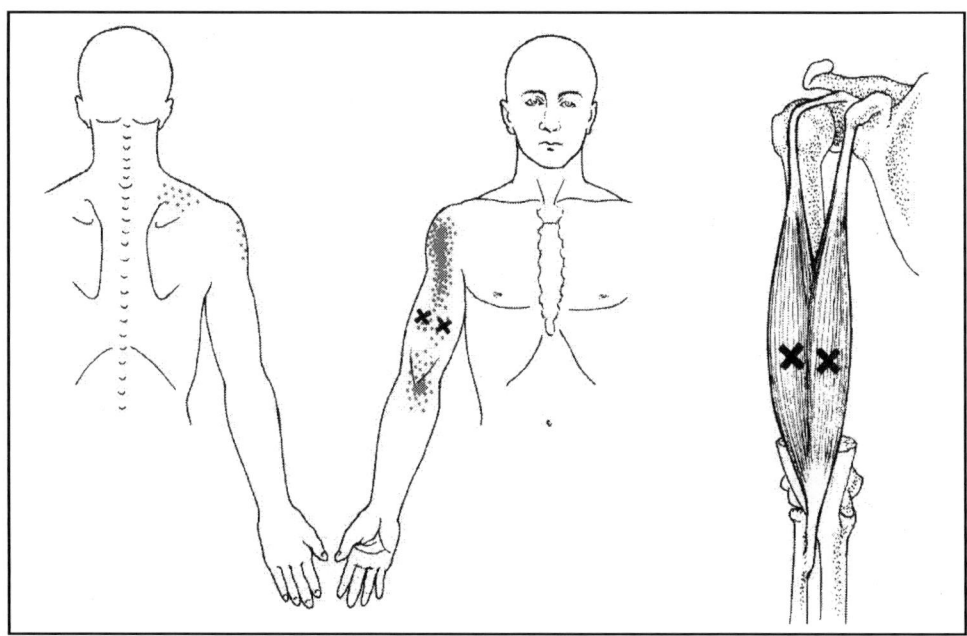

Figura 123. Patrones de dolor referido (zonas de referencia esenciales en negro sólido, zonas de desbordamiento en negro punteado) de las ubicaciones de puntos gatillo centrales (**X**) en la porción media del músculo **bíceps braquial** derecho.

Estiramiento estático

Paciente en sedestación. El osteópata en bipedestación por detrás del paciente; posicionamos la extremidad a tratar en extensión y aducción hasta la barrera motriz, fijando la escápula del mismo lado.

Mantenemos esta posición durante 20-30 segundos.

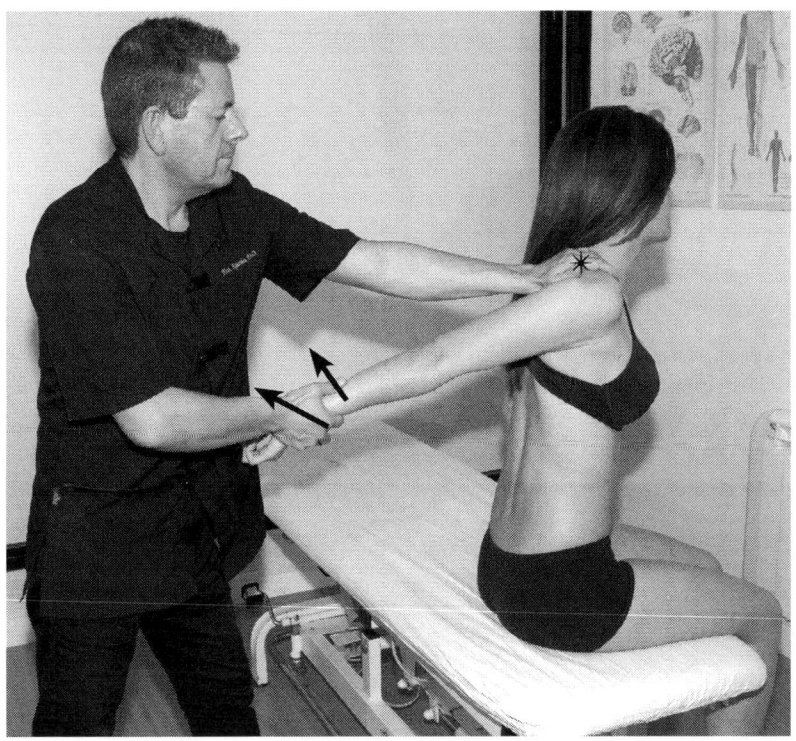

Foto 98. Estiramiento estático del bíceps braquial derecho.

10. Bíceps braquial

Tratamiento mediante TEM

1. El osteópata sitúa el bíceps braquial derecho en el borde de la barrera restrictiva (punto de resistencia inicial).
2. El osteópata solicita al paciente contraer el bíceps braquial, en apnea inspiratoria, hacia la flexión-abducción (flecha blanca). El osteópata resiste este movimiento durante 3 a 5 segundos (flecha negra).
3. El paciente cesa toda la contracción muscular cuando el osteópata se lo solicita, a la vez que espira completamente.
4. Tras haber espirado y relajado el músculo completamente, el osteópata reposiciona lentamente al paciente hasta el borde de una nueva barrera restrictiva (flecha negra).
5. La técnica se repite entre tres y siete veces, dependiendo de la región del cuerpo afectada y de la tolerancia del paciente, hasta conseguir aproximarnos a los parámetros deseados.

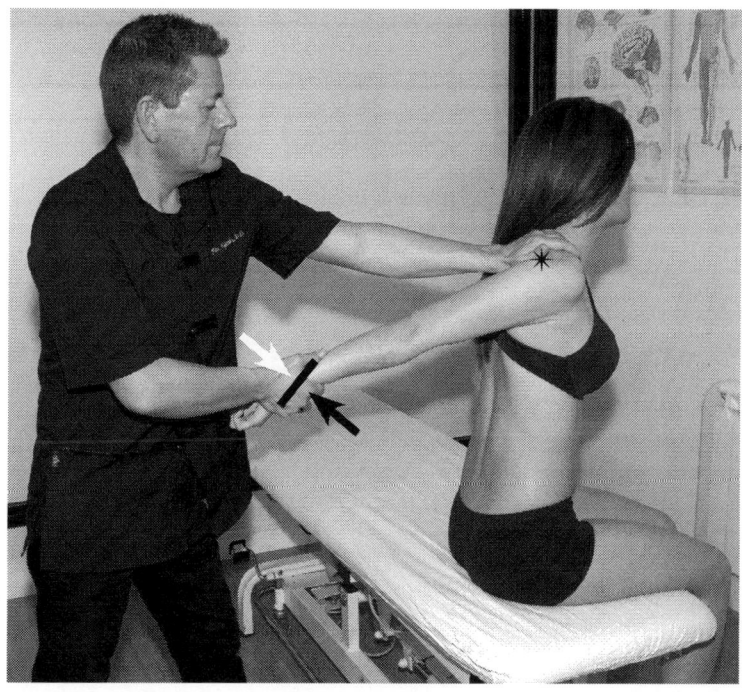

Foto 99. Tratamiento mediante TEM del bíceps braquial derecho.

11. Tríceps braquial, cabeza larga

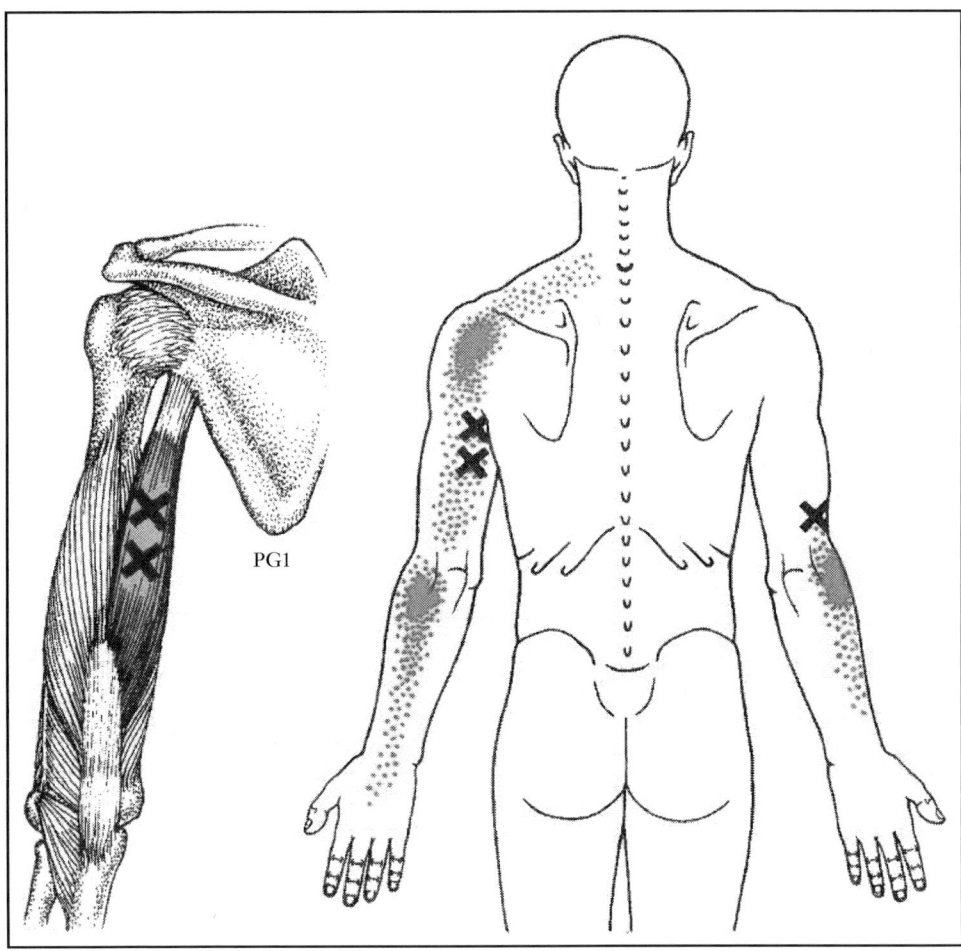

Figura 124. Patrones de dolor referido (zonas de referencia esenciales en negro sólido, zonas de desbordamiento en negro punteado) de las ubicaciones de puntos gatillo (**X**) en la cabeza larga del músculo **tríceps braquial** derecho. En la izquierda, zona del punto gatillo central 1 (PG) en la cabeza larga. En el lado derecho se muestra un PG de la cabeza medial, que veremos en el capítulo del codo.

Estiramiento estático

Paciente en sedestación, con el brazo flexionado hacia atrás por el lateral de la cabeza, hasta que toque con la mano la escápula contraria. El osteópata en bipedestación por detrás del paciente. Con la mano medial fijamos la escápula del paciente, mientras con la mano externa situada encima del codo empujamos en dirección medial y caudal hasta la barrera motriz.

Mantenemos esta posición durante 20-30 segundos.

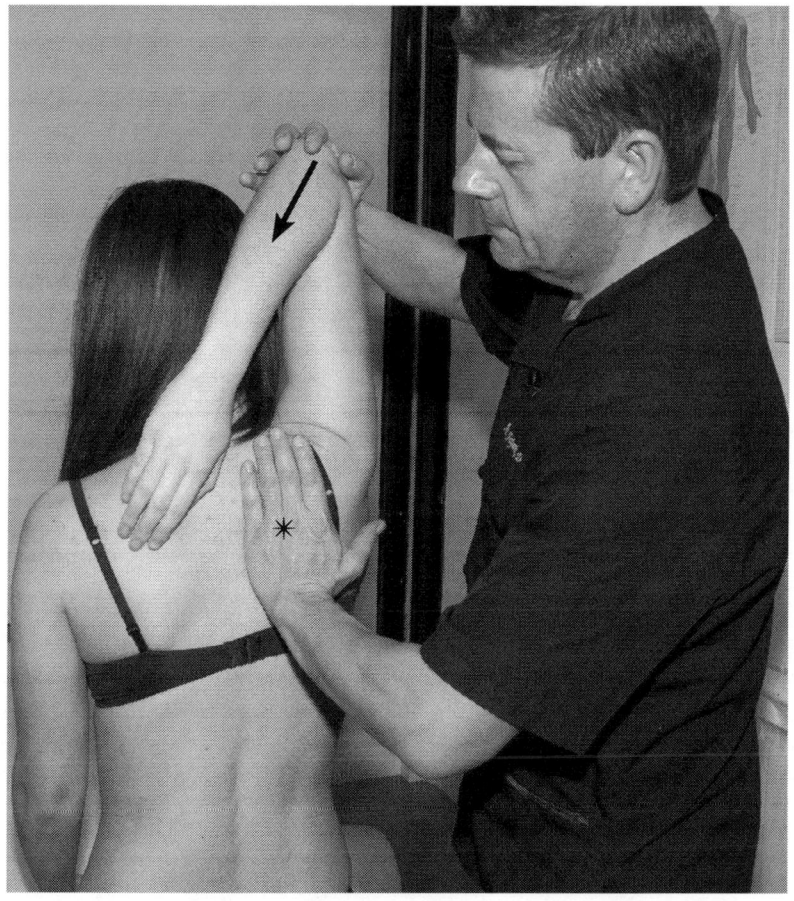

Foto 100. Estiramiento estático del tríceps braquial derecho.

12. Tríceps braquial, cabeza larga

Tratamiento mediante TEM

1. El osteópata sitúa el tríceps braquial derecho en el borde de la barrera restrictiva (punto de resistencia inicial).
2. El osteópata solicita al paciente contraer el tríceps braquial, en apnea inspiratoria, hacia la aducción (flecha blanca). El osteópata resiste este movimiento durante 3 a 5 segundos (flecha negra).
3. El paciente cesa toda la contracción muscular cuando el osteópata se lo solicita, a la vez que espira completamente.
4. Tras haber espirado y relajado el músculo completamente, el osteópata reposiciona lentamente al paciente hasta el borde de una nueva barrera restrictiva (flecha negra).
5. La técnica se repite entre tres y siete veces, dependiendo de la región del cuerpo afectada y de la tolerancia del paciente, hasta conseguir aproximarnos a los parámetros deseados.

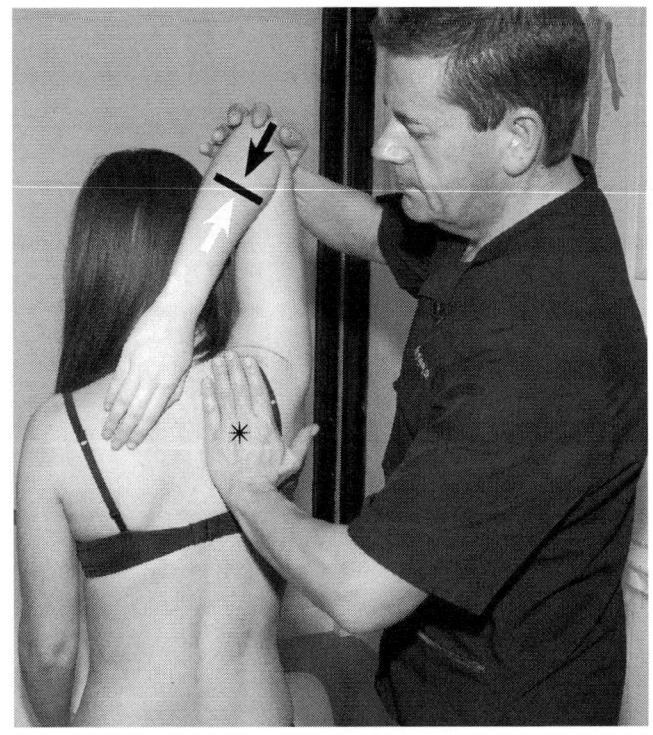

Foto 101. Tratamiento mediante TEM del tríceps braquial derecho.

13. Deltoides

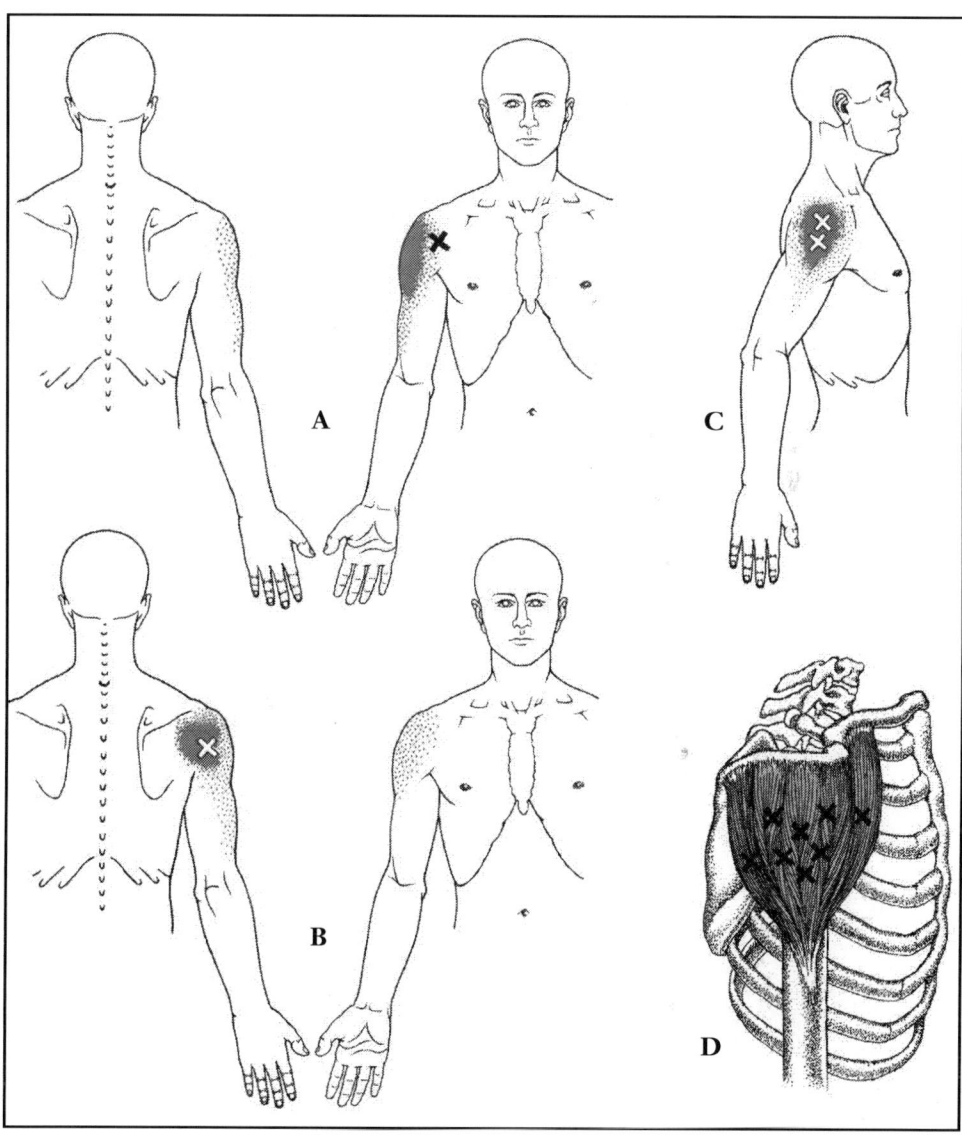

Figura 125. Patrones de dolor referido (zonas de referencia esenciales en negro sólido, zonas de desbordamiento en negro punteado) de las ubicaciones de puntos gatillo (**X**) en el músculo **deltoides** derecho. **A**, patrón de dolor de los puntos gatillo de la porción anterior del músculo. **B**, patrón de dolor de la porción posterior. **C**, patrón de dolor de los puntos gatillo en la porción media del músculo. **D**, ubicación habitual de los puntos gatillo en el músculo, vista lateral.

Estiramiento estático de la porción posterior y media

Nota: el estiramiento de las porciones posterior y media se realiza de la misma manera que para el estiramiento del músculo infraespinoso.

Estiramiento estático de la porción anterior y media

Nota: el estiramiento de las porciones anterior y media se realiza de la misma manera que para el estiramiento del músculo bíceps braquial.

Tratamiento mediante TEM de la porción posterior y media

Nota: el tratamiento mediante TEM de las porciones posterior y media se realiza de la misma manera que para el estiramiento del músculo infraespinoso.

Tratamiento mediante TEM de la porción anterior y media

Nota: el tratamiento mediante TEM de las porciones anterior y media se realiza de la misma manera que para el estiramiento del músculo bíceps braquial.

14. Pectoral mayor

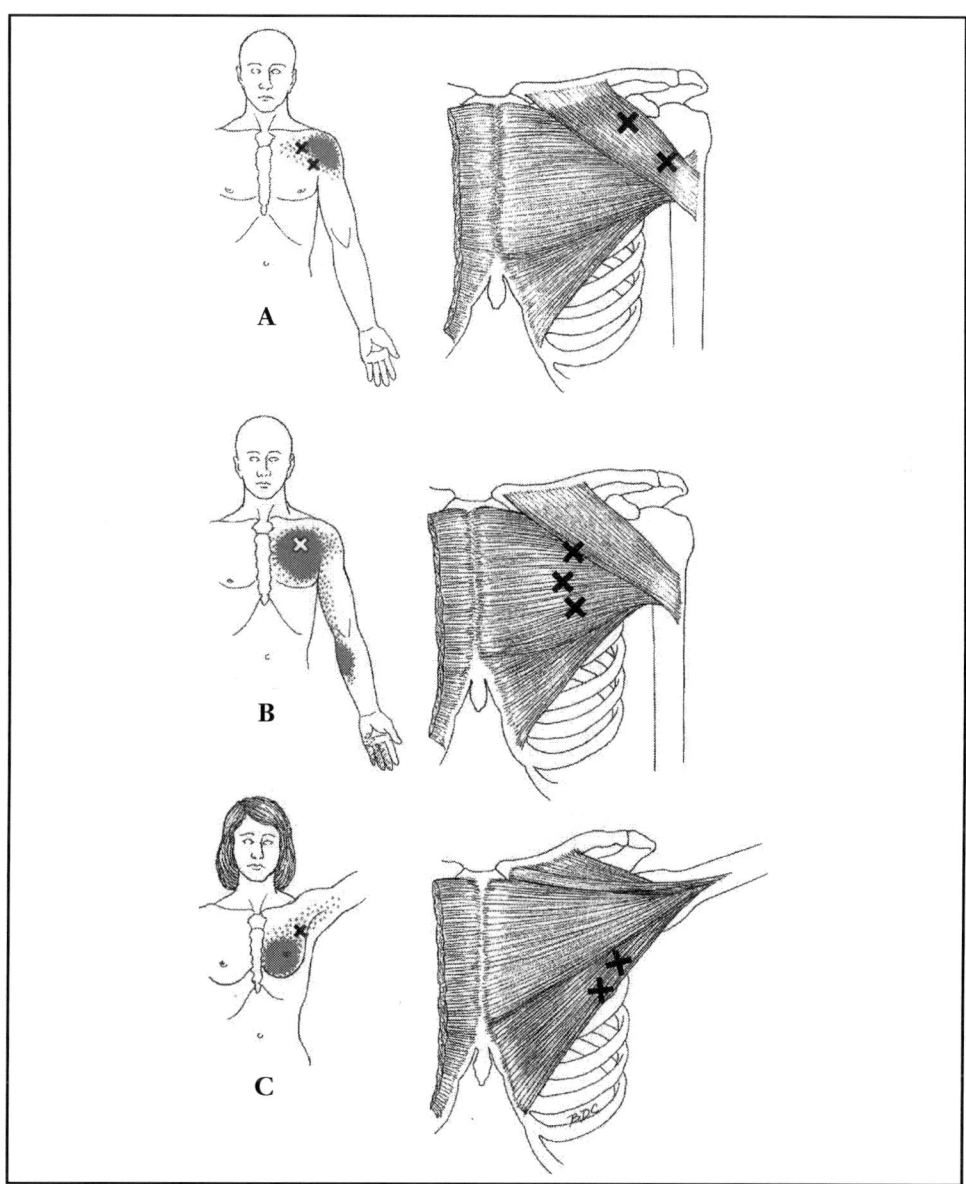

Figura 126. Patrones de dolor referido (zonas de referencia esenciales en negro sólido, zonas de desbordamiento en negro punteado) de las ubicaciones de puntos gatillo (**X**) en el músculo **pectoral mayor** izquierdo. **A**, sección clavicular. **B**, tres ubicaciones de puntos gatillo centrales de la sección esternal intermedia. **C**, dos ubicaciones de puntos gatillo centrales en el borde libre lateral del músculo pectoral mayor, el cual incluye fibras de las secciones costal y abdominal que conforman el pliegue axilar anterior.

Estiramiento estático

Paciente en decúbito supino, al borde de la camilla; con flexión de 90° del brazo y con la mano detrás de la nuca. El osteópata en bipedestación o sedestación a la altura del hombro del paciente. Fijamos con una mano el músculo pectoral mayor y con la otra sobre el codo del paciente empujamos hasta la barrera motriz en dirección al suelo.

Mantenemos esta posición durante 20-30 segundos.

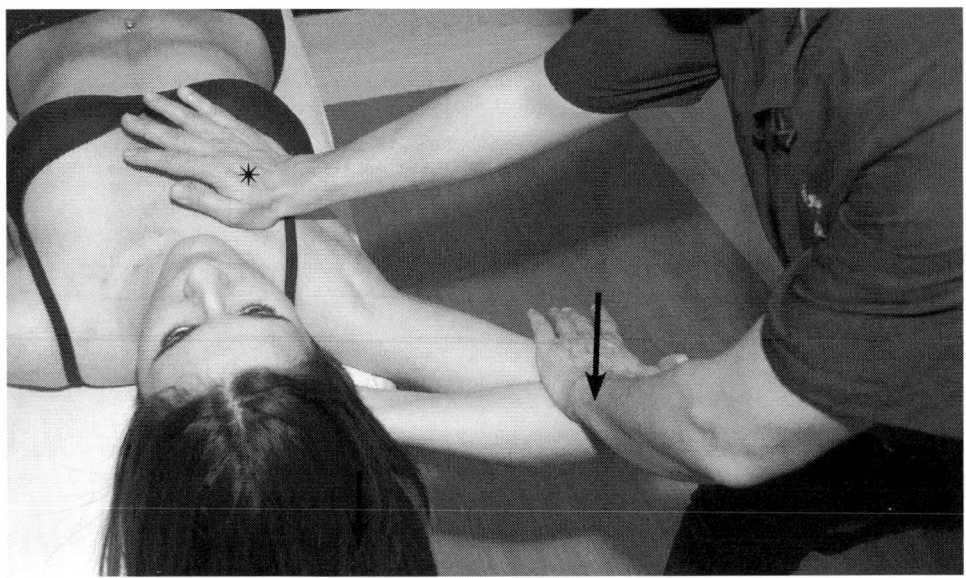

Foto 102. Estiramiento estático del pectoral mayor derecho.

15. Pectoral mayor

Tratamiento mediante TEM

1. El osteópata sitúa el pectoral mayor derecho en el borde de la barrera restrictiva (punto de resistencia inicial).
2. El osteópata solicita al paciente contraer el pectoral mayor, en apnea inspiratoria, hacia la aducción (flecha blanca). El osteópata resiste este movimiento durante 3 a 5 segundos (flecha negra).
3. El paciente cesa toda la contracción muscular cuando el osteópata se lo solicita, a la vez que espira completamente.
4. Tras haber espirado y relajado el músculo completamente, el osteópata reposiciona lentamente al paciente hasta el borde de una nueva barrera restrictiva (flecha negra).
5. La técnica se repite entre tres y siete veces, dependiendo de la región del cuerpo afectada y de la tolerancia del paciente, hasta conseguir aproximarnos a los parámetros deseados.

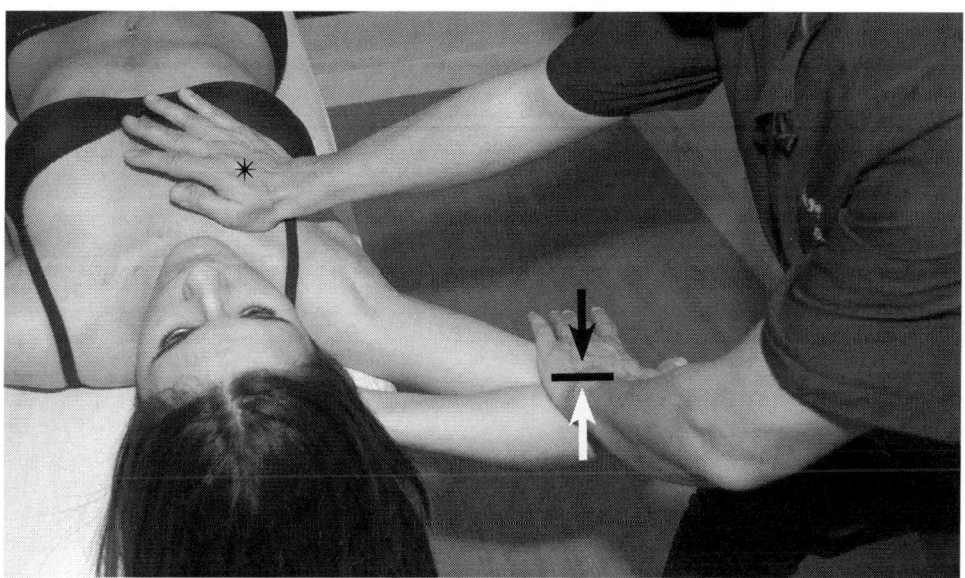

Foto 103. Tratamiento mediante TEM del pectoral mayor derecho.

16. Pectoral menor

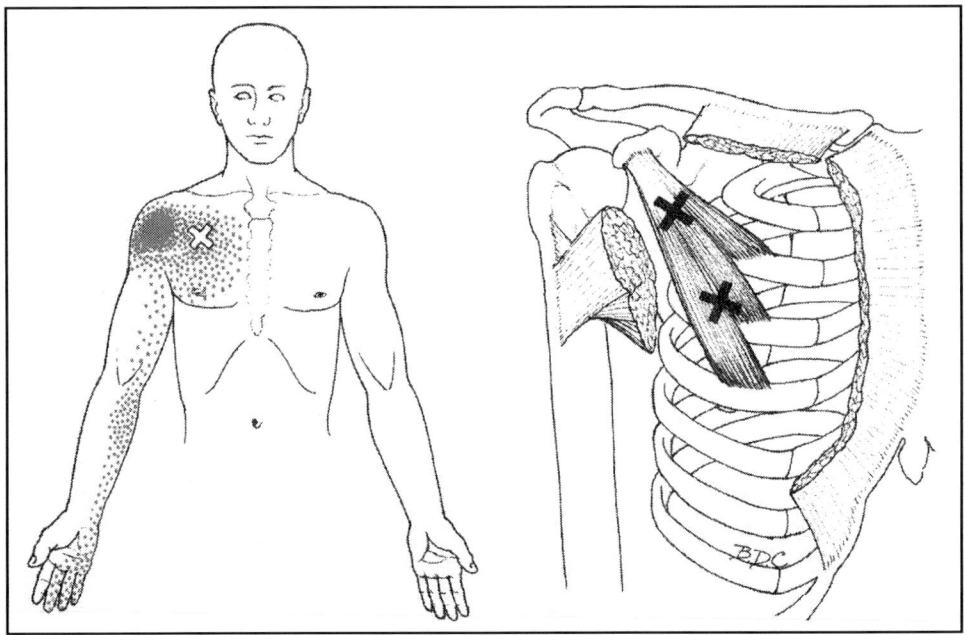

Figura 127. Patrones de dolor referido (zonas de referencia esenciales en negro sólido, zonas de desbordamiento en negro punteado) de las ubicaciones de puntos gatillo (**X**) en el músculo **pectoral menor** derecho.

Estiramiento estático

Paciente en decúbito supino. El osteópata en la cabecera de la camilla situado del lado del hombro a tratar. Fijamos con una mano las primeras costillas, mientras con la otra presionamos del húmero hacia la camilla hasta la barrera motriz.

Mantenemos esta posición durante 20-30 segundos.

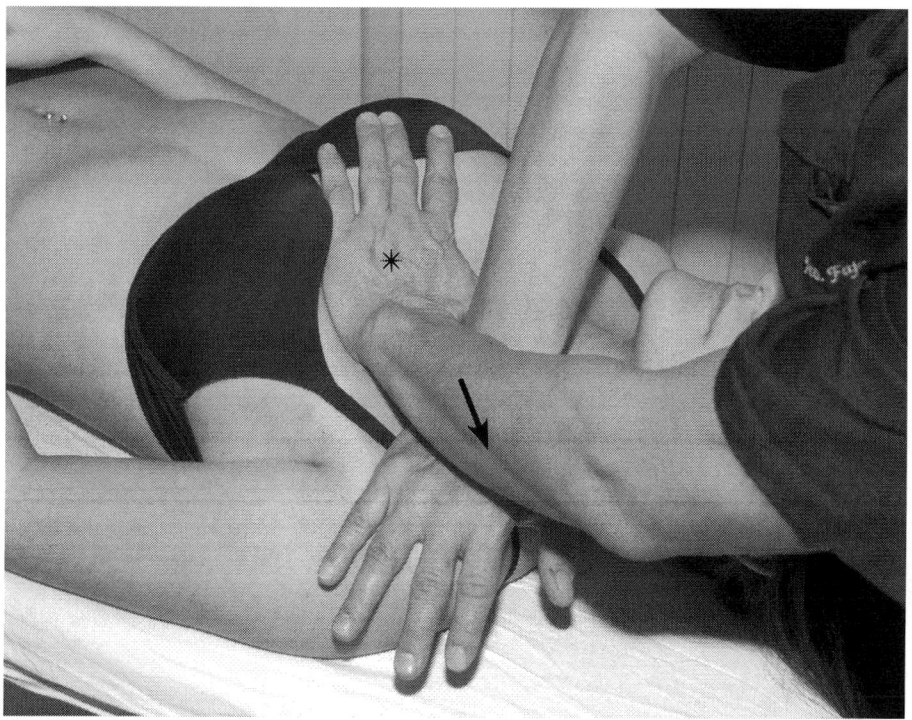

Foto 104. Estiramiento estático del pectoral menor derecho.

17. *Subclavio*

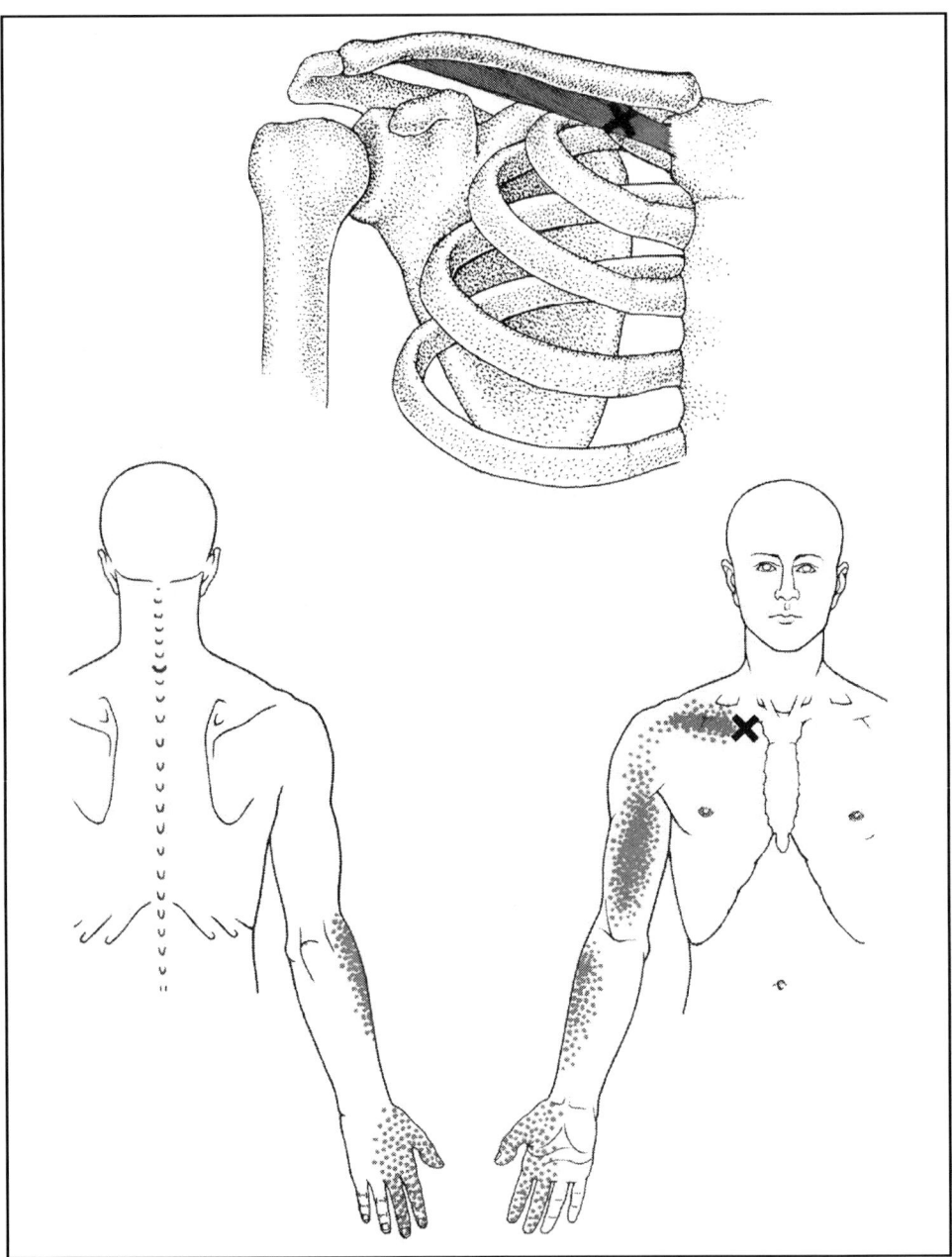

Figura 128. Patrones de dolor referido (zonas de referencia esenciales en negro sólido, zonas de desbordamiento en negro punteado) de las ubicaciones del punto gatillo (**X**) en el músculo **subclavio** derecho.

Tratamiento del subclavio

Paciente en decúbito lateral, con el músculo a tratar en la parte superior. El osteópata por detrás del paciente fija el hombro del paciente con su mano craneal, mientras con su mano caudal realiza la palpación del músculo bajo la clavícula, situándonos justo encima del punto gatillo. La mano caudal sirve de punto fijo mientras la mano craneal moviliza el hombro hasta que el dolor cesa.

También podemos tratarlo mediante masaje-vibración de 20-30 segundos.

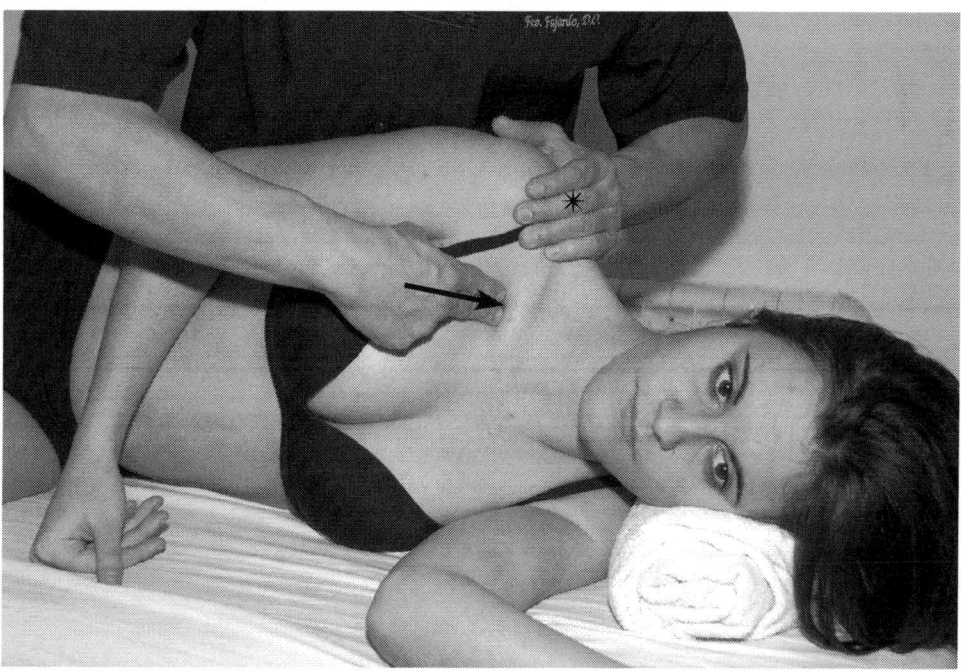

Foto 105. Tratamiento del subclavio derecho.

18. Romboides

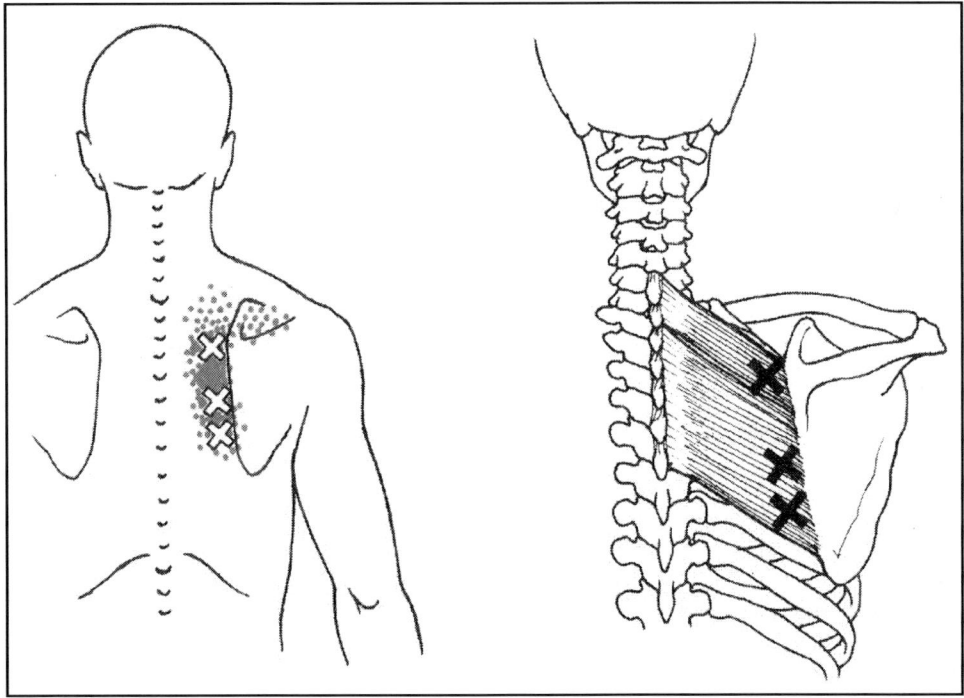

Figura 129. Patrones de dolor referido (zonas de referencia esenciales en negro sólido, zonas de desbordamiento en negro punteado) de las ubicaciones del puntos gatillo (**X**) en los músculos **romboides** derechos.

Estiramiento estático de los romboides

Paciente en decúbito prono. El osteópata en bipedestación del lado opuesto a los romboides a tratar. Con la mano externa atrapamos el borde interno de la escápula, quedando el pulgar y la eminencia tenar sobre el borde interno de la escápula. Con la mano interna fijamos las apófisis espinosas; la 6ª y 7ª cervical si queremos incidir sobre el romboides menor, y sobre las espinosas 1ª a 4ª torácicas si queremos incidir sobre el romboides mayor. Mientras la mano situada sobre las espinosas fija este nivel, realizamos una presión hacia el exterior con la mano externa hasta la barrera motriz.

Mantenemos esta posición durante 20-30 segundos.

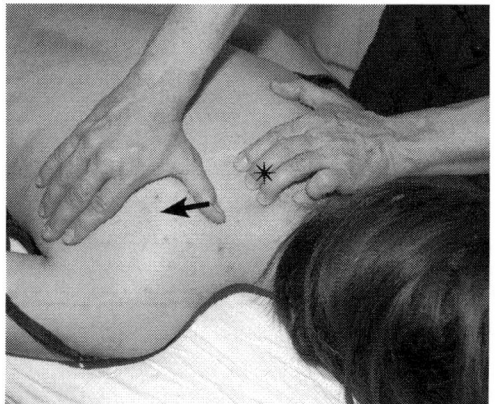

Foto 106. Estiramiento estático del romboides menor derecho.

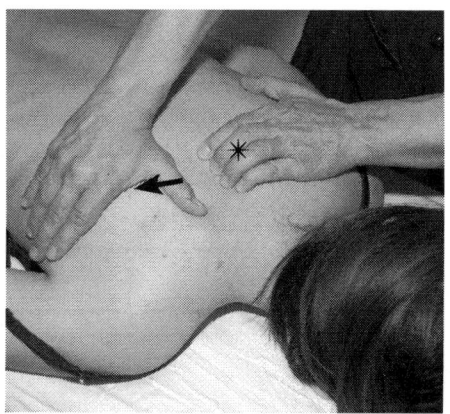

Foto 107. Estiramiento estático del romboides mayor derecho.

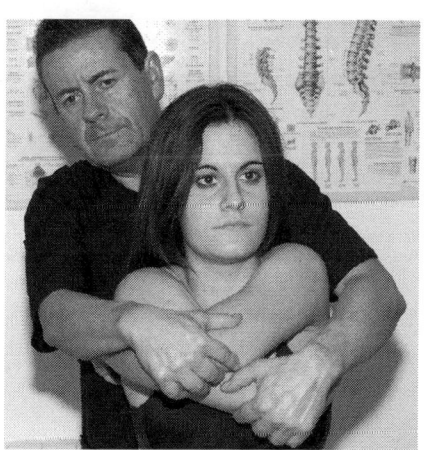

Foto 108. Estiramiento bilateral de los romboides

19. Romboides

Tratamiento mediante TEM

1. El osteópata sitúa los romboides derechos en el borde de la barrera restrictiva (punto de resistencia inicial).
2. El osteópata solicita al paciente contraer los romboides, en apnea inspiratoria, hacia la retracción y elevación escapular (flecha blanca). El osteópata resiste este movimiento durante 3 a 5 segundos (flecha negra).
3. El paciente cesa toda la contracción muscular cuando el osteópata se lo solicita, a la vez que espira completamente.
4. Tras haber espirado y relajado el músculo completamente, el osteópata reposiciona lentamente al paciente hasta el borde de una nueva barrera restrictiva (flecha negra).
5. La técnica se repite entre tres y siete veces, dependiendo de la región del cuerpo afectada y de la tolerancia del paciente, hasta conseguir aproximarnos a los parámetros deseados.

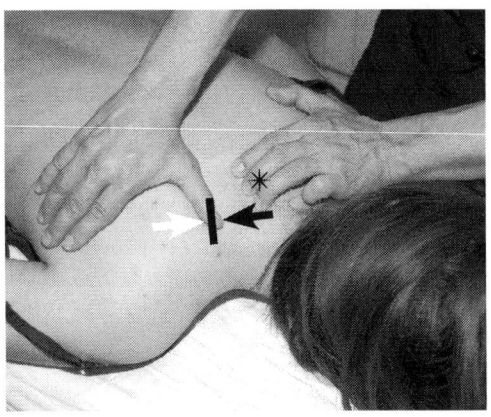 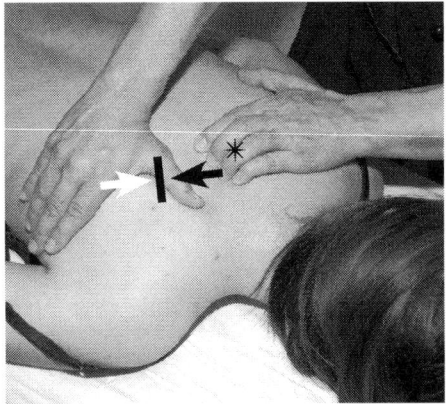

Foto 109. Tratamiento mediante TEM del romboides menor derecho.

Foto 110. Tratamiento mediante TEM del romboides mayor derecho.

20. Serrato anterior

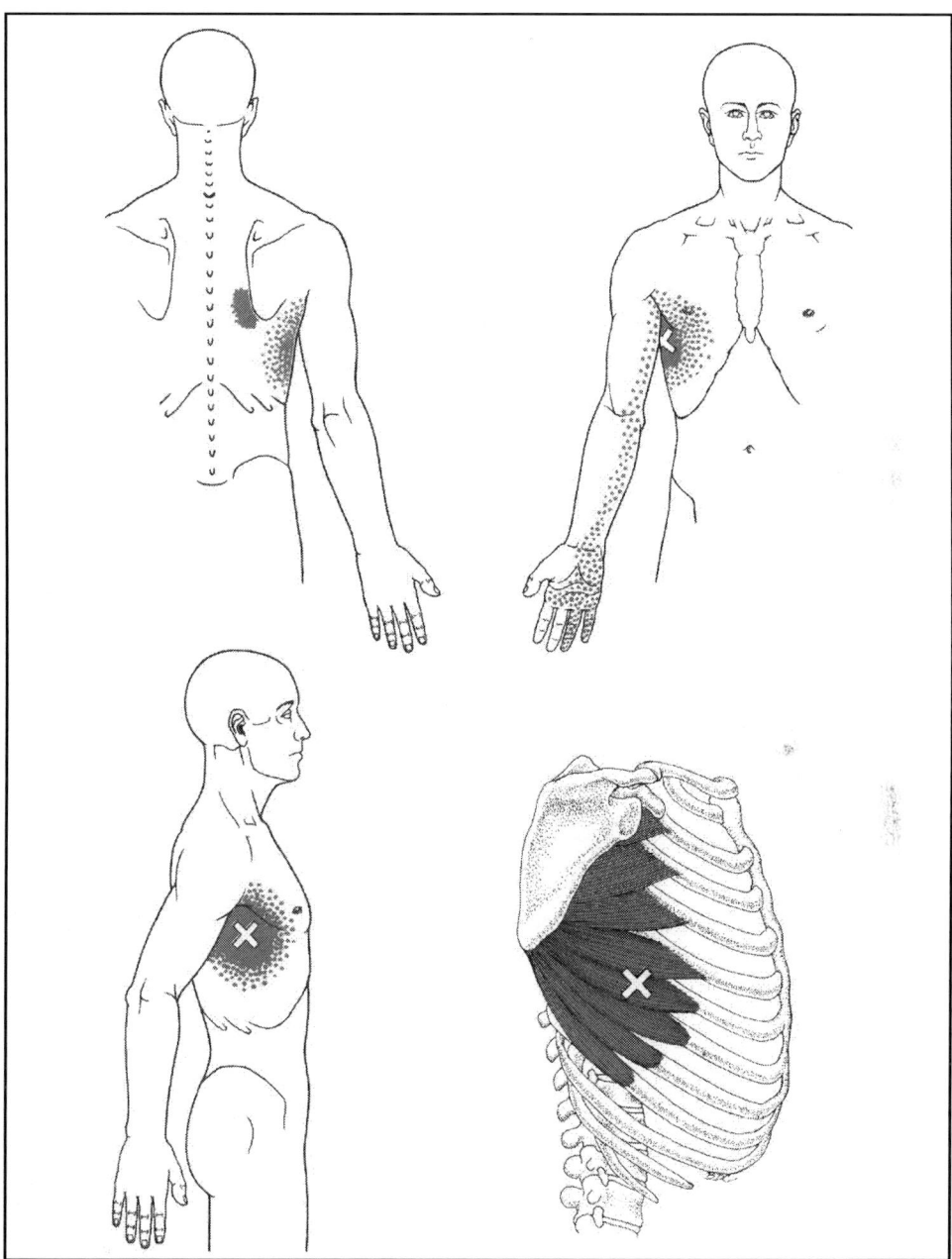

Figura 130. Patrón de dolor referido (zona de referencia esencial en negro sólido, zona de desbordamiento en negro punteado) de la ubicación de un punto gatillo (**X**) en el músculo **serrato anterior** derecho.

Estiramiento estático

Paciente en decúbito lateral, con el serrato anterior afectado hacia arriba; las rodillas en flexión y un rodillo bajo el cuello. El osteópata en bipedestación frente al paciente; sujetamos con los dedos de ambas manos los bordes internos de la escápula y traccionamos de ella en dirección externa (hacia el techo), hasta la barrera motriz.

Mantenemos esta posición durante 20-30 segundos.

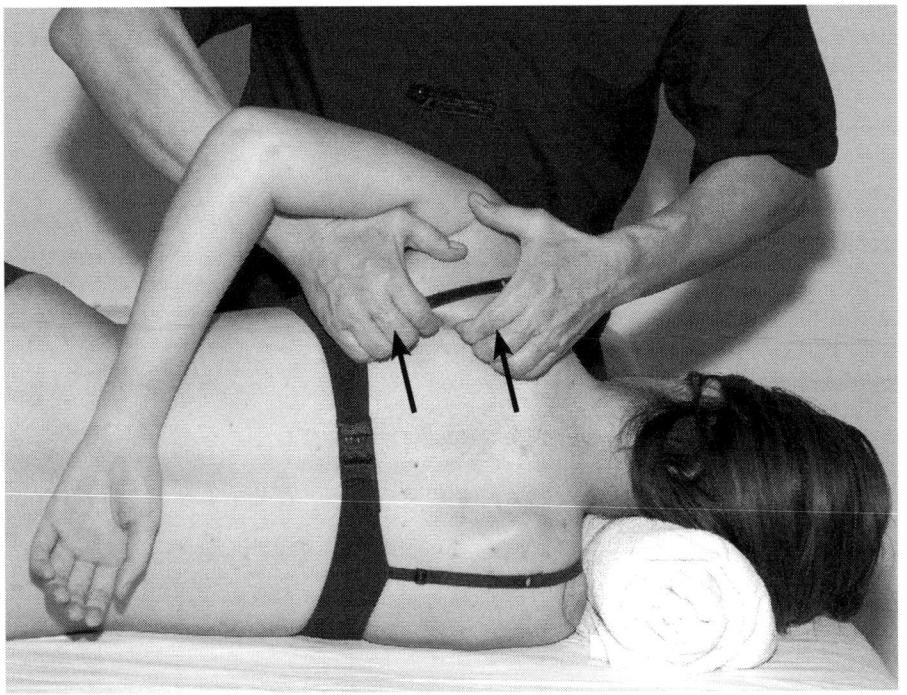

Foto 111. Estiramiento estático del serrato anterior derecho.

14. Estiramientos globales del hombro

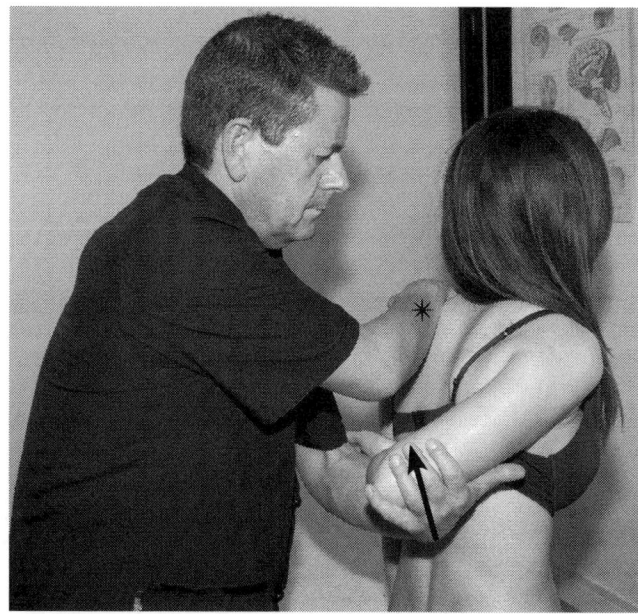

Foto 112. Estiramiento estático global de los músculos rotadores externos y músculos con inserción anterior:

- Infraespinoso
- Redondo menor
- Supraespinoso
- Fibras anteriores y medias del deltoides
- Coracobraquial
- Bíceps braquial

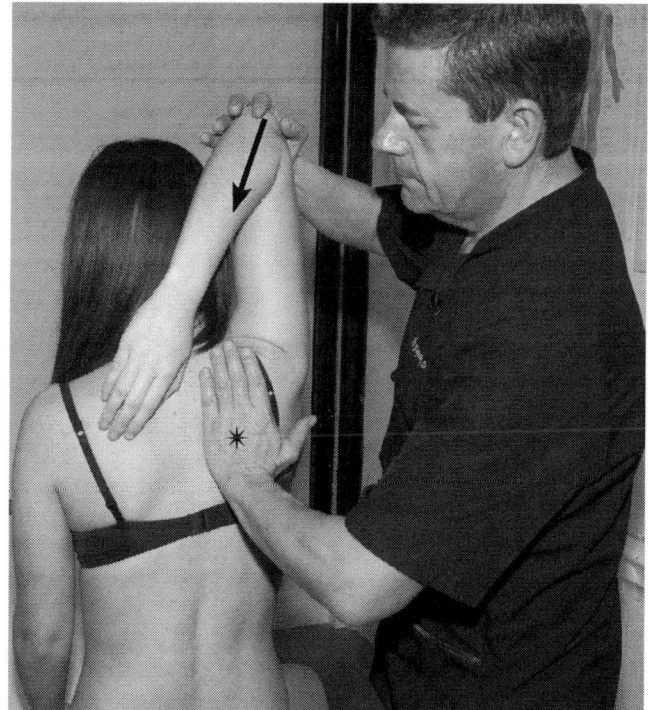

Foto 113. Estiramiento estático global de los músculos rotadores internos y músculos con inserción posterior:

- Subescapular
- Pectoral mayor
- Tríceps braquial, cabeza larga
- Redondo mayor
- Dorsal ancho

8. TRATAMIENTO FASCIAL

Tratamiento fascial de la cintura escapular

Paciente en decúbito supino. El osteópata en sedestación a la cabecera del paciente. Situamos ambas manos sobre los hombros, con las palmas sobre las cabezas humerales y los pulgares sobre las espinas escapulares.

Percibimos el movimiento de atracción tisular de la región investigando una zona miofascial en disfunción. Nuestras manos son arrastradas en dirección a las tensiones fasciales que conviene equilibrar mediante el método indirecto de relajación fascial. Fijamos las fascias en su movimiento facilitado y esperamos pacientemente hasta percibir su liberación.

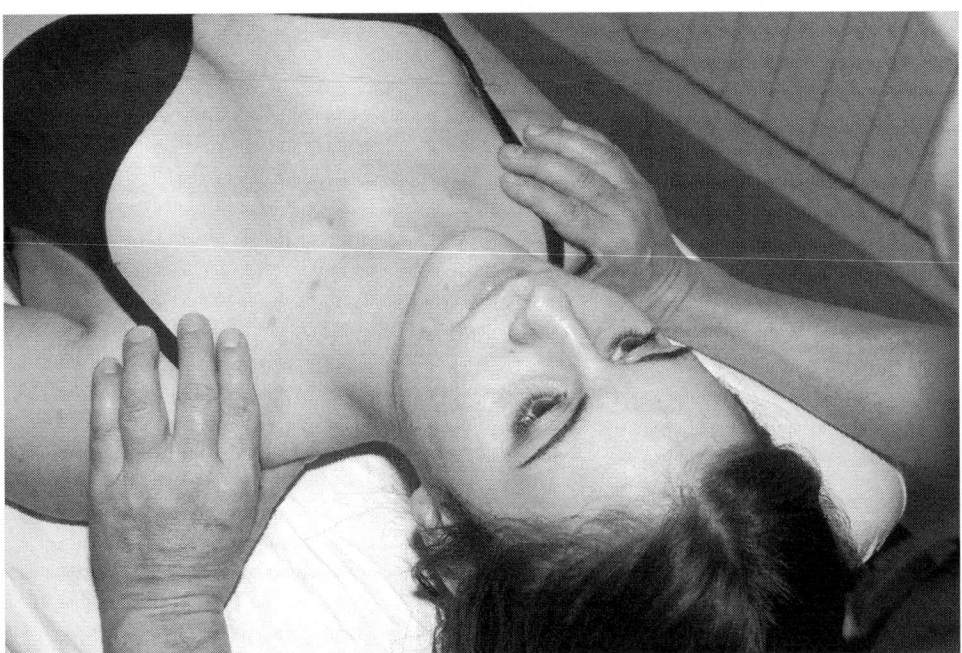

Foto 114. Tratamiento fascial de la cintura escapular

Tratamiento fascial de la gleno-humeral

Paciente en decúbito supino. El osteópata en bipedestación a la altura del hombro a valorar. Situamos ambas manos sobre el hombro; la mano interna con el pulgar sobre el hueco delto-pectoral y el resto de la mano sobre la clavícula y espina escapular; la mano externa con el pulgar en el hueco delto-pectoral y el resto de la mano sobre el deltoides.

Percibimos el movimiento de atracción tisular de la región investigando una zona miofascial en disfunción. Nuestras manos son arrastradas en dirección a las tensiones fasciales que conviene equilibrar mediante el método indirecto de relajación fascial. Fijamos las fascias en su movimiento facilitado y esperamos pacientemente hasta percibir su liberación.

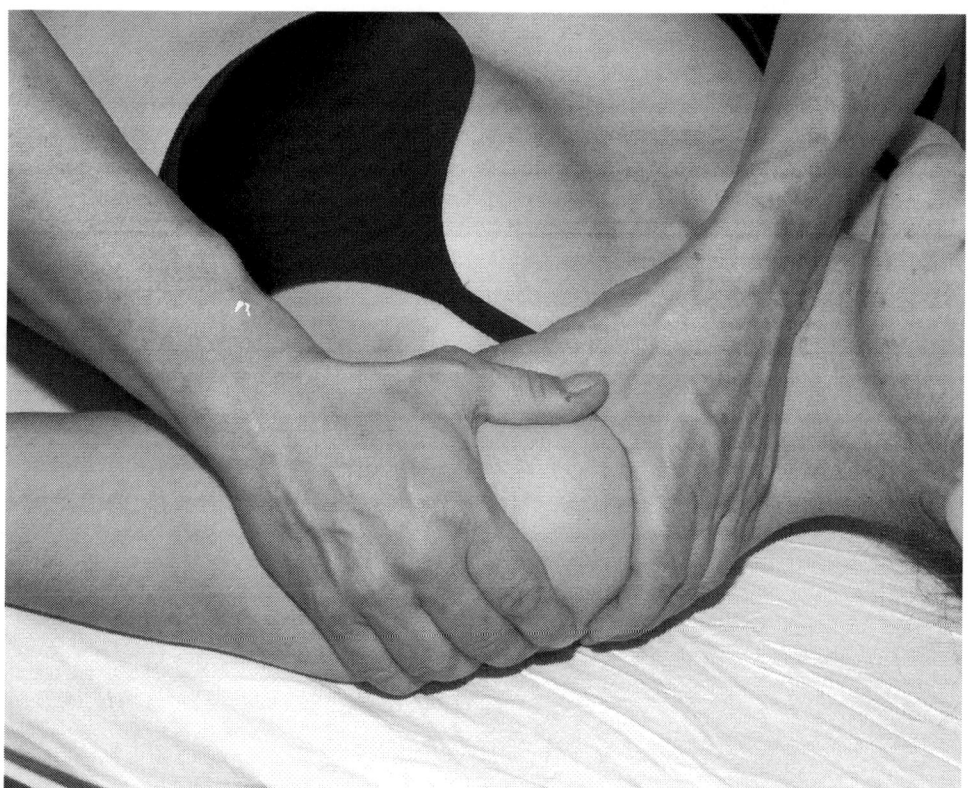

Foto 115. Tratamiento fascial de la gleno-humeral

Tratamiento de la fascia cervical anterior y músculos escalenos anteriores

Nota: en el hombro, esta técnica está especialmente indicada en caso de dolores u hormigueos en el brazo o la mano del lado afectado, así como en trastornos circulatorios del miembro superior.

Paciente en decúbito supino. El osteópata en sedestación, a la cabecera del paciente.

Situamos la yema de nuestros pulgares en la fosa supraclavicular por cada lado del esternón, concretamente por fuera de los músculos ecom. Apoyamos nuestros pulgares en dirección inferior, hacia los pies del paciente. Aplicamos una presión equilibrada sobre el lado con mayor tensión. Podemos retirar el otro pulgar, (si ambos lados se encuentran tensos, deben ser tratados al mismo tiempo). En cuanto la tensión de los tejidos se disipa bajo los pulgares, apartamos la yema de los pulgares hacia el exterior en dirección a las articulaciones acromio-claviculares. La fascia, tensa así como los músculos escalenos anteriores, se relajará bajo nuestros pulgares. Esta zona es extremadamente sensible. Hay que aplicar la dosificación exacta de presión equilibrada necesaria para producir la liberación. Hemos de tener en cuenta:

1. La liberación de la fascia cervical anterior es consecutiva a la liberación de los músculos escalenos anteriores y omohioideos.
2. Ejercemos siempre una presión directa con la yema de los pulgares.

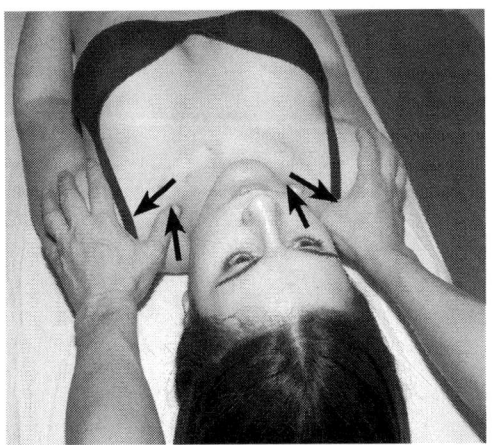

En este caso, las yemas de los pulgares son paralelas a las clavículas y dirigidas en dirección a la articulación esterno-clavicular. Evitamos empujar los pulgares sobre los lados, porque esto provocaría una limitación de las articulaciones distales de éstas.

Foto 116. Tratamiento de la fascia cervical anterior y escalenos anteriores.

9. MOVILIZACIONES DE LA ESCÁPULA Y DE LA GLENO-HUMERAL

Movilizaciones de la falsa articulación escápulo-torácica

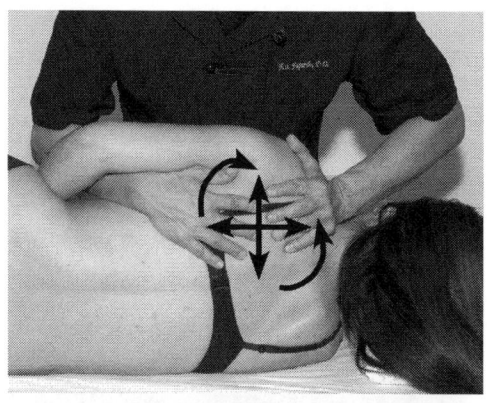

Foto 117. Movilizaciones de la escápula, 1
Se moviliza la escápula en todas las direcciones, insistiendo en aquellos movimientos que en el transcurso del test presentaban detrimento de movilidad.

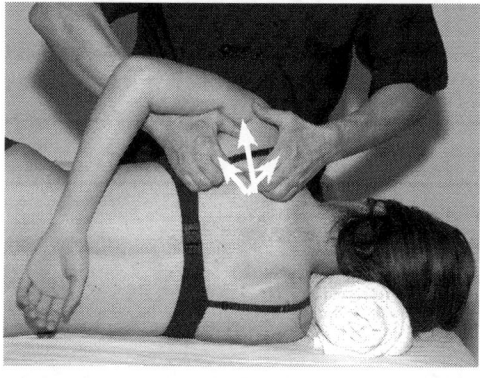

Foto 118. Movilizaciones de la escápula, 2
Despegamos la escápula de la parrilla costal, manteniendo varios segundos contra la restricción mayor de movilidad.

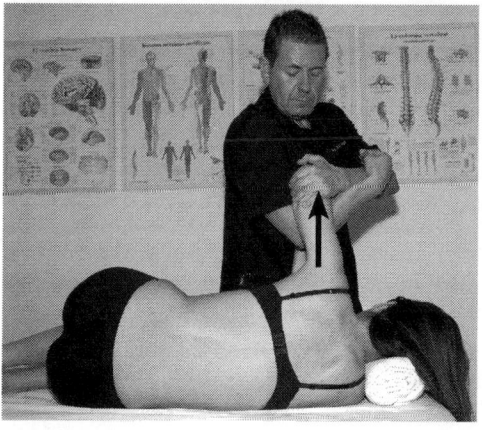

Foto 119. Movilizaciones de la escápula, 3
Descoaptamos el húmero; 3 segundos de tracción, 3 segundos de semi relajación.

Movilizaciones de la gleno-humeral en decúbito lateral

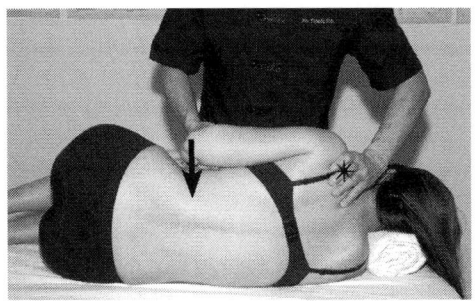

Foto 120. Aducción

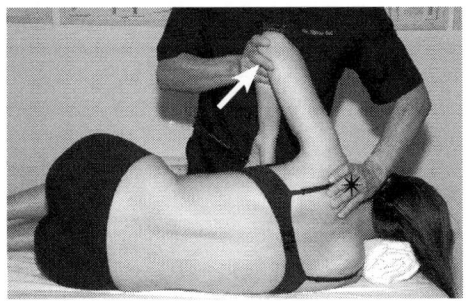

Foto 121. Abducción

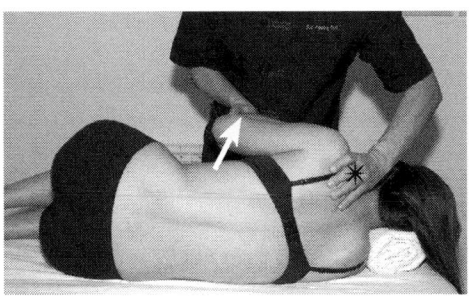

Foto 122. Flexión

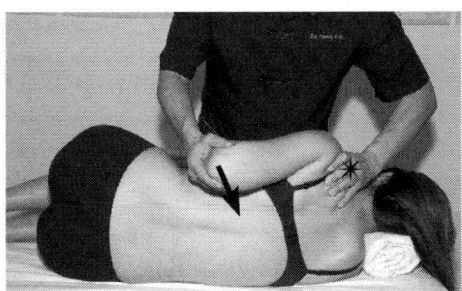

Foto 123. Extensión

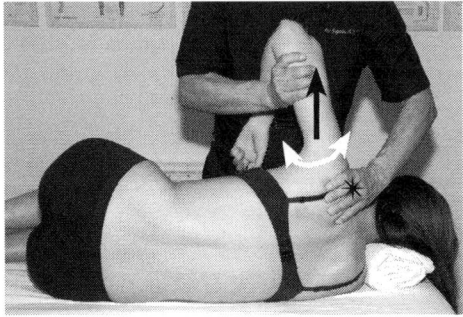

Foto 124. Descoaptación + circunducciones

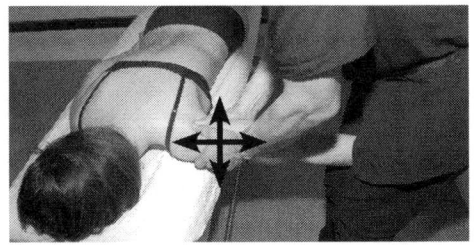

Foto 125. Movilización global en decúbito
prono en todas las direcciones

10. TRATAMIENTO ARTICULAR

La falsa articulación subacromial

Normalización de la disfunción del deslizamiento anterior de la articulación subacromial

Paciente en sedestación con el brazo a explorar sobre la rodilla del osteópata. El osteópata por detrás del paciente, con la rodilla homolateral al hombro a examinar sobre la camilla.

Situamos los cuatro últimos dedos de ambas manos en el hueco delto-pectoral, y los pulgares de ambas manos a cada lado de la interlínea articular. La mano interna sirve de punto de fijación. En un primer tiempo traccionamos del deltoides en dirección craneal con la mano externa; en un segundo tiempo siguiendo los principios directos, llevamos con la mano externa el húmero hacia la posterioridad hasta sentir la relajación de los tejidos.

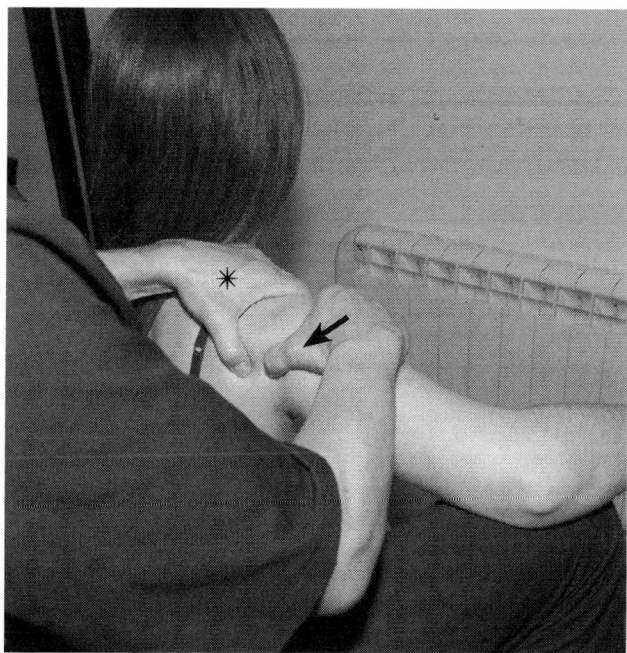

Foto 126. Normalización de la disfunción del deslizamiento anterior de la articulación subacromial.

Normalización de la disfunción del deslizamiento posterior de la articulación subacromial

Paciente en sedestación con el brazo a explorar sobre la rodilla del osteópata. El osteópata por detrás del paciente, con la rodilla homolateral al hombro a examinar sobre la camilla.

Situamos los cuatro últimos dedos de ambas manos en el hueco delto-pectoral, y los pulgares de ambas manos a cada lado de la interlínea articular. La mano interna sirve de punto de fijación. En un primer tiempo traccionamos del deltoides en dirección craneal con la mano externa; en un segundo tiempo siguiendo los principios directos, llevamos con la mano externa el húmero hacia la anterioridad hasta sentir la relajación de los tejidos.

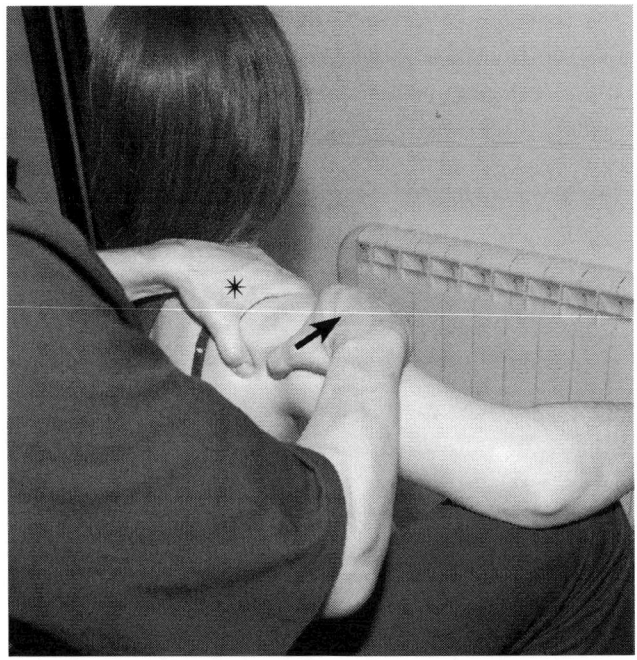

Foto 127. Normalización de la disfunción del deslizamiento posterior de la articulación subacromial.

La articulación acromio-clavicular

Normalización de la disfunción traumática de clavícula alta

Paciente en sedestación con el codo flexionado a 90°. El osteópata en bipedestación por detrás junto al hombro afectado. Posicionamos el pisiforme de nuestra mano interna sobre la extremidad externa de la clavícula; con la mano externa sujetamos el codo del paciente. Elevamos la extremidad en abducción mientras con la mano interna vamos presionando hacia caudal sobre la extremidad externa de la clavícula. La reducción suele ser espontánea. En caso de no producirse, podemos imprimir un ligero thrust al llegar el brazo a 90°.

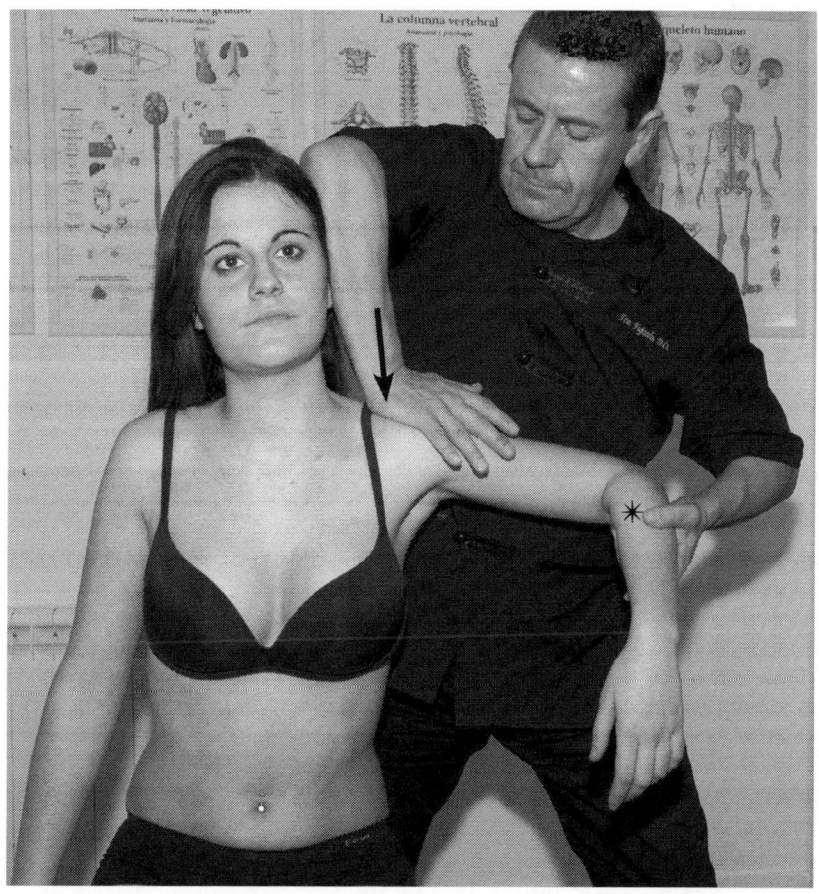

Foto 128. Normalización de la disfunción traumática de clavícula alta

Normalización de la disfunción traumática de clavícula baja

Paciente en decúbito supino con la extremidad afectada en extensión. El osteópata en bipedestación a la altura de la cadera, del mismo lado del hombro afectado. Sujetamos con ambas manos la extremidad afectada por encima de la muñeca, manteniéndola en **abducción de 30°-45° y supinación del antebrazo**. Realizamos la puesta en tensión mediante tracción de la extremidad, focalizando la misma en la articulación acromioclavicular y visualizando el gesto corrector. Realizamos el thrust mediante rápida tracción de la extremidad superior en dirección caudal.

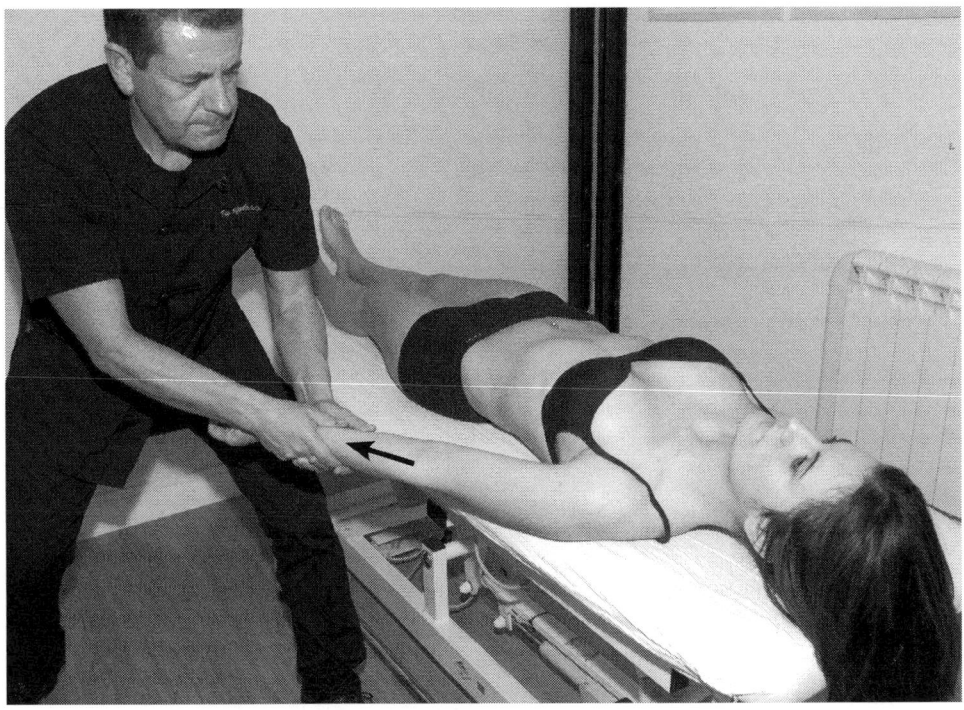

Foto 129. Normalización de la disfunción traumática de clavícula baja

Normalización de la disfunción de la clavícula en rotación anterior

Nota: es la disfunción más habitual.

Realización de la técnica

Paciente en sedestación. El osteópata en bipedestación por detrás del paciente. Fijamos la clavícula con la pinza pulgar-índice de nuestra mano interna en su borde anterior (zona externa); la fijamos de abajo hacia arriba para que no se mueva.

Con nuestra mano externa llevamos el brazo en extensión, sujetado por el codo. Con frecuencia se oye un pequeño "Click".

En esta patología la parte externa de la clavícula es prominente, saliente.

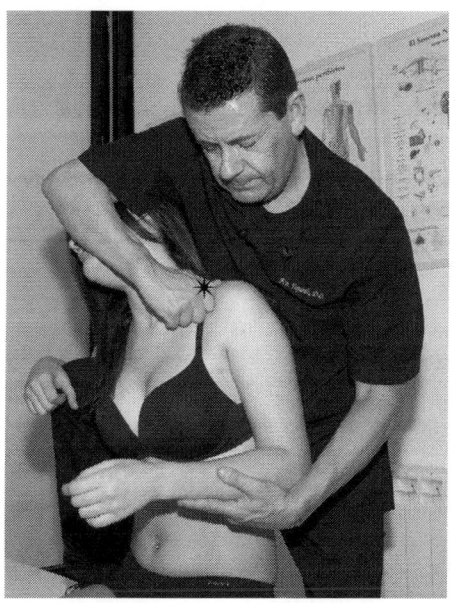 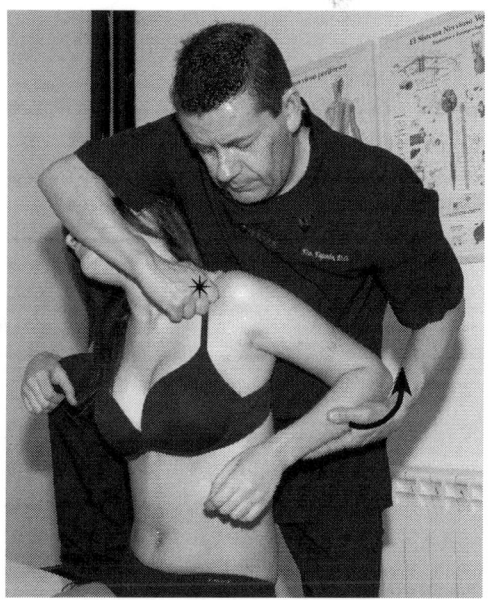

Foto 130. Normalización para clavícula en rotación anterior: inicio

Foto 131. Normalización para clavícula en rotación anterior: final

Normalización de la disfunción de la clavícula en rotación posterior

Paciente en sedestación. El osteópata en bipedestación por detrás del paciente. Fijamos la clavícula con el pulgar de nuestra mano interna en su borde posterior (zona interna); la fijamos de arriba hacia abajo para que no se mueva.

Con nuestra mano externa llevamos el brazo en flexión, sujetado por el codo. Con frecuencia se oye un pequeño "Click".

En esta patología la parte interna de la clavícula es prominente, saliente.

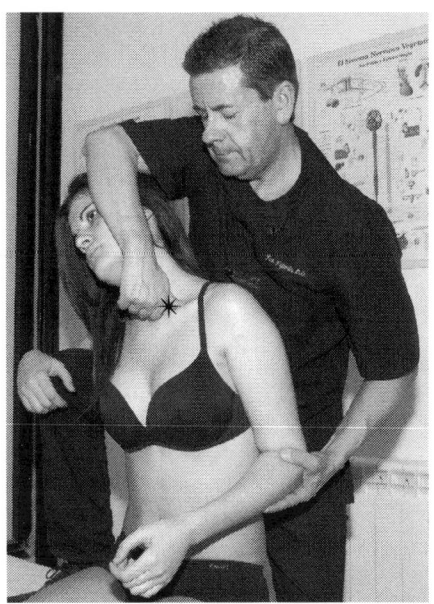 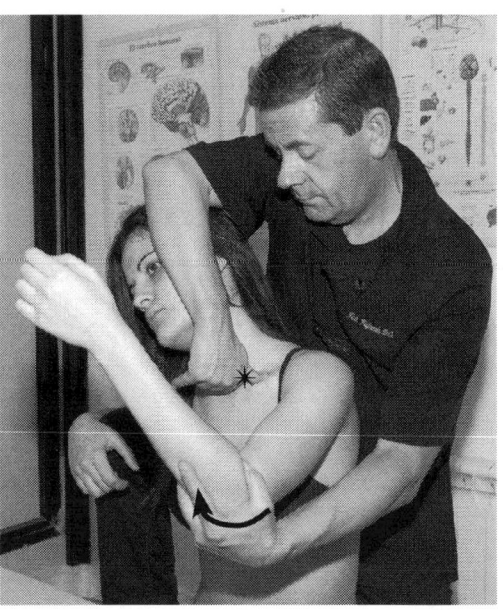

Foto 132. Normalización para clavícula en rotación posterior: inicio

Foto 133. Normalización para clavícula en rotación posterior: final

La articulación esternocostoclavicular

Normalización para la disfunción en anterioridad

Paciente en decúbito supino. El osteópata en bipedestación junto al hombro afectado. Sujetamos con nuestra mano externa el brazo del paciente extendido a 90° y lo situamos en nuestra axila, realizando una tracción anterior. Situamos el pisiforme de nuestra mano interna sobre la extremidad interna de la clavícula. Realizamos la puesta en tensión mediante tracción contrariada de ambas manos. Realizamos el thrust mediante un la tracción sobre el brazo y el empuje simultáneo sobre la extremidad interna de la clavícula.

La técnica puede realizarse varias veces.

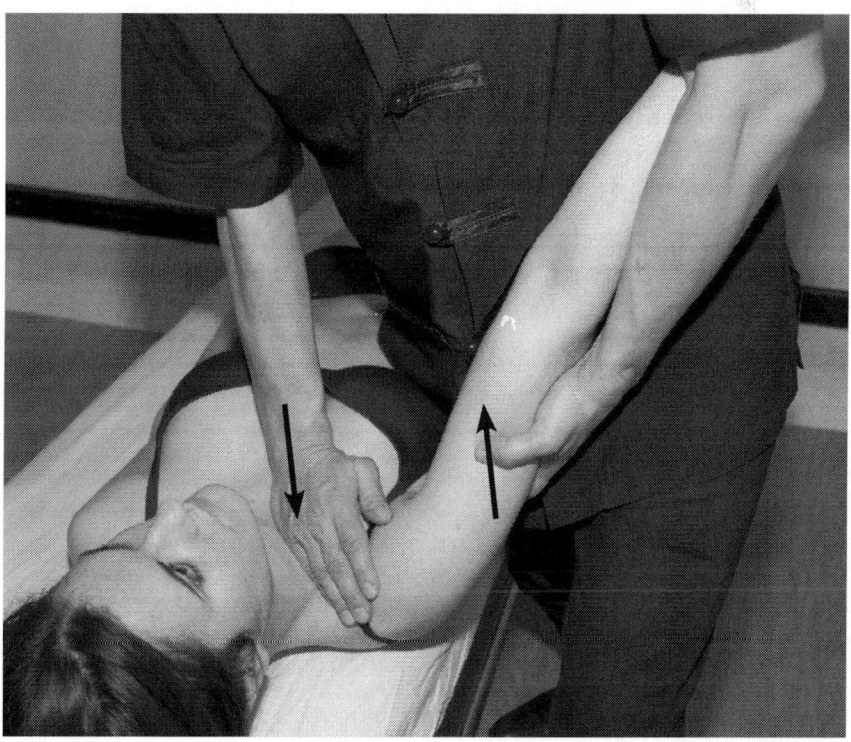

Foto 134. Normalización ECC anterior

Normalización para la disfunción en posterioridad

Paciente en decúbito supino, con una toalla situada entre las escápulas. El osteópata en bipedestación junto al hombro afectado. Extendemos mediante tracción el brazo del paciente en dirección anterior de manera que se marque el hueco supraclavicular; situamos las yemas de los dedos índice-medio o medio-anular detrás de la clavícula (en la cara posterior). Llevamos el brazo del paciente en retropulsión horizontal, con los dedos haciendo un contraapoyo, una palanca; la disfunción posterior se reduce espontáneamente.

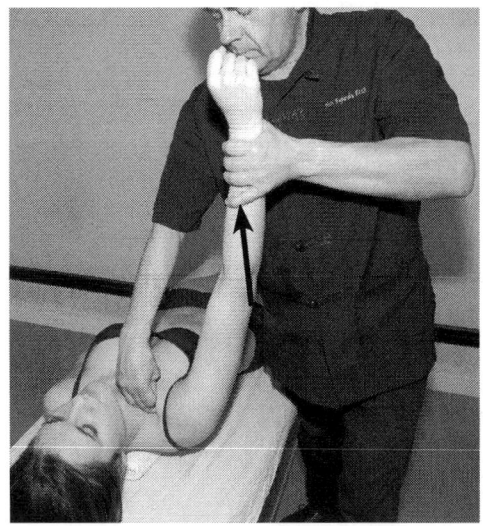

Foto 135. Normalización ECC posterior: inicio

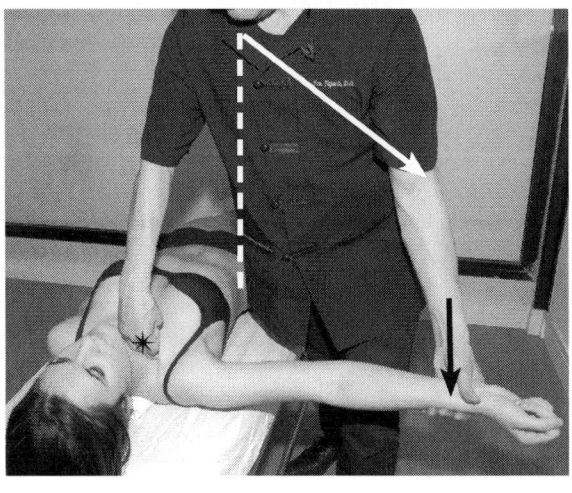

Foto 136. Normalización ECC posterior: final

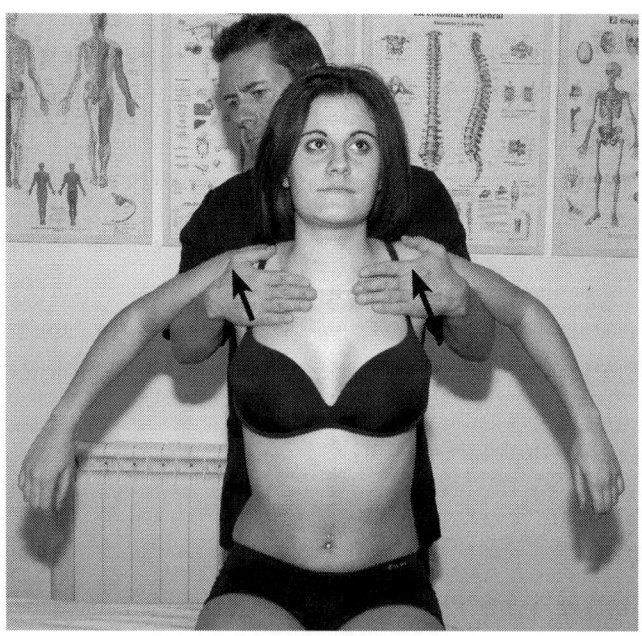

Foto 137. Normalización ECC posterior. Variante para una normalización bilateral

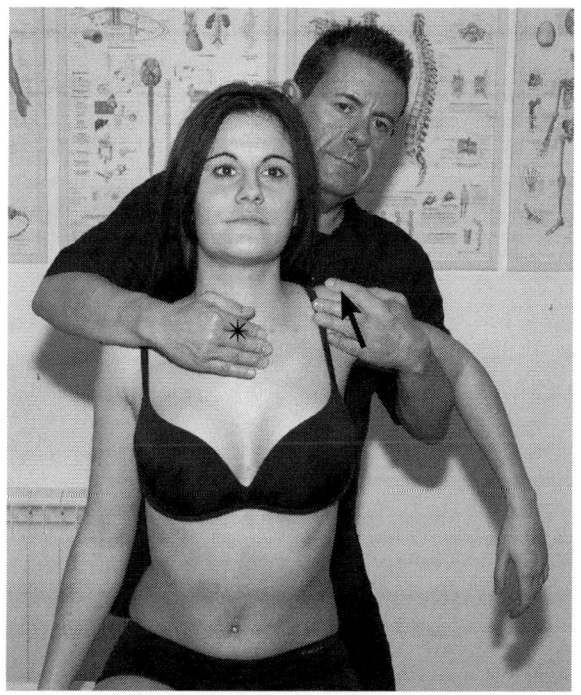

Foto 138. Normalización ECC posterior. Variante para una normalización unilateral

Normalización para la disfunción en superioridad

Paciente en decúbito supino, con la extremidad afectada extendida por encima de la cabeza. El osteópata en bipedestación a la cabecera del paciente ligeramente hacia el lado del hombro afectado. Posicionamos el pisifome de la mano interna sobre la parte superior de la extremidad interna de la clavícula; con la mano externa sujetamos el brazo del paciente. Ejercemos una ligera tracción sobre el brazo y una ligera presión sobre la extremidad externa de la clavícula, consiguiendo así la puesta en tensión.

El thrust se realiza en dirección caudal al final de la espiración mediante empuje de la mano interna sobre la extremidad externa de la clavícula.

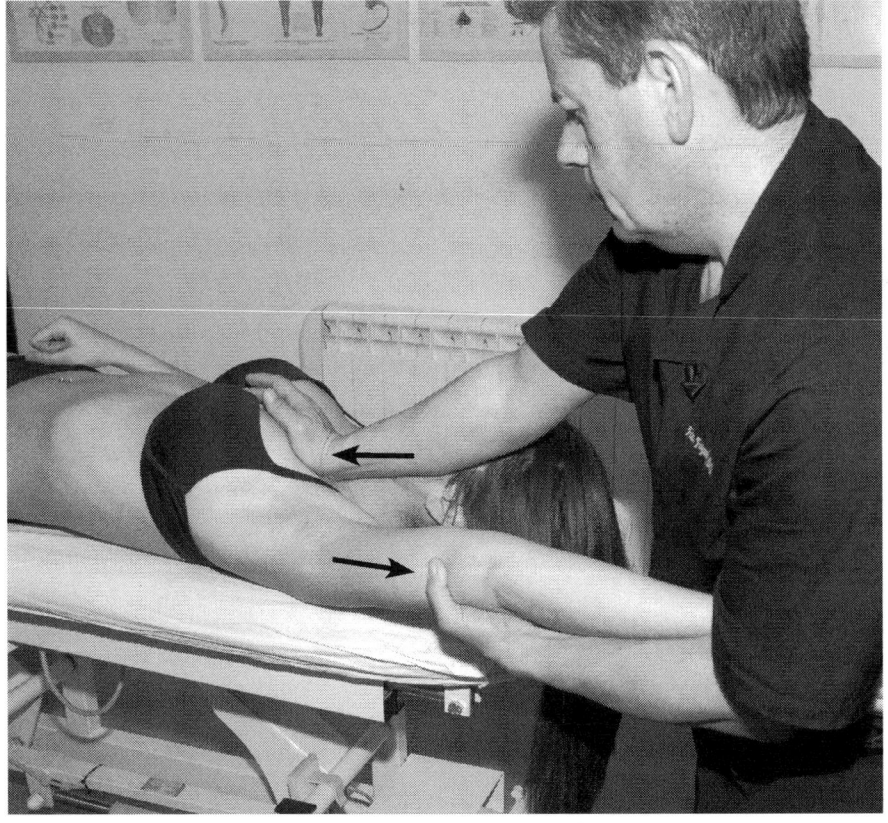

Foto 139. Normalización ECC superior.

La articulación glenohumeral

Normalización para la disfunción en superioridad

Nota: esta es la disfunción más habitual.

Paciente en decúbito supino con la extremidad afectada en abducción de 90°. El osteópata en bipedestación al costado del hombro afectado. Atrapamos con ambas manos el húmero del paciente en su extremo proximal. Ejercemos un movimiento de circunducción hacia los pies del paciente, finalizando el thrust al final de dicho recorrido.

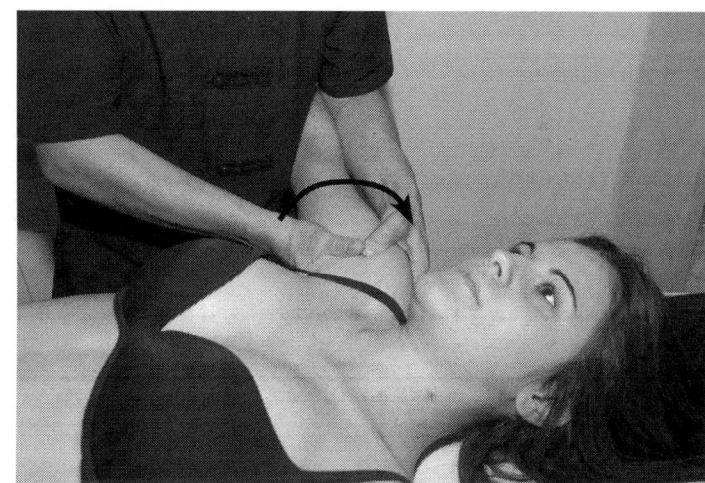

Foto 140.
Normalización
para la disfunción
glenohumeral superior:
inicio

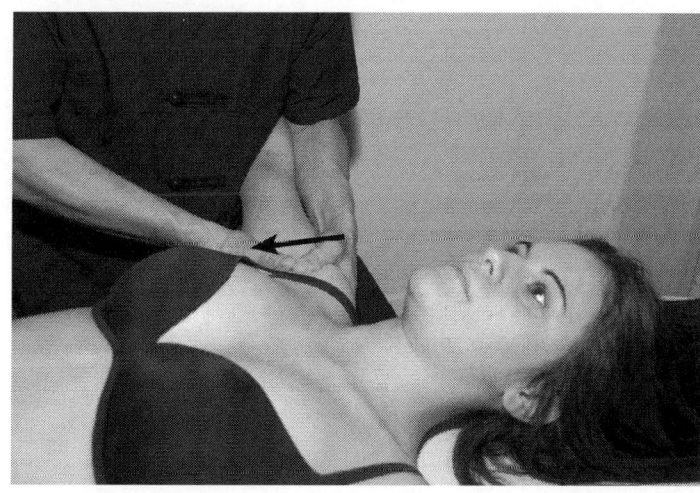

Foto 141.
Normalización
para la disfunción
glenohumeral superior:
final

Normalización para la disfunción en superioridad, variante en sedestación

Paciente en sedestación, ligeramente inclinado hacia el lado opuesto a la disfunción. El osteópata en bipedestación al costado del hombro afectado. Posicionamos ambas manos con los dedos entrelazados sobre la cabeza humeral. Realizamos la puesta en tensión mediante una ligera descoaptación de la extremidad y ligero empuje hacia caudal. El thrust se realiza mediante un rápido empuje sobre la cabeza humeral en dirección caudal.

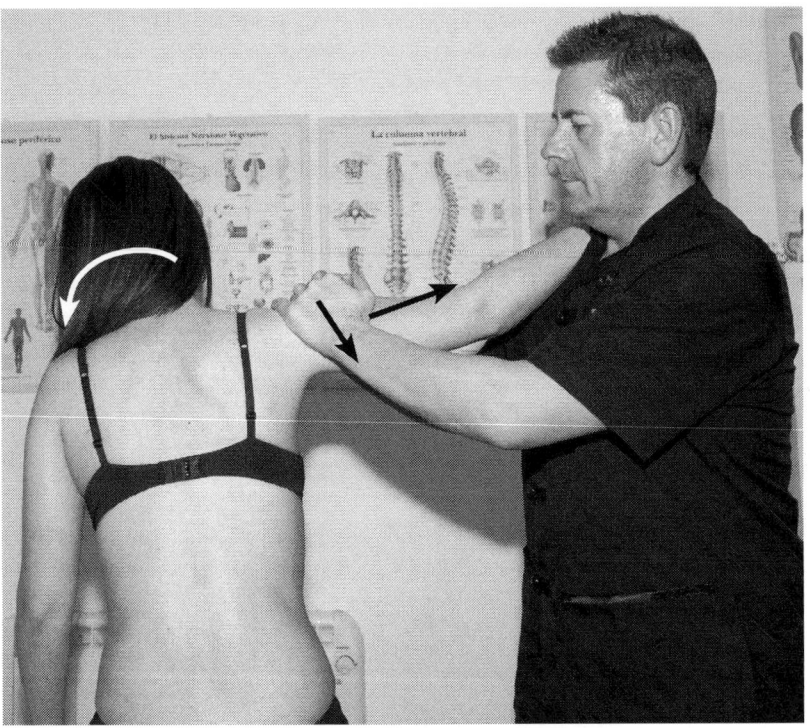

Foto 142. Normalización para la disfunción glenohumeral superior. Variante en sedestación.

Normalización para la disfunción en inferioridad

Nota: esta disfunción no se encuentra habitualmente.

Paciente en sedestación en un asiento sin respaldo y con el tronco flexionado un poco hacia delante. El osteópata en bipedestación detrás del paciente, muy cerca de él y algo desplazado hacia el lado de la articulación afectada. Posicionamos nuestro brazo contrario a la disfunción rodeando el cuello del paciente, pasándolo por delante del pecho, de modo que la mano pueda coger la parte inferior del codo. La otra mano también coge la parte inferior del codo, tras pasar por la cara lateral del brazo del paciente.

Flexionamos el tronco hacia delante y presionamos el esternón contra la parte superior de la escápula del lado afectado del paciente; mantendremos este contacto durante toda la aplicación de la técnica. A continuación, hay que elevar el codo del paciente hasta que se sienta que la articulación ha alcanzado la tensión de precarga (puesta en tensión). Sin aflojar la tensión, debe aplicarse un rápido impulso hacia arriba (thrust), con una intensidad mínima de empuje de abajo a arriba.

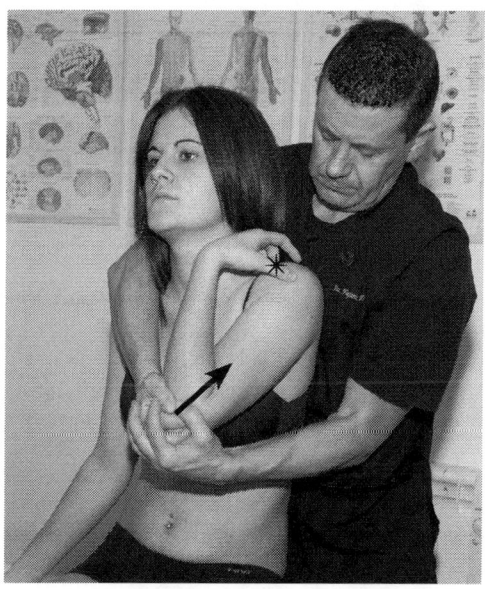 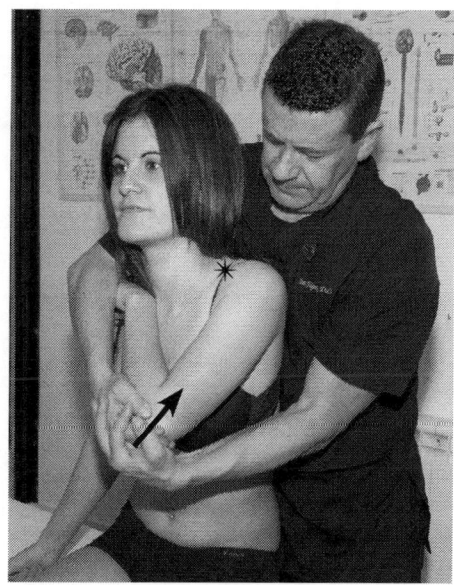

Foto 143. Normalización para la disfunción glenohumeral inferior.

Foto 144. Normalización para la disfunción glenohumeral inferior. Variante

Normalización para la disfunción en anterioridad

Paciente debe estar sentado con el brazo afectado flexionado unos 90°; el codo tiene que estar doblado. El osteópata en bipedestación detrás del paciente, algo desplazado hacia el lado de la articulación afectada; su esternón debe apoyarse contra la escápula del paciente.

Posicionamos la mano contraria a la disfunción alrededor del extremo distal del codo del paciente, pasando el brazo alrededor del lado izquierdo de su cuello. La otra mano también coge la parte inferior del codo, tras pasar por la cara lateral del brazo del paciente.

La puesta en tensión se consigue tirando del codo de delante hacia atrás; la escápula se estabiliza mediante el esternón del osteópata. El thrust se da con rapidez de delante hacia atrás. Basta un tirón de intensidad mínima.

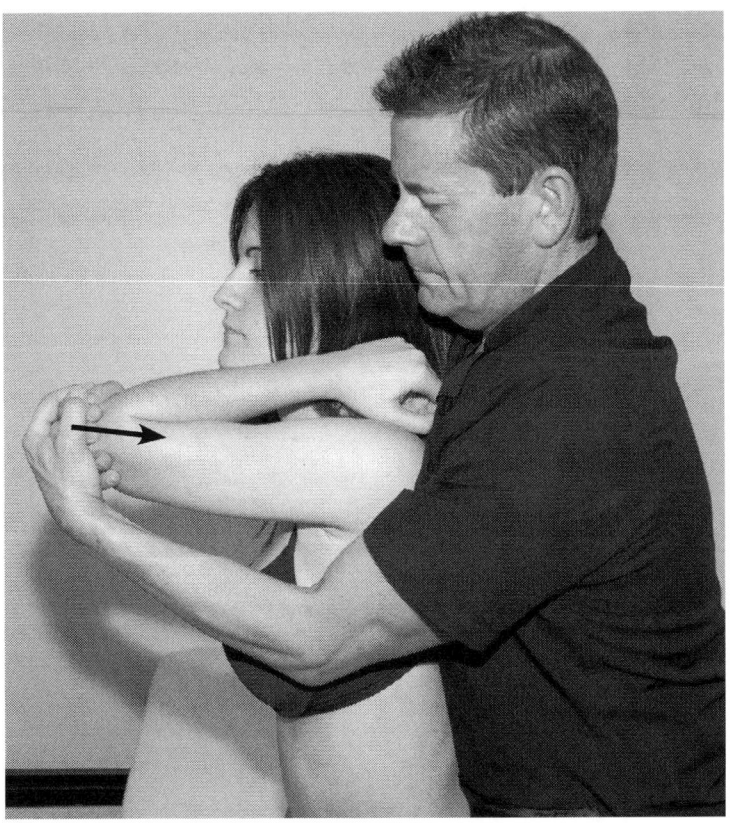

Foto 145. Normalización para la disfunción glenohumeral anterior.

Normalización para la disfunción en posterioridad

Paciente en sedestación. El osteópata en bipedestación detrás del paciente, algo desplazado hacia el lado de la articulación afectada. Posicionamos el pisiforme sobre la cara posterior de la cabeza humeral. El brazo es llevado en abducción en 80º90º, con el codo flexionado y el brazo en el plano de la escápula. Ejercemos un apoyo sobre la cara posterior de la cabeza humeral, de manera que se lleve el húmero en rotación externa. Si el deslizamiento no se produce, dejamos partir el antebrazo hacia abajo de manera a realizar la rotación externa.

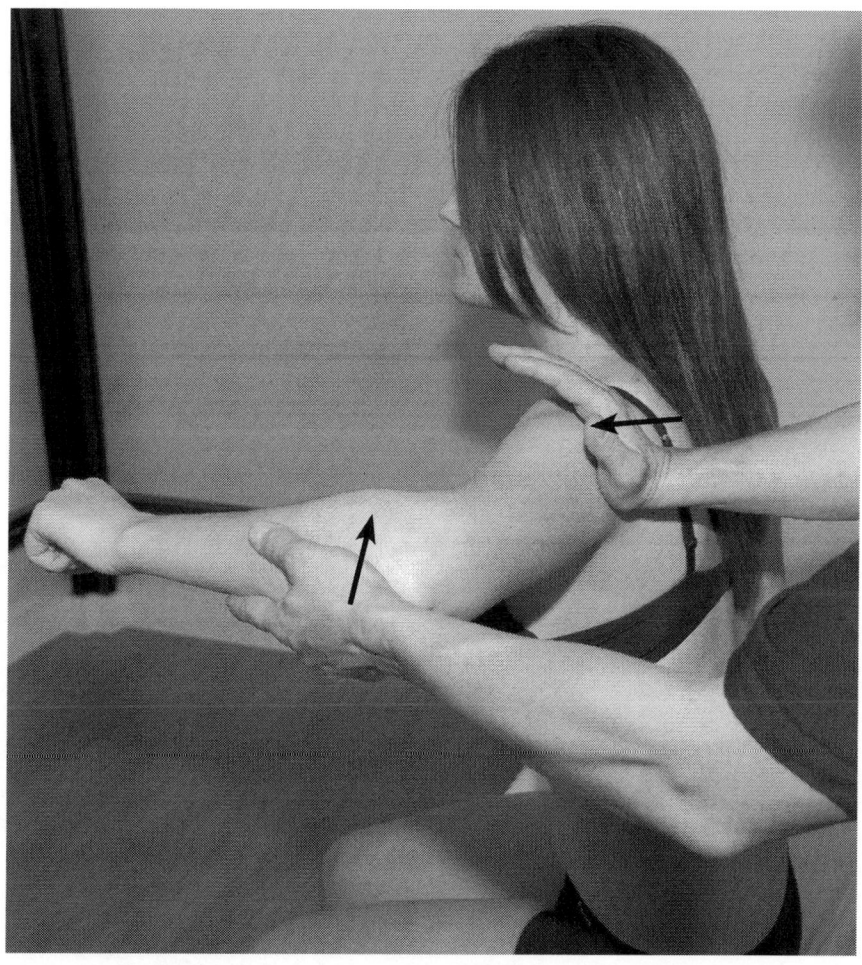

Foto 146. Normalización para la disfunción glenohumeral posterior.

CONSEJOS Y PRECAUCIONES EN PATOLOGÍA DEL HOMBRO

El paciente en casa

1. Reposo de toda actividad deportiva durante tres semanas. El reposo nunca debe ser total. En deportistas se limitarán los tiempos de entrenamiento al mínimo permitido por la lesión.
2. Criomasaje en el punto de máximo dolor, durante 5 minutos. Tres veces al día (solamente en patologías ligamentarias y/o tendinosas).
3. Estiramiento de los músculos afectados.
4. Si existe gran sobrecarga muscular, puede ayudar tomar magnesio.
5. Tomar algún antiinflamatorio natural.
6. Beber litro y medio de agua mineral al día.
7. No comer productos irritantes, destructores de salud y acidificantes del medio interno:

   – especias, picantes...
   – carne roja, marisco...
   – cerdo, lácteos...
   – sal, azúcares...
   – café, té, mate...
   – no fumar.

8. Aumentar el consumo de productos lleno de vida y aceleradores de salud y bienestar:

   – Frutas, verduras y hortalizas.
   – Frutos secos.
   – Legumbres.
   – Germinados (ajo, alfalfa, brócoli, soja, cebolla...)
   – Pan, cereales, pasta y arroz integrales.
   – Beber agua mineral.

Nota: la etiología número uno en las disfunciones del hombro es dormir apoyado sobre él, en decúbito lateral. Por lo tanto, en cualquier patología del hombro o cintura escapular es imprescindible que el paciente sea consciente de este dato y no lo realice.

Otros consejos importantes son:

- Evitar cargar bolsos o bolsas sobre el hombro.
- No cargar sobre esa mano grandes pesos,
- No dormir en decúbito prono con una mano por debajo de la almohada y la cabeza sobre el brazo.

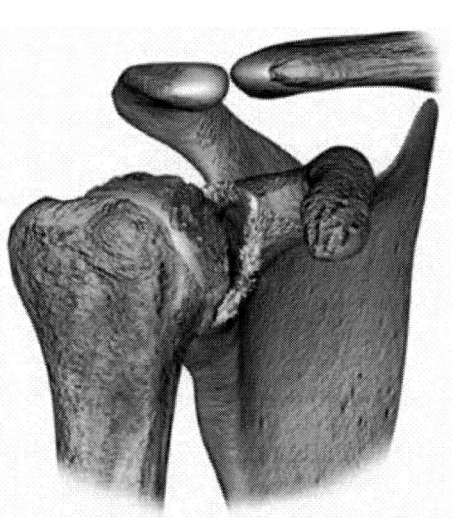

Capítulo II

Patología degenerativa
del hombro

1. DISFUNCIONES DEL MANGUITO DE LOS ROTADORES CON RESULTADO FINAL DE RUPTURA

GENERALIDADES

El manguito rotador está compuesto por 4 músculos que rodean la articulación glenohumeral y actúan como estabilizadores dinámicos de la articulación. Los músculos son: subescapular (rotador interno) ubicado en la porción anterior, supraespinoso (abductor), en posición superior, y el infraespinoso y redondo menor (rotadores externos) en posición posterior. El manguito rotador tiene por función servir como fijador y estabilizador de la cabeza humeral en el momento que el músculo deltoides, principal abductor del hombro, produce la traslación superior de esta. Al estar inflamado se vuelve relativamente ineficaz en su rol de fijador y estabilizador, y se provoca el "pinzamiento" (pellizcamiento).

Esta es la causa más común de dolor localizado en el hombro, generalmente derivados de pequeños desgarros y la inflamación de los tendones del manguito rotador, en particular del supraespinoso, cerca de su inserción en la tuberosidad mayor del húmero. El dolor puede ser espontáneo, pero también puede estar relacionado con actividad inusual o prolongada con el brazo en alto y sobre todo en personas que son generalmente sedentarios. Debido a que el dolor puede surgir varios días después de dicha actividad, generalmente el paciente no logra la asociación de la actividad con el dolor.

El dolor, que es a menudo sorprendentemente grave e incapacitante, se ve agravado por el uso del brazo, y es peor cuando el paciente está en decúbito supino, lo que resulta en la pérdida de sueño y la incapacidad de trabajo. Puede referirse a la parte superior del brazo, haciendo que el paciente crea que el problema está en el brazo, no en el hombro. Los movimientos activos del hombro, son restringidos por el dolor.

PATOGENIA

Se han descrito 3 teorías principales:

1. **Degeneración tendinosa** (relacionada con la edad y el uso continuado) y subsiguiente disfunción del manguito. Como consecuencia, la cabeza humeral quedaría descentrada en la movilidad activa del hombro y desembocaría en el atrapamiento de los tendones bajo el arco coraco-acromial (Co-A).

2. **Isquemia constitucional** en extremo distal tendinoso (descrito por Coldman): se trata de un aporte vascular limitado que predispone a la degeneración y calcificación de los tendones. Este mecanismo isquémico en combinación con el traumático llevaría a la rotura del manguito rotador.

3. **Colisión-atrapamiento** con arco coraco-acromial (popularizado por Neer): el manguito es repetidamente irritado por el arco coraco-acromial durante la elevación del brazo.

Neer describen las siguientes 3 estadios en el espectro del *impingement* del manguito rotador:

*   **Estadio 1**, comúnmente afecta a pacientes menores de 25 años, se describen por inflamación aguda, edema y hemorragia en del manguito rotador. Este estadio generalmente es reversible con el tratamiento no quirúrgico.
*   **Estadio 2**, por lo general afecta a los pacientes de 25 a 40 años de edad, como un proceso continuado del estadio 1. El tendón del manguito rotador progresa a fibrosis y tendinitis, que comúnmente no responde al tratamiento conservador y requiere una intervención quirúrgica.

- **Estadio 3**, comúnmente afecta a los pacientes mayores de 40 años. A medida que avanza de esta lesión, puede llevar a una rotura mecánica del tendón del manguito rotador y a cambios en el arco coracoacromial con osteofitosis a lo largo del acromion anterior y rotura tendinosa, pudiendo llegar hasta la artropatía de la rotura del manguito. Generalmente se necesita practicar una acromioplastia anterior y una reparación del manguito rotador.

En todos los estadios de Neer, la etiología es el roce de los tendones del manguito rotador bajo el acromion y un arco coraco-acromial rígido, que eventualmente conduce a la degeneración y desgarro del tendón del manguito rotador.

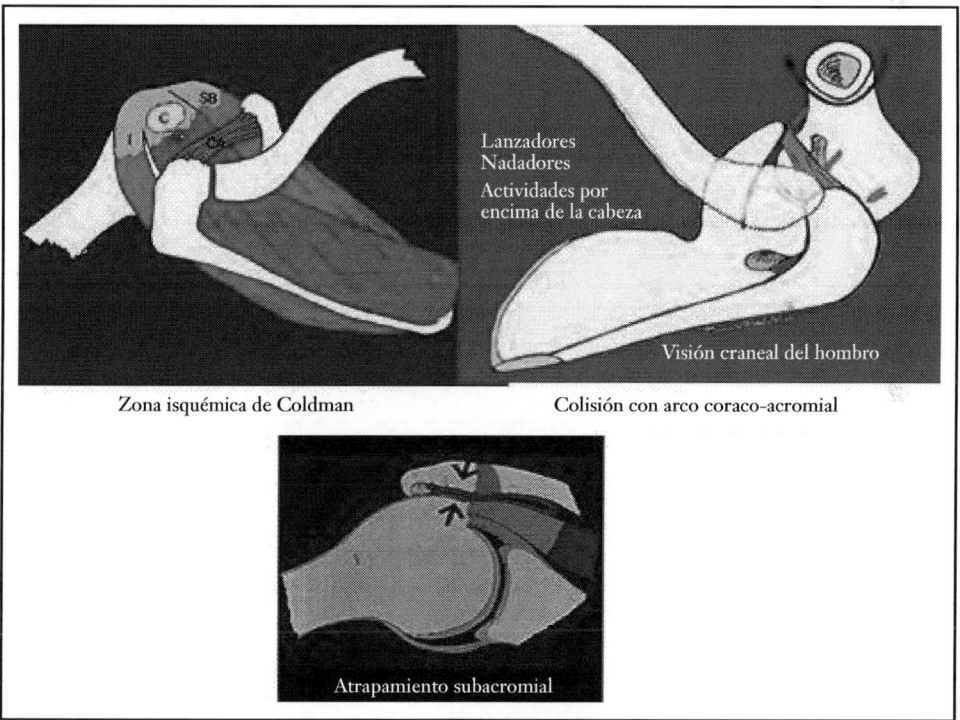

Figura 131. Patogenia del manguito de los rotadores

ETIOLOGÍA E INCIDENCIA

1. Factores traumáticos

- En la zona del manguito por traumatismos o microtraumatismos de repetición.
- Lesiones óseas.

2. Factores degenerativos

- Proliferación-degeneración a nivel del arco coraco-acromial, articulación acromio clavicular y troquiter.
- Degeneración intrínseca del manguito.
- Calcificación distrófica degenerativa.

3. Factores del desarrollo: os acromiale (apófisis acromial no fusionada), acromion II y III de Bigliani.

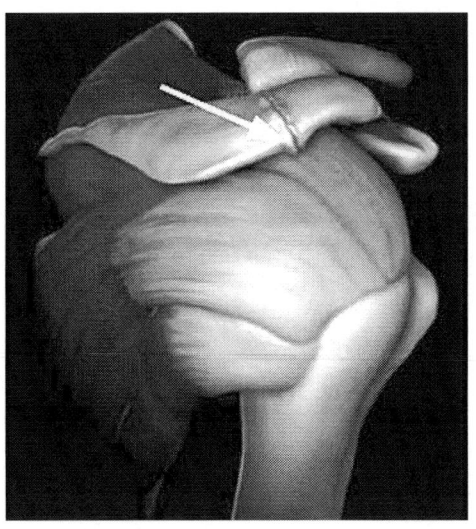

Figura 132. Os acromiale

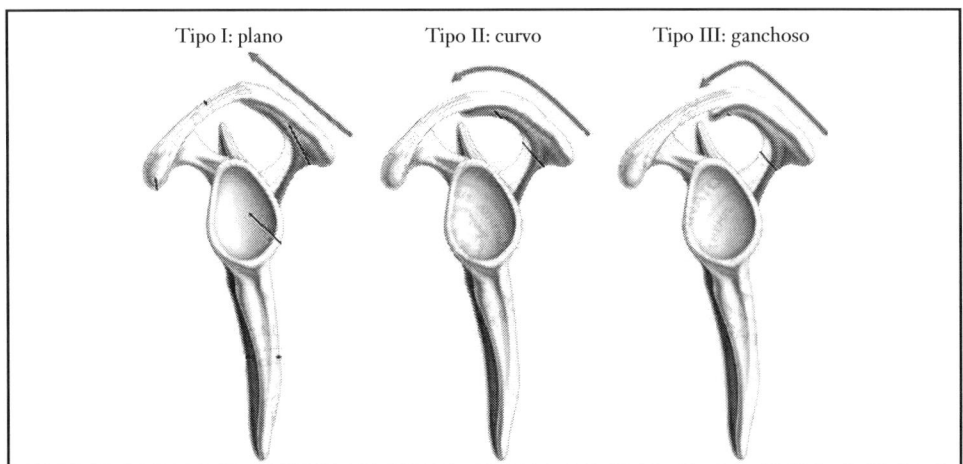

Figura 133. Tipos de acromion, según Bigliani

4. Factores capsuloligamentosos: esto provoca inestabilidad y retracción capsular (se desplaza la cabeza del humero por retracción de la cápsula).

5. Disfunción neuromuscular escapulotorácica: parálisis-paresia (se alteran los nervios, por ejemplo que causan la movilización de la cápsula hacia fuera o del supraescapular que inerva al infraespinoso).

6. Disfunción neuromuscular escapulohumoral: por atrapamiento del nervio supraescapular.

7. Procesos inflamatorios: tendinitis bursitis.

8. Procesos iatrogénicos: material osteosíntesis, artroplastias y corticoides (prótesis mal colocada que provoca roces, o por fármacos).

9. Disfunciones osteopáticas: de las diferentes articulaciones que componen el complejo articular del hombro.

10. Posturales: dormir sobre el hombro, dormir en decúbito prono con el brazo por debajo de la almohada y la cabeza encima del brazo, actividades en las que permanecemos largos periodos con el brazo elevado, etc.

GENERALIDADES DIAGNÓSTICAS

Las rupturas tendinosas se presentan más habitualmente en personas de más de 50 años. Son muy raras en los jóvenes.

- El dolor en los test isométricos es muy relativo. Lo más significativo es la disminución de la fuerza muscular, comparativamente al lado sano.
- Se observa la pérdida del ritmo escápulo-humeral en la elevación activa, la cual apreciamos de la siguiente manera: ponemos dos dedos en la espina de la escápula y solicitamos una abducción activa. Como los músculos son deficitarios por la ruptura, desde el comienzo de esta abducción activa hay un movimiento de balanceo de la escápula. Se ve también en las capsulitis.
- Hay una limitación de las amplitudes, tanto en activo como en pasivo.
- El test de Clerón da positivo.

- La ecografía comparativa nos puede permitir hacer el diagnóstico complementario.
- La ecografía y la RMN son exámenes complementarios interesantes en las rupturas aisladas del manguito o en las tendinitis.

TRATAMIENTO

Seguiremos el protocolo habitual que hemos descrito precedentemente.

No obstante es importante precisar que si bien el tratamiento osteopático va a resultar de una gran ayuda al paciente, no es menos cierto que tras rupturas tendinosas los resultados no son igual de satisfactorios que si no se hubiera producido este acontecimiento traumático.

2. ALGODISTROFIA DEL HOMBRO

La algodistrofia simpática refleja se define como un síndrome doloroso articular y periarticular vinculado a trastornos vasomotores y desencadenado por diversas causas, que evoluciona en forma típica desde una fase aguda hiperémica y dolorosa hasta una fase secundaria distrófica con rigidez y retracciones.

Afecta fundamentalmente a articulaciones de extremidades y se caracteriza por una evolución lenta (hasta a veces desesperante) pero el pronóstico final es siempre favorable si el tratamiento ha sido el correcto.

ETIPATOGENIA

Como consecuencia de un traumatismo, un estímulo nociceptivo es transmitido vía aferente a las formaciones vegetativas del cuerno lateral de la médula. Estas, reaccionan vía aferente posterior ganglionar produciendo perturbaciones vasculares con desarreglo de la microcirculación, cierre de la metaarteriola (arteriolas terminales) y constricción medular, lo cual produce un reflujo sanguíneo hacia esta metaarteriola y en los capilares de esta zona se produce un edema plasmático, lo cual representa la fase de algodistrofia que ya se ha constituido.

TIPOS

- Formas primitivas raras: no existe patología de base.
- Formas secundarias: después de traumatismos, inmovilizaciones prolongadas, ciertos problemas viscerales o neurológicos.

OTRAS DENOMINACIONES

- Osteoporosis álgica postraumática (R. Leriche, 1924).
- Algoneurodistrofia.

- Síndrome de Sudeck.
- Síndrome hombro-mano (cuando se localiza en el miembro superior).

EVOLUCIÓN (3 PERIODOS)

- **Comienzo:** es casi siempre progresivo, y se caracteriza por dolor, edema y trastornos vasomotores. Piel cianótica y brillante.
- **Periodo de estado:** aparecen trastornos tróficos en la piel y tejido celular subcutáneo. El dolor remite y toma características mecánicas. La piel recobra su coloración normal y aparecen signos radiológicos de osteoporosis.
- **Secuelas o fase de remisión:** hay una rigidez, incluso anquilosis, atrofia muscular (amiotrofia) y dolor.

DIAGNÓSTICO OSTEOPÁTICO

- Pérdida del ritmo escápulo-humeral.
- El pulgar en el hueco axilar, desencadena un dolor vivo que corresponde a la retracción del pliegue inferior de la escápula.
- El movimiento activo está disminuido y doloroso.

Valoraremos la zona de la charnela cérvico-torácica como área principal, así como la columna cervical hasta T4.

TRATAMIENTO OSTEOPÁTICO

1. Columna cervical hasta T4.
2. Dos primeras costillas, ya que al nivel del cuello de las costillas se sitúan los ganglios de la cadena latero vertebral. Cuando hay lesiones costales hay estímulos vegetativos simpáticos, lo mismo que las lesiones del raquis C7 a T4.

3. Inhibiciones sobre la cadena ganglionar de C7 a T4 y para disminuir la actividad simpática haremos también técnicas craneales.
4. Estimulación parasimpática (cráneo-sacro). Al realizar osteopatía craneal, manipular el sacro, al realizar conjuntivo (C.B.-C.D.), técnicas periósticas, hacemos estimulación parasimpática.

Todo esto va a permitir que las arteriolas del miembro superior permitan una relajación de la vasoconstricción y del reflujo en las metaarteriolas por el sistema venular.

Nota: una algodistrofia se instaura en 48 horas. No vale de nada hacer el tratamiento dos meses después. Es tarde. Hay que hacerlo inmediatamente para intentar romper el arco reflejo.

3. ARTROSIS

CAUSAS GENERALES

El desgaste del cartílago y, por tanto, el origen de la enfermedad se produce por la suma de factores mecánicos y bioquímicos.

En primer lugar, la sobrecarga de presión sobre un cartílago, o la fuerza normal sobre un cartílago alterado pueden provocar fisuras en la superficie del cartílago y posteriormente una pérdida progresiva del tejido.

En segundo lugar, estas fuerzas mecánicas pueden propiciar la presencia de algunas proteínas que, por último, son las responsables de la destrucción de diferentes componentes del cartílago (colágeno y proteoglicanos) y de la progresión de la enfermedad.

En el hombro la artrosis se localiza en:

- la articulación glenohumeral
- la articulación acromioclavicular
- la articulación esternocostoclavicular

La **artrosis glenohumeral** es la enfermedad degenerativa de la articulación entre la cabeza humeral y la cavidad glenoidea del omóplato.

Se produce la pérdida del cartílago articular y un endurecimiento de las superficies óseas con formación de osteófitos.

Etiologías. Existen diversas causas que pueden provocar una artrosis glenohumeral:

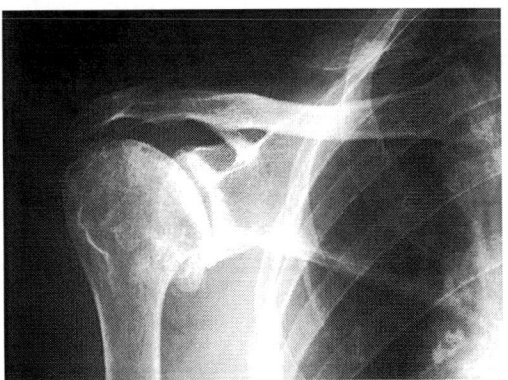

Figura 134. Artrosis glenohumeral derecha de grado IV de predominio inferior

- Un proceso de tipo degenerativo artrósico.
- Un antiguo traumatismo.

- Una extensa rotura de los tendones del hombro.
- Dormir en decúbito lateral.
- Un descentrado de la cabeza humeral.

Sintomatología. Con frecuencia son bien toleradas y dan poca sintomatología. En ocasiones el paciente nota dolor en el hombro que se irradia hacia la zona lateral del brazo.

El dolor empeora al efectuar movimientos y por la noche, además se acompaña a menudo de sensación de crujidos en la articulación.

Con el paso del tiempo, la movilidad se va perdiendo y la articulación puede llegar a bloquearse por completo.

Dormir sobre el hombro afectado se vuelve imposible debido al dolor, cosa que el paciente comenta siempre realizó, lo cual suele ser una de las etiologías principales.

La **artrosis acromioclavicular** afecta a la articulación que une el acromion con la extremidad externa de la clavícula. Se trata de una causa frecuente de hombro doloroso.

Etiología. La más frecuente es:

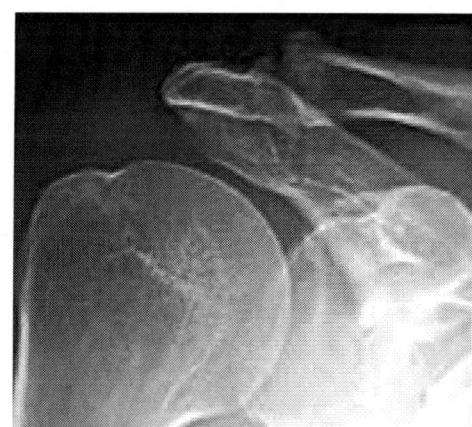

- Un proceso traumático, por contusiones repetidas sobre el hombro, típica en deportes de contacto como el rugby.
- También puede ser debida a un proceso degenerativo debido a una deficiente alimentación.
- Disfunciones osteopáticas de la clavícula.

Figura 135. Artrosis acromioclavicular derecha

Sintomatología. Dolor en la zona superior del hombro que empeora en ocasiones por la noche y en particular al cruzar el brazo hacia el lado contrario. La palpación de la articulación será dolorosa y en ocasiones se hallará deformada y/o tumefacta.

La radiografía simple pone en evidencia esta patología.

La **artrosis esternocostoclavicular** es frecuente en personas mayores, aunque la mayoría de las veces es asintomática; o bien produce ligero dolor que es mayor a la palpación, movilización o postural.

La radiografía simple pone en evidencia esta patología.

SINTOMATOLOGÍA GENERAL

Las manifestaciones de la artrosis son muy variadas, progresivas y aparecen dilatadas en el tiempo. Los síntomas más frecuentes son el dolor articular, la limitación de los movimientos, los crujidos y, en algunas ocasiones, el derrame articular.

Además, algunas personas pueden presentar rigidez y deformidad articular. El síntoma que más preocupa a las personas con artrosis es el dolor. En un primer estadio, éste se desencadena cuando se mueve o se realiza un esfuerzo con la articulación (dormir sobre el hombro, por ejemplo). Este dolor suele cesar con el reposo. Posteriormente, el agravamiento de la artrosis hará que el dolor aparezca tanto con el movimiento, como con el reposo.

TRATAMIENTO

No comer productos irritantes, destructores de salud y acidificantes del medio interno:

- especias, picantes...
- carne roja, marisco...
- cerdo, lácteos...
- sal, azúcares...
- café, té, mate...
- no fumar.

Aumentar el consumo de productos lleno de vida y aceleradores de salud y bienestar:

- Frutas, verduras y hortalizas
- Frutos secos

- Legumbres
- Germinados (ajo, alfalfa, brócoli, soja, cebolla...)

Observaciones: es muy importante realizar, al menos una vez al año, una limpieza de parásitos, limpieza renal y limpieza hepática.

Consultar con un profesional cualificado.

Es muy importante no dormir en decúbito lateral sobre el hombro afectado.

A nivel osteopático, tratamiento de todo el complejo articular del hombro y de la cintura escapular, reequilibrio global de toda la estructura, del eje cráneo-sacro, así como de todas las tensiones viscerales y craneales que cada paciente presente.

4. SÍNDROME DE PARSONAGE-TURNER

INTRODUCCIÓN

El síndrome de Parsonage-Turner es una neuritis del plexo braquial, principalmente de las ramas superiores. Presenta una incidencia de 1,5 casos/100.000 habitantes, con predominio en el sexo masculino (2:1).

La etiología es desconocida pero en algunos casos se ha descrito en relación con infecciones víricas o bacterianas, procesos inflamatorios o intervenciones quirúrgicas, y suele tener una evolución favorable.

FORMA TÍPICA

Es la forma esporádica, a la que también se conoce como neuritis amiotrófica espontáneamente curable. Aunque su origen es desconocido, en la mitad de los casos se encuentran algunos factores desencadenantes (que actuarían entre 3 semanas y 1 mes antes del inicio de la enfermedad), como los siguientes:

1. Factores físicos; frío, humedad, ejercicios no habituales, intervenciones quirúrgicas.
2. Factores infecciosos: infecciones víricas (gripe, hepatitis), bacterianas (tifus) o micóticas.
3. Factores tóxicos: heroína, isoniazida, productos de contraste.
4. Otros factores: embarazo, vacunaciones.

En las formas típicas se distinguen tres fases bien diferenciadas.

Fase de neuritis. Se caracteriza por la aparición de un dolor agudo en el hombro que se irradia hacia el miembro superior. Este dolor suele aumentar con los movimientos del miembro superior, pero no con los del cuello ni con la tos, no responde bien a los analgésicos y suele durar entre 1 y 3 semanas. Cuando la afectación es bilateral, los síntomas se inician simultáneamente o con un retraso de 24 horas. Los pacientes no presentan síntomas constitucionales.

Fase de parálisis y amiotrofia. Se presenta una parálisis flácida y atrofia de uno o varios músculos del hombro, con mayor frecuencia el deltoides, el supraespinoso, el infraespinoso y el serrato anterior, aunque también pueden afectarse músculos del brazo y del antebrazo. A menudo hay una pérdida sensitivo-cutánea, aunque mínima, en el territorio del nervio circunflejo. Puede durar de 3 semanas a 6 meses.

Periodo de recuperación. La curación se produce alrededor de los 6 meses, habitualmente sin secuelas, aunque en el 10-20% de los casos puede permanecer algún déficit motor, principalmente en el serrato mayor. Esta fase puede durar entre 6 meses y un año.

FORMAS ATÍPICAS

En algunos casos no se cumplen exactamente las fases descritas anteriormente, falta el dolor o se afectan otras raíces nerviosas, como el nervio frénico, o son recidivantes.

DIAGNÓSTICO

El diagnóstico es clínico y electromiográfico. La radiografía simple del hombro generalmente es normal, a veces muestra subluxación inferior de la cabeza humeral, por afectación del músculo deltoides y el manguito de los rotadores. La electromiografía revela denervación aguda, es decir, afectación axonal. De manera reciente, la resonancia magnética proporciona una imagen altamente indicativa, de gran utilidad para su diagnóstico, tanto por la imagen característica que detecta como porque ayuda a descartar otras causas posibles de parálisis. La RM muestra una señal hiperintensa que puede afectar a los músculos supraespinoso o subescapular, compatible con un edema neurogénico, que caracteriza a este síndrome.

El diagnóstico diferencial se ha de realizar con enfermedades que afectan la musculatura del hombro y causan dolor, como rotura del manguito de los rotadores, hernias discales, espondilosis cervical, tumores medulares, hemorragias del plexo braquial y esclerosis lateral amiotrófica.

TRATAMIENTO

Cambio drástico de la alimentación, posiblemente el factor principal de esta patología.

Hay que evitar los azúcares, los lácteos, el cerdo, las carnes rojas, las harinas blancas, las grasas animales, el alcohol y el tabaco principalmente.

Es muy importante realizar una limpieza de parásitos, limpieza renal y limpieza hepática.

El tratamiento osteopático se centrará en la columna cervical, la cintura escapular y el complejo articular del hombro.

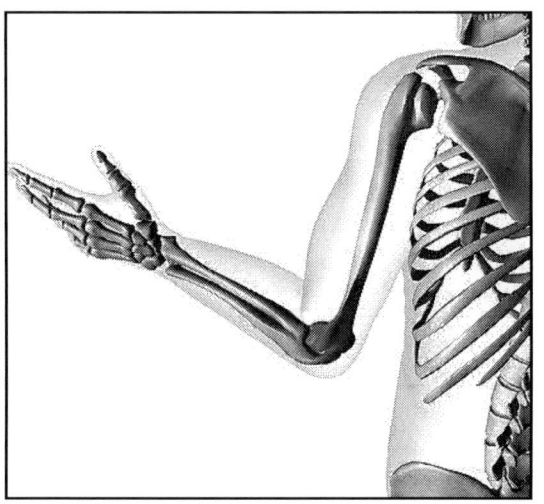

Capítulo III

CONCEPTO OSTEOPÁTICO
DEL CODO

ANATOMÍA Y BIOMECÁNICA DEL CODO

La articulación del codo es una articulación sinovial de tipo gínglimo que se localiza 2-3 centímetros por debajo de los epicóndilos del húmero.

1. ESQUELETO ÓSEO DE LA ARTICULACIÓN DEL CODO

La articulación del codo se compone de tres piezas óseas:

1. Epífisis distal del húmero
2. Epífisis proximal del cúbito o ulna
3. Epífisis proximal del radio

Epífisis distal del húmero

El húmero es el hueso que constituye por sí solo el esqueleto del brazo. Se articula proximalmente con la escápula (articulación gleno-humeral) y distalmente con radio (externo) y con cúbito (interno), formando parte de la articulación del codo.

El húmero participa en la articulación del codo a través de su extremo distal, el cuál presenta las siguientes peculiaridades:

- Tiene forma de paleta. Presenta dos superficies articulares, una interna llamada tróclea humeral, y otra externa, el cóndilo humeral.

- Presenta también dos salientes paraarticulares, llamados epicóndilo y epitróclea. La epitróclea está por dentro de la tróclea y es más voluminosa y saliente que el epicóndilo, situado por fuera del cóndilo.
- En la cara anterior de la paleta humeral se reconocen dos fosas: una por encima de la tróclea (fosa coronoidea), y otra craneal con respecto al cóndilo (fosa supracondilea o radial). En la cara posterior, se localiza otra depresión, de mayores dimensiones y que se conoce como fosa olecraneana.

Epífisis proximal del cúbito

El cúbito forma junto con el radio el esqueleto del antebrazo, situándose por dentro del mismo.

Como cualquier hueso largo posee dos epífisis y una diáfisis. La epífisis proximal, con forma de gancho es la que participa en la articulación del codo. Este extremo presenta dos salientes: uno vertical u olécranon y horizontal o apófisis coronoides. La cara anterior del primero y la superior del segundo constituyen la llamada cavidad sigmoidea mayor del cúbito o incisura troclear, destinada a unirse a la tróclea humeral. En la cara externa de la apófisis coronoides se localiza la cavidad sigmoidea menor del cúbito o incisura radial, que se articula con la cabeza radial.

Epífisis proximal del radio

Situado por fuera del cúbito, forma junto con éste el esqueleto del antebrazo.

El extremo superior del radio, es un cilindro macizo, que se conoce con la denominación de cabeza del radio, cuyo contorno se articula con la cavidad sigmoidea menor del cúbito. La cara superior de la cabeza se corresponde con el cóndilo humeral.

La cabeza se apoya sobre una zona más estrecha, el cuello del radio. Por debajo y dentro del mismo se localiza la tuberosidad bicipital.

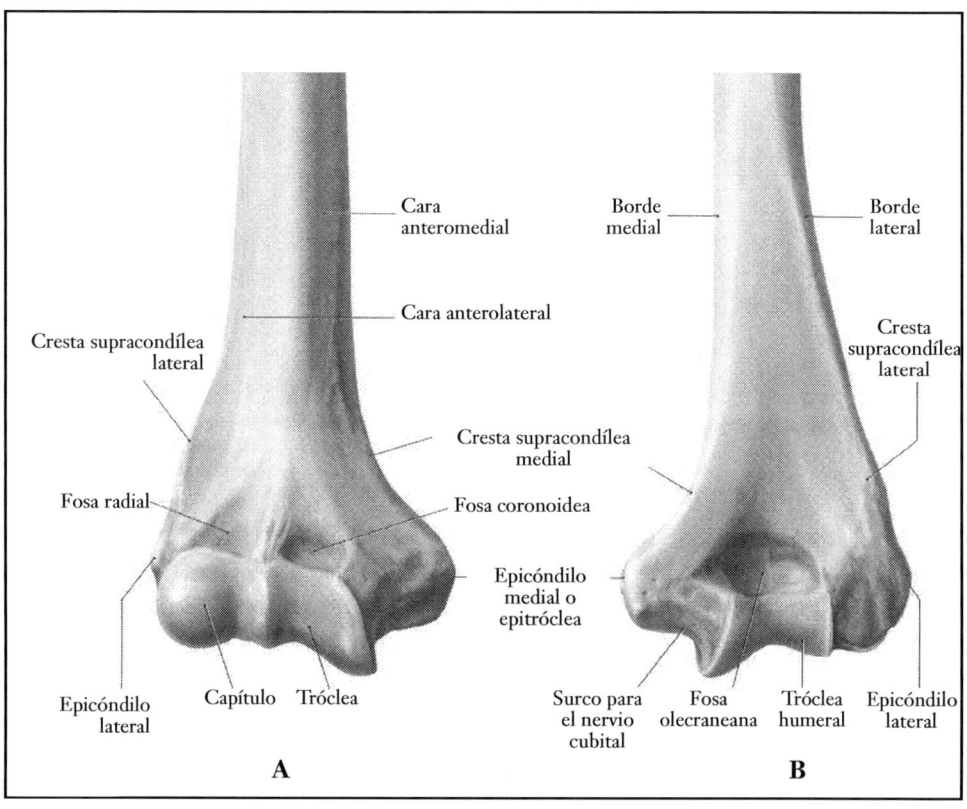

Figura 136. Epífisis distal del húmero derecho
A: vista anterior. B: vista posterior

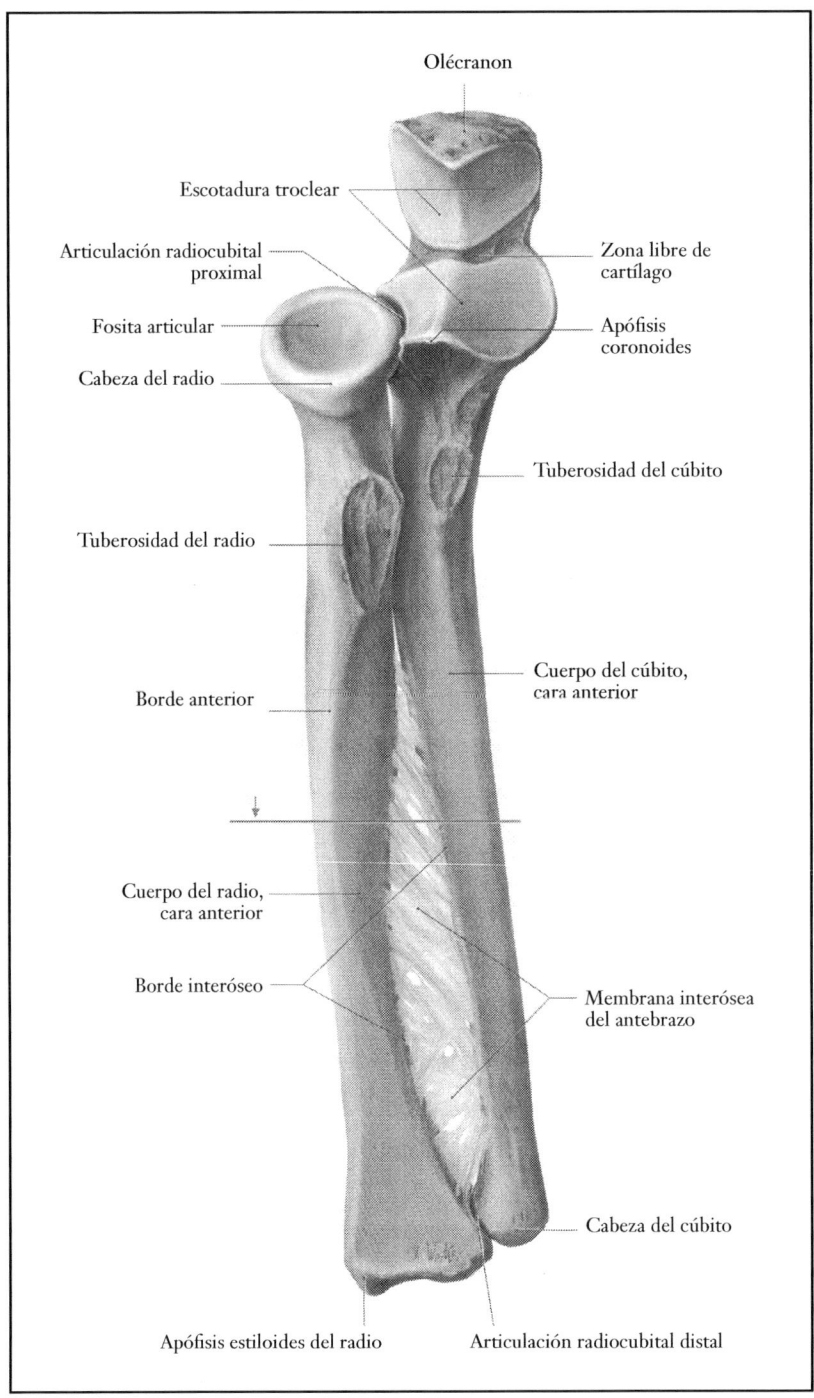

Figura 137. Epífisis proximal del cúbito y radio derechos. Vista anterior

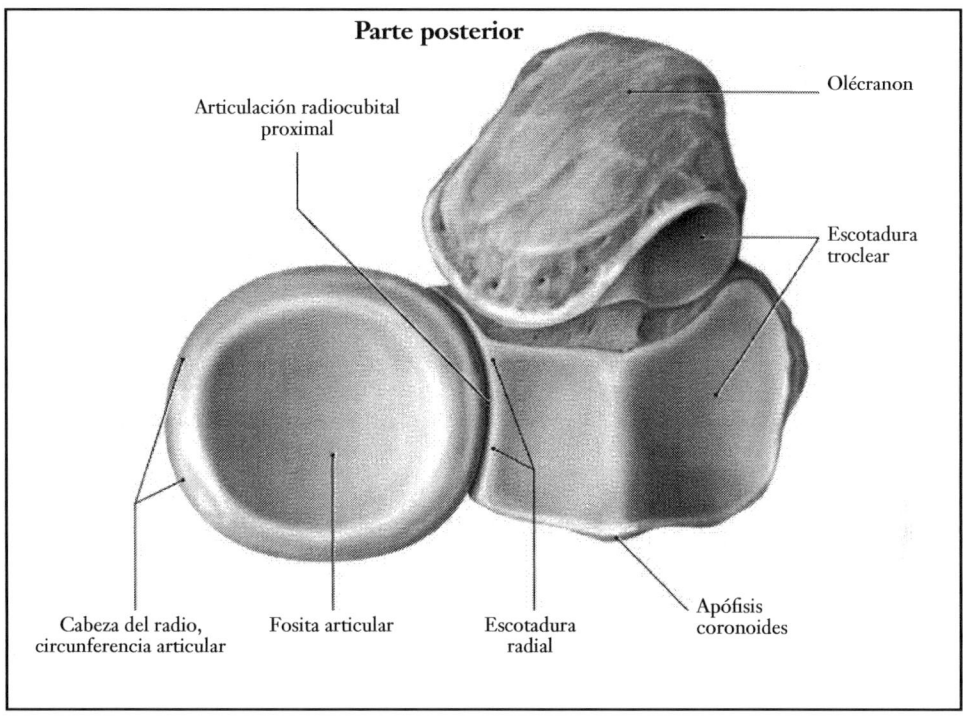

Figura 138. Epífisis proximal del cúbito y radio derechos. Vista craneal

2. ARTICULACIÓN DEL CODO

La articulación del codo es una articulación formada por superficies articulares de tres huesos distintos, que se encuentran envueltos por una misma cápsula articular, debido a lo cual se considera constituida por tres articulaciones:

1. Articulación humerocubital
2. Articulación humerorradial
3. Articulación radiocubital proximal

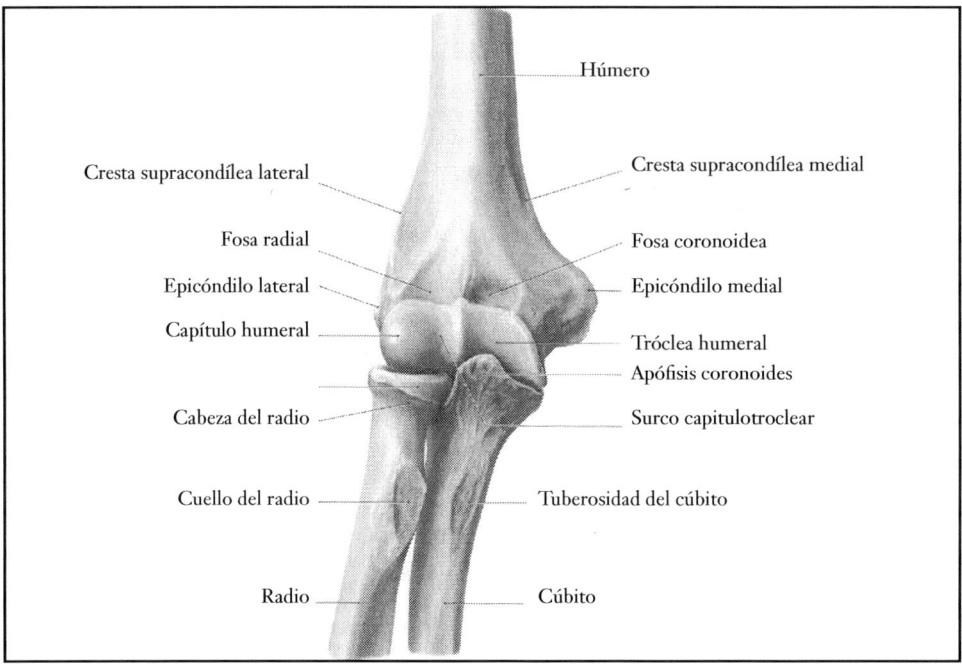

Figura 139. Articulación del codo derecho en conjunto. Vista anterior

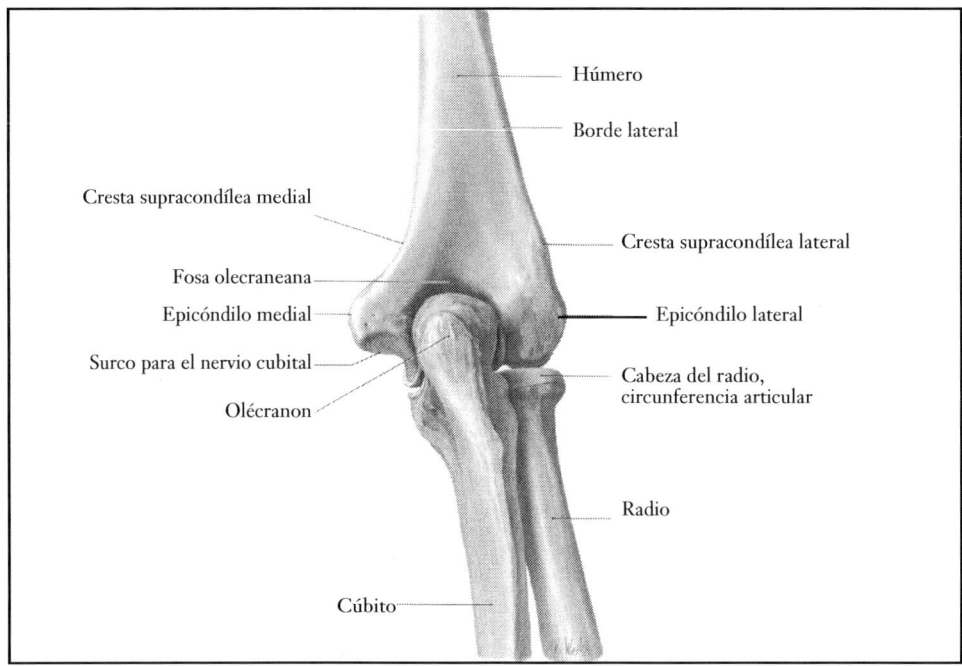

Figura 140. Articulación del codo derecho en conjunto. Vista posterior

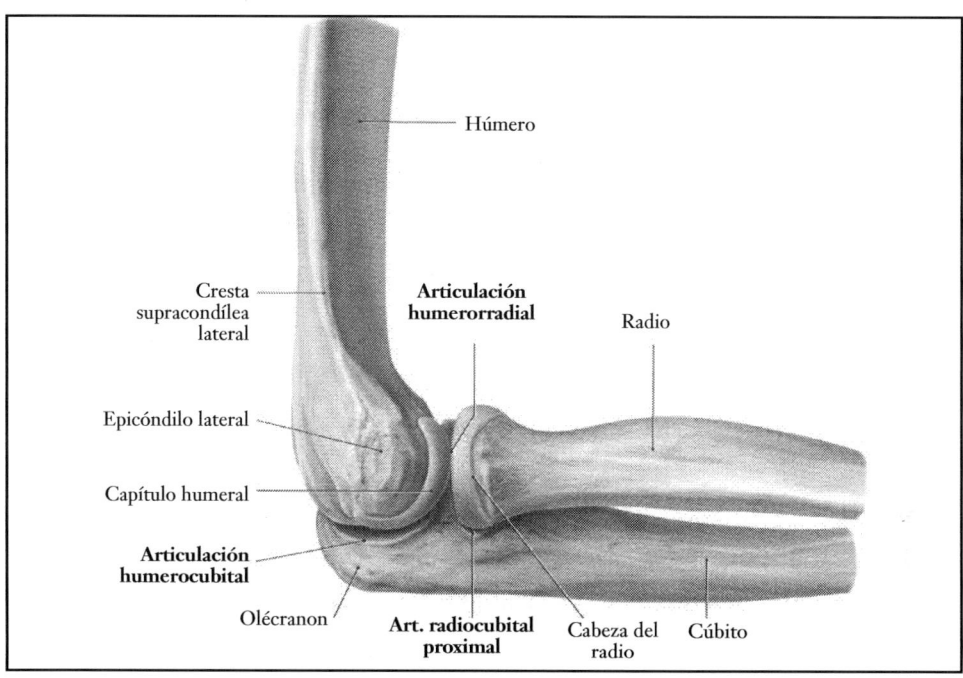

Figura 141. Articulación del codo derecho en conjunto. Vista lateral

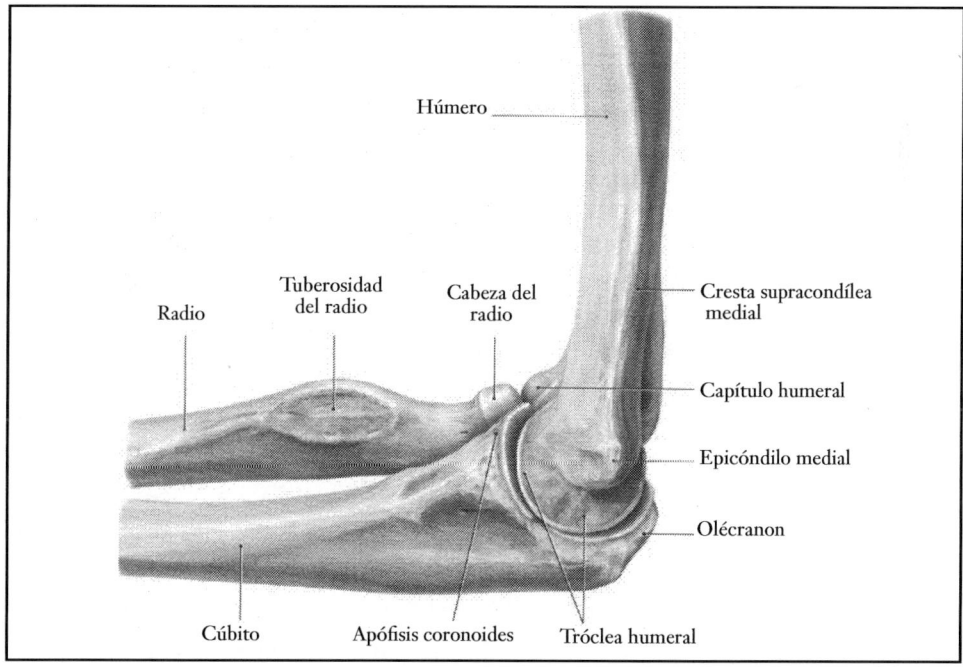

Figura 142. Articulación del codo derecho en conjunto. Vista medial

1. Articulación humerocubital

Superficies articulares

La tróclea en forma de polea y el capítulo (cóndilo) esferoideo del húmero se articulan con la incisura troclear del cúbito y la cara superior ligeramente cóncava de la cabeza del radio, respectivamente; en consecuencia, existe una articulación humerocubital y una humerorradial. Las superficies articulares, recubiertas de cartílago hialino, son casi completamente congruentes (se encuentran en contacto) cuando el antebrazo se sitúa en una posición a medio camino entre la pronación y la supinación, y el codo está flexionado en ángulo recto.

Cápsula articular

La membrana fibrosa de la cápsula articular rodea la articulación del codo (figuras 143 y 146). Se inserta en el húmero en los bordes de los extremos lateral y medial de las superficies articulares del capítulo y la tróclea. Anterior y posteriormente se dirige en sentido ascendente hasta situarse proximal a las fosas coronoidea y del olécranon.

La membrana sinovial recubre la superficie interna de la membrana fibrosa de la cápsula y las partes intracapsulares no articulares del húmero. Inferiormente también se continúa con la membrana sinovial de la articulación radiocubital proximal. La cápsula articular es débil anterior y posteriormente, pero está reforzada en cada lado por ligamentos colaterales.

Ligamentos

Los ligamentos colaterales de la articulación del codo son potentes bandas triangulares formadas por engrosamientos laterales y mediales de la membrana fibrosa de la cápsula articular (figuras 143, 144, 145 y 146). El ligamento colateral radial, lateral y en forma de abanico, se extiende desde el epicóndilo lateral del húmero para fusionarse distalmente con el ligamento anular del radio, que rodea y sujeta la cabeza del radio en la incisura radial del cúbito para que se forme la articulación radiocubital proximal y se pueda pronar y supinar el antebrazo.

El ligamento colateral cubital, medial y triangular, se extiende desde el epicóndilo medial del húmero hasta el proceso coronoides y el olécranon del cúbito, y consta de tres fascículos:

1. fascículo anterior, similar a un cordón, que es el más potente;
2. fascículo posterior, en forma de abanico, que es el más débil, y
3. fascículo oblicuo, delgado, que hace más profunda la cavidad para la tróclea del húmero.

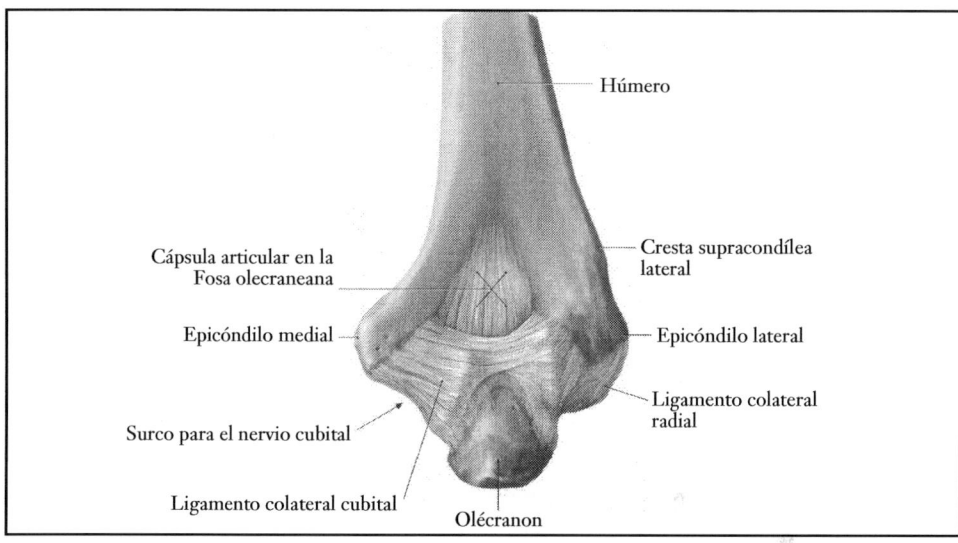

Figura 143. Complejo capsuloligamentario del codo derecho. Vista posterior

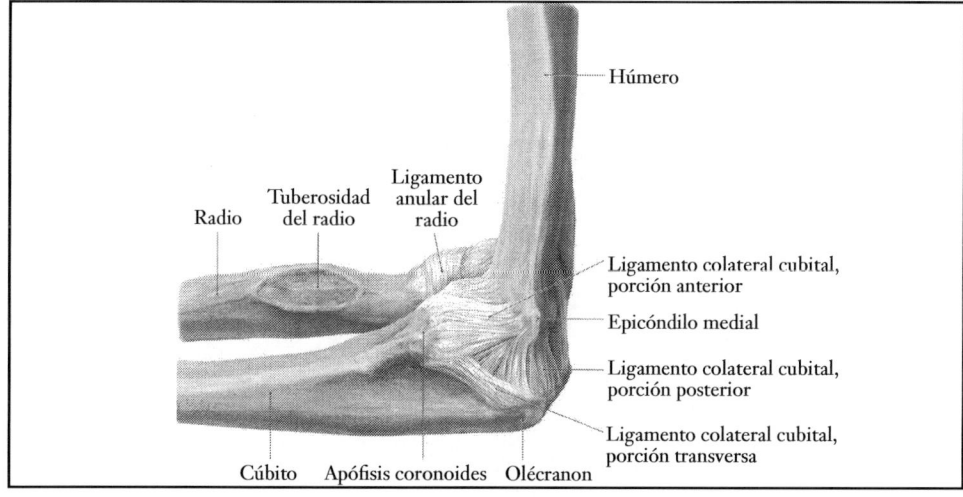

Figura 144. Complejo capsuloligamentario del codo derecho. Vista medial

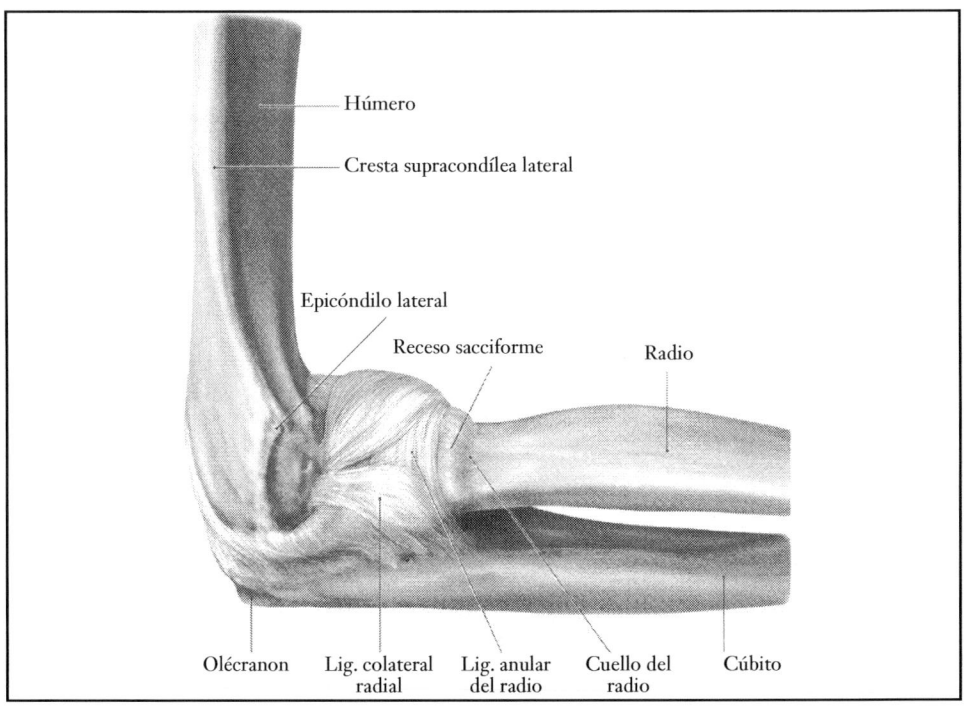

Figura 145. Complejo capsuloligamentario del codo derecho. Vista lateral

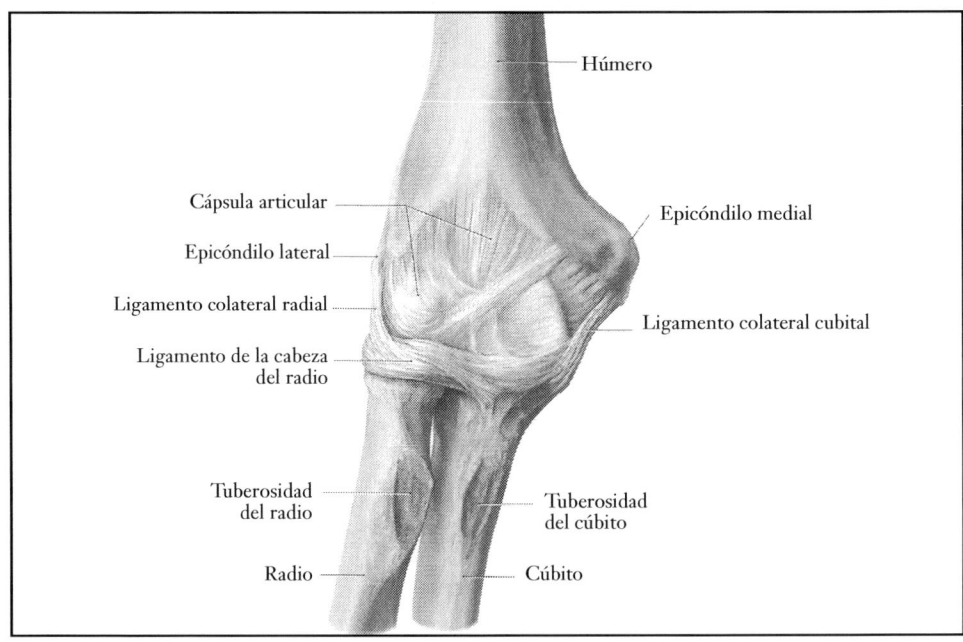

Figura 146. Complejo capsuloligamentario del codo derecho en extensión. Vista anterior

Movimientos

La articulación humerocubital permite movimientos de flexión y extensión. El eje longitudinal del cúbito en extensión completa forma un ángulo de unos 170° con el eje longitudinal del húmero.

Este ángulo se denomina ángulo de carga (figura 147), por el modo en que aleja el antebrazo del cuerpo cuando se transporta algo y es de unos 5°. La oblicuidad del cúbito, y en consecuencia del ángulo de carga, es más pronunciada en la mujer (10°-15°). En posición anatómica, el codo se encuentra frente a la cintura. El ángulo de transporte desaparece cuando el antebrazo está pronado.

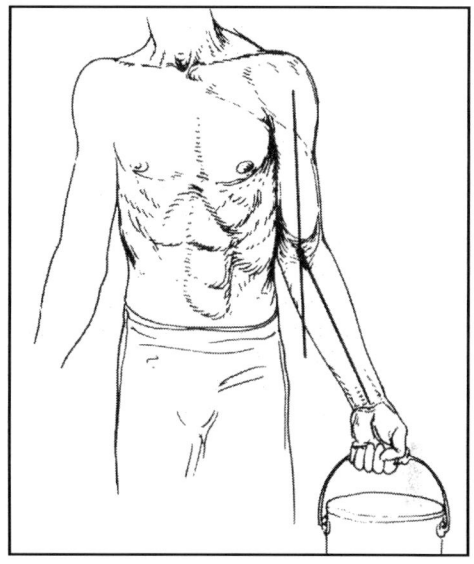

Figura 147. Ángulo de carga

2. Articulación humerorradial

En ella se unen el cóndilo humeral con la cúpula radial (figura 141).

Algunos autores la consideran como una articulación condílea, mientras que otros la consideran una enartrosis o articulación esférica.

3. Articulación radiocubital proximal

La articulación radiocubital proximal (superior) es una articulación sinovial de tipo trocoide que permite el movimiento de la cabeza del radio sobre el cúbito (figuras 148, 149 y 150).

Superficies articulares

La cabeza del radio se articula con la incisura radial del cúbito, y se mantiene en posición gracias al ligamento anular del radio.

Cápsula articular

La membrana fibrosa de la cápsula articular engloba la articulación y se continúa con la de la articulación del codo. La membrana sinovial recubre la superficie profunda de la membrana fibrosa y partes no articulares de los huesos. La membrana sinovial es una prolongación inferior de la de la articulación del codo.

Ligamentos

El resistente ligamento anular del radio, que se inserta en el cúbito anterior y posteriormente a su incisura radial, rodea las superficies óseas articulares y forma un semicírculo que junto con la incisura radial constituye un anillo que rodea completamente la cabeza del radio (figuras 148, 149 y 150). La superficie profunda del ligamento anular está recubierta de membrana sinovial, que se continúa distalmente como un receso sacciforme de la articulación radiocubital proximal, sobre el cuello del radio.

Esta disposición permite que el radio rote dentro del ligamento anular sin trabar, estirar ni desgarrar la membrana sinovial.

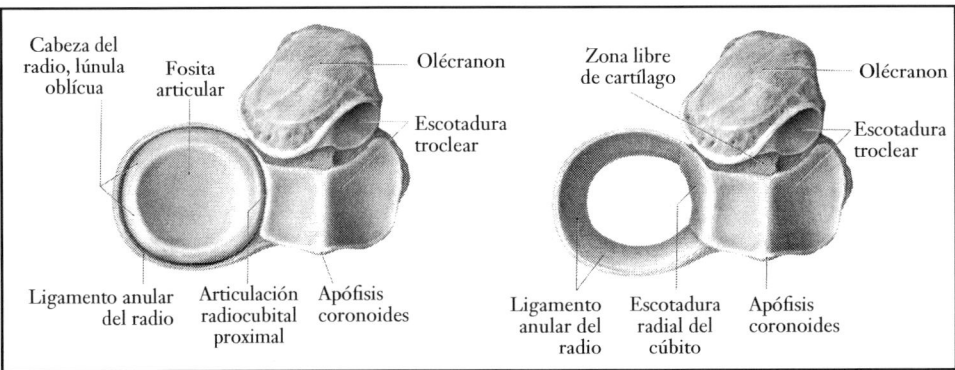

Figura 148. Disposición del ligamento anular del radio en la articulación radiocubital proximal derecha. Vista craneal

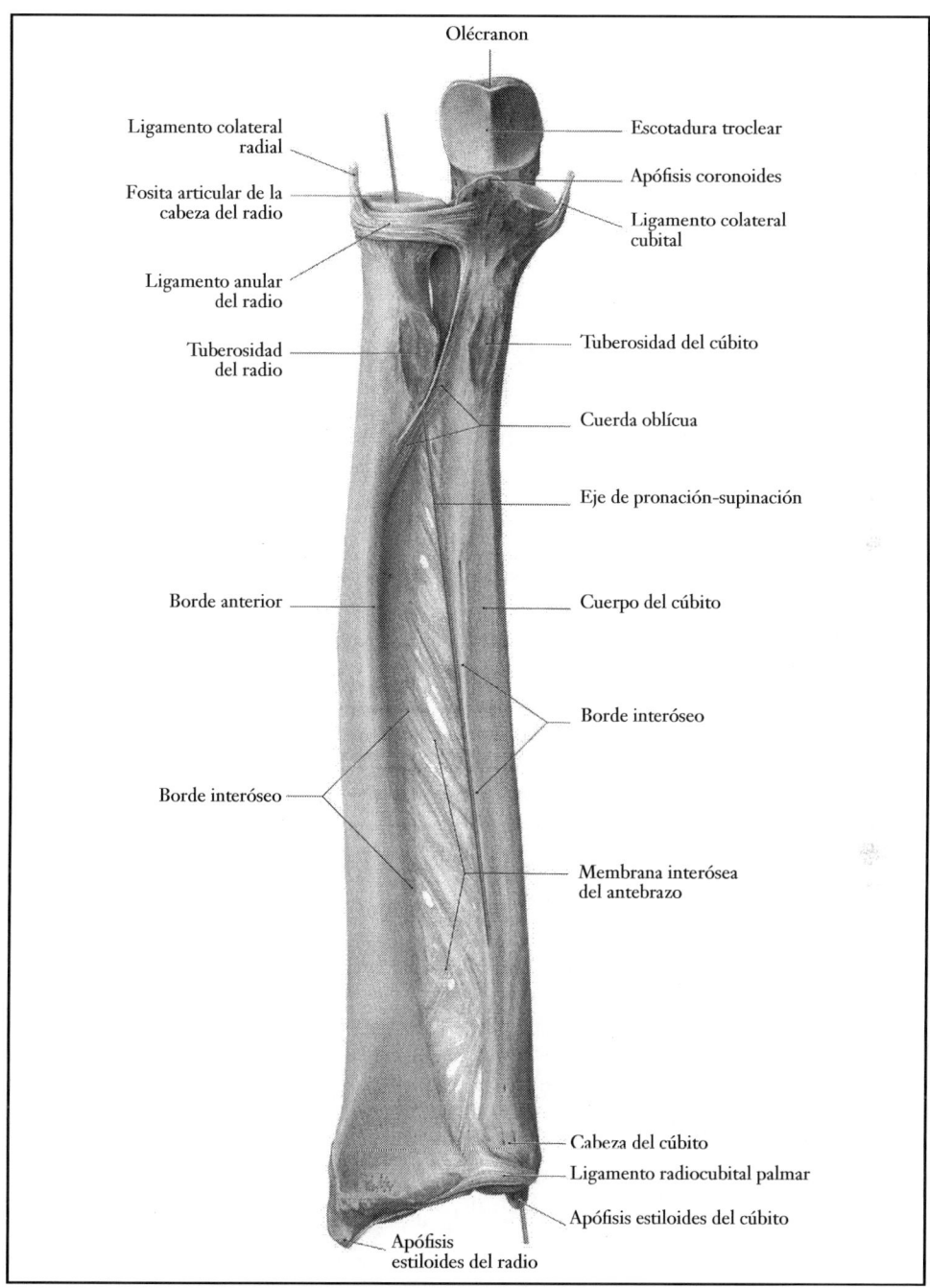

Olécranon

Ligamento colateral radial

Escotadura troclear

Fosita articular de la cabeza del radio

Apófisis coronoides

Ligamento colateral cubital

Ligamento anular del radio

Tuberosidad del radio

Tuberosidad del cúbito

Cuerda oblícua

Eje de pronación-supinación

Borde anterior

Cuerpo del cúbito

Borde interóseo

Borde interóseo

Membrana interósea del antebrazo

Cabeza del cúbito

Ligamento radiocubital palmar

Apófisis estiloides del cúbito

Apófisis estiloides del radio

Figura 149. Complejo ligamentario y eje de movimiento para los movimientos de pronación y supinación en las articulaciones radiocubitales proximal y distal del antebrazo derecho. Vista anterior en supinación.

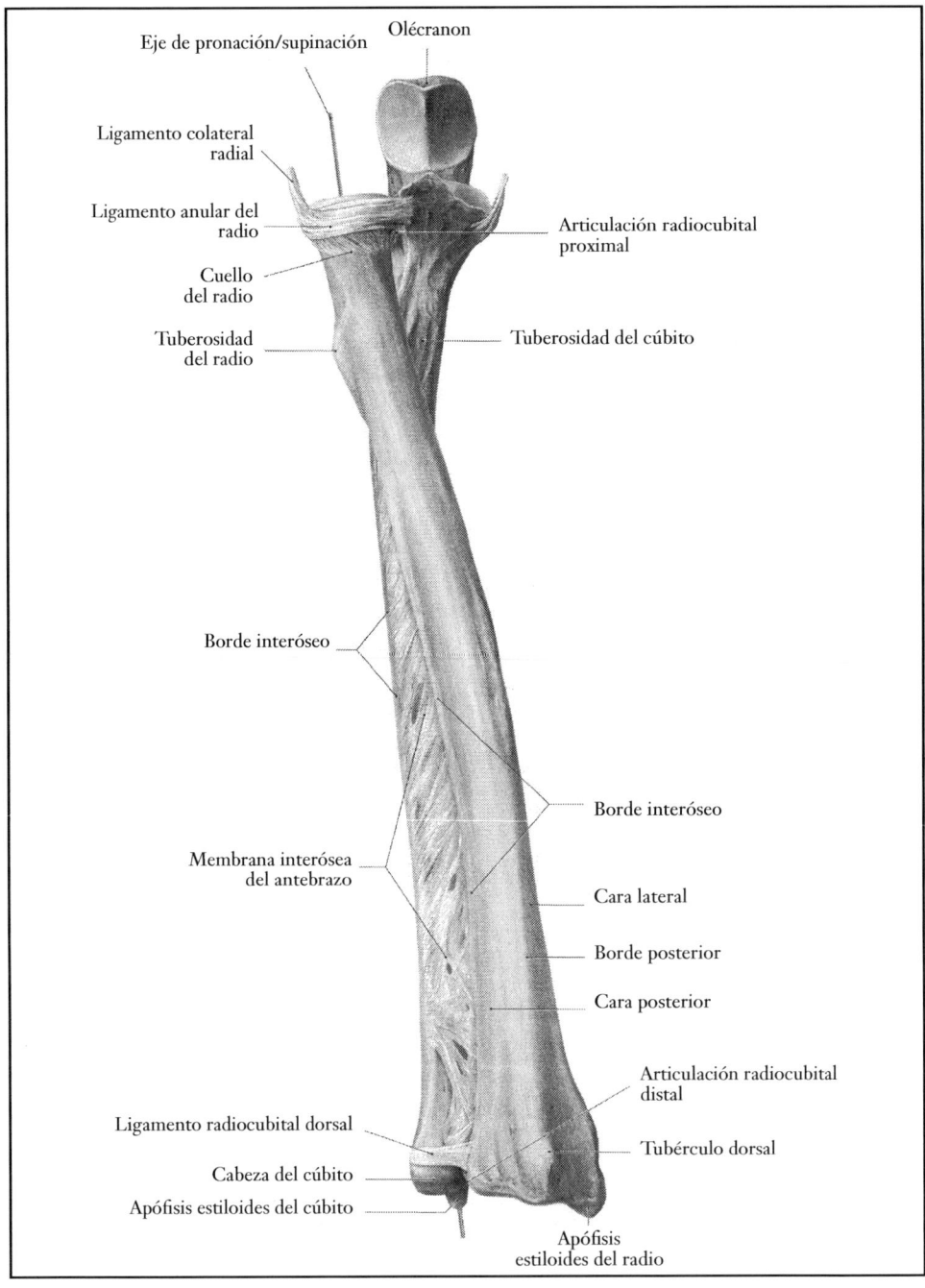

Figura 150. Complejo ligamentario y eje de movimiento para los movimientos de pronación y supinación en las articulaciones radiocubitales proximal y distal del antebrazo derecho. Vista anterior en pronación.

4. Bolsas en torno a la articulación del codo

Sólo algunas de las bolsas que rodean la articulación del codo son clínicamente importantes. Las tres bolsas del olécranon (figura 151) son:

- La bolsa intratendinosa del olécranon, que en ocasiones se encuentra en el tendón del tríceps braquial.
- La bolsa subtendinosa (del músculo tríceps braquial del olécranon), que se localiza entre el olécranon y el tendón del tríceps, justo proximalmente a su inserción en el olécranon.
- La bolsa subcutánea del olécranon, que se localiza en el tejido conectivo subcutáneo situado por encima del olécranon.
- La bolsa bicipitorradial (bolsa del bíceps braquial) separa el tendón del bíceps de la parte anterior de la tuberosidad del radio, y reduce la fricción entre ambos.

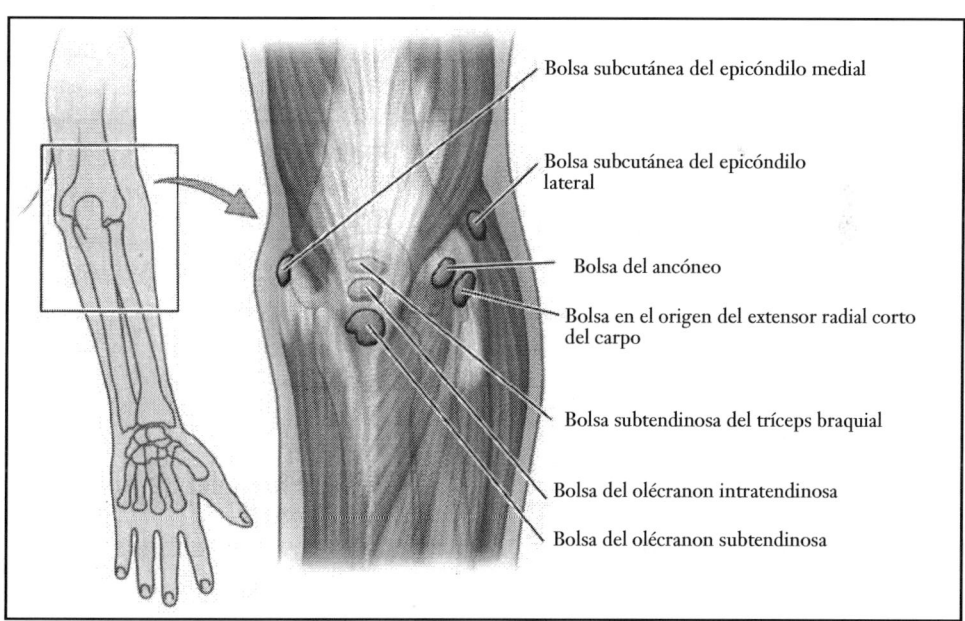

Figura 151. Bolsas que rodean la articulación del codo

3. BIOMECÁNICA DE LA ARTICULACIÓN DEL CODO

La articulación del codo realiza dos tipos de movimientos diferentes:

1. Movimientos de flexión y extensión
2. Movimientos de pronación y supinación

La articulación del codo de un individuo no permite en estado de normalidad y en extensión, movimientos pasivos de lateralidad (abducción-aducción).

1. Movimientos de flexión y extensión

El eje de movimientos de flexo-extensión del codo, es el que pasa por la tróclea y el cóndilo. Este eje es oblicuo hacia abajo y adentro, de manera que durante la flexión completa del antebrazo, la mano tiende a situarse por delante del pecho.

Estos movimientos tienen lugar fundamentalmente en la articulación humerocubital.

2. Movimientos de pronación y supinación

Las dos articulaciones radiocubitales funcionan sinérgicamente, dando lugar a los movimientos de prono-supinación del antebrazo. Mientras en la articulación radiocubital superior el radio rota con respecto al cúbito, en la inferior se produce un movimiento de traslación circunferencial alrededor de la cabeza del cúbito.

El eje de estos movimientos es longitudinal y pasa por el centro geométrico de la cúpula radial (por arriba), y por la cabeza del cúbito (por abajo).

Encontrándose el brazo colgando a lo largo del cuerpo, con el codo flexionado a 90° y el dedo pulgar orientado hacia arriba (hacia el techo), se considera movimiento de pronación a aquel por el cuál la palma de la mano queda mirando al suelo, y por contra se denomina supinación al movimiento que sitúa la palma de la mano mirando hacia el techo.

El húmero rotando a nivel de la articulación del hombro, es capaz de ampliar los movimientos de rotación del antebrazo. La rotación interna del húmero amplía la pronación y la rotación externa la supinación. Colocando la extremidad, en la posición antes mencionada, se evita la influencia de los movimientos de la articulación glenohumeral.

Es necesario también, que el brazo se mantenga apoyado sobre el costado para evitar el movimiento de separación del brazo, que aumenta la pronación, así como el de aproximación, que amplia la supinación.

Tabla 7
Biomecánica durante los movimientos de flexo-extensión del codo

Movimiento	Descripción	Mecanismo articular	Frenos	Recorrido articular
Flexión	La cara anterior del antebrazo se aproxima a la cara anterior del brazo.	La cavidad sigmoidea mayor del cúbito se desplaza de atrás adelante, alrededor de la tróclea humeral. La apófisis coronoides se aproxima a la fosa coronoidea	Distensión del tríceps. Distensión de las fibras posteriores de la cápsula articular y de los ligamentos laterales. Encuentro del pico de la apófisis coronoides con el fondo de la fosita coronoidea. Contacto de las partes blandas de la zona anterior de brazo y antebrazo.	130°-150°
Extensión	Movimiento que devuelve el antebrazo que hizo flexión a la posición de partida (posición 0°). A partir de la posición 0° el antebrazo de algunas personas puede realizar un ligero movimiento de extensión, que se denomina hiperextensión.	La cavidad sigmoidea se desplaza de delante a atrás, con respecto a la tróclea humeral. El pico del olécranon se aproxima al fondo de la fosa olecraneana.	Tensión de los músculos flexores. Tensión de la parte anterior de la cápsula y de los ligamentos laterales. Contacto del pico del olécranon con el fondo de la fosa olecraneana.	0°

Tabla 8
Biomecánica durante los movimientos de prono-supinación del codo

Movimiento	Descripción	Frenos	Recorrido articular
Pronación	La cabeza radial se desliza de atrás hacia delante sobre la cavidad sigmoidea menor del cúbito. El extremo inferior del radio se traslada de fuera a dentro con respecto al extremo inferior del cúbito. Al final del movimiento queda situado por delante del cúbito, al que cruza en forma de x.	Tensión de la partes posterior de la cápsula de la articulación radiocubital distal. Tensión del músculo supinador corto. Pinzamiento de los músculos flexores profundos entre los dos huesos.	La amplitud de estos movimientos, evaluados desde la máxima pronación a la máxima supinación, siendo realizados de forma activa es de 140º-150º.
Supinación	La cabeza del radio rota externamente sobre la cavidad sigmoidea menor del cúbito, a la vez que su cúpula se desliza bajo el cóndilo humeral. La extremidad inferior se desplaza de dentro afuera, alrededor del extremo inferior del cúbito. Al final del movimiento los dos huesos del antebrazo se vuelven a colocar paralelamente el uno con respecto al otro	Tensión de la parte anterior de la cápsula de la articulación radiocubital distal. Tensión de los músculos pronadores.	De forma pasiva puede llegar a alcanzar un recorrido de 180º.

Utilidad de la prono-supinación

Entre los siete grados de libertad que comporta la cadena articular del miembro superior, del hombro a la mano, la prono-supinación es uno de los más importantes ya que es indispensable para el control de la actitud de la mano. De hecho, este control permite la colocación óptima de la mano para alcanzar un objeto en un sector esférico de espacio centrado en el hombro y llevado a la boca: la prono-supinación es por lo tanto indispensable para la función de alimentación.

También permite que la mano alcance cualquier punto del cuerpo con una finalidad de protección o de higiene: se trata de la función de aseo. Además, la prono-supinación desempeña un papel esencial en todas las acciones de la mano, y en particular durante el trabajo.

Gracias a la prono-supinación, la mano puede sujetar una bandeja o un objeto, en supinación, o bien comprimir un objeto hacia bajo o incluso apoyarse en pronación.

También permite realizar un movimiento de rotación en las presas centradas y rotativas, como cuando se utiliza un destornillador en el que el eje del utensilio coincide con el eje de prono-supinación.

Merced a la oblicuidad de la presa con toda la palma de la mano en contacto de los mangos, la prono-supinación modifica la orientación de la herramienta a través del mecanismo de la rotación cónica: a consecuencia de la asimetría de la mano, el mango puede situarse en el espacio sobre un segmento de cono centrado por el eje de pronosupinación, de modo que el martillo golpea el clavo bajo una incidencia regulable.

En este caso, puede constatarse uno de los aspectos del acoplamiento funcional entre la prono-supinación y la articulación de la radiocarpiana, donde puede observarse otro ejemplo en la variación de la abducción-aducción de la muñeca en función de la prono-supinación: la actitud habitual de la mano en pronación o en posición intermedia es la inclinación cubital que "centra" la pinza tridigital sobre el eje de la pronosupinación, mientras que en supinación la mano se coloca más bien en inclinación radial favoreciendo así la presa de sostén, como cuando se transporta una bandeja.

La membrana interósea desempeña un papel esencial en la coaptación de los dos huesos del antebrazo, y por lo tanto en la prono-supinación.

3. Amplitud de movimiento de las articulaciones del codo

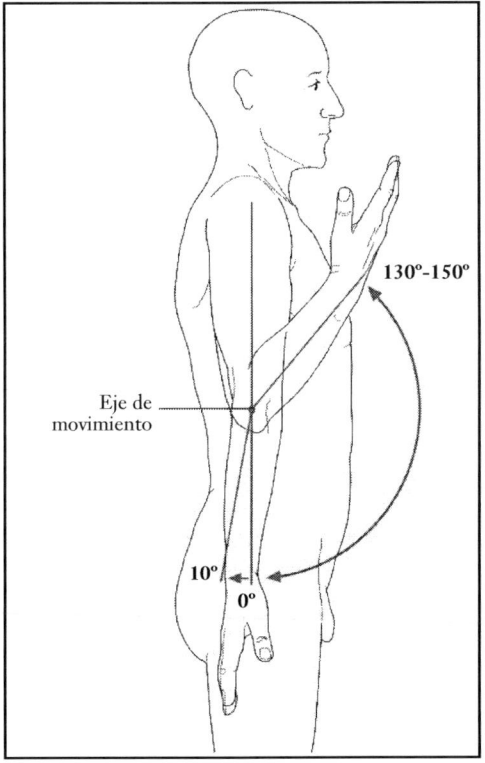

Figura 152. Movimiento de flexo-extensión

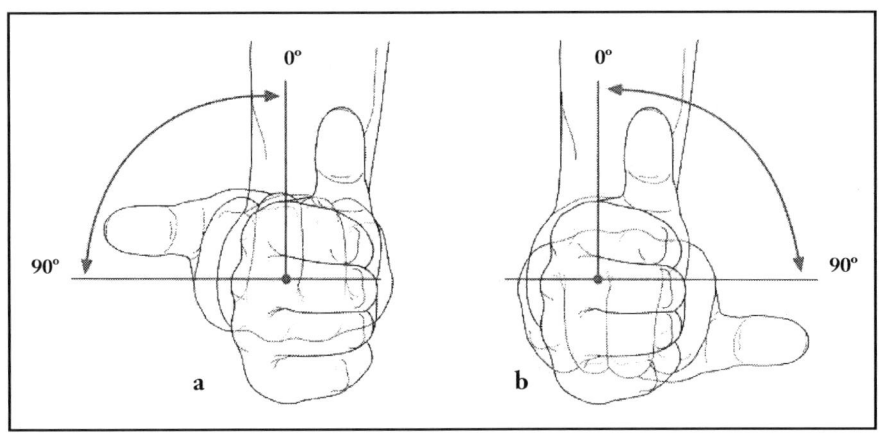

Figura 153. Movimientos de:
a. Supinación
b. Pronación

4. MÚSCULOS QUE MUEVEN LA ARTICULACIÓN DEL CODO

De acuerdo con su situación los músculos de la extremidad superior se dividen en músculos del brazo y del antebrazo. En el brazo de distinguen a su vez un grupo ventral y otro dorsal separados pon un tabique intermuscular.

En el antebrazo se distinguen tres grupos: el grupo ventral de músculos antebraquiales, el grupo radial de músculos antebraquiales y el grupo dorsal de músculos antebraquiales. De estos tres últimos grupos, solamente describiremos a los que tienen acción sobre alguno de los movimientos del codo. En el capítulo dedicado a la mano-muñeca se describirán en conjunto.

Tabla 9
Grupo ventral de músculos del brazo

Músculo	Origen	Inserción	Inervación	Función
Braquial Figura 154	Zona distal de la cara anterior de la diáfisis humeral.	Tuberosis cubital en la cara anterior de la apófisis coronoides del cúbito.	Nervio músculo-cutáneo (C5-C6). Una pequeña parte está inervada por el nervio radial (C5-C6).	Es el más importante flexor del codo cuando la flexión se realiza independientemente de la prono-supinación del antebrazo.
Bíceps braquial Figura 155	Está formado por dos porciones: • Porción larga: tubérculo supraglenoideo de la escápula. • Porción corta: apófisis coracoides del omóplato.	Las dos porciones tienen una inserción común: a nivel de la tuberosidad biccipital del radio, y mediante una expansión aponeurótica se llega a fusionar con la aponeurosis de los músculos epitrocleares.	Nervio músculo-cutáneo (C5-C6).	La porción larga abduce el brazo y lo rota medialmente. Las dos porciones anteversionan el hombro. Sobre el codo flexión y supinación.

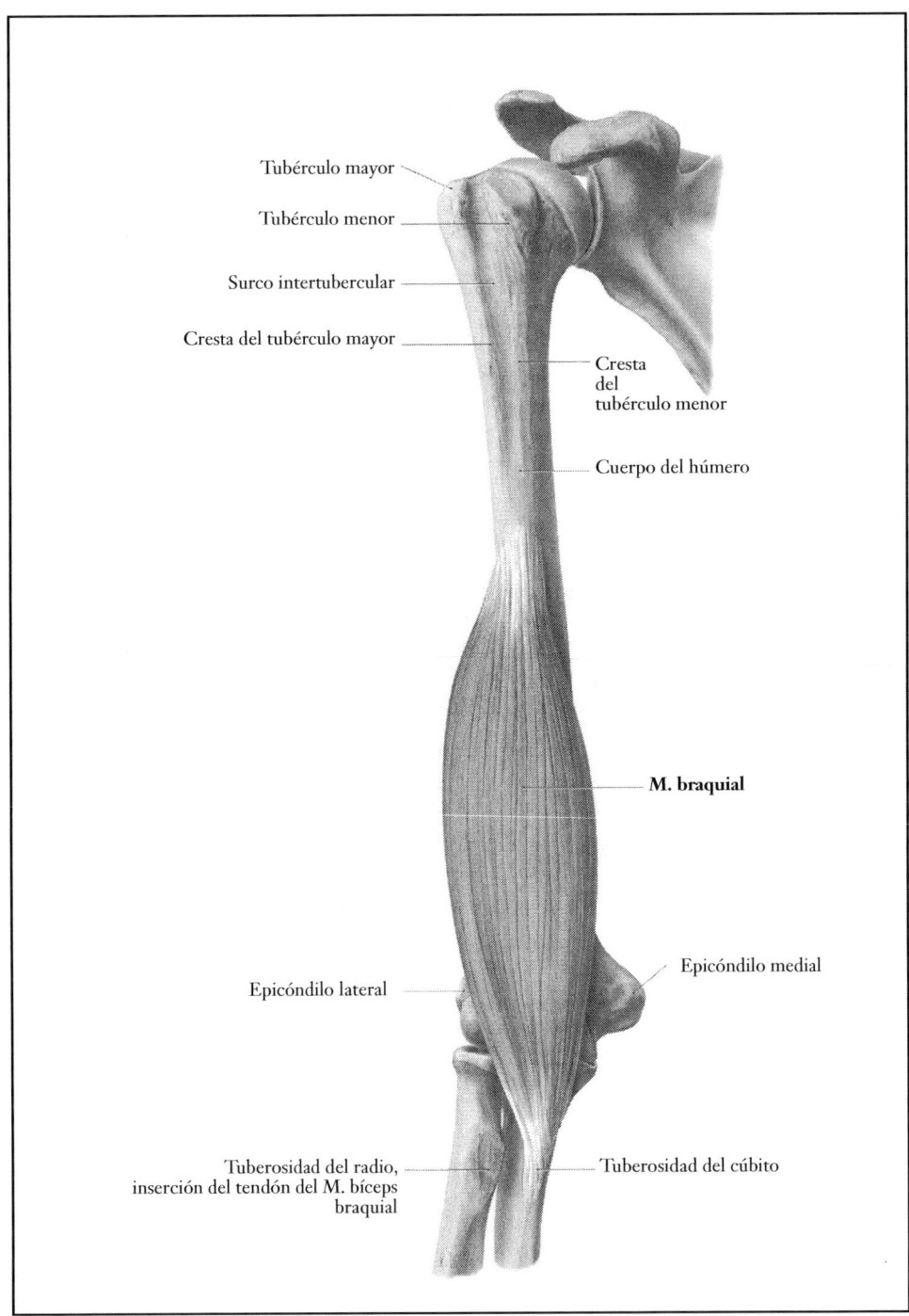

Figura 154. Músculo braquial derecho. Vista anterior

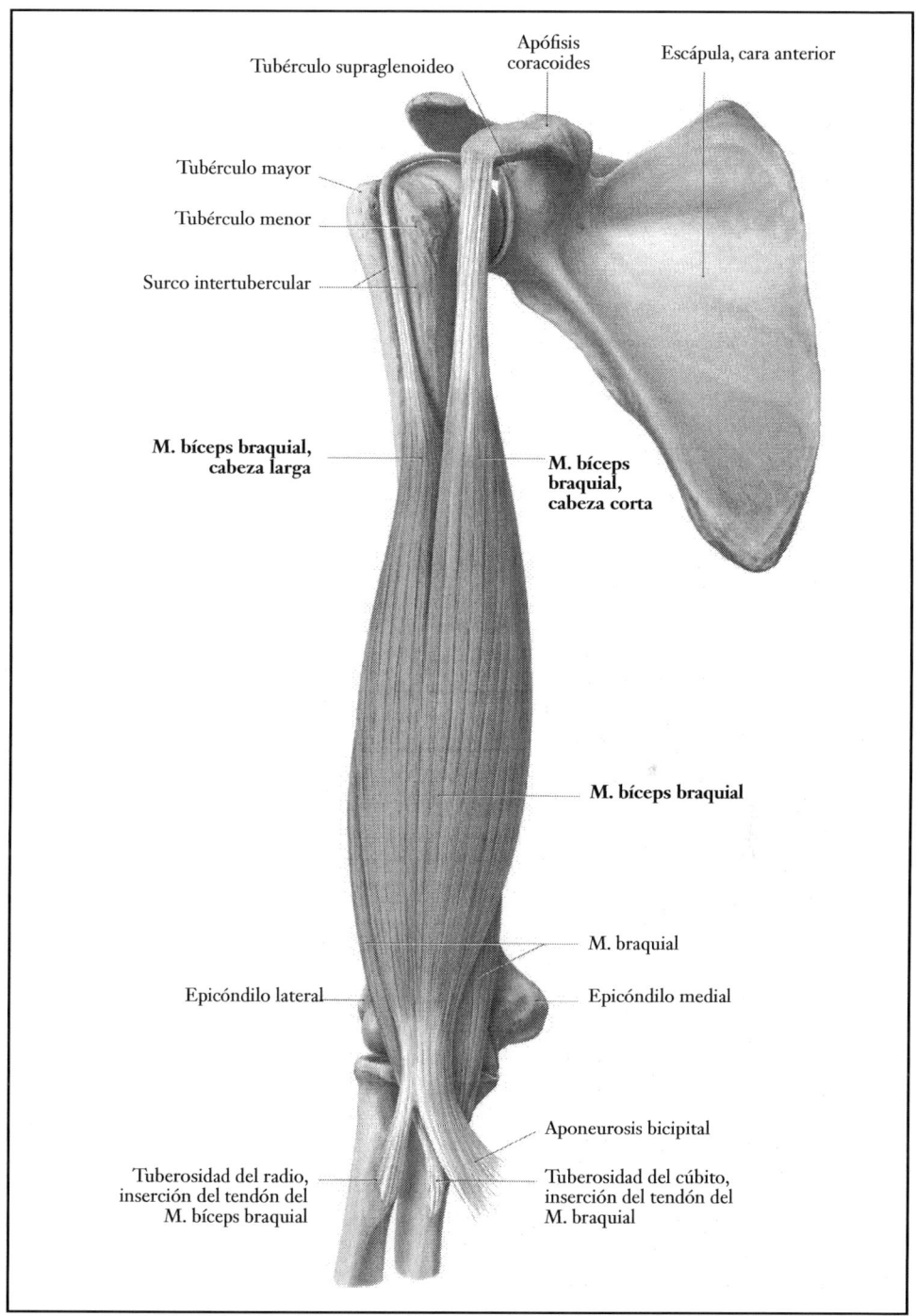

Figura 155. Músculo bíceps braquial derecho. Vista anterior

Tabla 10
Grupo dorsal de músculos del brazo

Músculo	Origen	Inserción	Inervación	Función
Tríceps braquial Figura 156	Tiene tres porciones: • Porción larga: tubérculo infraglenoideo de la escápula. • Porción medial: cara posterior de la diáfisis humeral, distal con respecto al surco del nervio radial. • Porción lateral: cara posterior de la diáfisis humeral, proximalmente con respecto al surco del nervio radial.	Las tres porciones terminan insertándose conjuntamente a nivel de la cara posterior del olécranon.	Nervio radial (C6 a C8).	La porción larga realiza extensión, aducción y rotación interna del hombro. Las tres porciones en conjunto producen extensión del codo.
Ancóneo Figura 156	Epicóndilo del húmero	Olécranon y tercio superior de la diáfisis cubital.	Nervio radial (C7-C8)	Extensión del codo. También contribuye a tensar la cápsula articular del codo.

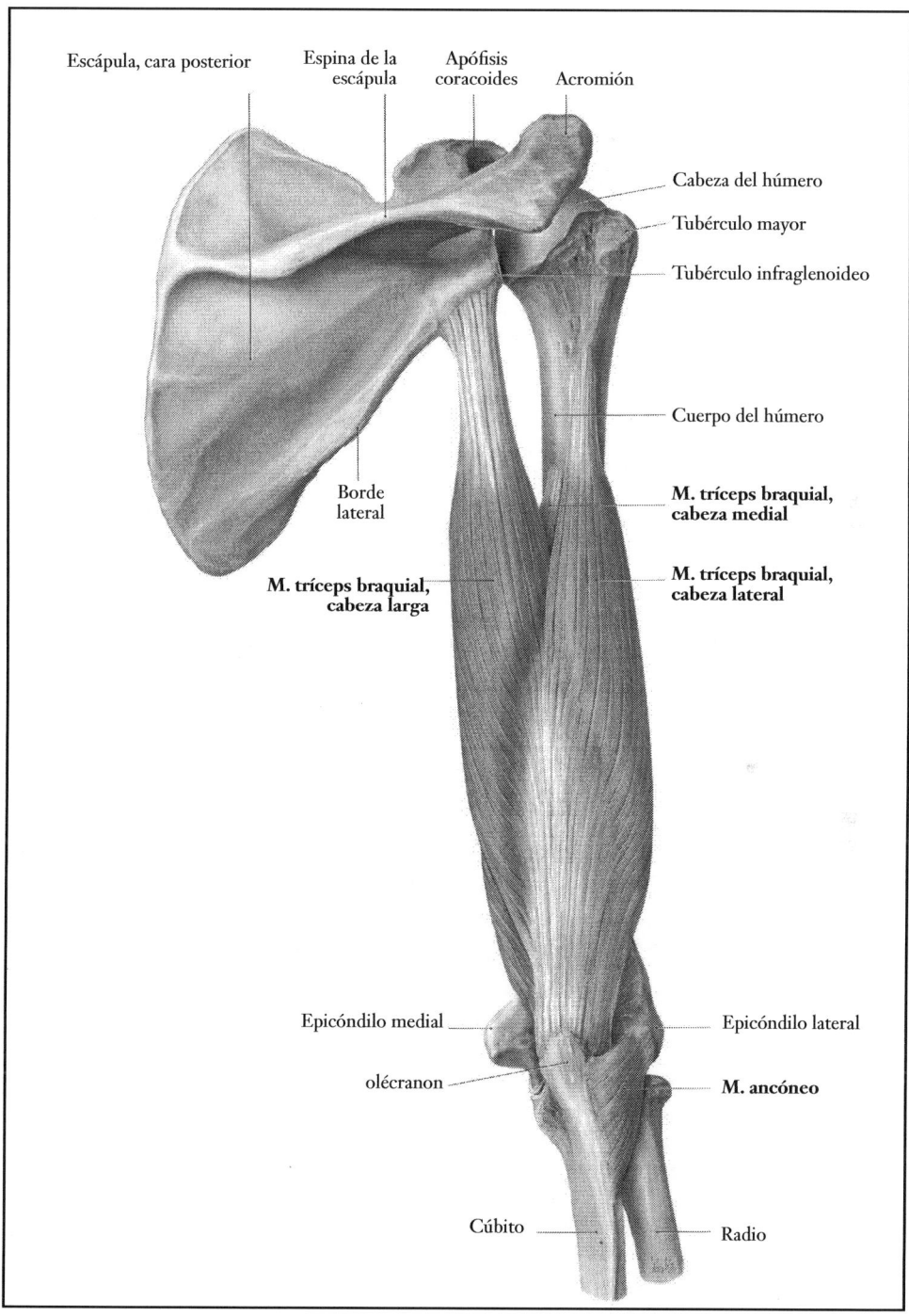

Escápula, cara posterior

Espina de la escápula

Apófisis coracoides

Acromión

Cabeza del húmero

Tubérculo mayor

Tubérculo infraglenoideo

Cuerpo del húmero

M. tríceps braquial, cabeza medial

Borde lateral

M. tríceps braquial, cabeza larga

M. tríceps braquial, cabeza lateral

Epicóndilo medial

olécranon

Epicóndilo lateral

M. ancóneo

Cúbito

Radio

Figura 156. Músculo tríceps braquial y ancóneo derechos. Vista posterior

Tabla 11
Grupo ventral de músculos antebraquiales con función en el codo

Músculo	Origen	Inserción	Inervación	Función
Pronador redondo **Figura 157**	Tiene dos orígenes: • Haz humeral: epitróclea del húmero. • Haz cubital: apófisis coronoides del cúbito.	Porción media de la cara externa del radio.	Nervio radial (C6 a C8).	Pronación del antebrazo. Flexión de codo.
Flexor superficial de los dedos **Figura 157**	Tiene tres cabezas: • Humeral: epitróclea. • Ulnar: apófisis coronoides. • Radial: radio.	Mediante cuatro tendones termina en las caras laterales de la falange media de los cuatro últimos dedos.	Nervio mediano (C7 a T1).	Flexión del codo. Flexión de muñeca. Flexión de las MCF y de las IFP, de los dedos de 2º a 5º.
Flexor radial del carpo **Figura 157**	Epitróclea del húmero.	Cara palmar de la base del 2º metacarpiano.	Nervio mediano (C6 a C8).	Flexión de codo. Pronación de antebrazo. Flexión de muñeca. Inclinación radial del carpo.
Palmar largo **Figura 157**	Epitróclea del húmero.	Aponeurosis palmar media.	Nervio mediano (C8-T1).	Flexión de codo. Flexión de muñeca. Tensión de la aponeurosis palmar.
Flexor cubital del carpo **Figura 157**	Epitróclea del húmero. Olécranon del cúbito. Borde posterior del cúbito.	• Hueso pisiforme. • Hueso ganchoso. • Quinto metacarpiano.	Nervio cubital (C7-C8).	Flexión de codo. Flexión de muñeca. Inclinación cubital del carpo.
Pronador cuadrado **Figura 158**	Cara anterior de la zona distal de la diáfisis cubital.	Cara anterior de la zona distal del cuerpo del radio.	Rama interósea anterior del nervio mediano (C6 a T1).	Pronación del antebrazo.

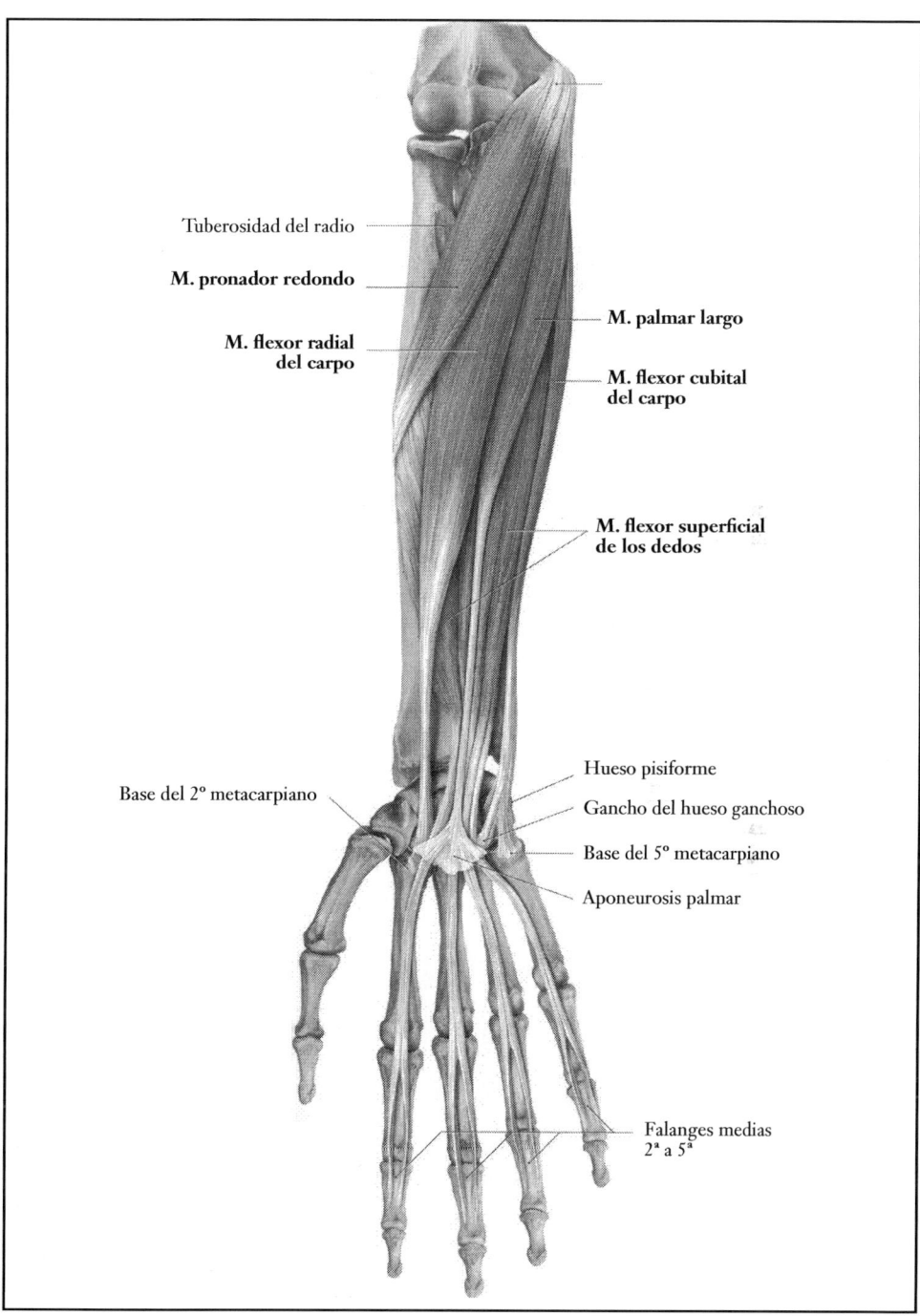

Tuberosidad del radio

M. pronador redondo

M. flexor radial del carpo

M. palmar largo

M. flexor cubital del carpo

M. flexor superficial de los dedos

Base del 2º metacarpiano

Hueso pisiforme

Gancho del hueso ganchoso

Base del 5º metacarpiano

Aponeurosis palmar

Falanges medias 2ª a 5ª

Figura 157. Grupo ventral de músculos antebraquiales derechos con función en el codo. Vista anterior.

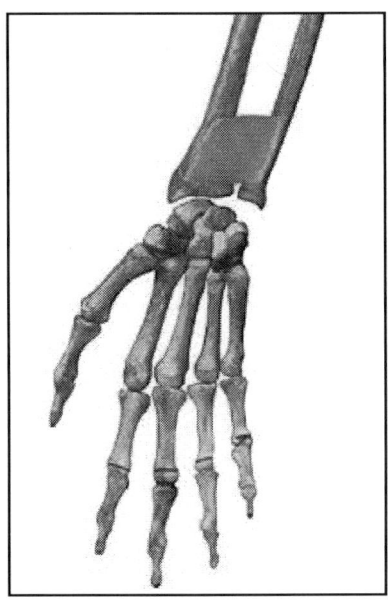

Figura 158. Músculo pronador cuadrado.

Tabla 12
Grupo radial de músculos antebraquiales con función en el codo

Músculo	Origen	Inserción	Inervación	Función
Extensor largo radial del carpo Figura 159	Borde lateral del húmero. Epicóndilo del húmero.	Base del segundo metacarpiano.	Rama profunda del nervio radial (C5 a C7).	Pronación si el antebrazo se encuentra flexionado. Supinación si el antebrazo se encuentra extendido. Extensión de la muñeca. Inclinación radial del carpo.
Braquiorradial Figura 159	Borde lateral del húmero.	Superficie lateral de la apófisis estiloides del radio.	Nervio radial (C5-C6).	Flexión del codo. Lleva el antebrazo a la posición intermedia de prono-supinación.

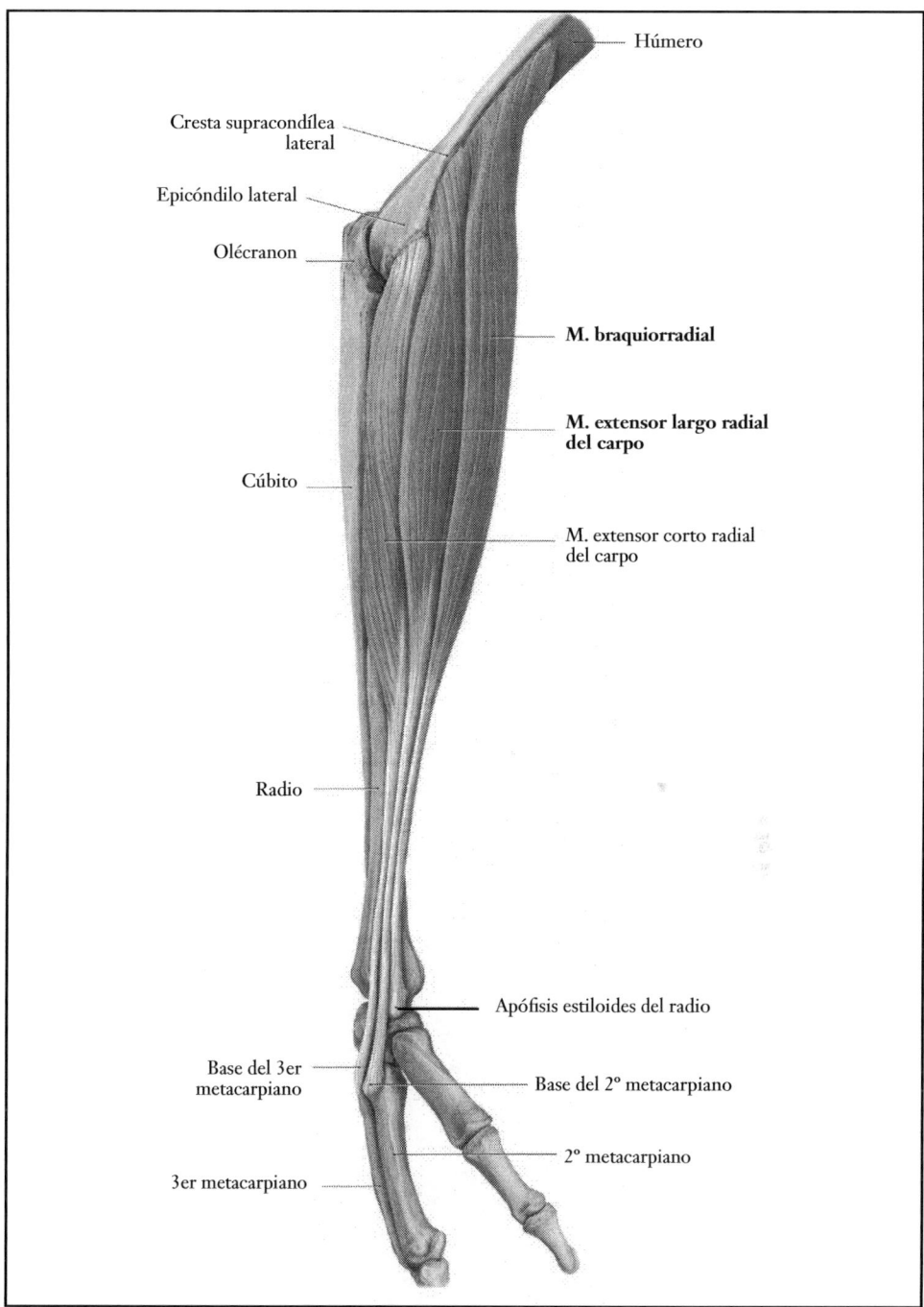

Húmero

Cresta supracondílea lateral

Epicóndilo lateral

Olécranon

M. braquiorradial

M. extensor largo radial del carpo

Cúbito

M. extensor corto radial del carpo

Radio

Apófisis estiloides del radio

Base del 3er metacarpiano

Base del 2° metacarpiano

2° metacarpiano

3er metacarpiano

Figura 159. Grupo radial de músculos antebraquiales derechos con función en el codo. Vista anterior.

Tabla 13
Grupo dorsal de músculos antebraquiales con función en el codo

Músculo	Origen	Inserción	Inervación	Función
Extensor de los dedos Figura 160	Epicóndilo. Ligamento lateral externo del codo. Ligamento anular del radio.	Mediante cuatro tendones en las 3 falanges de los cuatro últimos dedos.	Rama profunda del nervio radial (C6 a C8).	Extensión del codo Extensión de muñeca. Extensión de las articulaciones MCF y de las interfalángicas de los cuatro últimos dedos. Separación de los dedos.
Supinador Figura 161	Epicóndilo. Ligamento lateral externo del codo. Ligamento anular del radio.	En el radio, entre la tuberosidad radial y la inserción del pronador redondo.	Rama profunda del nervio radial digital (C5 y C6).	Supinación del antebrazo.

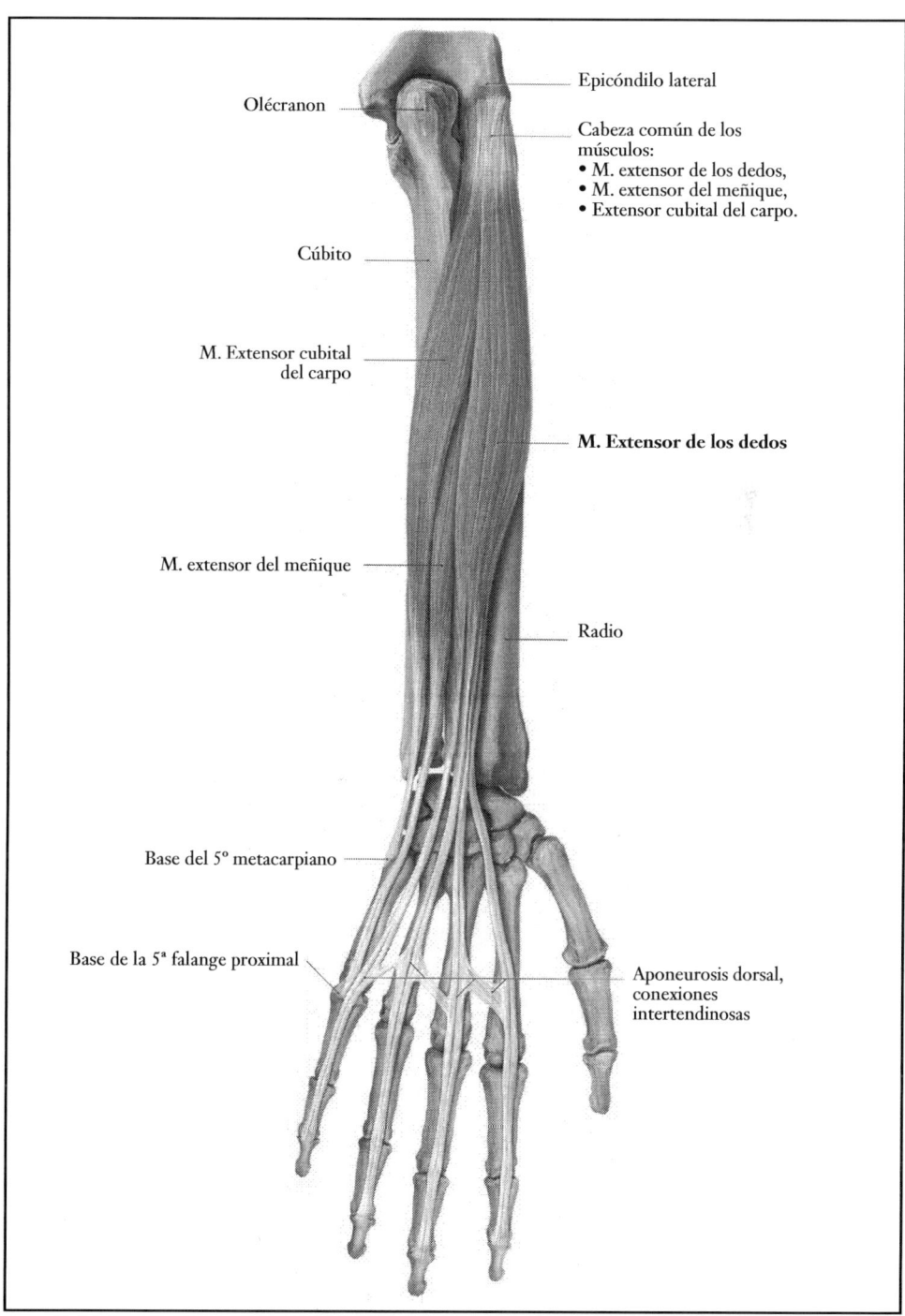

Olécranon

Epicóndilo lateral

Cabeza común de los músculos:
• M. extensor de los dedos,
• M. extensor del meñique,
• Extensor cubital del carpo.

Cúbito

M. Extensor cubital del carpo

M. Extensor de los dedos

M. extensor del meñique

Radio

Base del 5º metacarpiano

Base de la 5ª falange proximal

Aponeurosis dorsal, conexiones intertendinosas

Figura 160. Extensor de los dedos. Vista posterior.

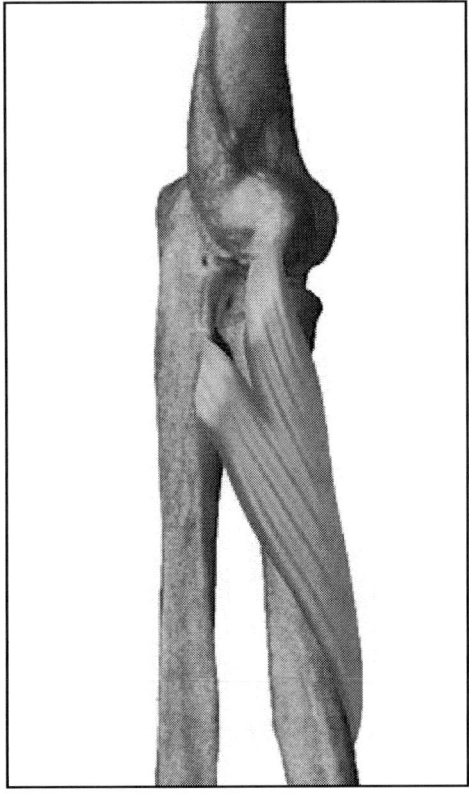

Figura 161. Supinador. Vista posterior.

Clasificación funcional

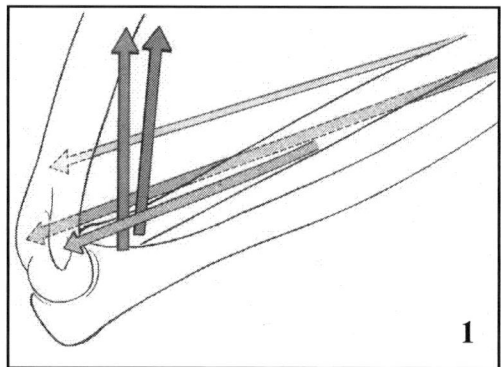

1

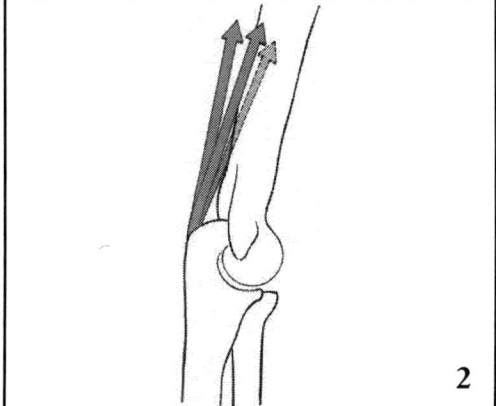

2

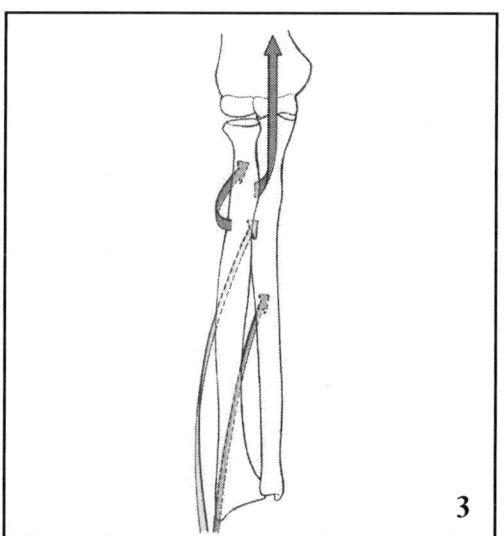

3

La flexión del codo (1) se realiza por:

El bíceps braquial, el braquial, el braquiorradial, el extensor largo radial del carpo y el pronador redondo. De menor importancia son el flexor radial del carpo, el extensor corto radial del carpo y el palmar largo.

La extensión del codo (2) se realiza por:

El tríceps braquial (el principal y único).
El ancóneo es un débil extensor.

La supinación del codo (3) se realiza por:

El bíceps braquial, el supinador y el braquiorradial.

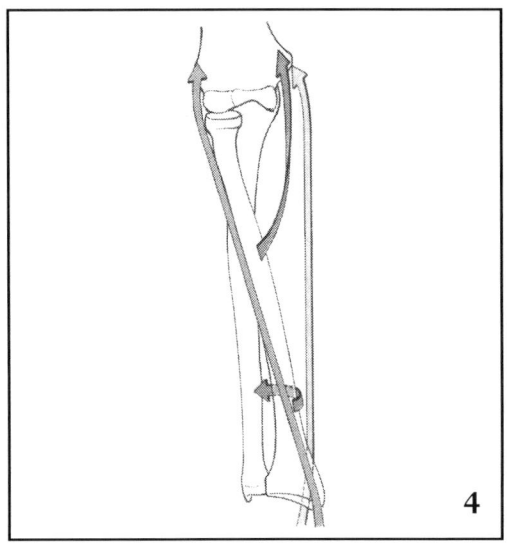

4

La pronación del codo (4) se realiza por:

El pronador redondo, pronador cuadrado, flexor radial del carpo y extensor largo radial del carpo.

Movimientos mayores y movimientos menores en la articulación del codo

Movimientos mayores:

- Flexión-extensión
- Supinación-pronación

Movimientos menores:

- Abducción-aducción de la interlínea articular interna (cúbito-humeral)
- Rotación externa-rotación interna del cúbito con respecto al húmero
- Deslizamiento anterior-posterior, de la cabeza radial en relación al cúbito
- Deslizamiento anterior-posterior, de la cabeza cubital en relación al radio

La osteopatía se dirige esencialmente a los movimientos menores, pues acompañan y rigen a los movimientos mayores.

5. VASCULARIZACIÓN DEL CODO

Las arterias que irrigan la articulación del codo proceden de las anastomosis situadas alrededor de ella.

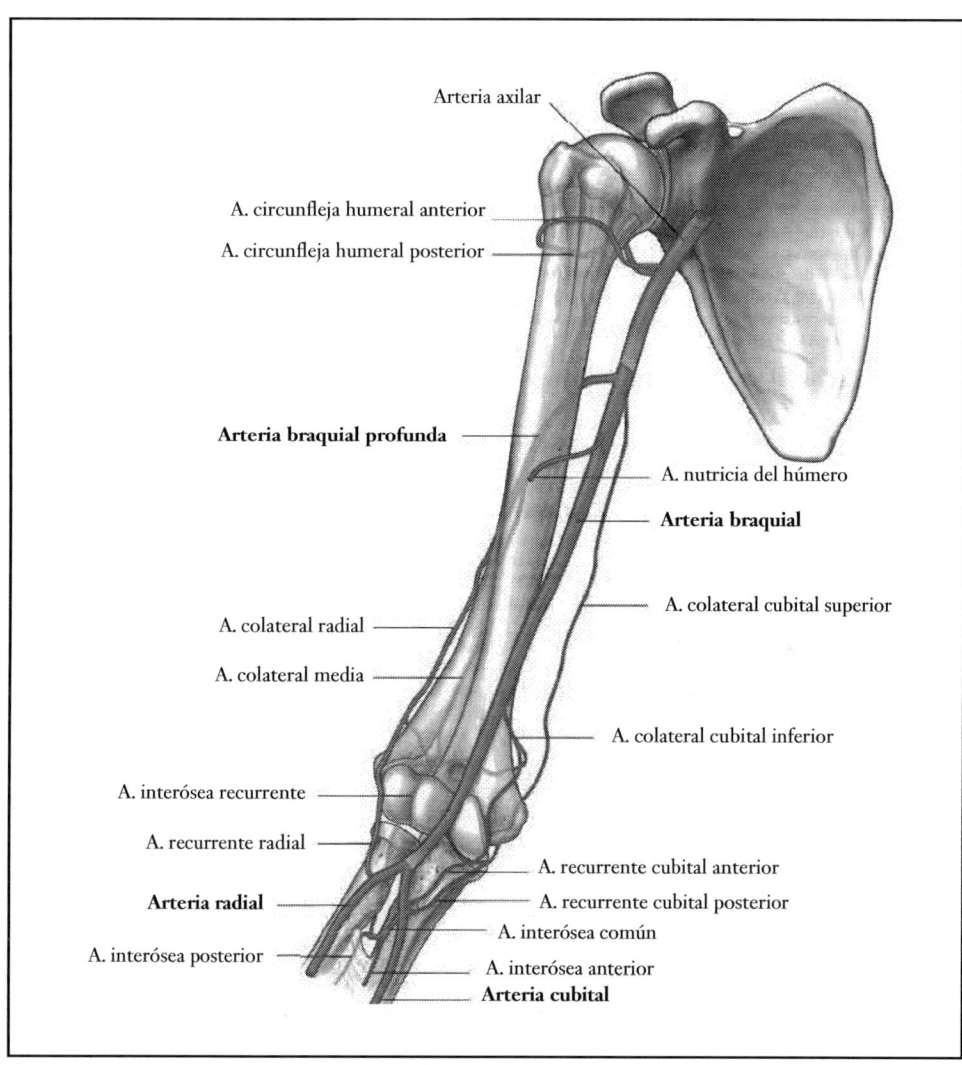

Figura 166. Vascularización del codo.

6. INERVACIÓN DEL CODO

La articulación del codo está inervada por los nervios mediano, radial y cubital, pertenecientes al plexo braquial con origen C5 a T1.

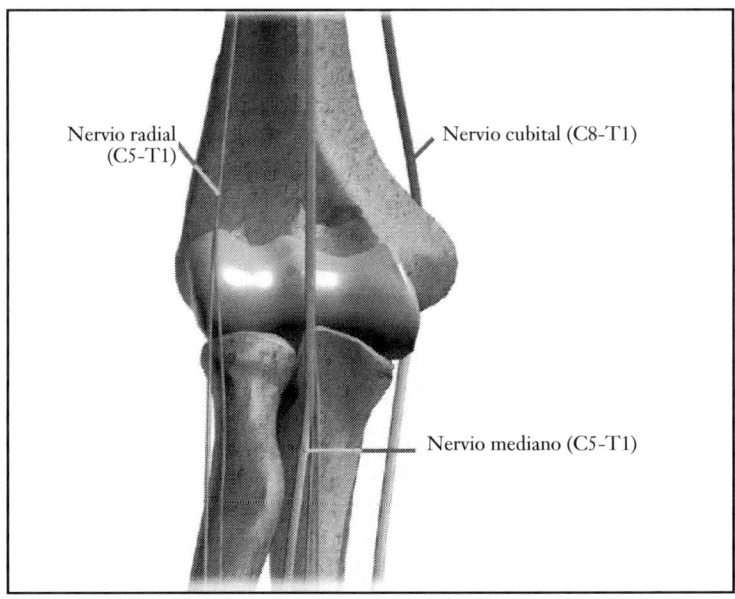

Figura 167. Inervación del codo derecho. Vista anterior

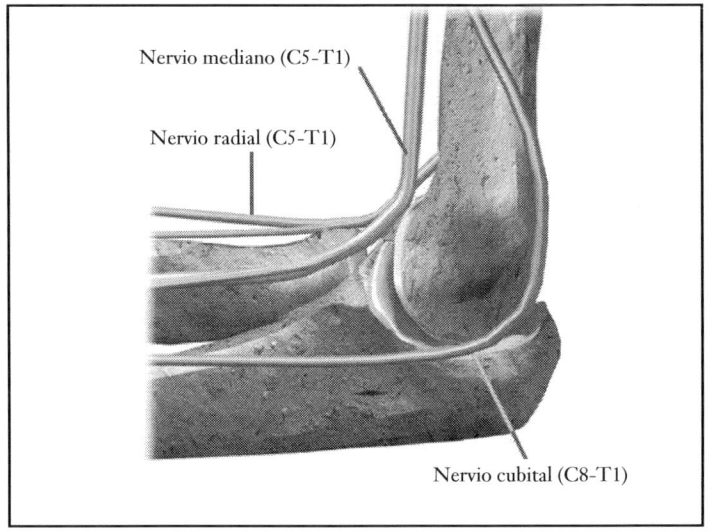

Figura 168. Inervación del codo derecho. Vista medial

7. RADIOGRAFÍA SECCIONAL DEL CODO

Diagnóstico radiológico convencional de la articulación del codo derecho

Como en todas las articulaciones, se debe iniciar la valoración con radiografía (Rx) simple. Con esta modalidad se pueden identificar lesiones focales, calcificaciones anormales, valorar lesiones traumáticas, etc.

Recordar que la proyección AP, debe hacerse con la muñeca en supino.

Estructuras óseas a tener en cuenta en el humero distal: el capitel, los epicóndilos medial y lateral. Además, el olécranon en el cúbito y la cabeza del radio.

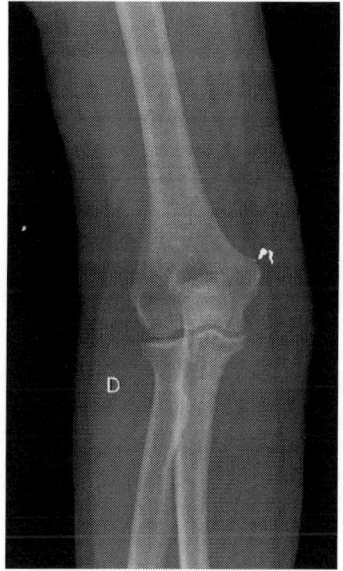

Figura 169. RX simple AP
Antebrazo en posicion supina, sobre la mesa radiográfica y el cassette y el codo en extensión completa. El haz de rayos se dirige perpendicularmente a la articulación.

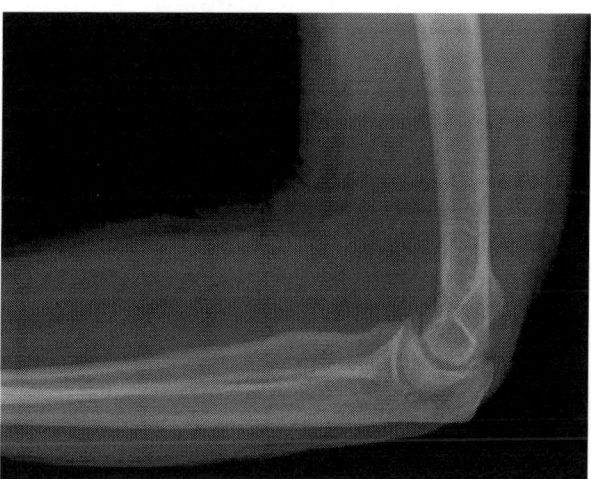

Figura 170. RX simple Lateral
El paciente está sentado al lado de la mesa radiográfica, con el codo sobre el cassette radiográfico, flexionado a 90°, apoyando su lado cubital. El haz de rayos se dirige verticalmente a la cabeza del radio.

8. REFERENCIAS CLÍNICAS DE LA ARTICULACIÓN DEL CODO

Los tres puntos de referencia, visibles y palpables, de la articulación del codo son:

1. El olécranon 2, prominencia del codo, en la línea media;
2. La epitróclea 1, por dentro;
3. El epicóndilo 3, por fuera.

En posición de extensión (figura 171, A), estos tres puntos de referencia están alineados en una horizontal. Entre el olécranon y la epitróclea se localiza la corredera epitrócleo-olecraneana, por donde pasa verticalmente (flecha blanca) el nervio cubital: un impacto violento en este punto determina un dolor de tipo eléctrico que se irradia por toda la zona cubital (borde interno de la mano). En el lado externo, por debajo del epicóndilo, puede palparse el giro de la cabeza radial durante los movimientos de prono-supinación.

En posición de flexión (figura 171, B y C), estos tres puntos de referencia forman un triángulo equilátero, situado en el plano vértico-frontal tangente a la cara posterior del brazo (figura 171, C).

En las luxaciones de codo estas referencias se modifican:

*   En extensión, el olécranon asciende por arriba de la línea epicóndilo-epitroclear (luxación posterior);
*   En flexión, el olécranon retrocede por detrás del plano frontal (luxación posterior).

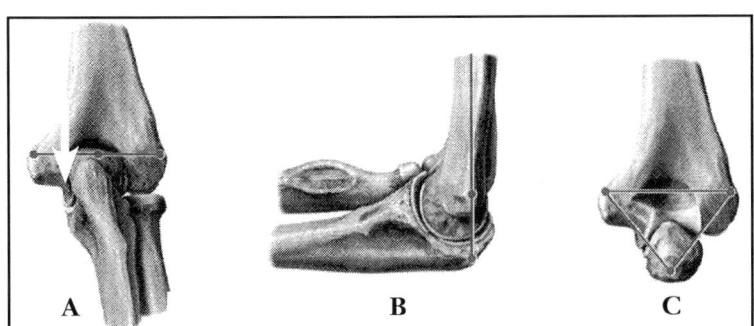

Figura 171. Referencias clínicas de la articulación del codo derecho. A: Posición en extensión, vista posterior. B: Posición en flexión, vista lateral. C: Posición en flexión, vista posterior.

CONCEPTO OSTEOPÁTICO DEL CODO

1. PATOLOGÍA POR COMPARTIMENTOS

Esquemáticamente se pueden distinguir cuatro compartimentos en el codo, donde habitualmente se presentan diferentes patologías.

Compartimento lateral

Epicóndilo lateral

La etiología puede ser local (tendinitis de inserción de los músculos epicondíleos laterales) o a distancia en relación con:

- Una disfunción del raquis cérvico-torácico,
- Un dolor referido muscular,
- Una disfunción del hombro o de la muñeca,
- Dolores proyectados de disfunciones viscerales (colon, pulmón).

Artropatías húmero-radiales

El dolor se acompaña de resalto o crepitación durante la prono-supinación.
La cabeza radial es dolorosa.

Neuropatía de atrapamiento del nervio radial

El nervio radial puede ser comprimido entre las dos porciones del músculo supinador, entre las que transcurre este nervio.

Compartimento medial

Epicóndilo medial

La etiología puede ser local (tendinitis de inserción) o a distancia en relación con:

- Una disfunción del raquis cérvico-torácico,
- Un dolor referido muscular,
- Una disfunción del hombro o de la muñeca,
- Dolores proyectados de disfunciones viscerales (intestino grueso, corazón).

Neuropatía de atrapamiento del nervio cubital

El nervio cubital puede ser comprimido al nivel del surco del nervio cubital por detrás del epicóndilo medial (epitróclea).

Artropatías húmero-cubitales

Compartimento posterior

La etiología puede ser local (tendinitis de inserción del músculo tríceps braquial y ancóneo, bursitis olecraneana) o a distancia en relación con:

- La bursitis olecraneana que se traduce por la aparición progresiva de una tumefacción blanda y a veces voluminosa, dolores durante la extensión contrariada,
- La tendinitis tricipital,
- La epitrocleitis,
- Las artropatías posteriores,
- Las disfunciones del raquis cérvico-torácico,
- Los dolores referidos musculares.

Compartimento anterior

La etiología puede ser local (tendinitis de inserción) o a distancia en relación con:

- La tendinitis bicipital,
- La patología del músculo braquial,
- La neuritis de atrapamiento del nervio mediano,

- Las neuralgias cérvico-braquiales,
- Las disfunciones del raquis cérvico-torácico,
- Los dolores referidos musculares,
- Los dolores proyectados de disfunciones viscerales,
- Las artropatías.

2. INFLUENCIA DE LAS DISFUNCIONES DISTALES

Las disfunciones distales pueden influir indirectamente sobre el codo, y son parte del proceso de equilibración general del paciente.

Las principales lesiones distales que pueden influir en la mecánica del codo son:

Lesiones craneales

- De la SEB, a través de las membranas intracraneales y después de las fascias.
- Las lesiones del temporal originan rápidamente tensiones en las fascias del miembro superior.

Lesiones cervicales y torácicas

Debido a la influencia de la inervación de los músculos del codo por las raíces de los niveles C4-C5, C5-C6, C6-C7, C7-T1 y T1-T2.

Lesiones de la primera costilla

- Una lesión de la 1ª costilla puede mantener un estado de contractura de los escalenos anterior y medio, que se insertan en ella, produciendo una estimulación más o menos permanente del plexo braquial.

- Una lesión de la 1ª costilla puede estimular o irritar al ganglio cervical inferior (estrellado), lo que origina una estimulación del sistema simpático del miembro superior.

Lesiones del hombro

- Mediante el bíceps y tríceps braquial.
- Mediante las fascias del miembro superior, sobre todo en caso de lesión de la clavícula.

Lesiones de la muñeca

- Mediante las fascias del miembro superior.
- Mediante la intermediación de los músculos.

3. DISFUNCIONES DE ORIGEN EMOCIONAL

Los codos representan la libertad de movimiento, la flexibilidad, la facilidad para cambiar de dirección en las nuevas situaciones o las experiencias de vida. Es la articulación adaptable y flexible del brazo que permite la creatividad y la expresión graciosa de mis gestos cotidianos. Un dolor o rigidez en el codo significa una carencia de flexibilidad, el miedo a sentirme "cogido" o arrinconado en una situación desagradable.

El codo izquierdo: está en relación con los problemas, los conflictos familiares, los conflictos de la casa.

El codo derecho: está en relación con la sensación de no estar a la altura, con la estima de uno mismo y la desvalorización.

Problemas somato-emocionales asociados:

- Epincondilitis rebeldes
- Bursitis

4. DIAGNÓSTICO PRELIMINAR DEL CODO

En el diagnóstico preliminar del codo vamos a confirmar o descartar la presencia de:

1. Procesos inflamatorios
2. Disfunciones neurológicas
3. Disfunciones ligamentarias
4. Disfunciones músculo-tendinosas

Posteriormente, valoraremos todas las articulaciones del codo susceptibles de sufrir alguna disfunción somática.

En las articulaciones periféricas, utilizamos siempre un protocolo perfectamente establecido:

1. Pruebas pasivas

El osteópata valora un movimiento concreto en alguna de las regiones del codo, de manera pasiva y sin la cooperación del paciente.

La presencia de dolor nos orienta hacia la patología del ligamento que estamos valorando o hacia un patrón capsular (inflamación de la articulación principal). Con estas pruebas valoramos la cápsula articular y los ligamentos.

2. Pruebas activas contra resistencia

El osteópata solicita un movimiento concreto al paciente, que se corresponde a la función de un músculo-tendón específico. Este movimiento es impedido mediante una contra resistencia por parte del osteópata.

La presencia de un debilitamiento nos orienta hacia disfunciones neurológicas en el segmento medular correspondiente al miotoma valorado (ver página 351).

La presencia de dolor nos orienta hacia la patología del músculo-tendón que estamos valorando:

- Dolor en el vientre muscular: espasmo, contractura.
- Dolor en el tendón: tendinitis.

En el diagnóstico de las tendinitis, universalmente se utilizan tres pruebas para confirmar o descartar la presencia de una lesión:

- La contra resistencia músculo-tendinosa.
- El estiramiento del músculo-tendón valorado.
- La palpación del músculo-tendón sospechoso de patología.

Las lesiones músculo-tendinosas que comienzan a gestarse serán más difíciles de poner en evidencia, mientras que las que se encuentran en estado agudo darán positivo sin ningún problema con la primera prueba. Por ello, en cada músculo-tendón que valoremos es importante realizar la primera prueba (resistencia músculo-tendinosa). Si da negativa, volvemos a realizarla añadiendo la segunda prueba (estiramiento del músculo-tendón valorado). Si sigue dando negativa, volvemos a realizar las dos pruebas anteriores añadiendo la tercera prueba (palpación del músculo-tendón sospechoso de patología). Si da negativo, es muy probable que este músculo-tendón este libre de patología.

Por lo tanto, el orden de valoración será:

1. Contra resistencia músculo-tendinosa.
2. Contra resistencia músculo-tendinosa + estiramiento del músculo-tendón valorado.
3. Contra resistencia músculo-tendinosa + estiramiento del músculo-tendón valorado + la palpación del músculo-tendón sospechoso de patología.

3. Test activos

Solicitamos al paciente que realice una serie de movimientos articulares. Con ello ponemos en evidencia el grado de movilidad que presenta el paciente, las principales restricciones y los principales grupos musculares involucrados.

4. Test osteopáticos específicos para cada articulación

Con estas pruebas valoramos cada hueso, cada articulación. Comprobamos si la movilidad fisiológica que tiene cada una de ellas está respetada y, por lo tanto, libre de disfunción somática; o, por el contrario encontramos un movimiento articular facilitado con respecto a su antagonista que está limitado, lo cual nos pone de manifiesto una disfunción somática del lado facilitado. Ejemplo: si estamos valorando la cabeza del radio en rotación anterior-posterior y comprobamos que en dirección anterior sí se mueve, mientras que en dirección posterior no se mueve: disfunción de la cabeza del radio en rotación anterior.

En el codo las articulaciones se valoran y trabajan por este orden:

1. Evaluación de la calidad tisular del codo
2. Test de atracción tisular del codo
3. Lesiones traumáticas:

   • Radio alto
   • Radio bajo

4. La articulación cúbito-humeral:

   • Disfunción en abducción-aducción
   • Disfunción en rotación externa-interna
   • Disfunción en flexión-extensión

5. La articulación radio-cubital superior:

   • Disfunción de la cabeza radial anterior-posterior
   • Disfunción en pronación-supinación

6. La articulación radio-cubital inferior:

   • Disfunción anterior-posterior

1. PATOLOGÍAS INFLAMATORIAS Y/O DEGENERATIVAS

En cada patología solamente mostramos el indicador mayor, la prueba principal, que suele ser la número uno. El resto podemos realizarlas, ya que nos orientarán hacia la patología que estamos valorando. No obstante, si la primera prueba da negativa, casi con total seguridad no nos encontraremos ante la patología que estamos valorando, aún dando positivas el resto de las pruebas.

Artritis traumática

1. Dolor y limitación en la flexión pasiva del codo +++, y dolor y limitación en la extensión pasiva ++, (patrón capsular del codo).
2. Dolor, calor, enrojecimiento, hinchazón e impotencia funcional.

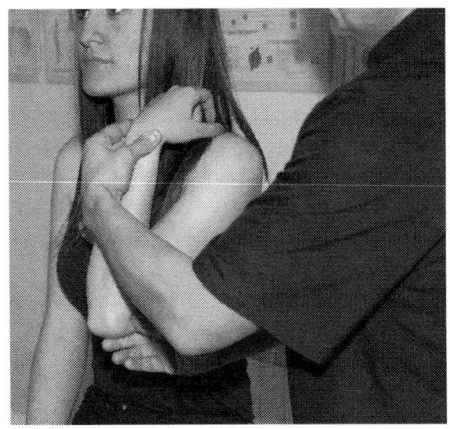

Foto 145. Flexión pasiva del codo

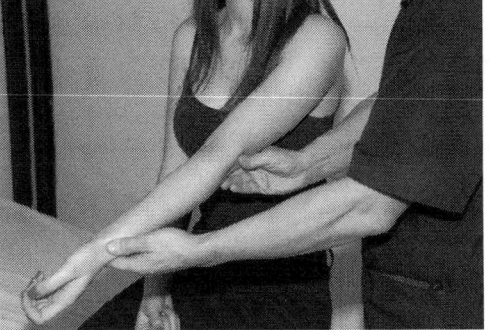

Foto 146. Extensión pasiva del codo

Artrosis del codo

1. Patrón capsular, incluyendo una pérdida de juego articular en la extensión.
2. Crujido rasposo.
3. Dolores ocasionales al sobrecargar el codo.

Artritis reumatoide del codo

1. Patrón capsular.
2. Pronación y supinación pasivas limitadas, y pueden ser dolorosas.
3. Dolor, calor, enrojecimiento, hinchazón e impotencia funcional, sobre todo durante las crisis agudas.
4. Crujido fino.

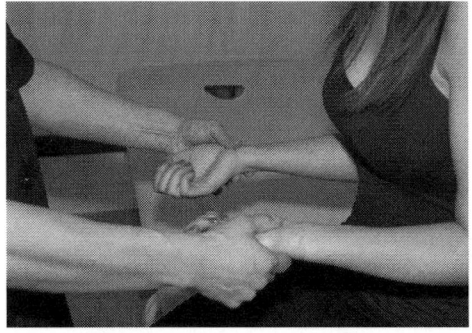 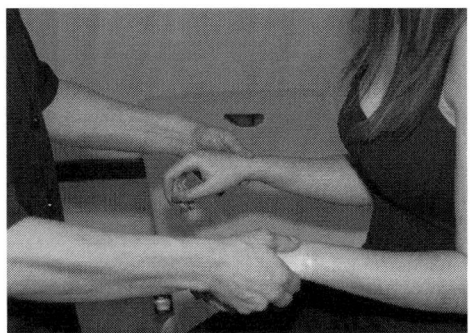

Foto 147. Supinación pasiva   Foto 148. Pronación pasiva

Cuerpo libre en la articulación del codo

1. La extensión es dolorosa y limitada, mientras que la flexión es completa e indolora.
2. O... la flexión del codo se encuentra limitada y dolorosa, mientras que la extensión es completa e indolora.
3. El codo se bloquea.

Bursitis olecraniana

1. Calor e hinchazón en la parte posterior del codo (olécranon).
2. Dolor al apoyarse sobre el codo, pero no siempre.

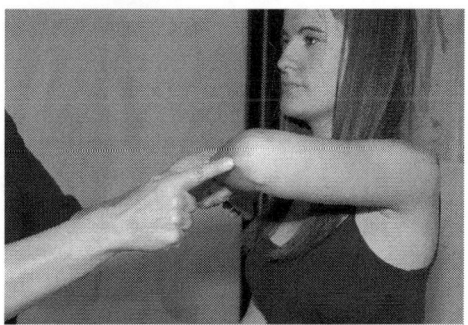

Foto 149. Olécranon. Área de dolor en la bursitis olegraniana

2. PATOLOGÍAS MÚSCULO-TENDINOSAS

Las flechas blancas nos indican la dirección hacia donde empuja el paciente. Las flechas negras nos indican hacia donde empuja el osteópata resistiendo el movimiento del paciente.

Codo de tenista o epicondilitis humeral

1. Dolor durante la extensión resistida de muñeca.
2. Dolor durante la flexión pasiva de la muñeca.
3. Dolor al cerrar el puño con fuerza.
4. Dolor al realizar el gesto de abducción del hombro con una silla.
5. Dolor local a la palpación del tendón, comparativa con el otro lado.

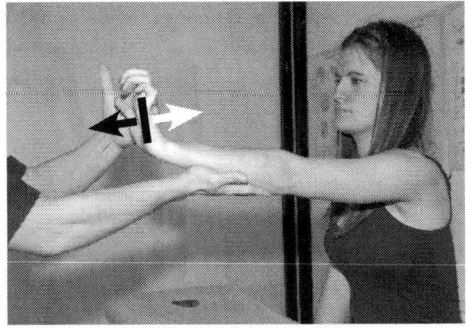 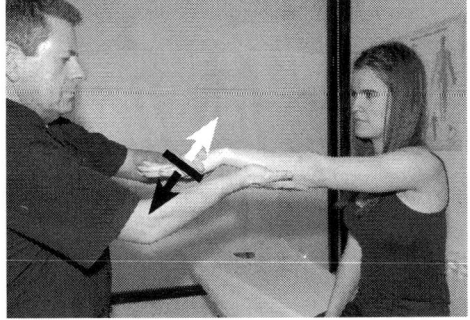

Foto 150. Extensión resistida de muñeca.   Foto 151. Extensión resistida de muñeca desde posición de estiramiento.

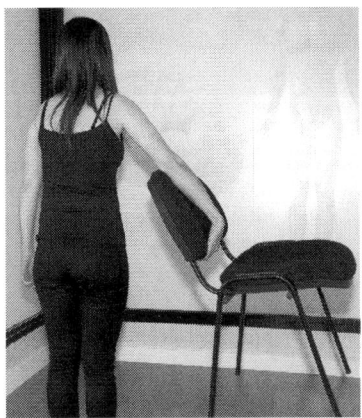

Foto 152. Abducción del hombro levantando una silla.

Codo de golfista o epitrocleitis humeral

1. Dolor durante la flexión resistida de muñeca.
2. Dolor durante la extensión pasiva de la muñeca.
3. Dolor durante la pronación resistida.
4. Dolor local a la palpación del tendón, comparativa con el otro lado.

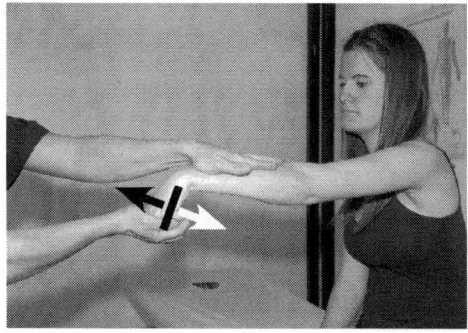
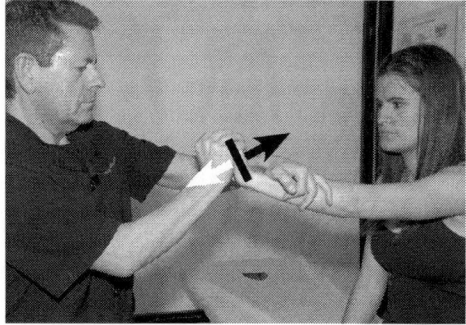

Foto 153. Flexión resistida de muñeca

Foto 154. Flexión resistida de muñeca desde posición de estiramiento.

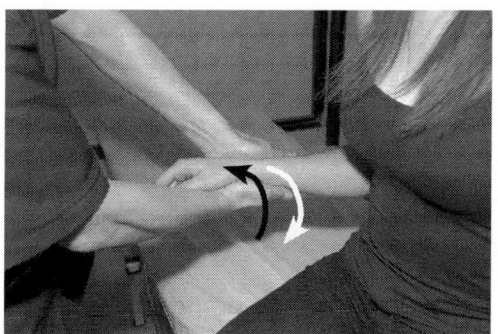

Foto 155. Pronación resistida del antebrazo
Flecha blanca: paciente hacia pronación
Flecha negra: osteópata hacia supinación

Tendinitis del bíceps braquial

1. Dolor durante la flexión resistida del codo.
2. Dolor durante la supinación resistida del antebrazo.
3. Dolor local a la palpación del tendón, comparativa con el otro lado.

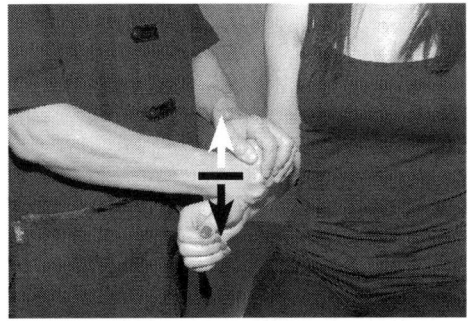 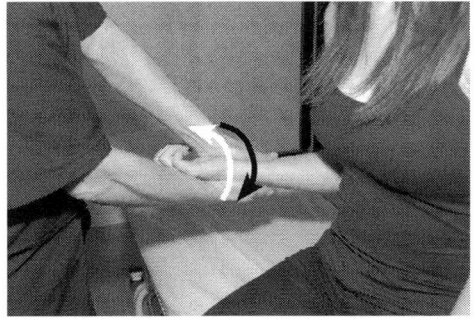

Foto 156. Flexión resistida del codo　　　Foto 157. Supinación resistida del antebrazo
Flecha blanca: paciente hacia supinación
Flecha negra: osteópata hacia pronación

Tendinitis del braquial

1. Dolor durante la flexión resistida del codo.
2. Dolor local a la palpación, comparativa con el otro lado.

Observaciones: el diagnóstico diferencial entre la tendinitis del bíceps braquial y el braquial radica en que en la disfunción del bíceps braquial tanto la flexión resistida como la supinación resistida son dolorosas, mientras que en la disfunción del braquial únicamente duele la flexión resistida. La palpación del tendón de inserción también es de ayuda; el del bíceps braquial se encuentra más lateral, mientras que el del braquial se encuentra más medial.

Tendinitis del tríceps braquial

1. Dolor durante la extensión resistida del codo.
2. Dolor local a la palpación, comparativa con el otro lado.

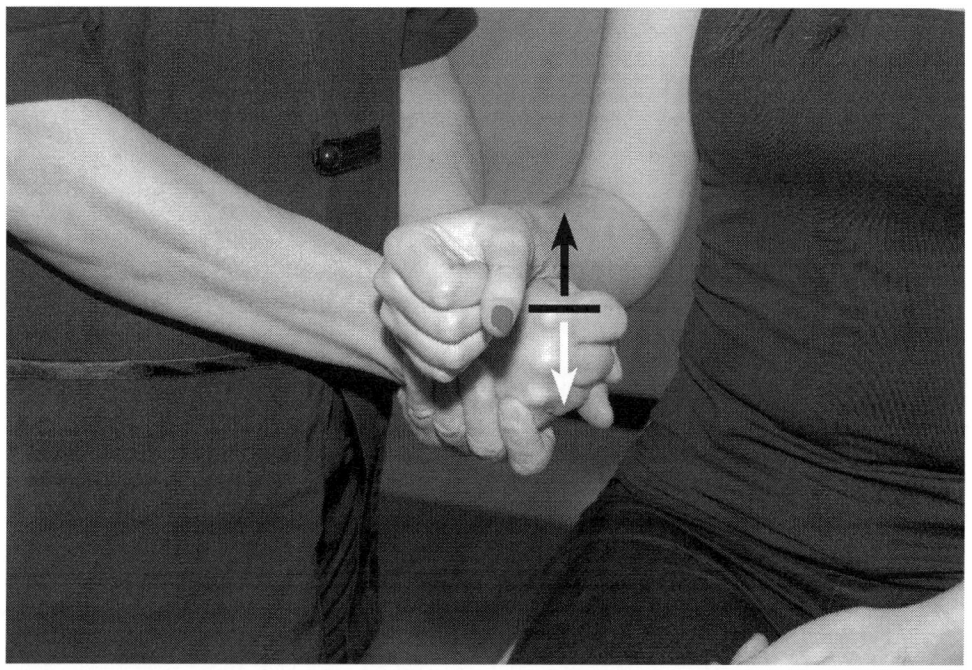

Foto 158. Extensión resistida del codo

Tendinitis del supinador corto

1.   Dolor durante la supinación resistida con el codo en extensión
2.   Dolor local a la palpación, comparativa con el otro lado

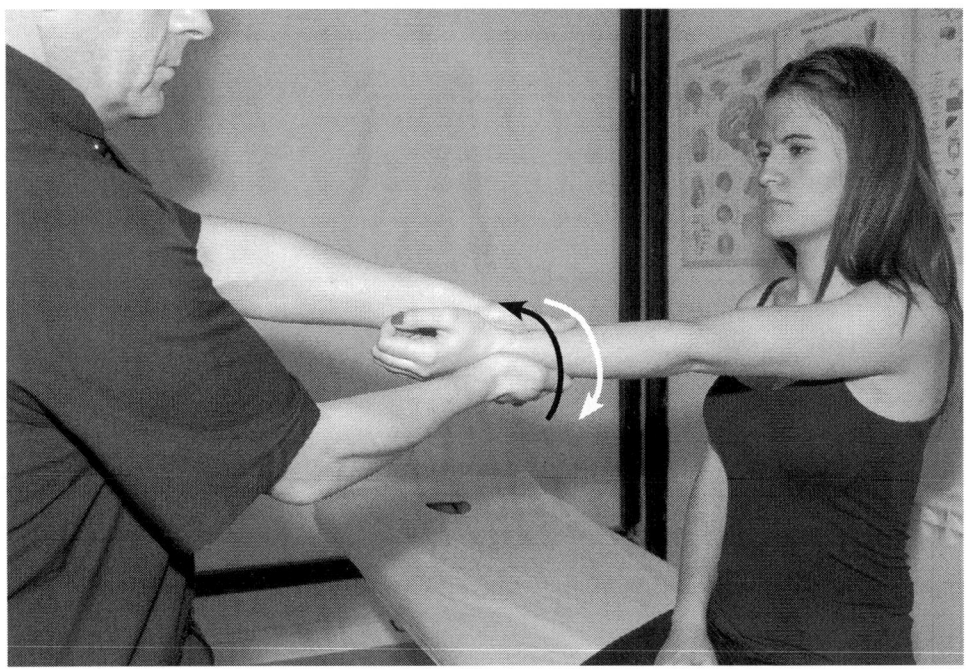

Foto 159. Supinación resistida del codo en extensión
Flecha blanca: paciente hacia supinación
Flecha negra: osteópata hacia pronación

3. TEST ACTIVOS

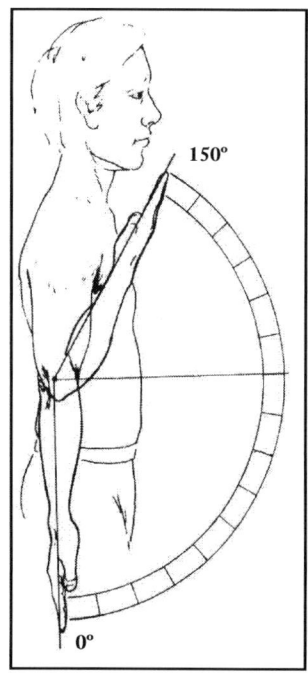

Figura 172
Arco de movilidad del codo
en flexión-extensión

Flexión: solicitamos al paciente que realice una flexión con el codo y trate de tocarse la parte frontal del hombro con la mano. La flexión es limitada por la masa muscular de la parte anterior del brazo, pero el paciente debe, en condiciones normales, ser capaz de tocarse el hombro (figura 172).

Extensión: la extensión del codo es efectuada por el músculo tríceps. Los arcos de movilidad son definidos por el punto en el que el olécranon contacta contra su fosa.

Solicitamos al paciente que estire el codo hasta donde pueda. La mayoría de los hombres pueden lograr la extensión normal de 0°; los que son extraordinariamente musculados quizá no sean capaces de extenderlo hasta 0° a causa de la tensión del músculo bíceps. Las mujeres son capaces, en condiciones normales, de extender el brazo a un mínimo de 0°, y muchas incluso de hiperextender el codo hasta 5° más allá de la posición recta. Las pruebas de flexión y extensión deben investigar ambos codos a la vez.

Supinación: los límites de la supinación son definidos por los grados de movilidad que el radio puede realizar alrededor del cúbito. La patología relacionada con el codo o con la articulación radiocubital de la muñeca puede afectar y limitar dicha rotación en el codo.

Para someter a prueba la supinación activa, solicitamos al paciente que ponga el codo en flexión de 90°, y a continuación que lo sostenga en flexión a nivel de la cintura. Esta colocación le impedirá que substituya la supinación del antebrazo con aducción y flexión del hombro. A continuación, le solicitamos que sostenga un lápiz en cada mano o el pulgar extendido, y que a continuación mueva de manera simultánea ambos antebrazos hacia la supinación (figura 173).

Cuando este movimiento es normal los lápices o pulgares quedan paralelos al suelo. Cualquier alteración de la simetría en estas posiciones indica restricción de la supinación del antebrazo.

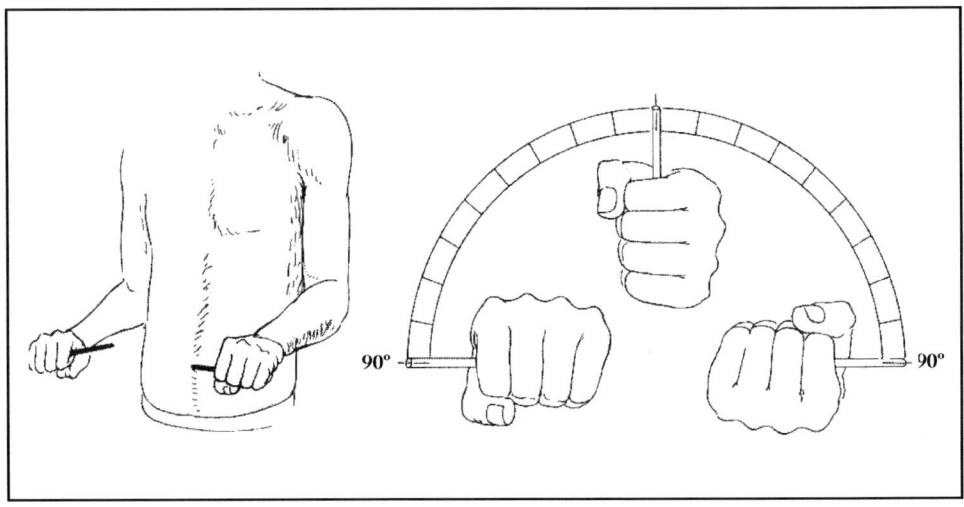

Figura 173. Arco de movilidad del codo en supinación y pronación

Pronación: como ocurre con la supinación, los límites de la pronación normal dependen de los grados de movilidad que el radio puede realizar alrededor del cúbito. La pronación es limitada por alteraciones patológicas de los codos, articulaciones radiocubitales de las muñecas o antebrazos.

En la investigación activa de la pronación el paciente conserva la misma posición que en el caso de la supinación, con los codos en flexión a nivel de la cintura y los puños sosteniendo lápices o con los pulgares extendidos. Solicitamos al paciente que haga girar el puño desde la posición de supinación total hasta que la palma mire hacia abajo (figura 174). En el caso de la pronación normal la palma mirará hacia el suelo, y los lápices o pulgares, al haber efectuado un giro de 180° desde la posición de supinación, serán de nuevo paralelos al suelo. Cualquier asimetría en las posiciones de los lápices es señal de límites restringidos de la pronación.

La supinación y la pronación deben efectuarse en una sola prueba, pues ambos movimientos describen en esencia un arco único.

4. VALORACIÓN NEUROLÓGICA

La parte neurológica de la exploración permite valorar la fuerza de cada grupo de músculos que mueven la articulación del codo. Puede indicar además el grado de debilidad motora que restringiría los movimientos. Además de las pruebas musculares, las pruebas de reflejos y sensibilidad permiten establecer con más precisión la integridad del abastecimiento nervioso del codo.

Pruebas musculares

En esencia, las pruebas musculares del codo se relacionan con los movimientos de flexión, extensión, supinación y pronación. Para los objetivos de esta descripción, estos movimientos se han clasificado en categorías diferentes. Al efectuar la exploración, sin embargo, es mucho más fácil continuar con el orden de la investigación y pasar desde una prueba hacia la siguiente sin interrupción. El paciente puede estar de pie o sentado durante la exploración del codo, lo que depende de su comodidad.

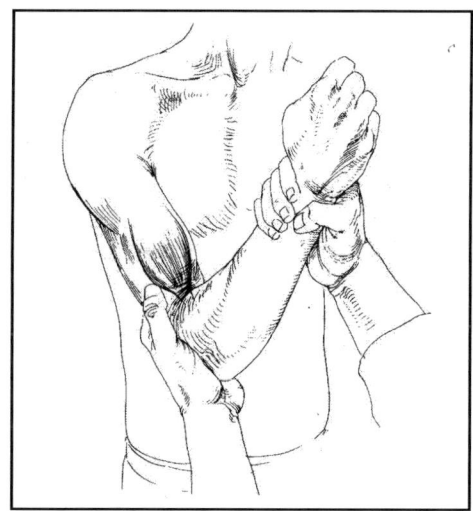 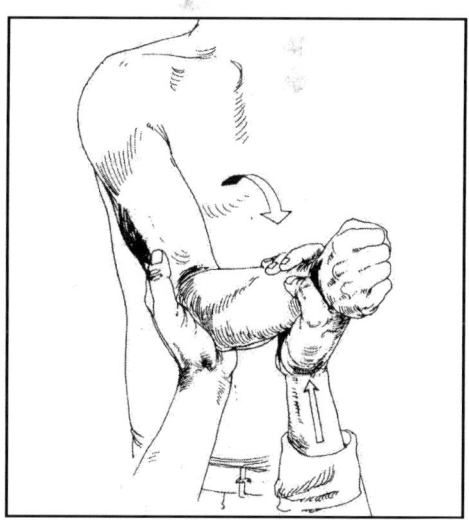

Figura 174. Flexión resistida
Principales niveles neurológicos valorados:
C5-C6

Figura 175. Extensión resistida
Principal nivel neurológico valorado: **C7**

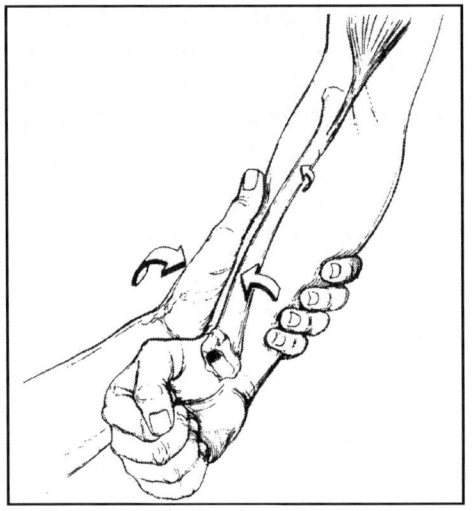 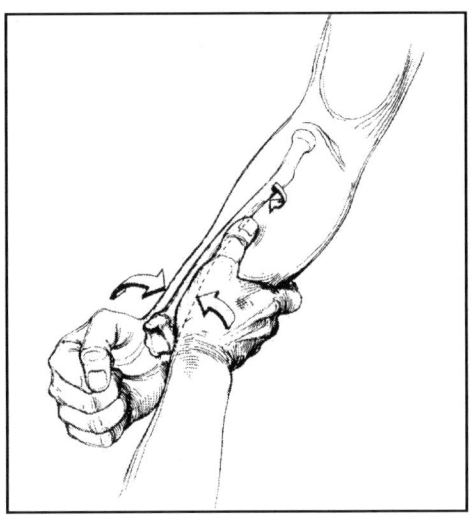

Figura 176. Supinación resistida
Principales niveles neurológicos valorados:
C5-C6

Figura 177. Pronación resistida
Principal nivel neurológico valorado: **C6**

Pruebas de los reflejos

Los tres reflejos básicos que sirven para valorar la integridad de la inervación del codo son: el reflejo bicipital, el reflejo del supinador largo y el reflejo tricipital.

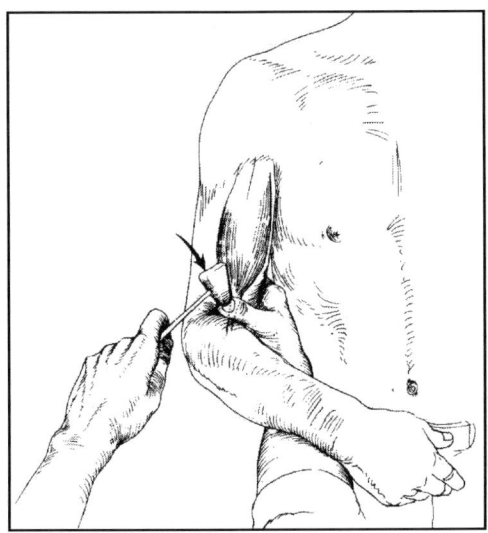

Figura 178. Prueba del reflejo bicipital. Principal nivel neurológico valorado: **C5**

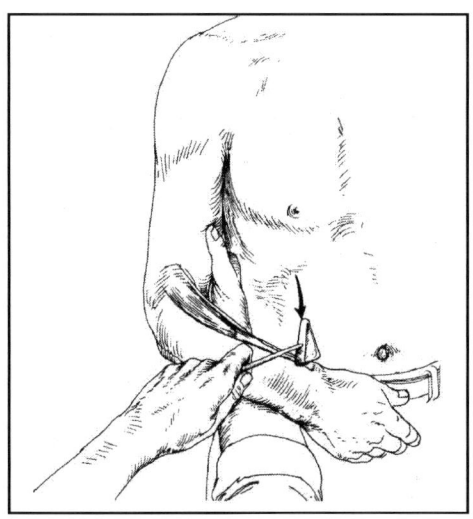

Figura 179. Prueba del reflejo del supinador largo.
Principal nivel neurológico valorado: **C6**

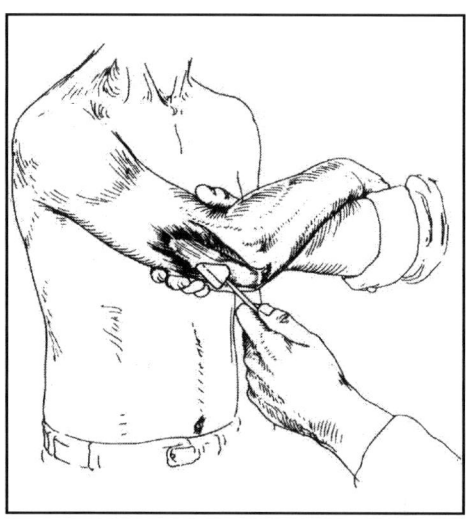

Figura 180. Prueba del reflejo tricipital.
Principal nivel neurológico valorado: **C7**

Pruebas de la sensibilidad

La sensibilidad de la región de la articulación del codo es controlada por cuatro niveles distintos de inervación:

1. **C5**: superficie lateral del brazo, ramas sensitivas del nervio axilar.
2. **C6**: parte lateral del antebrazo, ramas sensitivas del nervio musculocutáneo.
3. **C8**: parte medial del antebrazo, nervio braquial cutáneo interno.
4. **T1**: parte medial del brazo, nervio accesorio del braquial cutáneo interno (figura 181).

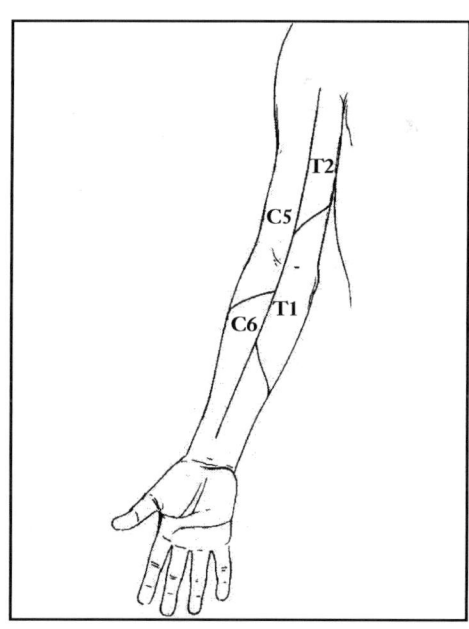

Figura 181. Sensibilidad del codo. Dermatomas.

5. PRUEBAS ESPECIALES

Pruebas de la estabilidad ligamentosa

Esta prueba se efectúa para valorar la estabilidad de los ligamentos colaterales medial y lateral del codo. Para efectuarla, posicionamos la superficie posterior del codo del paciente en una de nuestras manos ahuecadas, y sostenemos la muñeca de éste con la otra. Nuestra mano situada en el codo actuará como punto de apoyo sobre el que la otra mano forzará al antebrazo durante la prueba. Solicitamos primero al paciente que realice flexión con el codo durante unos cuantos grados, conforme se fuerza al antebrazo de éste en sentido lateral, con lo que aplicará tensión valga sobre el lado medial de la articulación (figura 182). Observamos si hay algún vacío en el lado medial. A continuación invertimos la dirección y empujamos el antebrazo en sentido medial, de modo que produzcamos tensión vara en el lado lateral del codo. De nuevo buscamos cualquier vacío en el lado lateral.

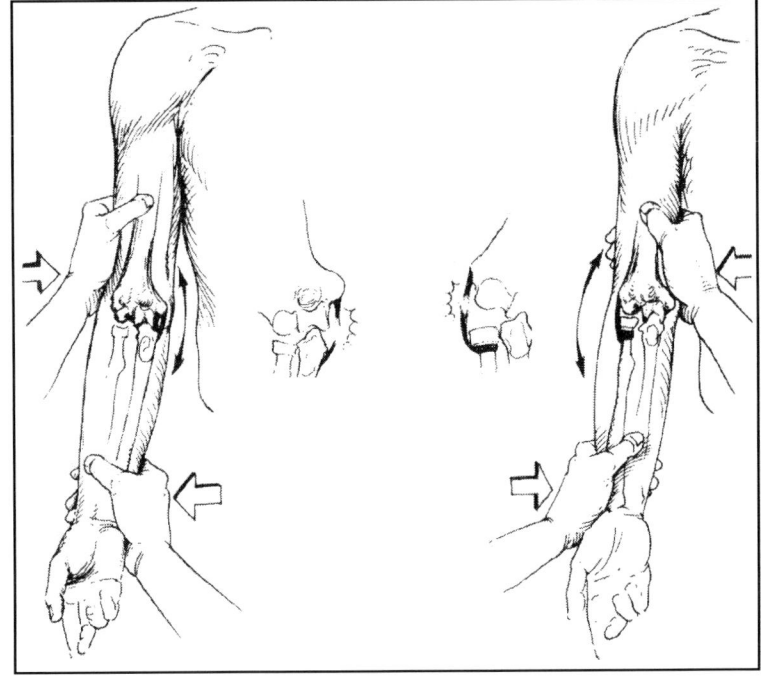

Figura 182. Prueba de la estabilidad de los ligamentos

Nuestra mano posicionada en el codo actúa no sólo como estabilizadora y como punto de apoyo, sino también como medio para palpar el ligamento colateral durante la prueba.

Signo de Tinel

El signo de Tinel es una prueba que tiene por objeto despertar sensibilidad de los neuromas que haya en los nervios. Si hay un neuroma en el nervio cubital, golpear la región del mismo, en el surco que está entre olécranon y epitróclea, hará que se produzca una sensación de hormigueo hacia el antebrazo por la distribución cubital de la mano (figura 183).

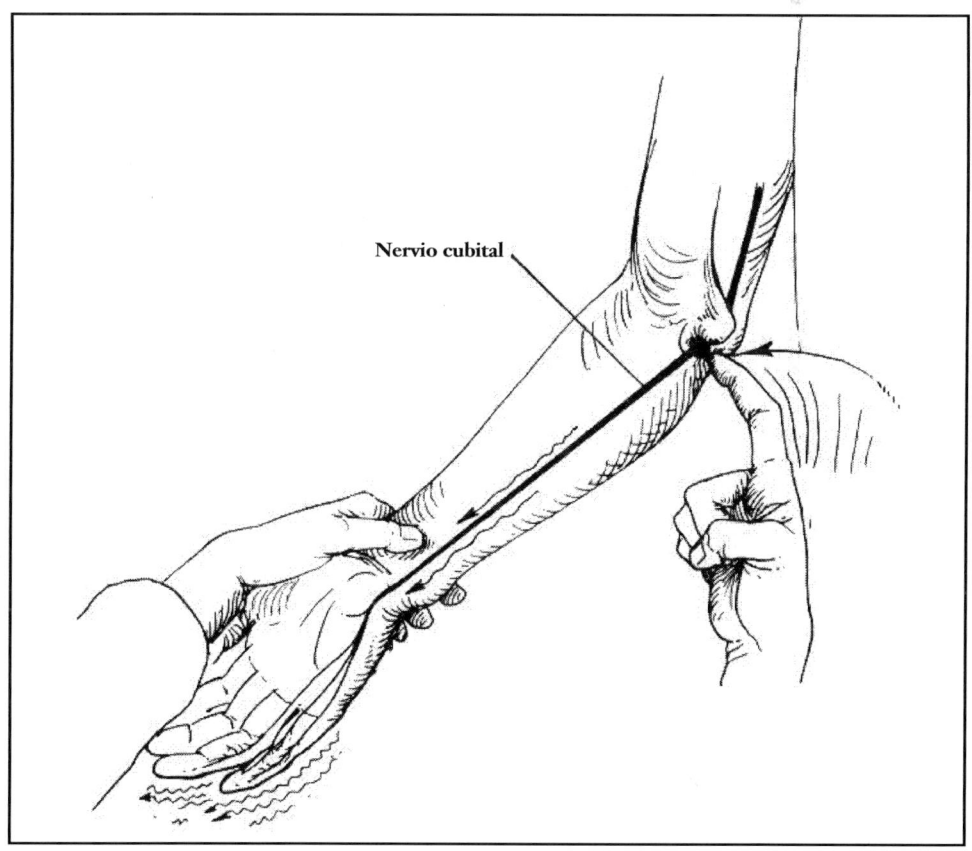

Figura 183. Signo de Tinel

5. TEST OSTEOPÁTICOS ESPECÍFICOS PARA CADA ARTICULACIÓN

Test globales

1. Evaluación de la calidad tisular del codo
2. Test de atracción tisular del codo

Test específicos

1. Lesiones traumáticas

- Radio alto-radio bajo (art. radio-cubital distal)
- Lesión en flexión-lesión en extensión (art. cúbito-humeral)

2. La articulación cúbito-humeral

- Disfunción en abducción-aducción
- Disfunción en rotación externa-interna

3. La articulación radio-cubital superior

- Disfunción de la cabeza radial anterior-posterior
- Disfunción en pronación-supinación

4. La articulación radio-cubital inferior

- Disfunción anterior-posterior

TEST GLOBALES

1. Evaluación de la calidad tisular del codo

Paciente en decúbito supino. El osteópata en bipedestación, a un lado del paciente, a la altura de sus codos; situamos ambas palmas de nuestras manos sobre los codos del paciente, con los pulgares sobre la cara anterior y el resto de los dedos sobre la parte posterior.

Realizamos una ligera compresión y una ligera tracción en el eje del antebrazo.

Si el empuje está limitado de un lado con respecto al otro, podemos concluir una pérdida de elasticidad del codo.

A continuación investigaremos las diferentes articulaciones del codo con los test específicos.

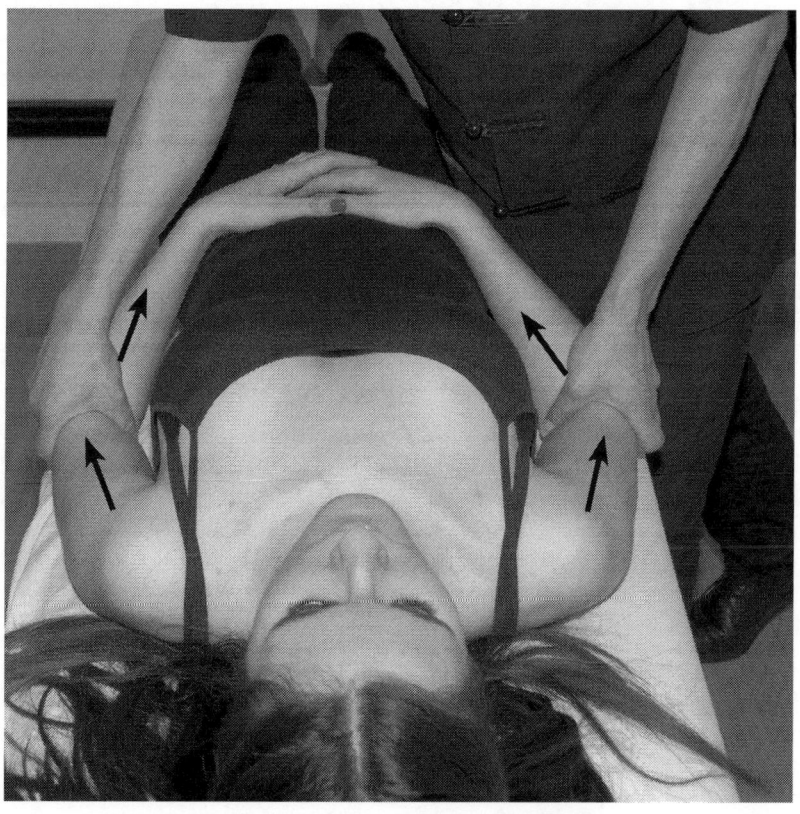

Foto 160. Evaluación de la calidad tisular del codo

2. Test de atracción tisular del codo

Paciente en decúbito supino. El osteópata en sedestación a la altura del codo del paciente. Situamos la mano externa abrazando el extremo distal del húmero, justo por encima de la interlínea articular del codo; la mano interna la situamos abrazando el extremo proximal de cúbito-radio, justo por debajo de la interlínea articular del codo.

Percibimos el movimiento de atracción tisular de la región investigando una zona miofascial en disfunción.

Si las manos son atraídas sobre una zona miofascial, esta zona está en disfunción.

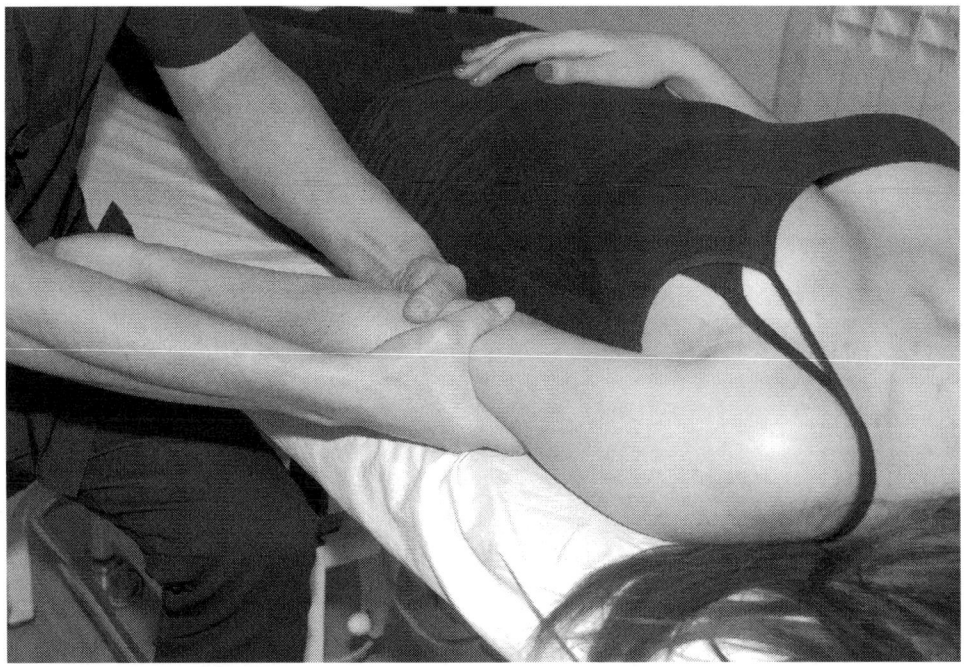

Foto 161. Test de atracción tisular del codo

TEST ESPECÍFICOS

1. Lesiones traumáticas

a. Lesiones del radio

El radio puede ser la sede de lesiones traumáticas.

Hay que recordar que una lesión traumática es el resultado del deslizamiento de un hueso, con relación a otro hueso, en una dirección que no es fisiológica.

En este caso, el hueso en lesión no podrá realizar más los movimientos menores.

Fisiológicamente, la cabeza radial, durante estos movimientos menores se desliza hacia atrás, arriba y hacia fuera o bien abajo, adelante y hacia dentro, mientras que la estiloides se desliza adelante o hacia atrás (más exactamente, es la cabeza cubital la que se desliza en relación a la estiloides radial).

Bajo el efecto de un traumatismo o bajo el efecto de una tracción demasiado importante, el radio puede deslizarse directamente hacia arriba o hacia abajo y quedarse en esta posición.

Convencionalmente, nosotros hablaremos de una lesión traumática de radio alto o de una lesión de radio bajo.

Diagnóstico

Normalmente, la apófisis estiloides radial es más baja que la del cúbito, aproximadamente un través de dedo.

El osteópata, para comparar, colocará sus índices perpendicularmente en el eje longitudinal del antebrazo, de manera que vienen a apuntalar bajo las apófisis estiloides, las pulpas se dirigen caudalmente:

a) La cara palmar del índice "cubital" se encuentra en el mismo nivel que la cara dorsal del índice "radial": posición relativa normal.

b) La cara palmar del índice cubital se encuentra en posición cefálica con relación a la cara dorsal del índice radial: lesión de radio bajo.

c) La cara palmar del índice cubital se encuentra en posición caudal con relación a la cara dorsal del índice radial: lesión de radio alto.

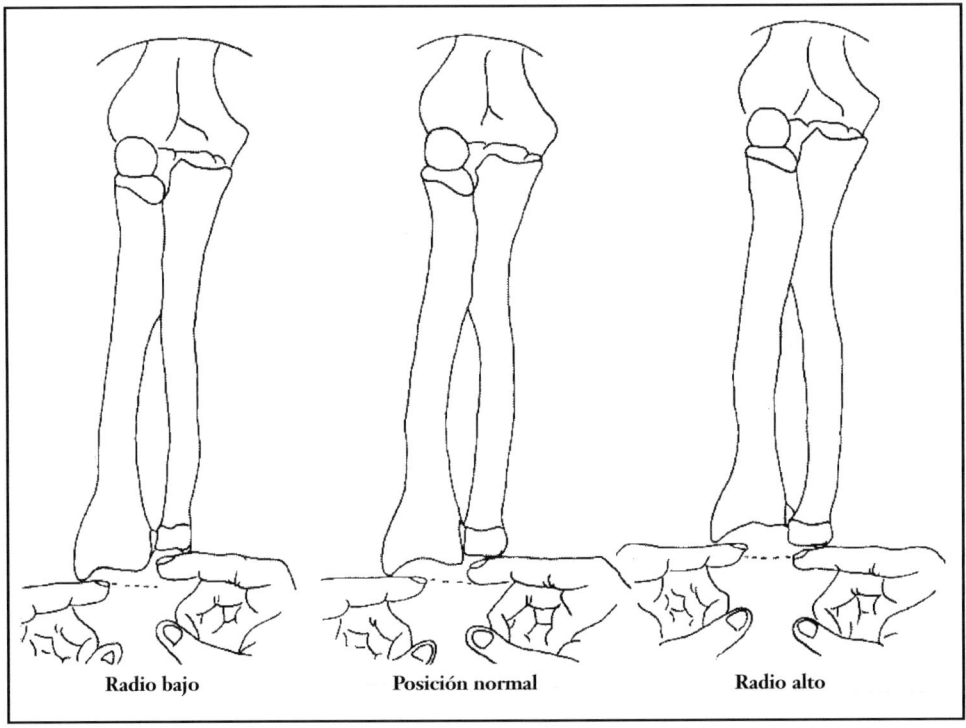

| Radio bajo | Posición normal | Radio alto |

Figura 184. Comparación de la altura relativa de las estiloides

Observación:

Pueden existir anomalías anatómicas:

Si se encuentra una estiloides alta o baja y sentimos los movimientos menores al nivel de la cabeza radial, no podremos hablar de lesión traumática.

!La condición esencial de una lesión traumática es la ausencia de movimientos menores¡

También podemos utilizar un **test de movilidad** para verificar o descartar la presencia de una lesión traumática.

Paciente en decúbito supino, con el antebrazo doblado alrededor de 90°, en posición neutra de prono-supinación. El osteópata, en bipedestación, situado junto al antebrazo del paciente y controlando:

- Con nuestra mano interna la estiloides radial, entre pulgar e índice colocados como muestra la foto 162.

- Con la mano externa la estiloides cubital, entre pulgar e índice colocados como muestra la foto 162.

Mientras fijamos el cúbito con nuestra mano externa, valoramos la movilidad del radio en dirección caudal-craneal con nuestra mano interna. Se realiza sin utilizar gran fuerza.

Interpretación del test

- El radio se mueve libremente en ambas direcciones, craneal y caudal: ausencia de lesión.
- El radio se mueve en dirección craneal pero no se mueve en dirección caudal: lesión de radio alto.
- El radio se mueve en dirección caudal pero no se mueve en dirección craneal: lesión de radio bajo.

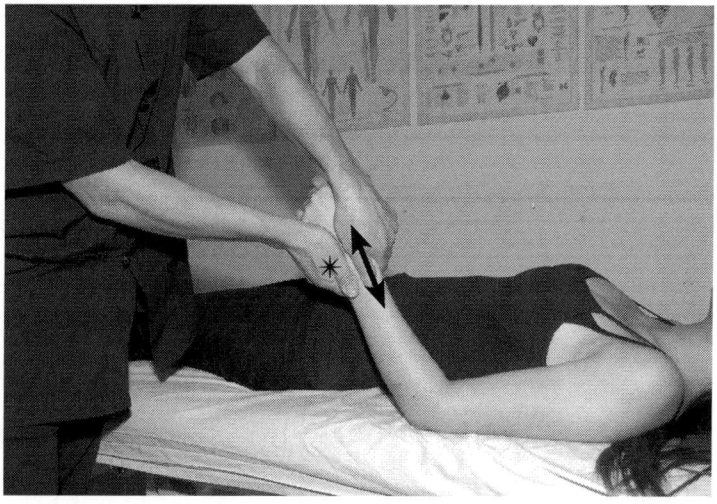

Foto 162. Test de movilidad para lesiones traumáticas

b. Lesiones cúbito-humerales

Como consecuencia de un traumatismo, por la utilización de una escayola o por una enfermedad degenerativa (artrosis-artritis), esta articulación puede verse afectada y sufrir una pérdida del juego articular en flexión o extensión.

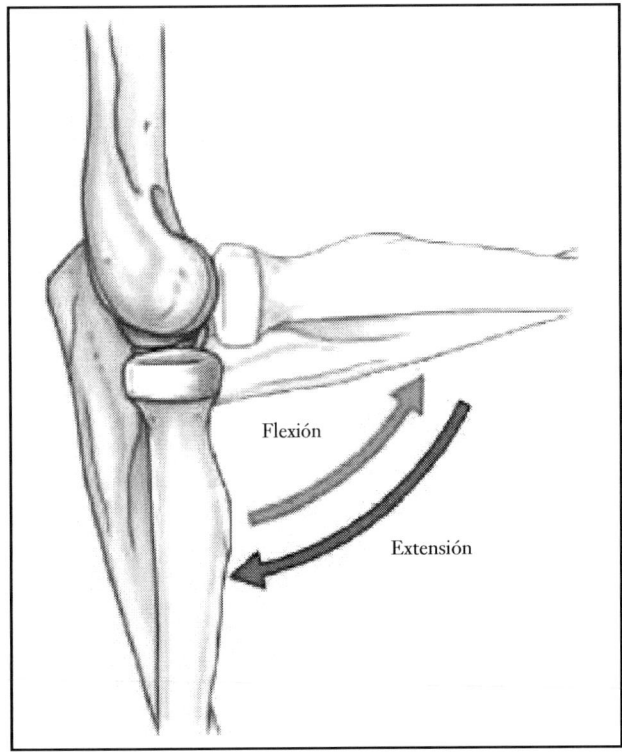

Figura 185. Limitación de la flexo-extensión

Interpretación del test

- El cúbito se mueve libremente en ambas direcciones, flexión y extensión: ausencia de lesión.
- El cúbito se mueve en flexión pero no se mueve en extensión: lesión cúbito-humeral en flexión.
- El cúbito se mueve en extensión pero no se mueve en flexión: lesión cúbito-humeral en extensión.

Obsevaciones:

La flexión se acompaña y rige por los movimientos menores siguientes:

- Aducción: es la aproximación de la interlínea articular interna.
- Rotación externa: del cúbito sobre el húmero.

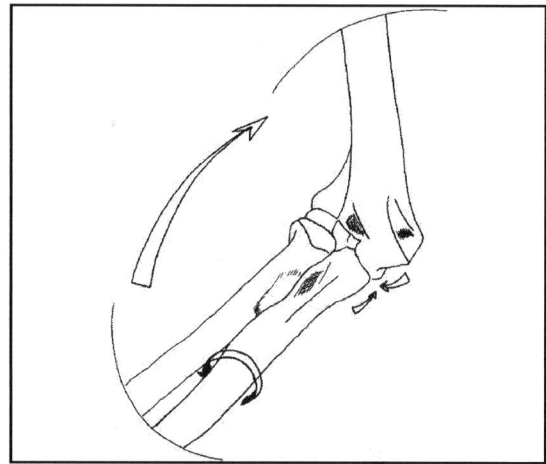

Figura 186. Movimientos menores durante la flexión

La extensión se acompaña y rige por los movimientos menores siguientes:

- Abducción: es la separación de la interlínea articular interna.
- Rotación interna: del cúbito sobre el húmero.

Por lo tanto el restablecimiento de las disfunciones de los movimientos menores es imprescindible.

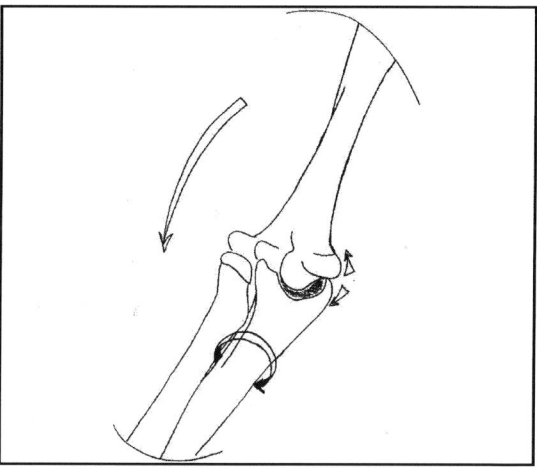

Figura 187. Movimientos menores durante la extensión

2. Disfunciones fisiológicas locales

La articulación cúbito-humeral

	Disfunción en abducción y posible rotación interna	Disfunción en aducción y posible rotación externa
Palpación	• Ligamento colateral cubital tenso • Músculos epicondíleos laterales espasmados	• Ligamento colateral radial tenso • Músculos epicondíleos mediales espasmados
Movilidad	Restricción del juego articular hacia la parte exterior (aducción); y posible restricción de movilidad hacia la rotación externa	Restricción del juego articular hacia la parte interior (abducción); y posible restricción de movilidad hacia la rotación interna

Disfunción en abducción-aducción

Abducción

Rotación interna

Vista anterior del codo derecho

Aducción

Rotación externa

Al nivel del codo, las lesiones fisiológicas de la articulación cúbito-humeral son prácticamente siempre primarias con relación a las lesiones de las articulaciones cúbito-radiales y radio-humerales.

Test para las disfunciones en abducción-aducción cúbito-humerales

Paciente en sedestación o bipedestación, con el antebrazo en extensión y supinación. El osteópata frente al paciente del lado del codo a valorar. Situamos la muñeca entre nuestro brazo y nuestro tórax. Sujetamos la articulación del codo con ambas manos e imprimimos a esta articulación pequeños movimientos de abducción-aducción.

Interpretación del test

- El cúbito se mueve libremente en ambas direcciones, abducción y aducción: ausencia de disfunción.
- El cúbito se mueve en abducción pero no se mueve en aducción: disfunción cúbito-humeral en abducción.
- El cúbito se mueve en aducción pero no se mueve en abducción: disfunción cúbito-humeral en aducción.

Observaciones: es fácil confundir aducción y abducción del codo con rotaciones internas y externa del húmero. Es pues importante que el húmero no se mueva durante la realización de este test.

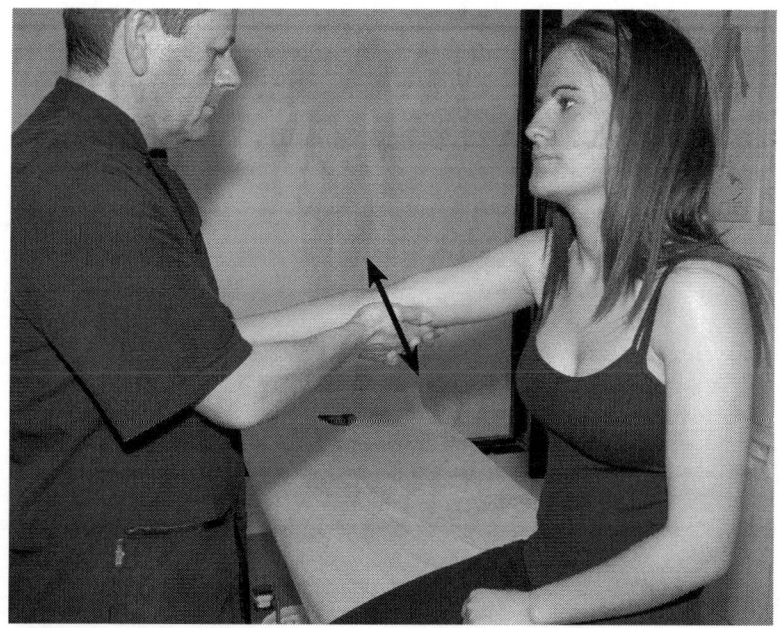

Foto 163. Test de abducción-aducción

Test para las disfunciones en abducción-aducción cúbito-humerales (variante)

Paciente en sedestación en la camilla, el codo que hay que tratar flexionado alrededor de 90°, antebrazo en posición neutra de prono-supinación.

El osteópata en bipedestación, frente al paciente y situado por dentro del codo que hay que valorar:

- Nuestro costado y brazo externo controlan la muñeca del paciente.
- La mano externa controla el olécranon entre el pulgar e índice.
- Con la mano interna, palma girada hacia el suelo, controlamos el epicóndilo y la epitróclea del paciente entre pulgar e índice.

Realizamos con la mano externa movimientos de abducción y de aducción sobre el cúbito, y una contra-fuerza sobre el húmero en dirección contraria al movimiento valorado.

Interpretación del test

- El cúbito se mueve libremente en ambas direcciones, abducción y aducción: ausencia de disfunción.
- El cúbito se mueve en abducción pero no se mueve en aducción: disfunción cúbito-humeral en abducción.
- El cúbito se mueve en aducción pero no se mueve en abducción: disfunción cúbito-humeral en aducción.

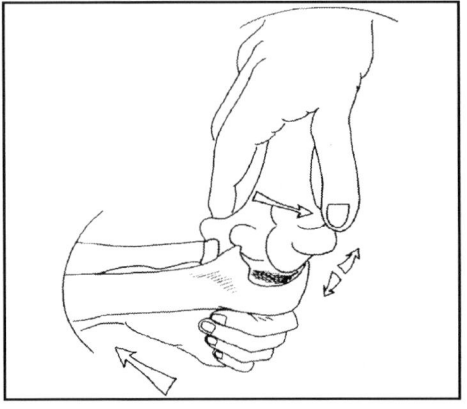 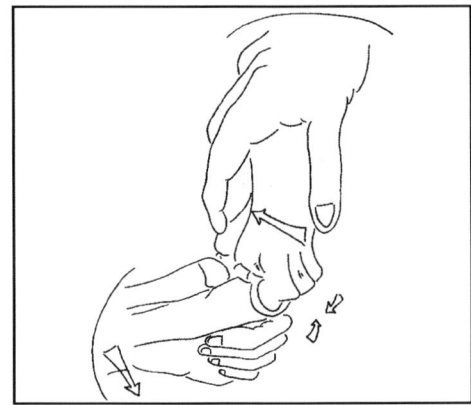

Figura 189. Test de abducción en codo derecho
Rotación interna

Figura 190. Test de aducción en codo derecho
Rotación externa

Test para las disfunciones en rotación externa-interna cúbito-humerales

Posición de paciente y osteópata igual que la técnica precedente.

Mientras la mano interna del osteópata fija firmemente el húmero, con la mano externa se realiza movimientos de rotación externa-interna del cúbito.

Interpretación del test

- El cúbito se mueve libremente en ambas direcciones, rotación externa y rotación interna: ausencia de disfunción.
- El cúbito se mueve en rotación externa pero no se mueve en rotación interna: disfunción cúbito-humeral en rotación externa.
- El cúbito se mueve en rotación interna pero no se mueve en rotación externa: disfunción cúbito-humeral en rotación interna.

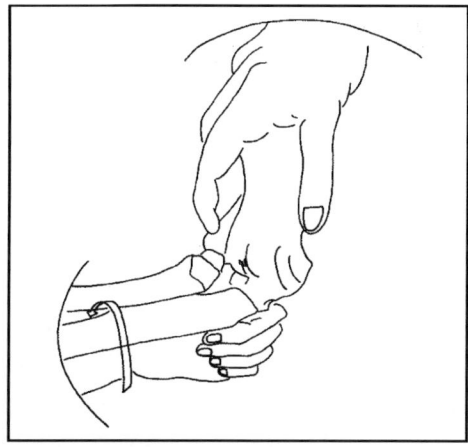

Figura 191. Test de rotación externa en el codo derecho + aducción

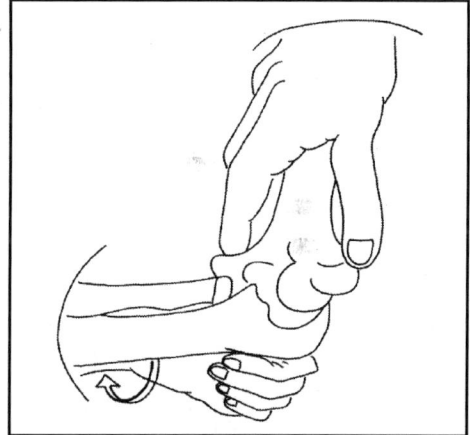

Figura 192. Test de rotación interna en el codo derecho + abducción

Observaciones: en las lesiones fisiológicas hay asociación de la abducción y de la rotación interna o bien de la aducción y de la rotación externa.

La articulación radio-cubital proximal

	Disfunción en supinación	Disfunción en pronación
Palpación	Bíceps braquial espasmado	Pronador redondo espasmado
Movilidad	Restricción de movilidad del codo en pronación	Restricción de movilidad del codo en supinación

Disfunción en supinación-pronación

Art. radio-cubital proximal

Membrana Interósca

Supinación

Vista anterior del cúbito y radio derechos

Pronación

Los movimientos de prono-supinación son vitales en la biomecánica del miembro superior, ya que afectan no solamente al codo sino a la mano-muñeca y al complejo articular del hombro.

Cuando estos movimientos se encuentran limitados se produce una compensación mediante rotaciones en la articulación gleno-humeral:

• Limitación de la supinación: compensación mediante la rotación externa gleno-humeral.
• Limitación de la pronación: compensación mediante la rotación interna gleno-humeral.

Esto origina un agotamiento de los músculos del hombro, disfunciones en la articulación acromioclavicular y en todo el complejo del hombro y de la cintura escapular.

Test para las disfunciones en pronación-supinación radio-cubital proximal

Paciente en sedestación o bipedestación. El osteópata en bipedestación frente al paciente. Sujetamos firmemente el extremo distal del húmero con nuestra mano externa, mientras con la mano interna inducimos movimientos de prono-supinación al antebrazo del paciente.

Interpretación del test

- El antebrazo se mueve libremente en ambas direcciones, supinación y pronación: ausencia de disfunción.
- El antebrazo se mueve en supinación pero no se mueve en pronación: disfunción radio-cubital proximal en supinación.
- El antebrazo se mueve en pronación pero no se mueve en supinación: disfunción radio-cubital proximal en pronación.

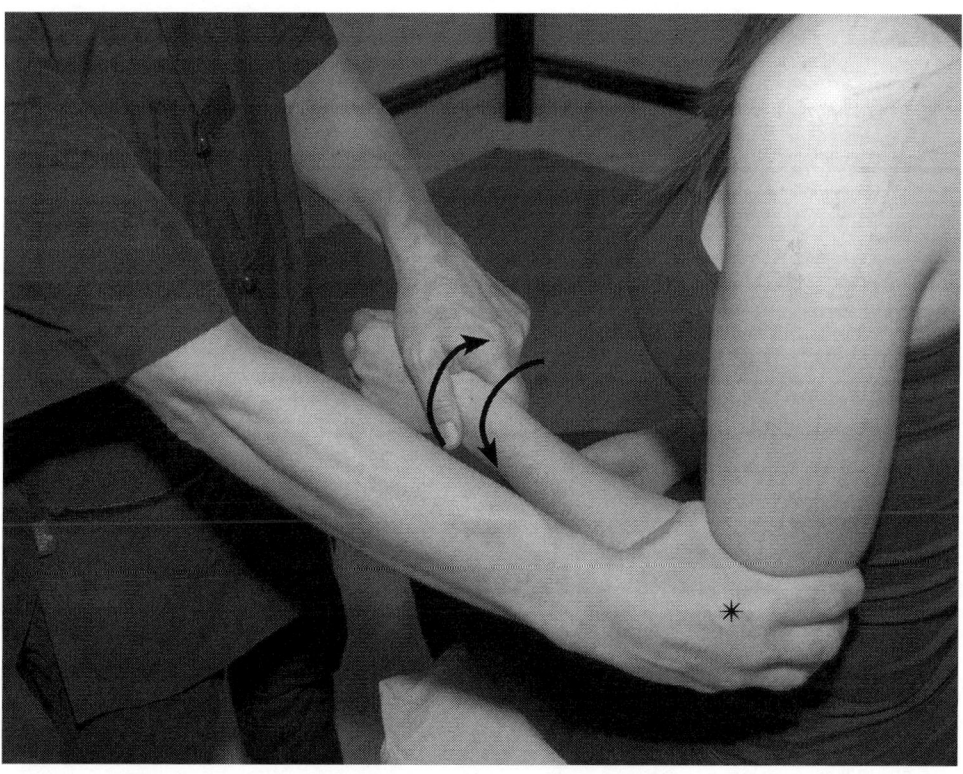

Foto 164. Test para la prono-supinación

Observaciones:

La pronación se acompaña y rige por los movimientos menores siguientes:

- Rotación interna: del cúbito en relación al húmero.
- Abducción: del cúbito en relación al húmero.
- Deslizamiento de la cabeza radial hacia craneal, posterior, y lateral.

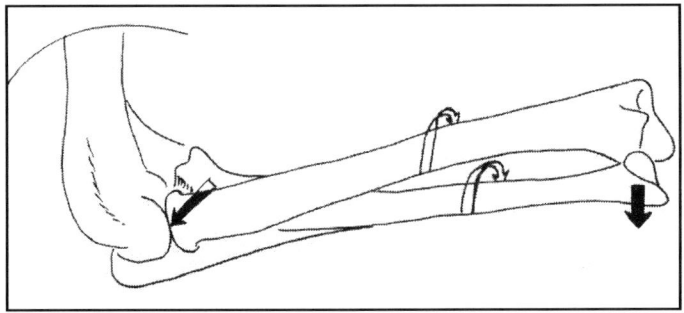

Figura 194. Movimientos menores durante la pronación

La supinación se acompaña y rige por los movimientos menores siguientes:

- Rotación externa: del cúbito en relación al húmero.
- Aducción: del cúbito en relación al húmero.
- Deslizamiento de la cabeza radial hacia caudal, anterior, y medial.

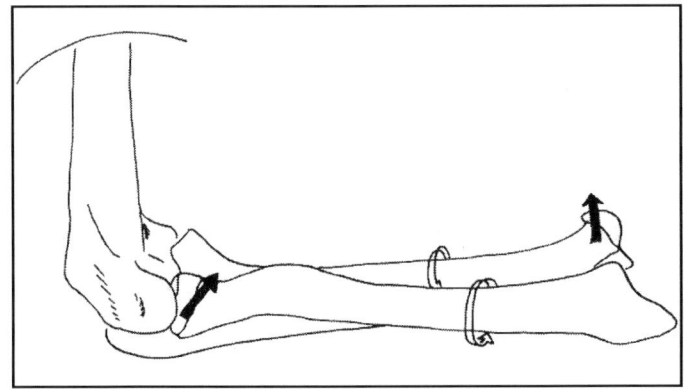

Figura 195. Movimientos menores durante la supinación

La articulación radio-cubital proximal (continuación)

	Disfunción de la cabeza radial en anterioridad	Disfunción de la cabeza radial en posterioridad
Movilidad	Restricción del deslizamiento posterior de la cabeza radial	Restricción del deslizamiento anterior de la cabeza radial

Disfunción en anterioridad-posterioridad

Anterioridad · Posterioridad

**Vista lateral
del codo derecho**

Como ya hemos señalado anteriormente, las disfunciones de las articulaciones radio-cubital proximal y radio-humeral son lesiones secundarias originadas por las disfunciones primarias de la articulación cúbito-humeral. Las disfunciones de la articulación radio cubital proximal dependen del estado de tensión del ligamento anular y también de todo el sistema ligamentoso (ya sabemos que casi todos los ligamentos del codo refuerzan al ligamento anular).

Ejemplo: disfunción en rotación externa del cúbito en relación al húmero.

Tendremos dos posibilidades disfuncionales en la cabeza radial:

a. Ligamento anular tenso

En este caso la cabeza radial será solidaria al cúbito y la rotación externa de este último traerá la cúpula radial hacia atrás, en relación al cóndilo humeral. Hablaremos de **disfunción radio-humeral (secundaria) posterior.** Figura 197.

Pero no habrá lesión cúbito-radial.

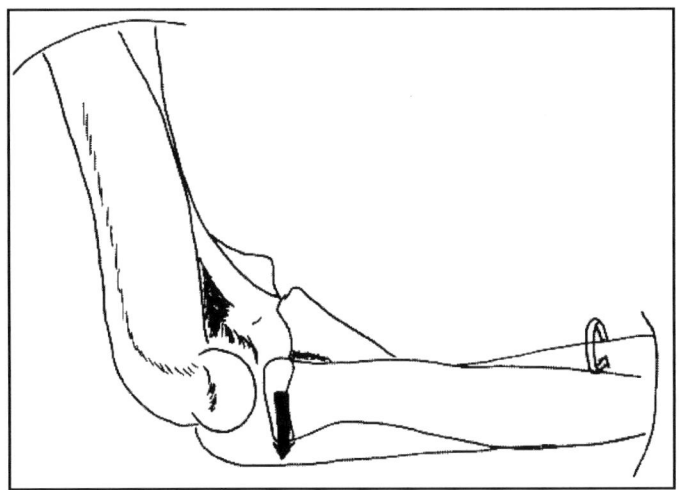

Figura 197. Cúbito en rotación externa con el ligamento anular tenso: cabeza radial posterior.

b. Ligamento anular distendido

En este ejemplo, la cabeza radial no seguirá la rotación externa del cúbito. Quedará pues en buena relación con el cóndilo humeral pero indirectamente se encontrará adelante, con relación al cúbito (delante, bajo, y adentro).

Hablaremos convencionalmente, de una **disfunción (secundaria) anterior de la articulación radio-cubital.** Figura 198.

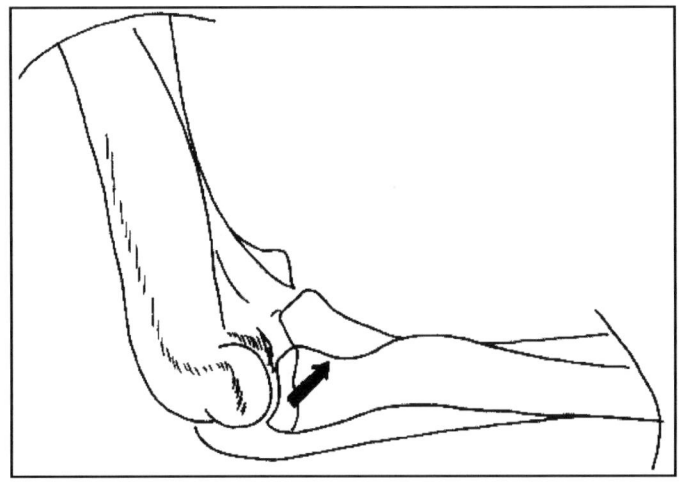

Figura 198. Cúbito en rotación externa con el ligamento anular distendido: cabeza radial anterior.

Nota: en el caso de una rotación interna de la articulación cúbi-to-humeral, se presentarán las disfunciones inversas.

Observaciones:

Las reglas generales comportan siempre casos particulares.

Existen a veces unas lesiones fisiológicas primarias de la cabeza ra-dial, como en el momento de una contracción importante y prolongada del bíceps, pudiendo provocar una lesión secundaria de la articulación cúbito-humeral.

Test para las disfunciones de la cabeza radial en anterioridad-posterioridad

Paciente en sedestación en la camilla o en bipedestación, el codo que hay que tratar flexionado alrededor de 90°, antebrazo en posición neutra de prono-supinación.

El osteópata en bipedestación, frente al paciente y situado por dentro del codo que hay que valorar. Nuestro costado y brazo externo controlan la muñeca del paciente.

Con nuestra mano externa controlamos la cabeza radial entre el pulgar e índice, situando el índice sobre la cara posterior de la cabeza radial y el pulgar sobre la cara anterior.

La mano interna sujeta la articulación cúbito-humeral.

Mientras con la mano interna fijamos firmemente la articulación cúbito-humeral, con la mano externa realizamos movimientos a la cabeza radial en anterioridad y posterioridad.

Interpretación del test

- La cabeza radial se mueve libremente en ambas direcciones, anterioridad y posterioridad: ausencia de disfunción.
- La cabeza radial no se mueve libremente ni en anterioridad ni en posterioridad: lesión traumática.
- La cabeza radial se mueve en anterioridad pero no se mueve en posterioridad: disfunción radio-cubital proximal en anterioridad.
- La cabeza radial se mueve en posterioridad pero no se mueve en anterioridad: disfunción radio-cubital proximal en posterioridad.

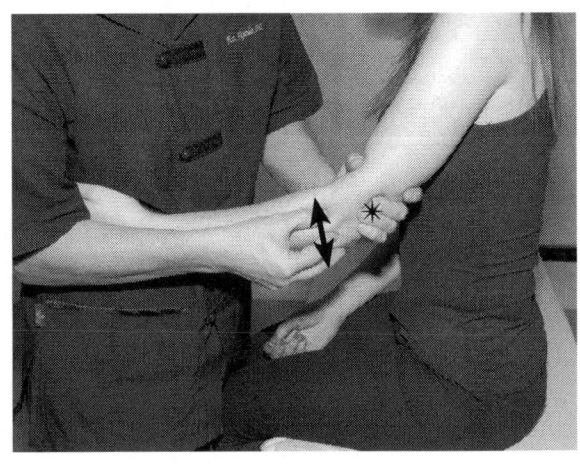

Foto 165. Test para la cabeza radial

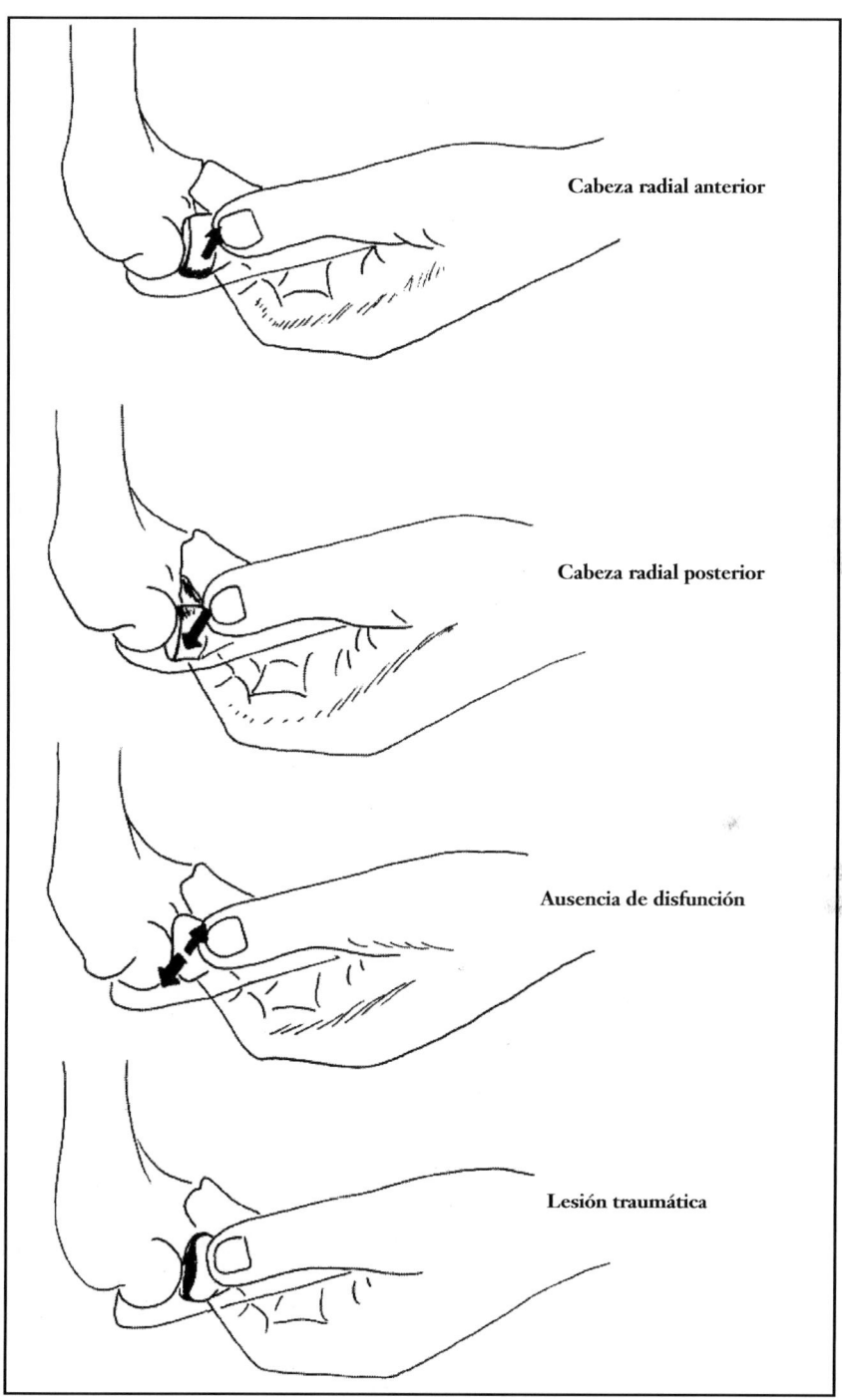

Figura 199. Test de los movimientos de la cabeza radial

La articulación radio-cubital distal

	Disfunción de la cabeza cubital en anterioridad	Disfunción de la cabeza cubital en posterioridad
Movilidad	Restricción del deslizamiento posterior de la cabeza cubital	Restricción del deslizamiento anterior de la cabeza cubital
Disfunción en anterioridad-posterioridad		

Anterioridad   Posterioridad

Vista lateral derecha

Esta articulación pertenece anatómicamente y topográficamente a la muñeca.

Pero fisiológicamente está unida al codo, durante los movimientos de prono-supinación.

Está formada por tres superficies articulares:

- La superficie articular de la cabeza cubital.
- La cavidad sigmoidea de la epífisis inferior radial, cóncava de delante a atrás y de arriba a abajo ligeramente.
- El ligamento triangular, formado por el ligamento radio-cubital anterior, por ligamento radio-cubital posterior, por ligamento cúbito-carpiano anterior, por ligamento cúbito-carpiano posterior y por el disco articular de la articulación radio-cubital inferior.

Test de la articulación radio-cubital distal

Paciente en sedestación con el codo doblado a 90°, antebrazo en posición neutra de prono-supinación y reposando sobre la camilla.

El osteópata en sedestación frente al paciente, controlando las dos estiloides, radial y cubital con ambas pinzas índice-pulgar

Mientras fijamos firmemente la estiloides radial, hacemos deslizar la cabeza cubital en dirección anterior-posterior.

Interpretación del test

- La cabeza cubital se mueve libremente en ambas direcciones, anterioridad y posterioridad: ausencia de disfunción.
- La cabeza cubital no se mueve libremente ni en anterioridad ni en posterioridad: lesión traumática.
- La cabeza cubital se mueve en anterioridad pero no se mueve en posterioridad: disfunción radio-cubital distal en anterioridad.
- La cabeza cubital se mueve en posterioridad pero no se mueve en anterioridad: disfunción radio-cubital distal en posterioridad.

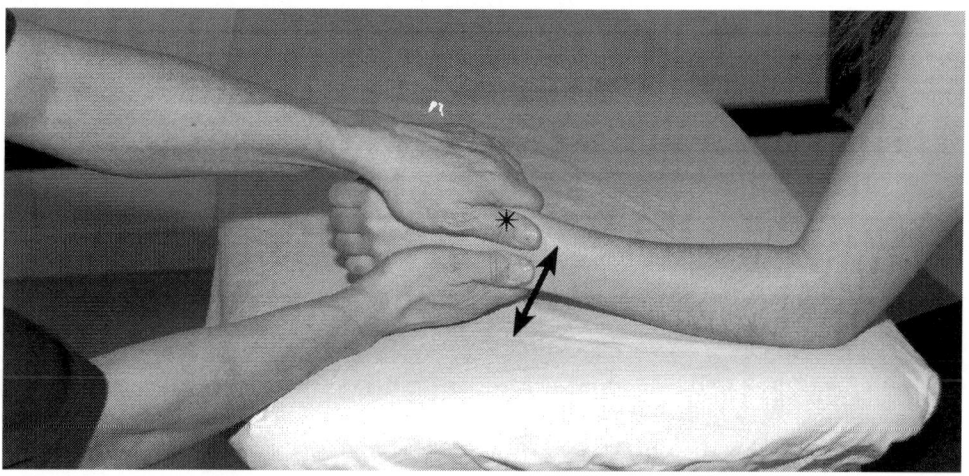

Foto 166. Test para la articulación radio-cubital distal

6. TRATAMIENTO OSTEOPÁTICO DEL CODO

Observaciones: vamos a exponer el orden idóneo de tratamiento osteopático global para el codo. Este protocolo puede sufrir variaciones dependiendo de los tejidos que se encuentren afectados.

En presencia de un proceso inflamatorio

Nota: si el proceso inflamatorio no se ha producido como consecuencia de un agente traumático, pediremos pruebas biológicas para descartar o confirmar la existencia de artritis reumatoide, ácido úrico o infección.

1. Reposo de la extremidad afectada.
2. Aplicación de frío. 20 minutos cada dos horas.
3. Reposo, 24-48 horas; solamente en casos traumáticos recientes.
4. Tomar algún antiinflamatorio natural.
5. Beber litro y medio de agua mineral al día.
6. No comer productos irritantes, destructores de salud y acidificantes del medio interno:

   – especias, picantes, carne roja, cerdo, marisco, harinas blancas...
   – lácteos, sal, azúcares...
   – café, té, mate...
   – no fumar.

Productos naturales con propiedades antiinflamatorias

Ver página 188.

Protoco terapéutico global en patología del codo

1. Tejido conjuntivo:

    – Construcción de base, C.B. + C.D. + C.H.
    – Técnica de pinzado rodado y desfibrotización del tejido cutáneo del hombro

2. Técnica Cyriax (en ligamentos y tendones afectados)
3. Técnica perióstica
4. Desfibrotización cutánea en el área afectada
5. Masaje longitudinal a lo largo del músculo afectado
6. Criomasaje en el punto de máximo dolor, durante 5 minutos
7. Estiramientos de los músculos con acción sobre el codo
8. Tratamiento fascial
9. Tratamiento articular:

    a. Técnicas precedentes al plano articular:

      • Bombeo de la articulación cúbito-humeral
      • Descoaptación global del codo

    b. Lesiones traumáticas:

      • Radio alto-radio bajo (art. radio-cubital distal)
      • Lesión en flexión-lesión en extensión (art. cúbito-humeral)

    c. Disfunciones fisiológicas:

      La articulación cúbito-humeral:

      • Disfunción en abducción-aducción
      • Disfunción en rotación externa-interna

      La articulación radio-cubital proximal:

      • Disfunción de la cabeza radial en anterioridad-posterioridad
      • Disfunción en pronación-supinación

      La articulación radio-cubital distal:

      • Disfunción en anterioridad-posterioridad de la cabeza cubital

10. Tratamiento de las cadenas lesionales del miembro superior

Al nivel del miembro superior las cadenas lesionales son menos marcadas. La extremidad superior no soporta peso como lo hace la inferior, queda suspendida, por lo que las tensiones son menos importantes. Su funcionamiento está extremadamente unido al de la columna vertebral. El complejo escapulohumeral es muy móvil y es una articulación incongruente; el posicionamiento humeral depende pues de un equilibrio muscular periarticular, cervical y torácico.

Los huesos llave son:

Las vértebras torácicas y la escápula. La escápula, hueso plano, situado sobre la parte posterior del tórax debe su equilibrio a las tensiones armoniosas de sus fijadores: romboides, elevador de la escápula, subescapular y supraespinoso, infraespinoso, serrato mayor, etc.

La escápula da un punto fijo a la inserción de la porción larga del bíceps braquial. El posicionamiento de la escápula traduce así el equilibrio de las regiones cervicales, humeral y torácicas en conjunto.

Valorar este hueso es casi ineludible en las patologías de estas regiones y da rápidamente una buena idea del enfoque terapéutico.

Las vértebras cervicales y las costillas 1ª y 2ª. La clavícula es un hueso que comunica las partes anteriores y posteriores del tronco. Se relacionada con el sistema anterior por su extremidad interna (esternón) y con el sistema posterior por su extremidad externa (escápula).

Su extremidad interna está fijada por la articulación esternocostoclavicular, muy poco móvil, por lo que la clavícula puede ser considerada como el único punto fijo de la cintura escapular.

La articulación esternocostoclavicular debe sistemáticamente ser sometida a test porque representa un pivote ligamentoso de las líneas de gravedad al mismo nivel que el pivote astrágalo-calcáneo y el pivote central de la rodilla.

El posicionamiento clavicular está también relacionado con la tensión de los músculos cervicales: ecom. También podemos anotar que la articulación acromio-clavicular da un punto fijo a la escápula.

El test de la clavícula informa pues sobre el equilibrio de las tensiones de las regiones cervical, torácica anterior, superior y humeral.

La escápula y la clavícula forman un par funcional.

La 1ª y 2ª costillas tienen que aproximarse a la clavícula porque forman con ella una unidad funcional.

La cabeza humeral, cuyas disfunciones son frecuentes, no posee en cambio características particulares que la hagan prioritaria. La mayoría de las veces es el objeto de un mal posicionamiento imputado a los desequilibrios musculares de los que depende.

La cabeza radial. Es al antebrazo lo que el peroné a la pierna.

Ella es directamente tributaria del funcionamiento escápulo-humeral por la porción larga del bíceps braquial que recibe.

También es un punto de comunicación con los huesos del carpo a través de los músculos epicondíleos.

Las hileras carpianas y metacarpianas. Reciben los músculos del antebrazo y son el punto terminal de las cadenas del miembro superior.

Al nivel del miembro superior estaremos esencialmente en presencia de la continuación descendente mecánica organizada alrededor de disfunciones torácicas, cervicales y claviculares.

1. TEJIDO CONJUNTIVO

- Construcción de base, C.B. Ver página 198.
- Construcción dorsal, C.D. Ver página 201.
- Construcción del hombro. Ver página 203.

Técnica de pinzado rodado y desfibrotización del tejido cutáneo del hombro

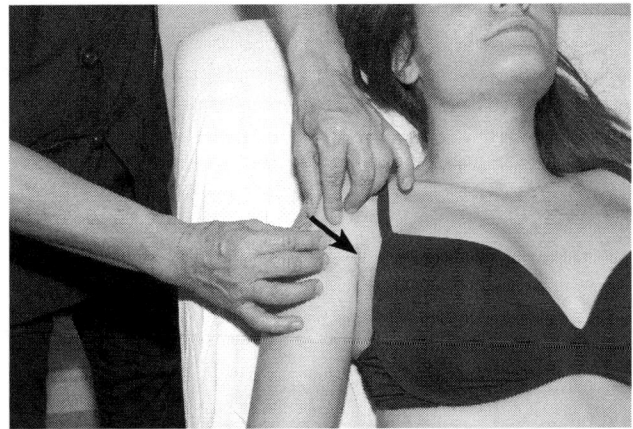

Foto 167. Técnica de pinzado rodado

2. TÉCNICA CYRIAX (EN LIGAMENTOS Y TENDONES AFECTADOS)

Ver página 204.

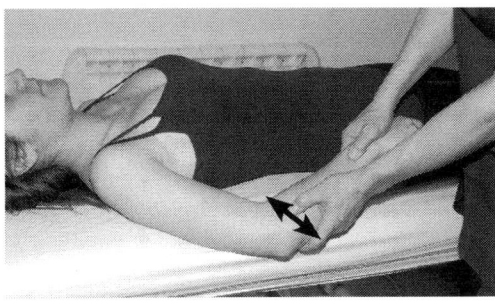

Foto 168. F.T.P. en tendones con inserción en el epicóndilo.

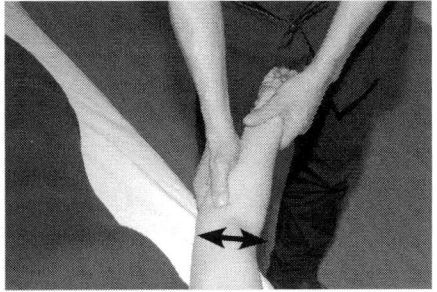

Foto 169. F.T.P. en tendones con inserción en la epitróclea.

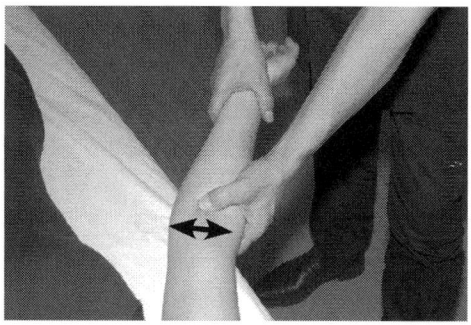

Foto 170. F.T.P. en el tendón del bíceps braquial

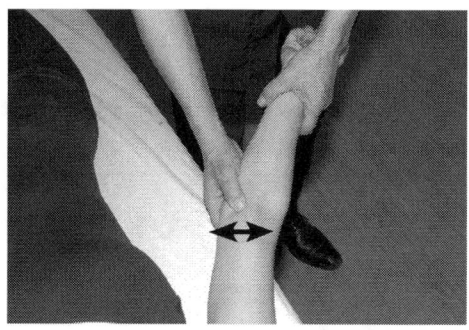

Foto 171. F.T.P. en el tendón del braquial

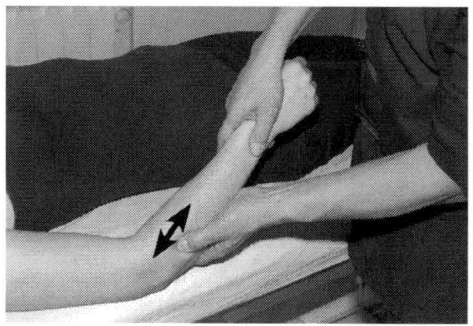

Foto 172. F.T.P. en el supinador corto

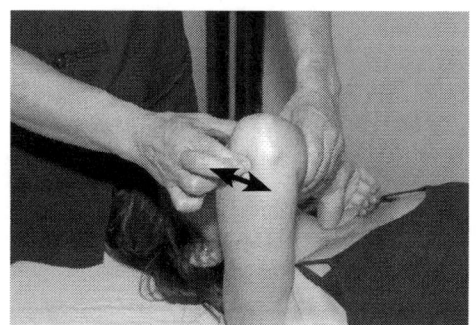

Foto 173. F.T.P. en el tendón del tríceps braquial

3. TÉCNICA PERIÓSTICA

Ver página 207.

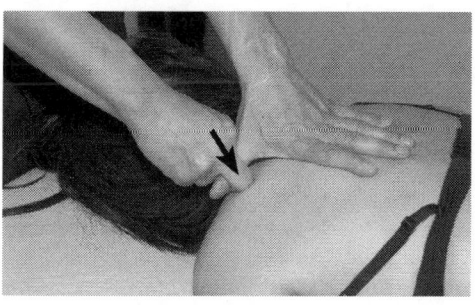

Foto 174. Técnica perióstica en la espina de la escápula, área refleja del miembro superior.

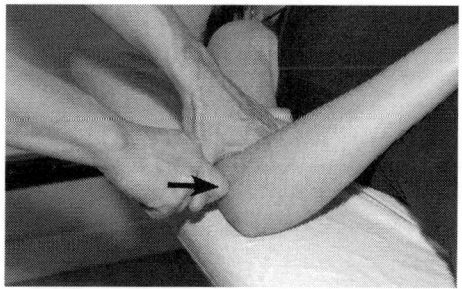

Foto 175. Técnica perióstica en el área ósea de lesión.

4. DESFIBROTIZACIÓN CUTÁNEA EN EL ÁREA AFECTADA

Esta técnica se realiza justo después de haber realizado técnica Cyriax, ya sea sobre un ligamento o sobre un tendón. Así mismo, se realiza inmediatamente después de haber realizado la técnica perióstica sobre cualquier inserción ósea de un ligamento o tendón.

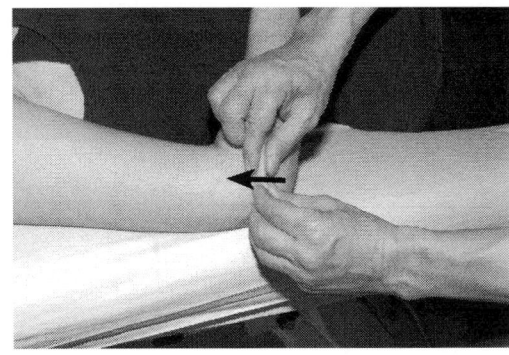

Foto 176. Desfibrotización cutánea

Se moviliza un pequeño pliegue cutáneo (pinzado rodado) sobre el área afectada durante 10-15 segundos.

5. MASAJE LONGITUDINAL A LO LARGO DEL MÚSCULO AFECTADO

Nudillar profundo, sin aceite; sólo para lesiones músculo-tendinosas.

Es una técnica excepcional en patología muscular y tendinosa. No obstante, debido al exquisito dolor que produce, hay que reservarla exclusivamente para aquellos pacientes con una alta tolerancia al dolor.

Se aplica con los nudillos, profundamente, durante 5 a 10 minutos. Se puede utilizar unas gotas de aceite, para que el osteópata no sufra en sus nudillos por la fricción realizada, pero no deben utilizarse medios deslizantes de manera intensa ya que minimizan el efecto de la técnica.

Por su dureza, aconsejo realizarlo una sola vez a la semana.

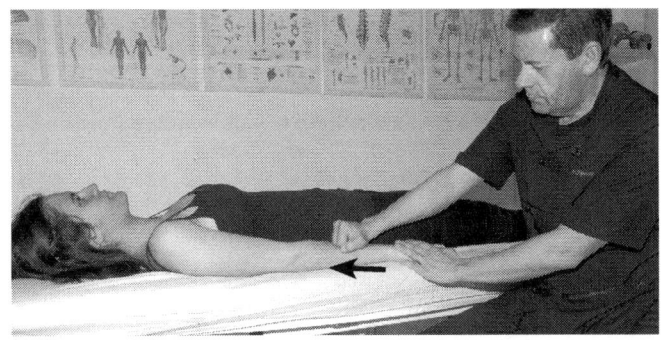

Foto 177. Masaje longitudinal nudillar profundo

6. CRIOMASAJE EN EL PUNTO DE MÁXIMO DOLOR, DURANTE 5 MINUTOS

Se realiza durante 4 a 6 minutos, friccionando sobre el área afectada (tendón o ligamento). Es importante ir secando constantemente el área que estamos trabajando.

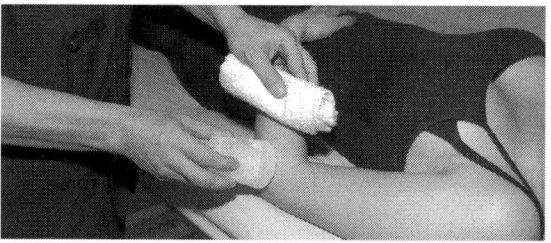

Foto 178. Criomasaje sobre el ligamento o tendón afectado.

7. ESTIRAMIENTOS DE LOS MÚSCULOS CON ACCIÓN SOBRE EL CODO

1. Bíceps braquial

Ver páginas 233 a 235.

2. Braquial y braquiorradial

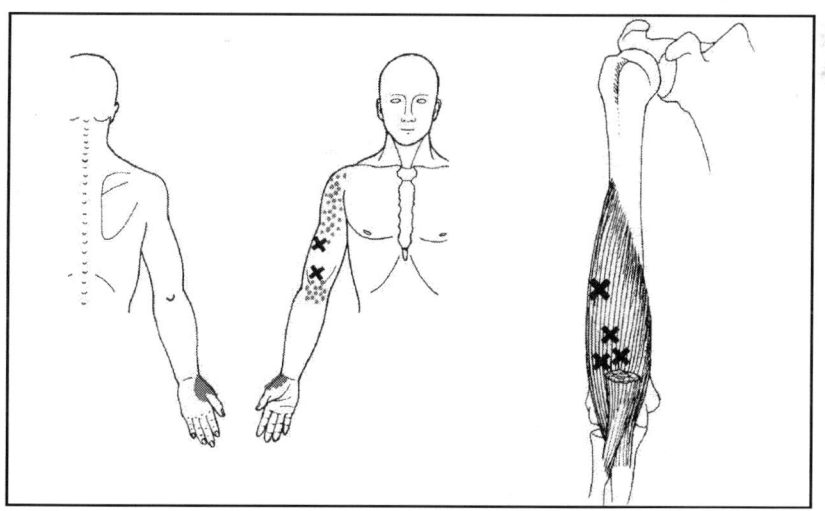

Figura 201. Patrones de dolor referido (zonas de referencia esenciales en negro sólido, zonas de desbordamiento en negro punteado) de las ubicaciones de los puntos gatillo (**X**) del músculo **braquial** derecho.

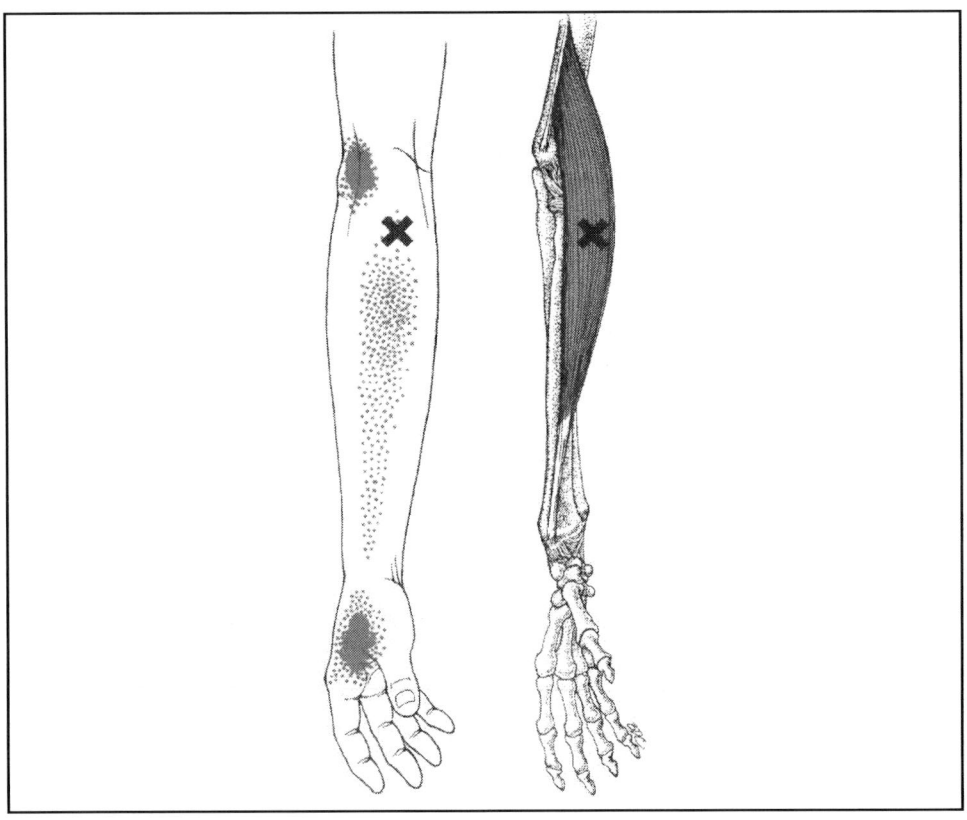

Figura 202. Patrón de dolor referido (zonas de referencia esenciales en negro sólido, zonas de desbordamiento en negro punteado) y localización del punto gatillo central (**X**) del músculo **braquiorradial** derecho.

Estiramiento estático y mediante TEM

Para el tratamiento del braquial y del braquiorradial tenemos que realizar una extensión del codo. Podemos tratarlos junto con el Bíceps braquial, pero sin necesidad de realizar una gran extensión del brazo ya que estos dos músculos solamente tienen acción sobre la flexión del codo; y el braquiorradial, además, sobre la supinación del antebrazo. Ver páginas 233 a 235.

3. Tríceps braquial y ancóneo

Ver páginas 236 a 238.

4. Extensores de la muñeca y extensores de los dedos

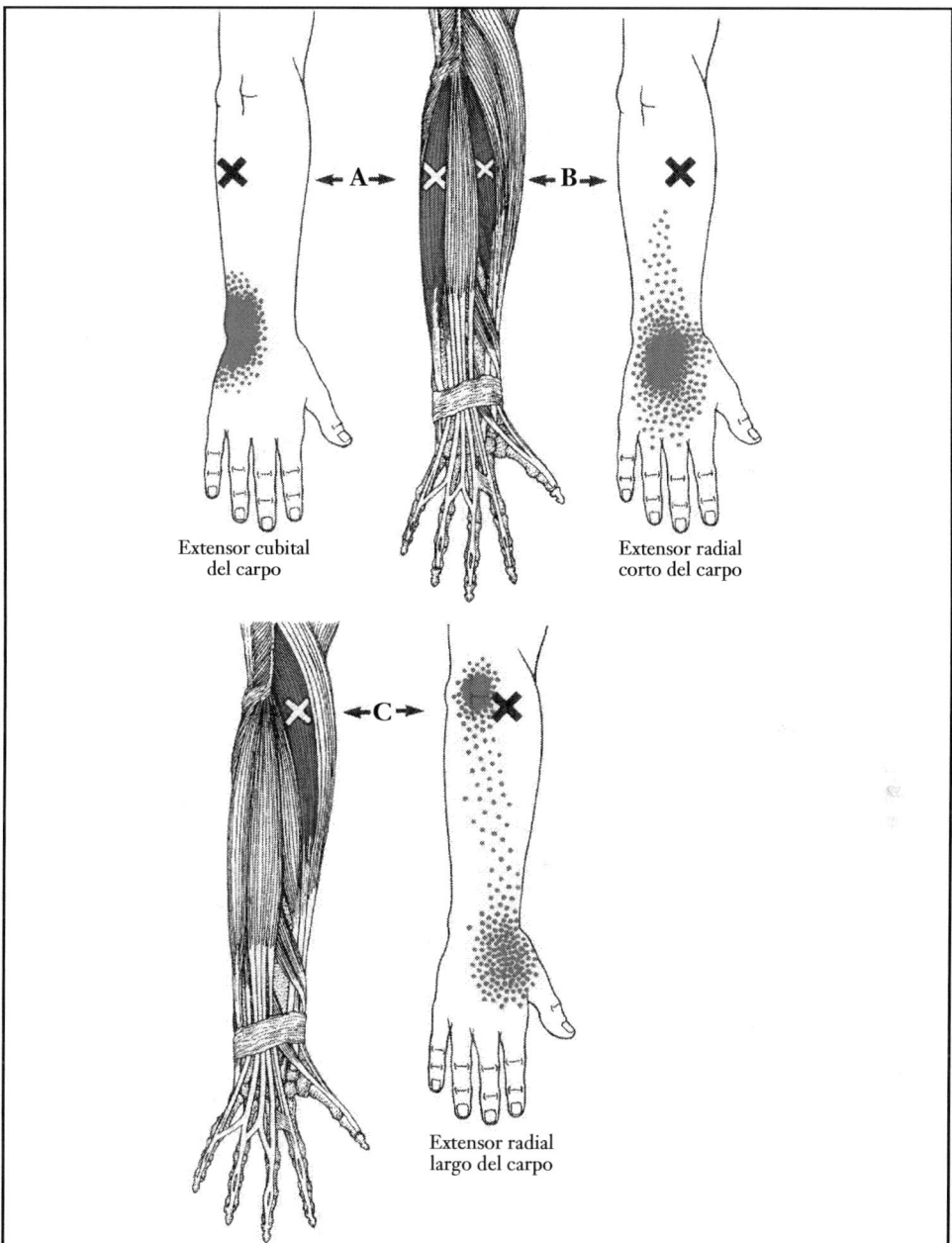

Extensor cubital
del carpo

Extensor radial
corto del carpo

Extensor radial
largo del carpo

Figura 203. Patrones de dolor referido (zonas de referencia esenciales en negro sólido, zonas de desbordamiento en negro punteado) de las ubicaciones de los puntos gatillo centrales (**X**) de los tres principales músculos **extensores de muñeca** derechos.

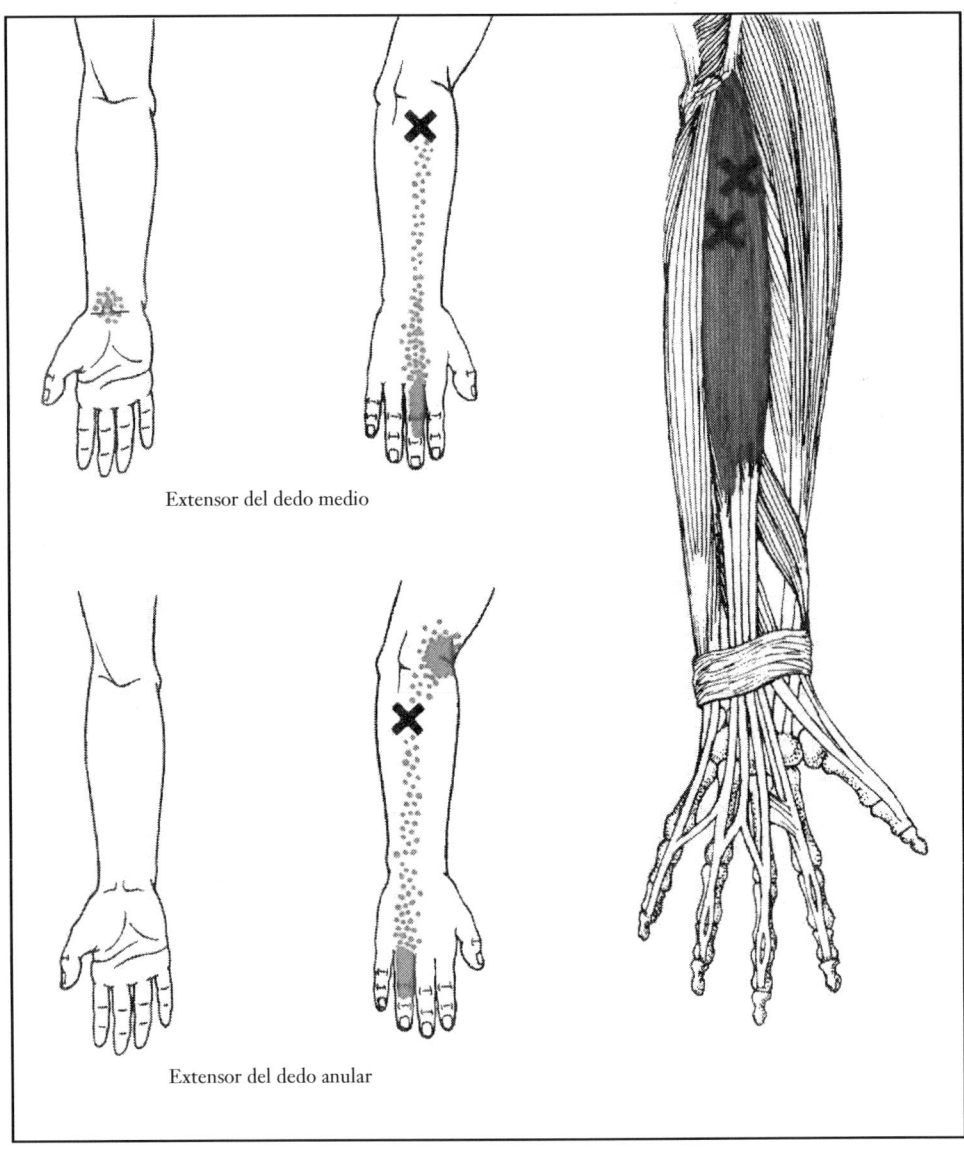

Extensor del dedo medio

Extensor del dedo anular

Figura 204. Patrones de dolor referido (zonas de referencia esenciales en negro sólido, zonas de desbordamiento en negro punteado) y localización de puntos gatillo (**X**) de los músculos **extensores de los dedos** derechos.

Estiramiento estático

Paciente en sedestación, con el antebrazo apoyado sobre la camilla en pronación y la mano por fuera de esta. El osteópata en sedestación junto al paciente. Con nuestra mano craneal fijamos el antebrazo del paciente, mientras con la mano caudal llevamos la mano del paciente a flexión hasta la barrera motriz.

Mantenemos esta posición durante 20-30 segundos.

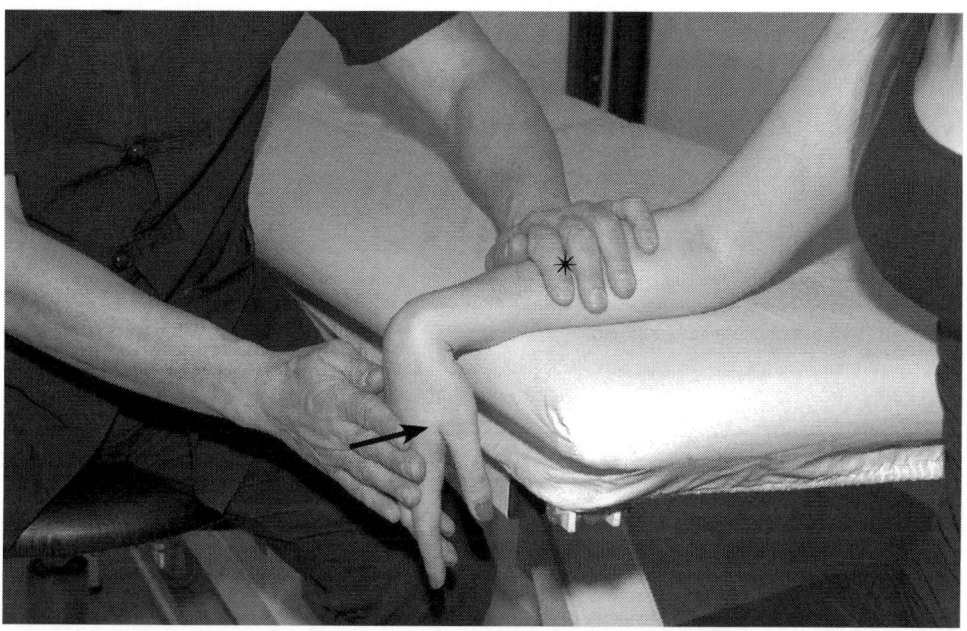

Foto 179. Estiramiento estático de los extensores de la muñeca y dedos derechos.

Tratamiento mediante TEM

1. El osteópata sitúa los extensores de la muñeca y dedos derechos en el borde de la barrera restrictiva (punto de resistencia inicial).

2. El osteópata solicita al paciente contraer los extensores, en apnea inspiratoria, hacia la extensión de muñeca y dedos (flecha blanca). El osteópata resiste este movimiento durante 3 a 5 segundos (flecha negra).

3. El paciente cesa toda la contracción muscular cuando el osteópata se lo solicita, a la vez que espira completamente.

4. Tras haber espirado y relajado el músculo completamente, el osteópata reposiciona lentamente al paciente hasta el borde de una nueva barrera restrictiva (flecha negra).

5. La técnica se repite entre tres y siete veces, dependiendo de la región del cuerpo afectada y de la tolerancia del paciente, hasta conseguir aproximarnos a los parámetros deseados.

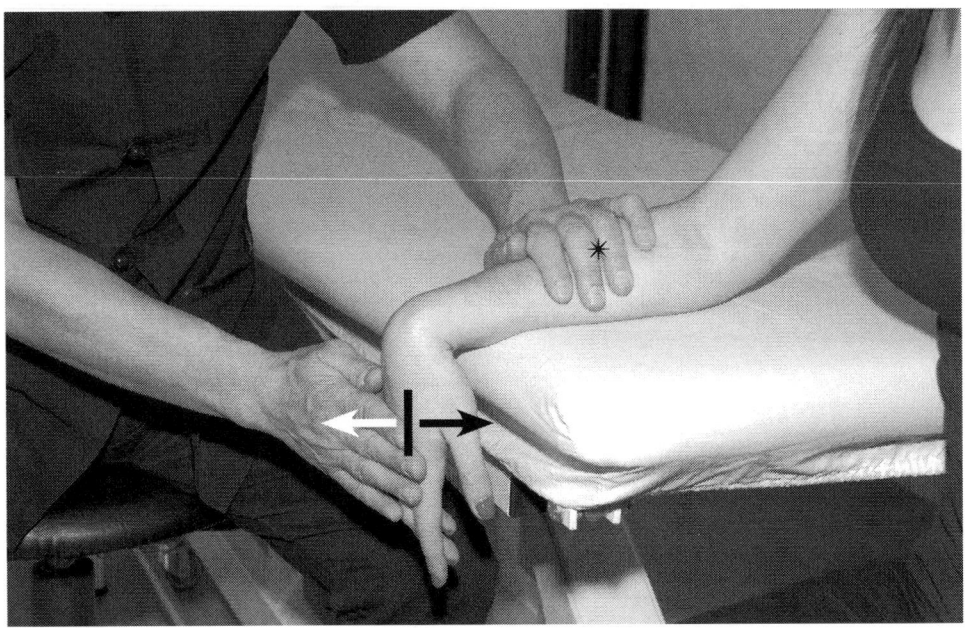

Foto 180. Tratamiento mediante TEM de los extensores de la muñeca y dedos derechos.

5. Supinador

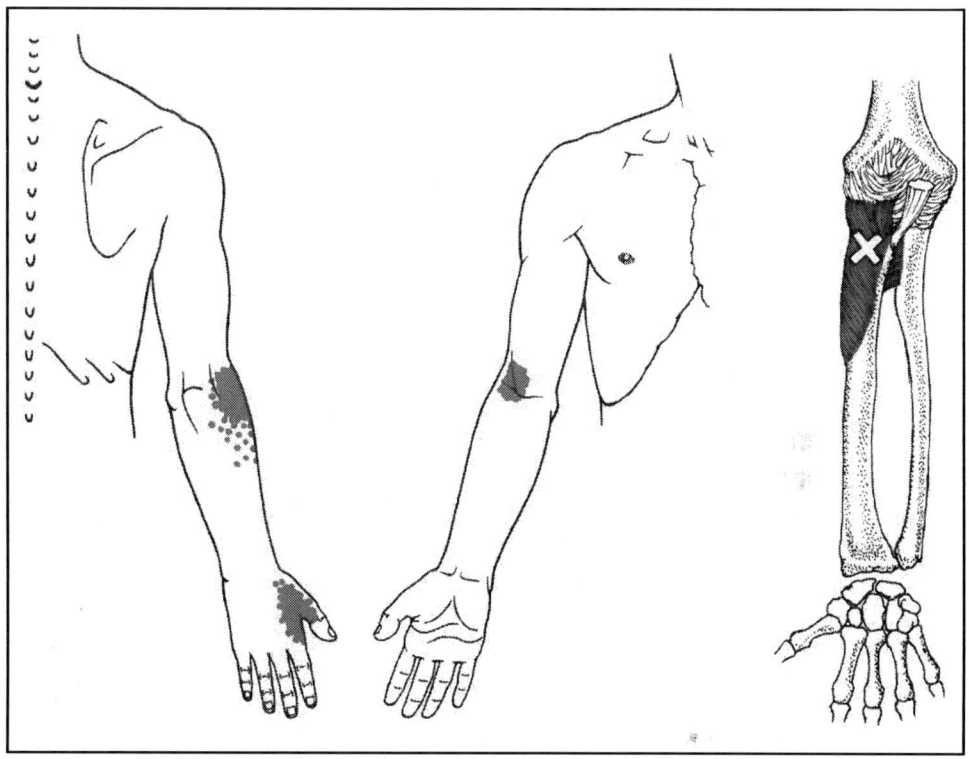

Figura 205. Patrón de dolor referido (negro sólido) de un punto gatillo frecuente (**X**) del músculo **supinador** derecho.

Estiramiento estático

Paciente en decúbito supino, con el codo en extensión máxima y pronación del antebrazo. El osteópata en sedestación junto al paciente. Con nuestra mano craneal fijamos el extremos distal del húmero del paciente, mientras con la mano caudal llevamos el antebrazo a pronación máxima hasta la barrera motriz.

Mantenemos esta posición durante 20-30 segundos.

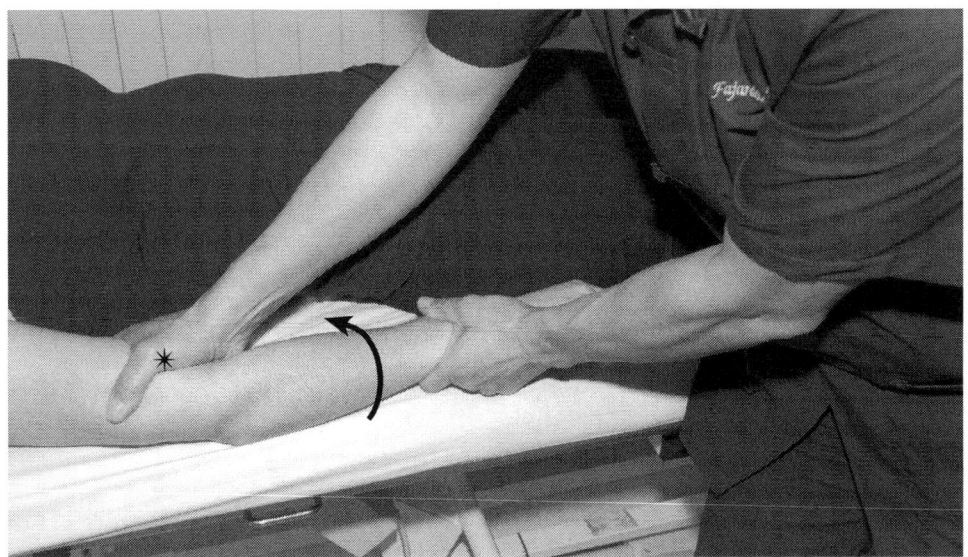

Foto 181. Estiramiento estático del supinador derecho.

Tratamiento mediante TEM

1. El osteópata sitúa al supinador en el borde de la barrera restrictiva (punto de resistencia inicial).
2. El osteópata solicita al paciente contraer el supinador, en apnea inspiratoria, hacia la supinación del antebrazo (flecha blanca). El osteópata resiste este movimiento durante 3 a 5 segundos (flecha negra).
3. El paciente cesa toda la contracción muscular cuando el osteópata se lo solicita, a la vez que espira completamente.
4. Tras haber espirado y relajado el músculo completamente, el osteópata reposiciona lentamente al paciente hasta el borde de una nueva barrera restrictiva (flecha negra).
5. La técnica se repite entre tres y siete veces, dependiendo de la región del cuerpo afectada y de la tolerancia del paciente, hasta conseguir aproximarnos a los parámetros deseados.

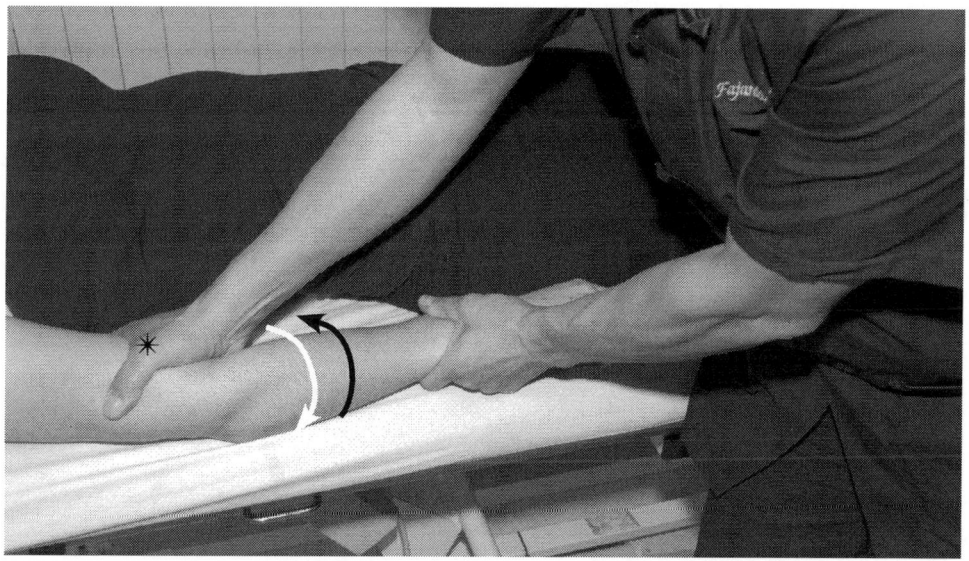

Foto 182. Tratamiento mediante TEM del supinador derecho.

6. Flexores de la muñeca y dedos

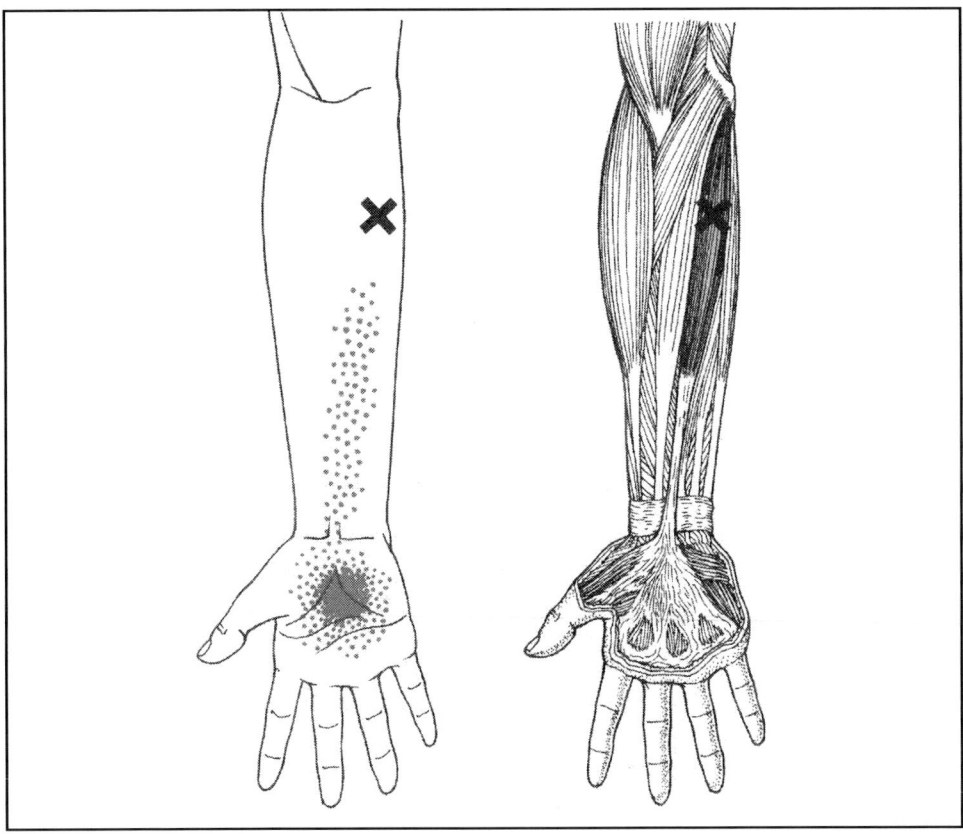

Figura 206. Patrón de dolor referido (zonas de referencia esenciales en negro sólido, zonas de desbordamiento en negro punteado) y localización de un punto gatillo central (**X**) del músculo **palmar largo** derecho.

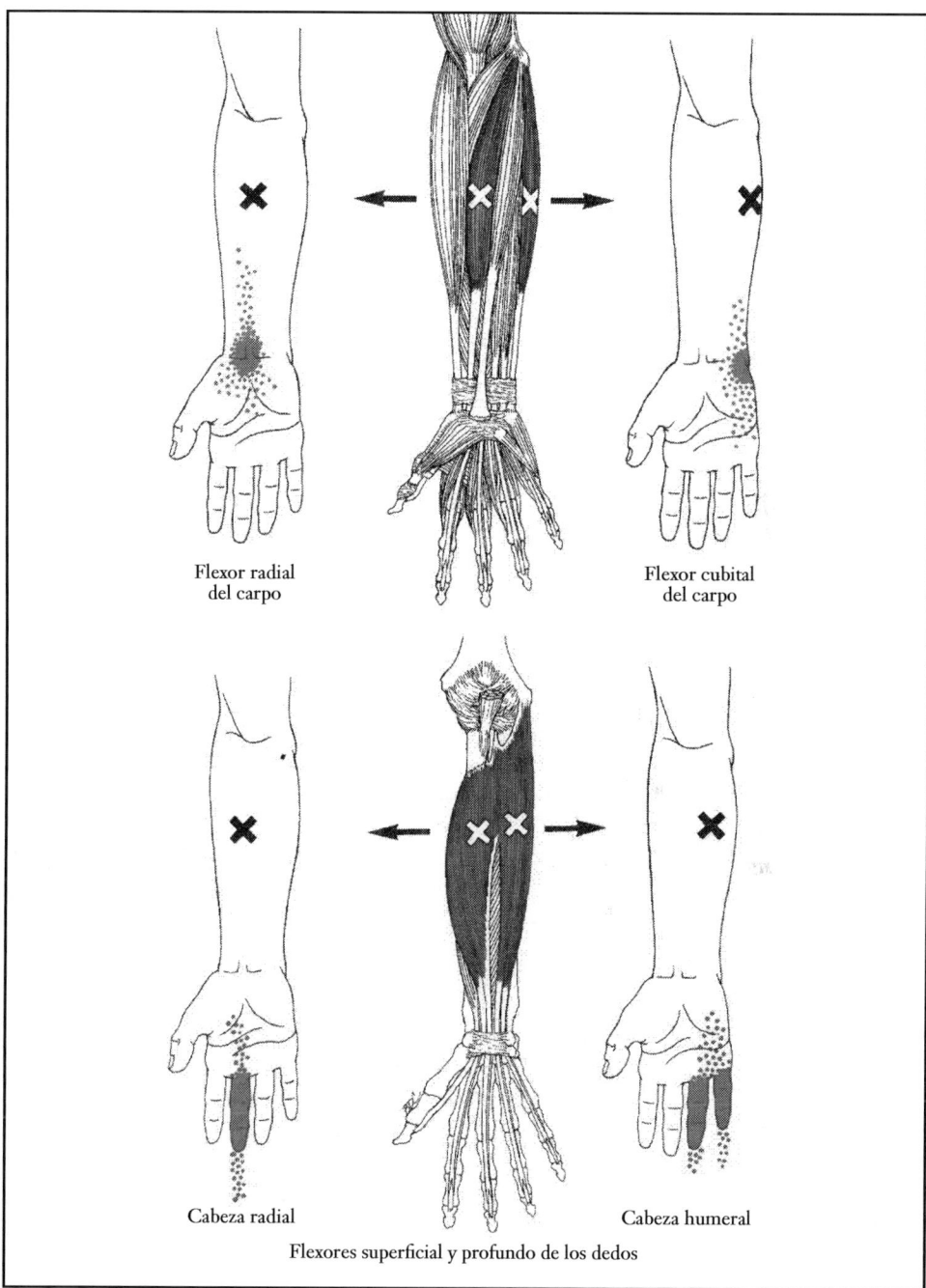

Flexor radial
del carpo

Flexor cubital
del carpo

Cabeza radial

Cabeza humeral

Flexores superficial y profundo de los dedos

Figura 207. Patrones de dolor referido (zonas de referencia esenciales en negro sólido, zonas de desbordamiento en negro punteado) y localización de los puntos gatillo centrales (**X**) de los músculos **flexores de muñeca y dedos** derechos.

Estiramiento estático

Paciente en sedestación, con el antebrazo apoyado sobre la camilla en supinación y la mano por fuera de esta. El osteópata en sedestación junto al paciente. Con nuestra mano craneal fijamos el antebrazo del paciente, mientras con la mano caudal llevamos la mano del paciente a extensión hasta la barrera motriz.

Mantenemos esta posición durante 20-30 segundos.

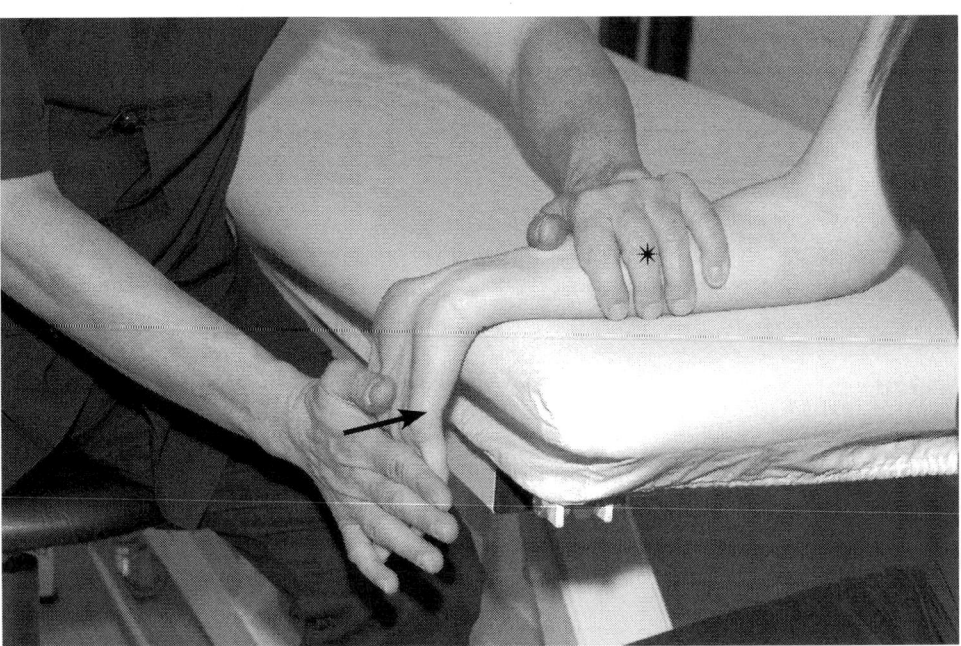

Foto 183. Estiramiento estático de los flexores de la muñeca y dedos derechos.

Tratamiento mediante TEM

1. El osteópata sitúa los flexores de la muñeca y dedos derechos en el borde de la barrera restrictiva (punto de resistencia inicial).
2. El osteópata solicita al paciente contraer los flexores, en apnea inspiratoria, hacia la flexión de muñeca y dedos (flecha blanca). El osteópata resiste este movimiento durante 3 a 5 segundos (flecha negra).
3. El paciente cesa toda la contracción muscular cuando el osteópata se lo solicita, a la vez que espira completamente.
4. Tras haber espirado y relajado el músculo completamente, el osteópata reposiciona lentamente al paciente hasta el borde de una nueva barrera restrictiva (flecha negra).
5. La técnica se repite entre tres y siete veces, dependiendo de la región del cuerpo afectada y de la tolerancia del paciente, hasta conseguir aproximarnos a los parámetros deseados.

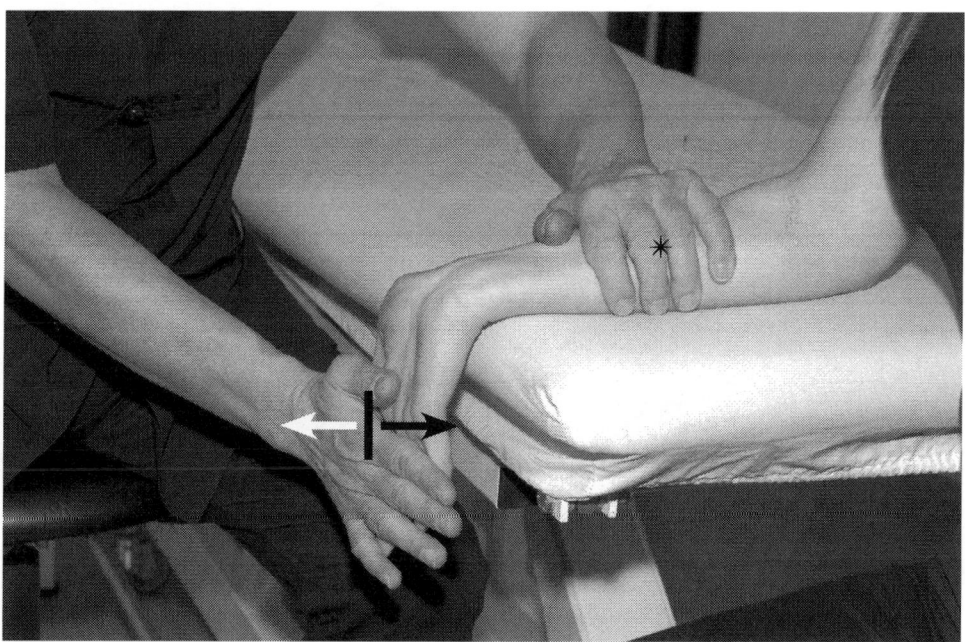

Foto 184. Tratamiento mediante TEM de los flexores de la muñeca y dedos derechos.

7. Pronador redondo

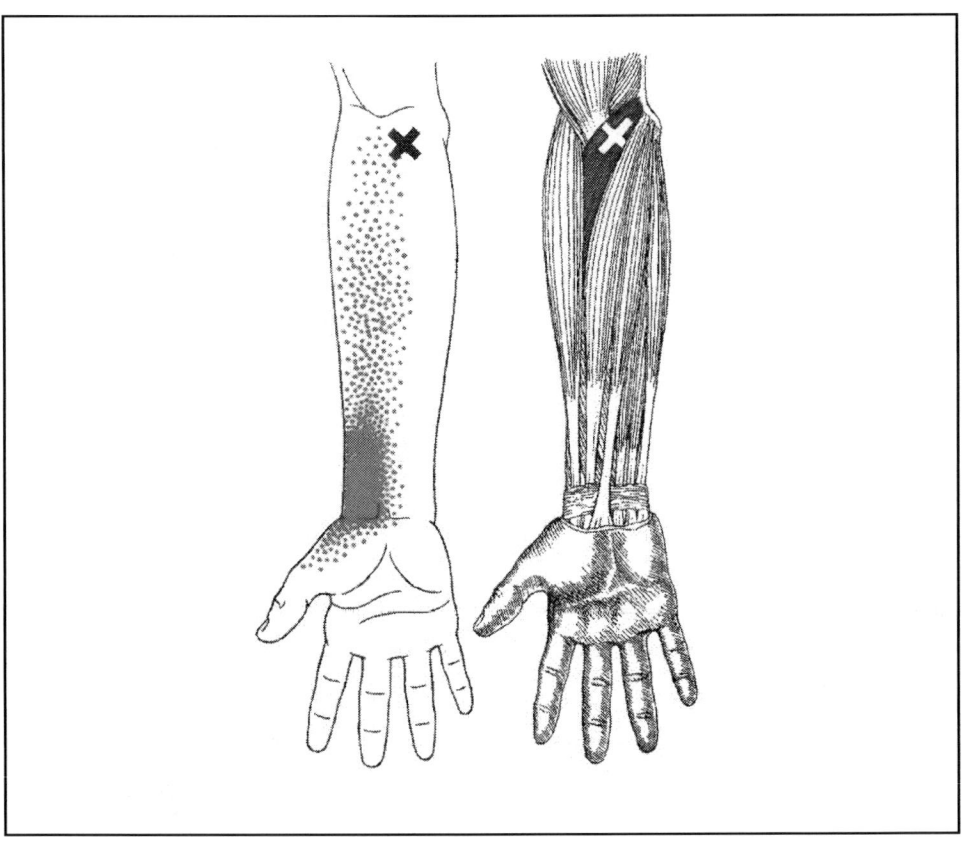

Figura 208. Patrón de dolor referido (zonas de referencia esenciales en negro sólido, zonas de desbordamiento en negro punteado) y localización de un punto gatillo central (**X**) del músculo **pronador redondo** derecho.

Estiramiento estático

Paciente en decúbito supino, con el codo en extensión máxima y supinación del antebrazo. El osteópata en sedestación junto al paciente. Con nuestra mano craneal fijamos el extremos distal del húmero del paciente, mientras con la mano caudal llevamos el antebrazo a supinación máxima hasta la barrera motriz.

Mantenemos esta posición durante 20-30 segundos.

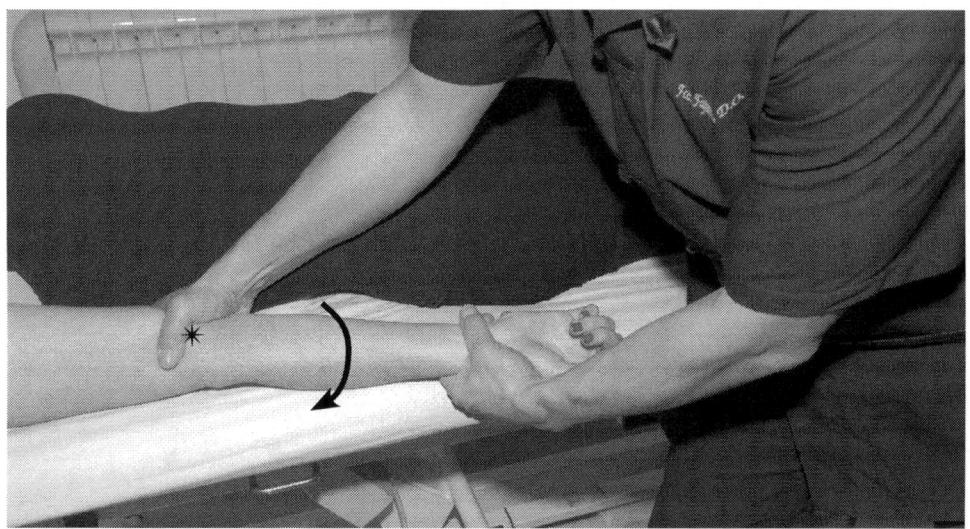

Foto 185. Estiramiento estático del pronador redondo derecho.

Tratamiento mediante TEM

1. El osteópata sitúa al pronador redondo en el borde de la barrera restrictiva (punto de resistencia inicial).

2. El osteópata solicita al paciente contraer el pronador redondo, en apnea inspiratoria, hacia la pronación del antebrazo (flecha blanca). El osteópata resiste este movimiento durante 3 a 5 segundos (flecha negra).

3. El paciente cesa toda la contracción muscular cuando el osteópata se lo solicita, a la vez que espira completamente.

4. Tras haber espirado y relajado el músculo completamente, el osteópata reposiciona lentamente al paciente hasta el borde de una nueva barrera restrictiva (flecha negra).

5. La técnica se repite entre tres y siete veces, dependiendo de la región del cuerpo afectada y de la tolerancia del paciente, hasta conseguir aproximarnos a los parámetros deseados.

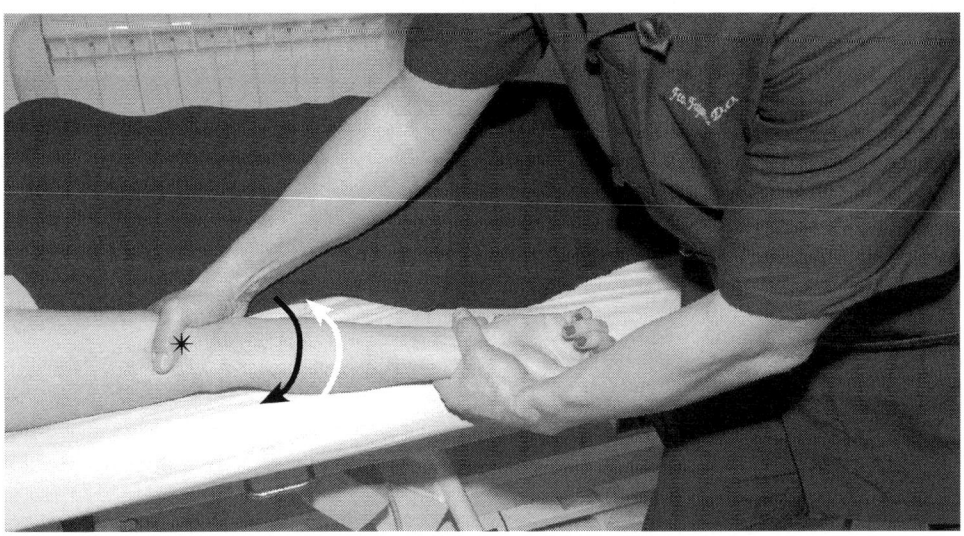

Foto 186. Tratamiento mediante TEM del pronador redondo derecho.

8. TRATAMIENTO FASCIAL

Tratamiento fascial del codo

Paciente en decúbito supino. El osteópata en sedestación a la altura del codo del paciente. Situamos la mano externa abrazando el extremo distal del húmero, justo por encima de la interlínea articular del codo; la mano interna la situamos abrazando el extremo proximal de cúbito-radio, justo por debajo de la interlínea articular del codo.

Percibimos el movimiento de atracción tisular de la región investigando una zona miofascial en disfunción. Nuestras manos son arrastradas en dirección a las tensiones fasciales que conviene equilibrar mediante el método indirecto de relajación fascial. Fijamos las fascias en su movimiento facilitado y esperamos pacientemente hasta percibir su liberación.

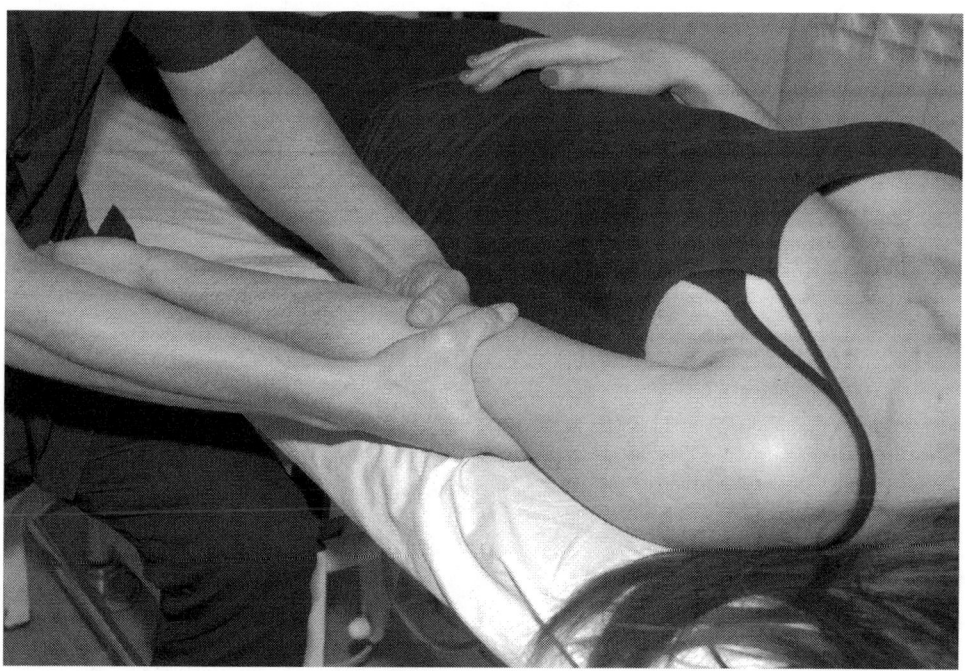

Foto 187. Tratamiento facial del codo.

Equilibración de los tejidos blandos del codo

Paciente en decúbito prono, con el antebrazo colgando fuera de la camilla en un ángulo de 90°. El osteópata en sedestación junto al codo del paciente. Con una mano controlamos el epicóndilo y epitróclea del húmero. Con la otra mano sujetamos el antebrazo del paciente a la altura de la muñeca. Comprobamos el movimiento facilitado en flexión o extensión del codo y lo mantenemos; realizamos lo mismo con la abducción-aducción facilitada, y con la pronación-supinación facilitada. Mantenemos todos estos parámetros dulcemente hasta percibir la relajación global de los tejidos.

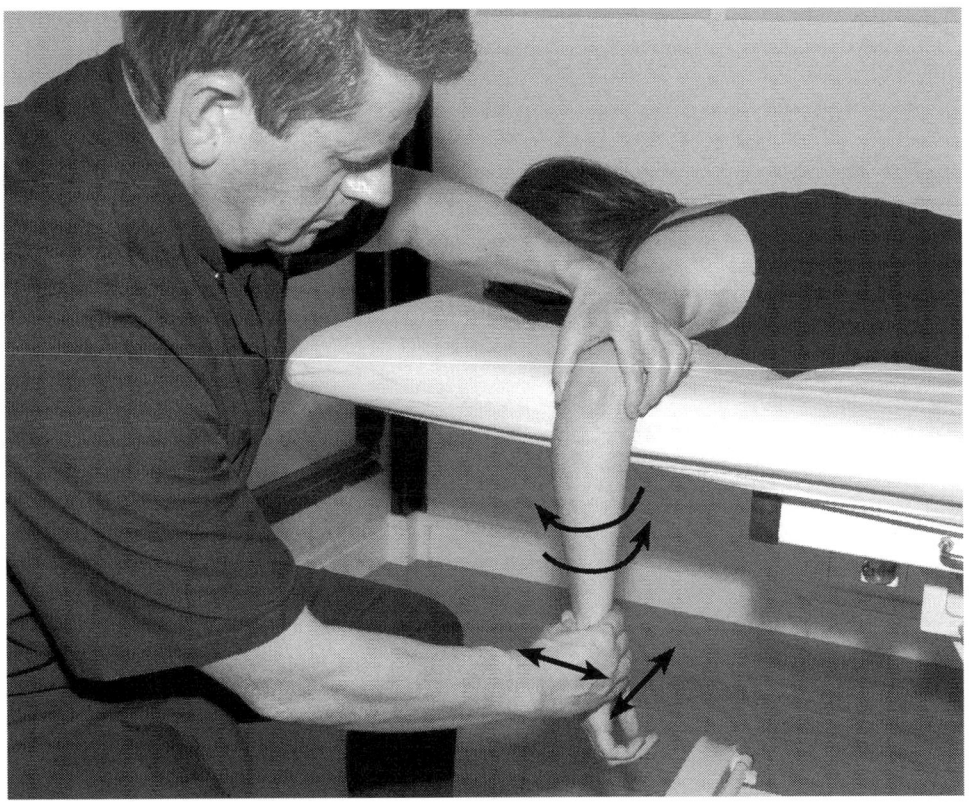

Foto 188. Equilibración de los tejidos blandos del codo.

9. TRATAMIENTO ARTICULAR

a. Técnicas precedentes al plano articular

Bombeo de la articulación cúbito-humeral

Paciente en decúbito prono, con el antebrazo colgando fuera de la camilla en un ángulo de 90°. El osteópata en sedestación frente al codo del paciente. Sujetamos con ambas manos el extremo proximal del antebrazo, con ambos pulgares reposando sobre el epicóndilo y epitróclea del húmero. Realizamos 3 segundos de tracción, 3 segundos de semi relajación. Es importante realizar la tracción de manera dulce e ir sintiendo como los tejidos van cediendo a media que realizamos la técnica.

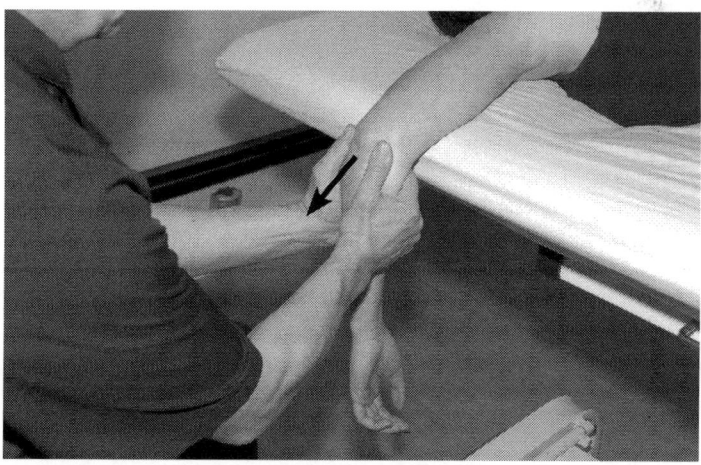

Foto 189. Bombeo cúbito-humeral.

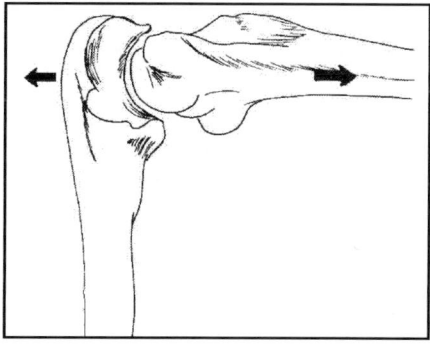

Figura 209. Bombeo cúbito-humeral.

Descoaptación global del codo

Paciente en bipedestación. El osteópata en bipedestación frente al paciente. Sujetamos el codo del paciente con ambas manos al nivel de las interlíneas articulares y sujetando la mano-muñeca con nuestra axila. Realizamos un movimiento rápido desde la posición de flexión hasta la de extensión mientras zigzagueamos en valgo-varo.

Nota: precaución de no forzar mucho el movimiento final de extensión, especialmente en mujeres que suelen tener unos grados más que los hombres de movilidad.

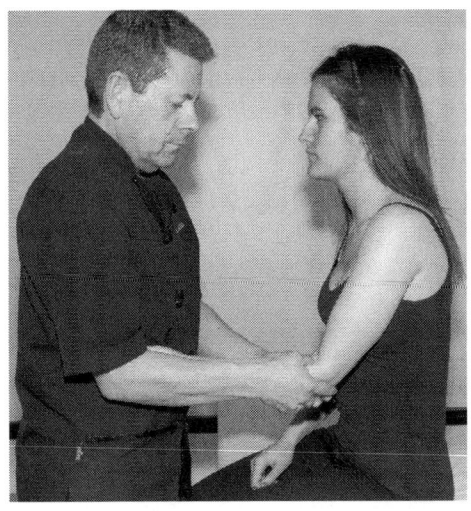

Foto 190. Descoaptación global del codo: inicio.

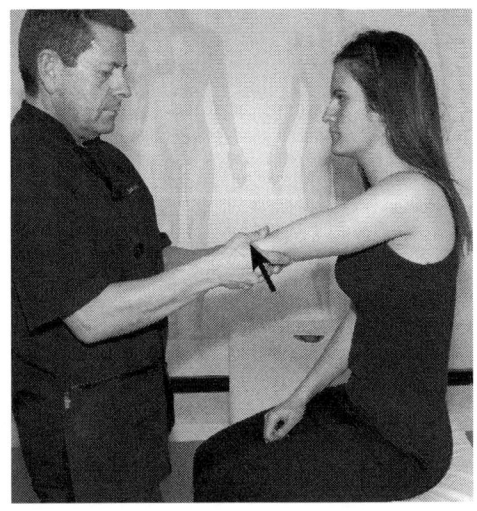

Foto 191. Descoaptación global del codo: final.

b. Lesiones traumáticas

Normalización de la lesión traumática del radio alto
Articulación radio-cubital distal

Paciente en decúbito supino con el codo flexionado alrededor de 90°, en posición neutra de prono-supinación.

El osteópata en bipedestación, situado junto al antebrazo del paciente y controlando:

- Con nuestra mano interna la estiloides radial, entre el pulgar e índice situados sobre el extremo distal del radio.
- Con nuestra mano externa la estiloides cubital, entre el pulgar e índice situados sobre el extremo distal del cúbito.

Mientras traccionamos el radio en dirección caudal, ejercemos una contra-fuerza sobre el cúbito empujándolo en dirección craneal. Se realiza sin utilizar gran fuerza, manteniendo una tensión equilibrada, hasta percibir el paso de la barrera fisiológica.

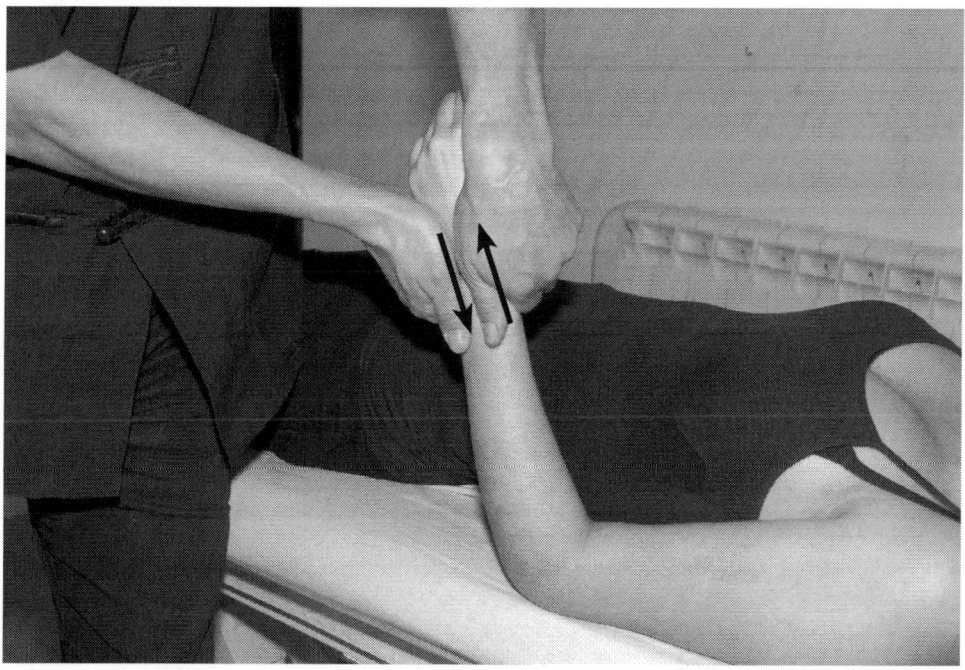

Foto 192. Normalización del radio alto.

Normalización de la lesión traumática del radio bajo
Articulación radio-cubital distal

Paciente en decúbito supino con el codo flexionado alrededor de 90°, en posición neutra de prono-supinación.

El osteópata en bipedestación, situado junto al antebrazo del paciente y controlando:

- Con nuestra mano interna la estiloides radial, entre el pulgar e índice situados sobre el extremo distal del radio.
- Con nuestra mano externa la estiloides cubital, entre el pulgar e índice situados sobre el extremo distal del cúbito.

La mano interna empuja el radio en dirección craneal, mientras que la mano externa tracciona el cúbito en dirección caudal. Se realiza sin utilizar gran fuerza, manteniendo una tensión equilibrada, hasta percibir el paso de la barrera fisiológica.

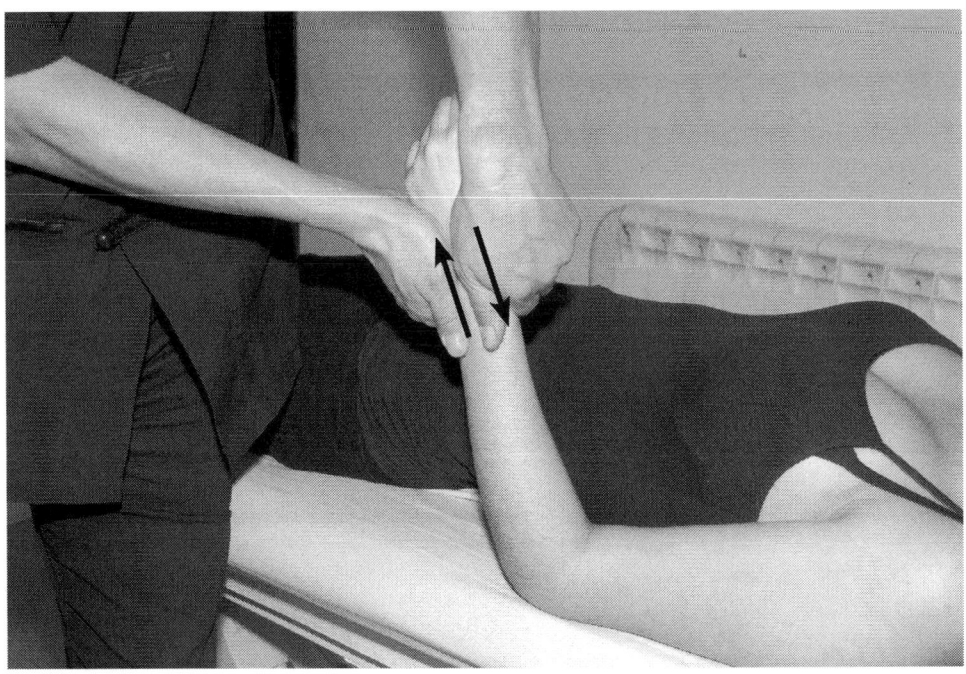

Foto 193. Normalización del radio bajo.

Normalización de la lesión en flexión
Articulación cúbito-humeral

Paciente en decúbito supino con el codo extendido hasta la barrera motriz, en posición neutra de prono-supinación.

El osteópata en bipedestación, situado junto al antebrazo del paciente. Con la mano craneal fijamos firmemente el extremo distal del húmero del paciente, mientras con la mano caudal sujetamos su antebrazo en el extremo distal.

Solicitamos al paciente contraer el bíceps braquial, en apnea inspiratoria, hacia la flexión del codo (flecha blanca). El osteópata resiste este movimiento durante 3 a 5 segundos (flecha negra).

El paciente cesa toda la contracción muscular cuando el osteópata se lo solicita, a la vez que espira completamente.

Tras haber espirado y relajado el músculo completamente, el osteópata reposiciona lentamente al paciente hasta el borde de una nueva barrera restrictiva hacia la extensión del codo (flecha negra).

La técnica se repite hasta conseguir aproximarnos a los parámetros deseados.

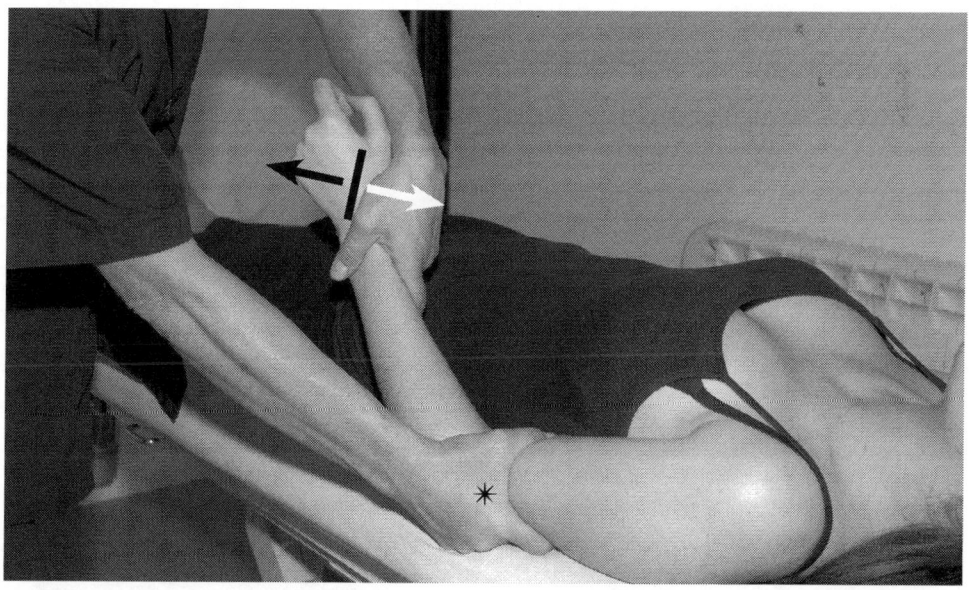

Foto 194. Normalización de la lesión en flexión de la articulación cúbito-humeral.

Normalización de la lesión en extensión
Articulación cúbito-humeral

Paciente en decúbito supino con el codo flexionado hasta la barrera motriz, en posición neutra de prono-supinación.

El osteópata en bipedestación, situado junto al antebrazo del paciente. Con la mano craneal fijamos firmemente el extremo distal del húmero del paciente, mientras con la mano caudal sujetamos su antebrazo en el extremo distal.

Solicitamos al paciente contraer el tríceps braquial, en apnea inspiratoria, hacia la extensión del codo (flecha blanca). El osteópata resiste este movimiento durante 3 a 5 segundos (flecha negra).

El paciente cesa toda la contracción muscular cuando el osteópata se lo solicita, a la vez que espira completamente.

Tras haber espirado y relajado el músculo completamente, el osteópata reposiciona lentamente al paciente hasta el borde de una nueva barrera restrictiva hacia la flexión del codo (flecha negra).

La técnica se repite hasta conseguir aproximarnos a los parámetros deseados.

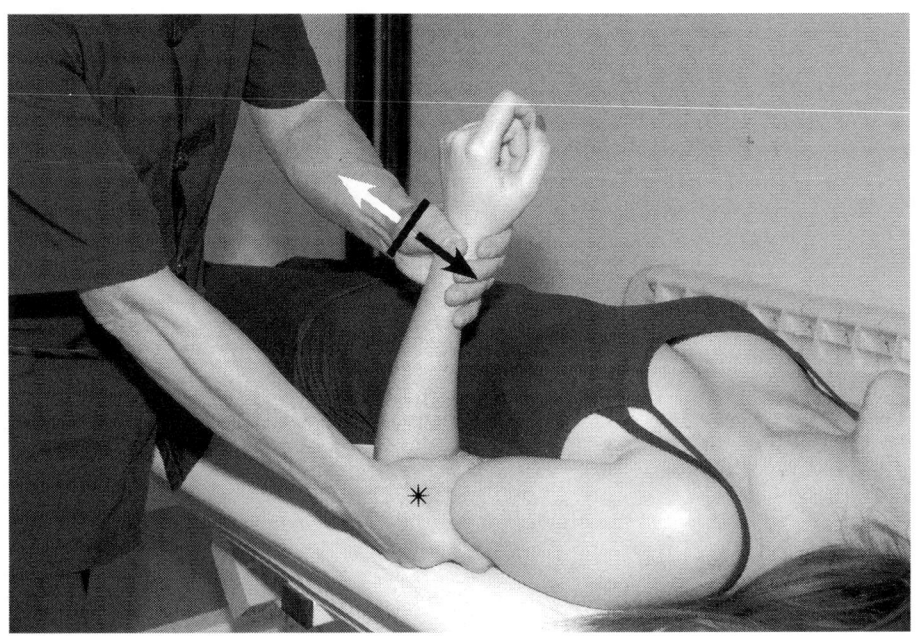

Foto 195. Normalización de la lesión en extensión de la articulación cúbito-humeral.

c. Disfunciones fisiológicas

Normalización de la disfunción en abducción
Articulación cúbito-humeral

Paciente en bipedestación o sedestación. El osteópata en bipedestación, al costado de la extremidad a normalizar del paciente, con el antebrazo en supinación. Situamos el talón de nuestra mano craneal sobre la interlínea externa del codo del paciente, mientras con la mano caudal sujetamos la muñeca del paciente. Posicionamos el codo del paciente en ligera flexión. La puesta en tensión la conseguimos mediante presión sobre el codo realizada con la mano craneal en dirección medial hasta la barrera motriz y presión en dirección externa con la mano caudal. El thrust lo realizamos en estas mismas direcciones, especialmente con la mano craneal.

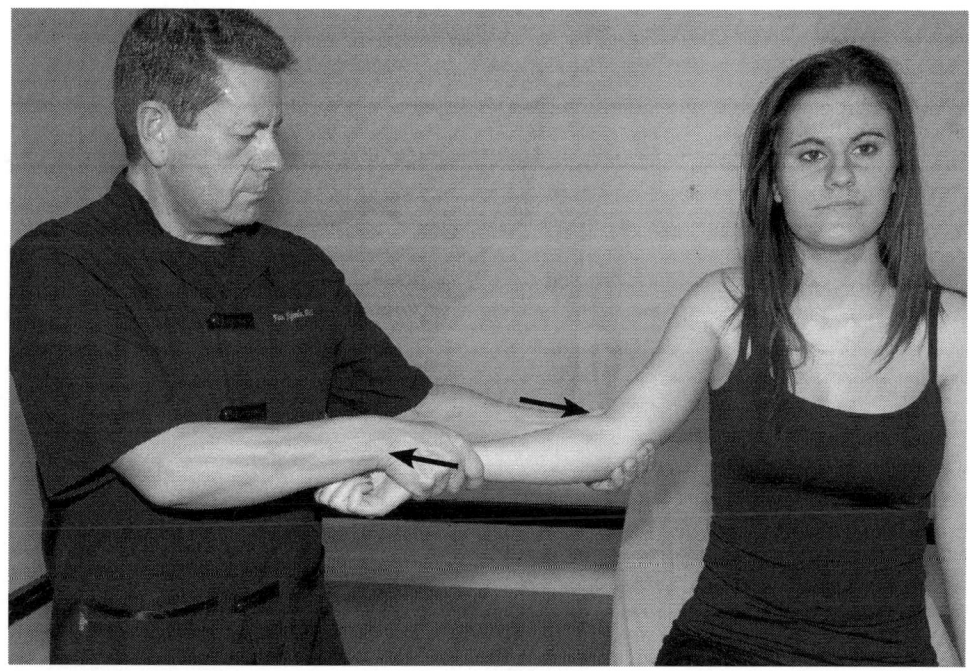

Foto 196. Normalización de la disfunción en abducción de la articulación cúbito-humeral.

Normalización de la disfunción en abducción (variante) Articulación cúbito-humeral

Paciente en decúbito supino. El osteópata en bipedestación junto a la extremidad afectada y por dentro de la interlínea articular del codo. Sujetamos el antebrazo y mano del paciente entre nuestro antebrazo externo y nuestro costado. Con la mano medial sujetamos el extremo distal del húmero, justo por encima de la interlínea articular medial del codo. Con nuestra mano externa sujetamos el extremo proximal del antebrazo, justo por debajo de la interlínea articular lateral del codo. Mantenemos el codo el ligera flexión.

La puesta en tensión se logra mediante presión contrariada de ambas manos: la externa en dirección medial y la interna en dirección lateral. El thrust lo realizamos con ambas manos en ambas direcciones opuestas.

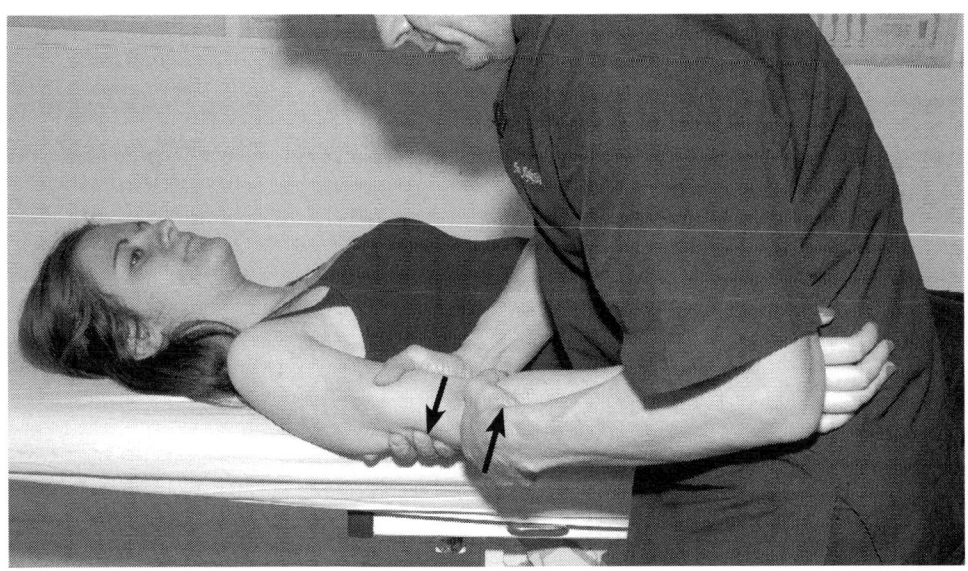

Foto 197. Normalización de la disfunción en abducción de la articulación cúbito-humeral. Variante.

Normalización de la disfunción en aducción Articulación cúbito-humeral

Paciente bipedestación o sedestación. El osteópata en bipedestación frente al paciente, ligeramente del lado de la interlínea interna del codo, con el antebrazo del paciente en supinación. Posicionamos el talón de nuestra mano craneal sobre la interlínea interna del codo derecho del paciente, mientras con la mano caudal sujetamos la muñeca del paciente.

La puesta en tensión se logra posicionando el codo del paciente en ligera flexión, y ejerciendo una presión con la mano craneal en dirección externa sobre el codo hasta la barrera motriz y presión en dirección interna con la mano caudal. El thrust lo realizamos en estas mismas direcciones, especialmente con la mano craneal.

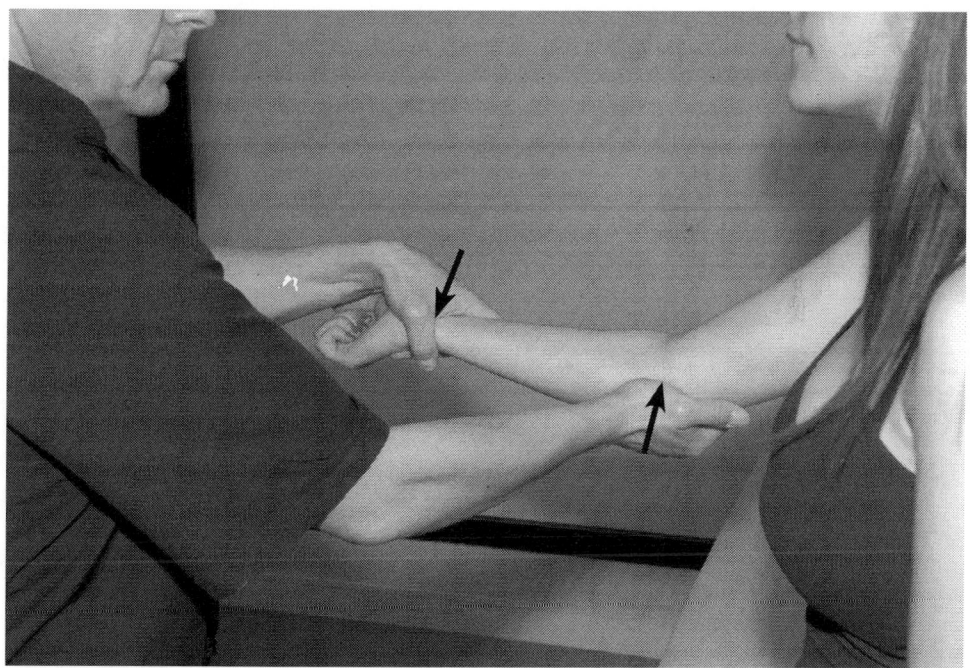

Foto 198. Normalización de la disfunción en aducción de la articulación cúbito-humeral.

Normalización de la disfunción en aducción (variante)
Articulación cúbito-humeral

Paciente en decúbito supino. El osteópata en bipedestación junto a la extremidad afectada y por fuera de la interlínea articular del codo. Sujetamos el antebrazo y mano del paciente entre nuestro antebrazo externo y nuestro costado. Con la mano medial sujetamos el extremo proximal del cúbito, justo por debajo de la interlínea articular medial del codo. Con nuestra mano externa sujetamos el extremo distal del húmero, justo por encima de la interlínea articular lateral del codo. Mantenemos el codo el ligera flexión.

La puesta en tensión se logra mediante presión contrariada de ambas manos: la externa en dirección medial y la interna en dirección lateral. El thrust lo realizamos con ambas manos en ambas direcciones opuestas.

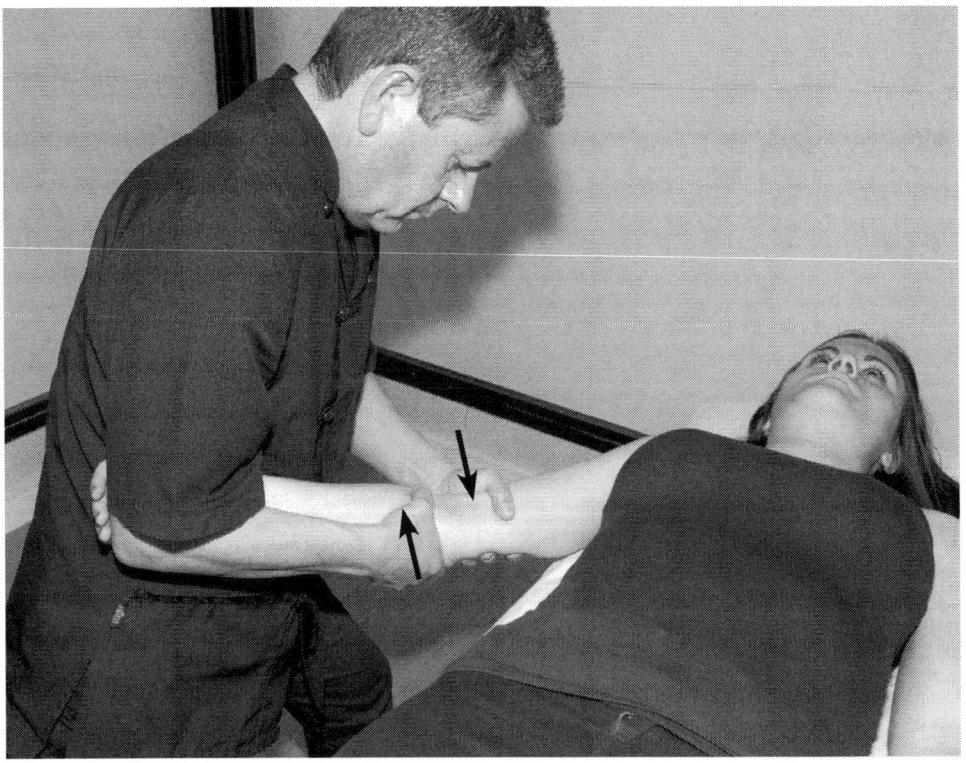

Foto 199. Normalización de la disfunción en aducción de la articulación cúbito-humeral. Variante.

Disfunción en aducción y rotación externa
Articulación cúbito-humeral

Paciente en sedestación en la camilla, el codo que hay que tratar flexionado alrededor de 90°, antebrazo en posición neutra de prono-supinación.

El osteópata en bipedestación, frente al paciente y situado por dentro del codo que hay que tratar:

- Nuestro costado y brazo externo controlan la muñeca del paciente.
- La mano externa controla el olécranon entre el pulgar e índice.
- Con la mano interna, palma girada hacia el suelo, controlamos el epicóndilo y la epitróclea del paciente entre pulgar e índice.

Provocamos una aducción y una rotación externa del cúbito en relación al húmero, hasta la acumulación de las tensiones.

Esta acumulación de las tensiones podrá ser aumentada solicitando al paciente flexionar un poco más el codo (algunos grados bastan) y mantener el húmero en rotación interna.

Mantenemos esta posición hasta sentir fibrilaciones al nivel del codo (esto nos puede demandar de 5 a 30 segundos).

Solicitamos al paciente espirar a fondo para pasar la barrera fisiológica, que consiste en sentir una exageración rápida de los movimientos de aducción y de rotación interna del húmero. La respiración actuará sobre la rotación del húmero.

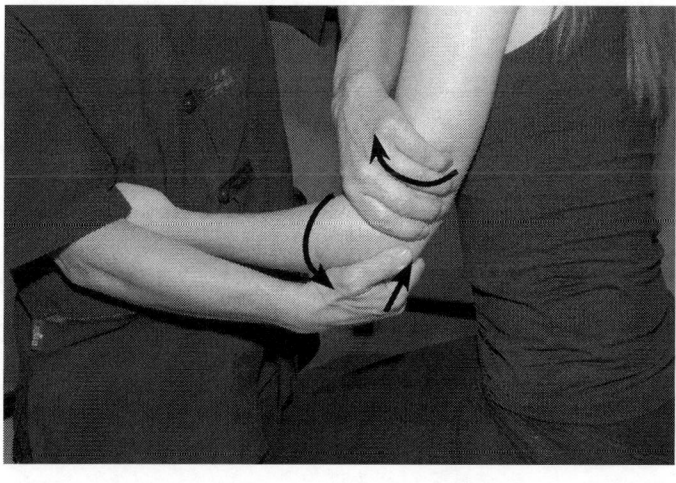

Foto 200. Normalización de la aducción-rotación externa cúbito-humeral.

Disfunción en abducción y rotación interna
Articulación cúbito-humeral

Paciente en sedestación en la camilla, el codo que hay que tratar flexionado alrededor de 90°, antebrazo en posición neutra de prono-supinación.

El osteópata en bipedestación, frente al paciente y situado por dentro del codo que hay que tratar:

- Nuestro costado y brazo externo controlan la muñeca del paciente.
- La mano externa controla el olécranon entre el pulgar e índice.
- Con la mano interna, palma girada hacia el suelo, controlamos el epicóndilo y la epitróclea del paciente entre pulgar e índice.

Provocamos una abducción y una rotación interna del cúbito en relación al húmero, hasta la acumulación de las tensiones.

Esta acumulación de las tensiones podrá ser aumentada solicitando extender un poco más el codo (algunos grados bastan) y mantener el húmero en rotación externa.

Mantenemos esta posición hasta sentir fibrilaciones al nivel del codo (esto nos puede demandar de 5 a 30 segundos).

Solicitamos al paciente inspirar a fondo para pasar la barrera fisiológica, que consiste en sentir una exageración rápida de los movimientos de abducción y de rotación externa del húmero. La respiración actuará sobre la rotación del húmero.

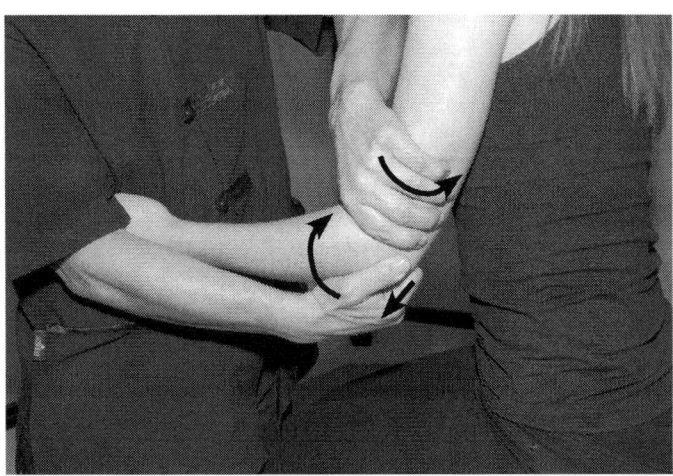

Foto 201. Normalización de la abducción-rotación interna cúbito-humeral.

Disfunción de la cabeza radial en posterioridad
Articulación radio-cubital proximal

Nota: es la disfunción más común.

Paciente en sedestación o bipedestación. El osteópata en bipedestación por fuera del codo a normalizar, sujetando la muñeca del paciente con su mano caudal. Situamos el pulgar de la mano craneal en la cara posterior de la cabeza radial.

Realizamos la puesta en tensión posicionando el codo en extensión y varo mientras ejercemos presión postero-anterior sobre la cabeza radial. El thrust se realiza posicionando y relajando varias veces la puesta en tensión y, al final de una de ellas, realizamos un empuje rápido postero-anterior sobre la cabeza radial, asociado a un movimiento de pronación del antebrazo.

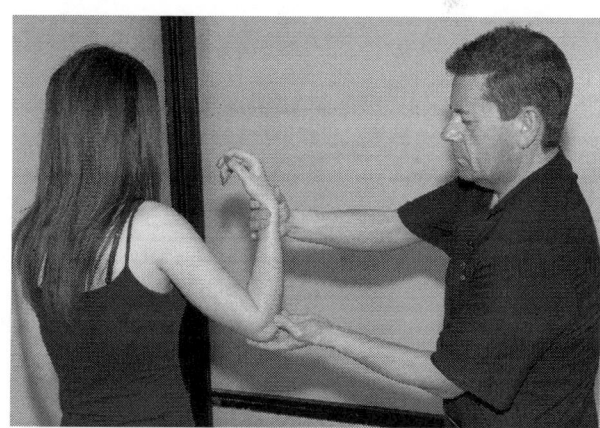

Foto 202. Normalización de la cabeza radial en posterioridad. Inicio: flexión-supinación.

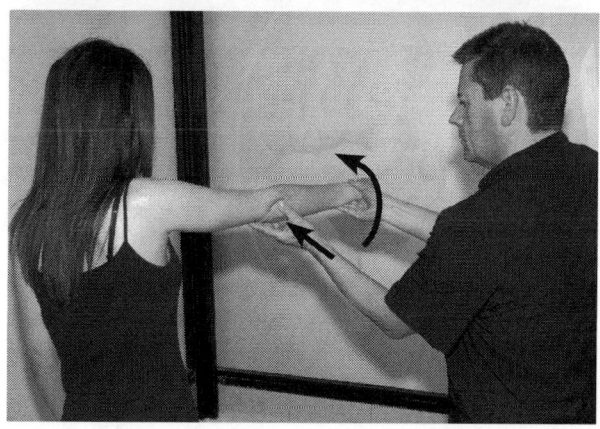

Foto 203. Normalización de la cabeza radial en posterioridad. Final: extensión-pronación.

Disfunción de la cabeza radial en anterioridad
Articulación radio-cubital proximal

Paciente en sedestación o bipedestación. El osteópata en bipedestación frente al paciente. Interponemos la mano externa en el pliegue del codo, llevando el antebrazo del paciente a una pronación máxima. Con la otra mano sujetamos la muñeca del paciente.

Realizamos la puesta en tensión mediante la flexión del codo del paciente hasta la barrera motriz. El thrust se realiza mediante un rápido y corto empuje del antebrazo del paciente hacia la flexión del codo.

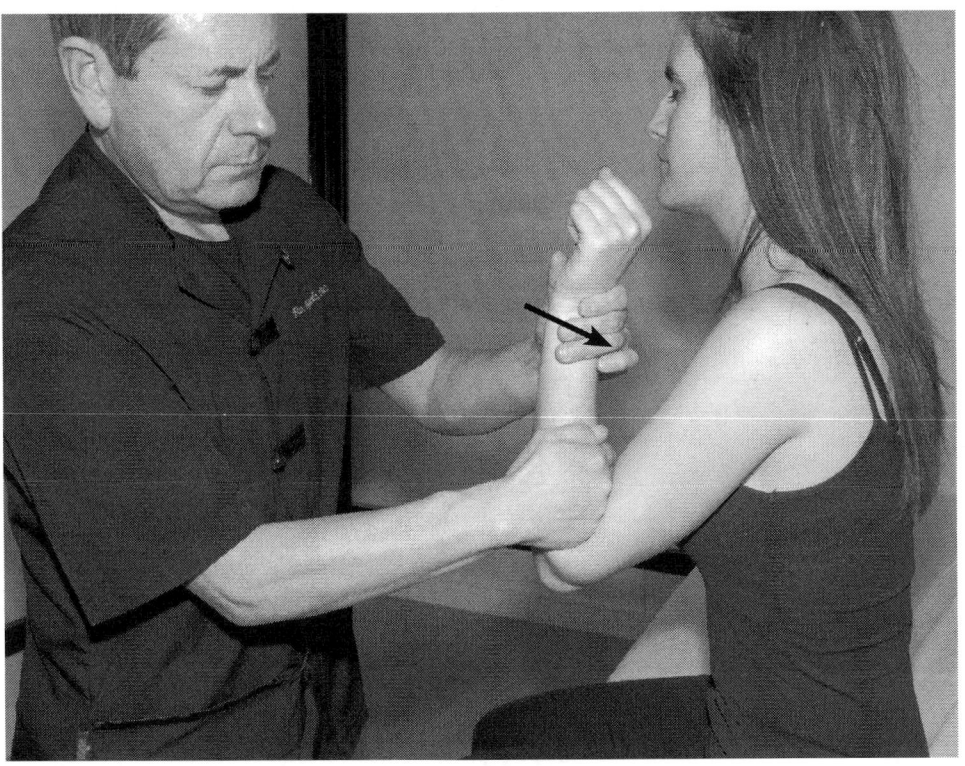

Foto 204. Normalización de la cabeza radial en anterioridad.

Disfunción en pronación
Articulación radio-cubital proximal

Paciente en decúbito supino. El osteópata en bipedestación frente al paciente. Sujetamos firmemente el extremo distal del antebrazo con nuestras manos entrelazadas. Posicionamos el antebrazo del paciente en su barrera motriz de supinación. Solicitamos al paciente una inspiración profunda, seguida de una apnea, momento en el cual le pedimos que lleve su antebrazo hacia la pronación (flecha blanca). El osteópata resiste este movimiento durante 3 a 5 segundos (flecha negra).

El paciente cesa toda la contracción muscular cuando el osteópata se lo solicita, a la vez que espira completamente.

Tras haber espirado y relajado el músculo completamente, el osteópata reposiciona lentamente al paciente hasta el borde de una nueva barrera restrictiva hacia la supinación (flecha negra).

La técnica se repite hasta conseguir aproximarnos a los parámetros deseados.

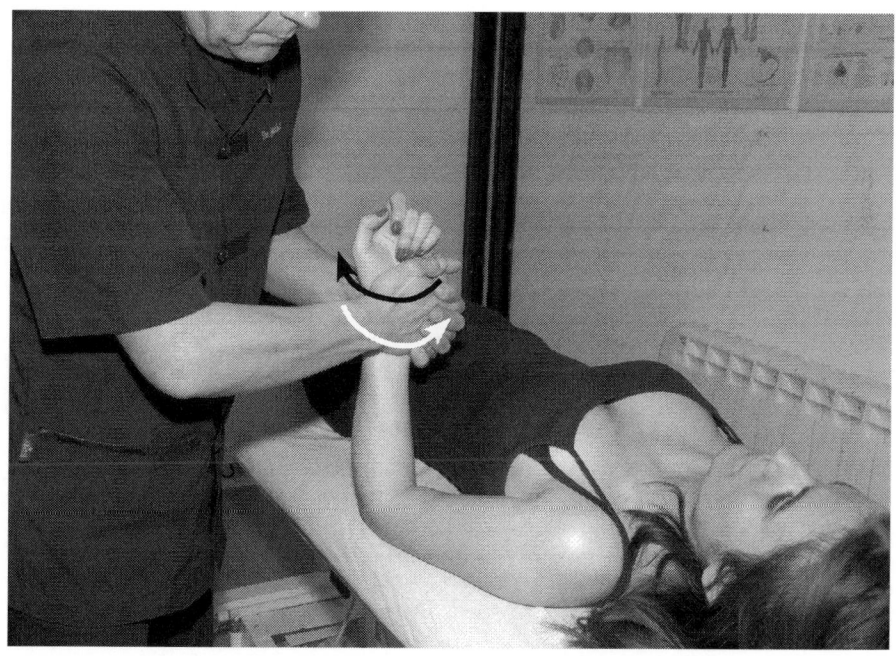

Foto 205. Normalización de la disfunción en pronación del antebrazo
Flecha blanca: paciente hacia pronación
Flecha negra: osteópata hacia supinación

Disfunción en supinación
Articulación radio-cubital proximal

Paciente en decúbito supino. El osteópata en bipedestación frente al paciente. Sujetamos firmemente el extremo distal del antebrazo con nuestras manos entrelazadas. Posicionamos el antebrazo del paciente en su barrera motriz de pronación. Solicitamos al paciente una inspiración profunda, seguida de una apnea, momento en el cual le pedimos que lleve su antebrazo hacia la supinación (flecha blanca). El osteópata resiste este movimiento durante 3 a 5 segundos (flecha negra).

El paciente cesa toda la contracción muscular cuando el osteópata se lo solicita, a la vez que espira completamente.

Tras haber espirado y relajado el músculo completamente, el osteópata reposiciona lentamente al paciente hasta el borde de una nueva barrera restrictiva hacia la pronación (flecha negra).

La técnica se repite hasta conseguir aproximarnos a los parámetros deseados.

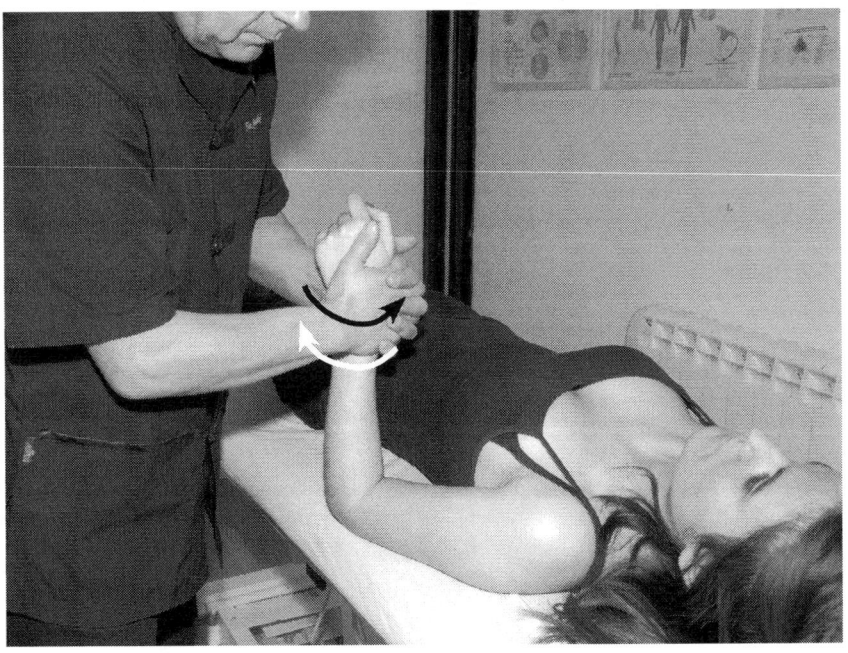

Foto 206. Normalización de la disfunción en supinación del antebrazo
Flecha blanca: paciente hacia supinación
Flecha negra: osteópata hacia pronación

Disfunción de la cabeza cubital en anterioridad
Articulación radio-cubital distal

Paciente en sedestación con el codo doblado a 90°, antebrazo en posición neutra de prono-supinación y reposando sobre la camilla.

El osteópata en sedestación frente al paciente, controlando las dos estiloides, radial y cubital con ambas pinzas índice-pulgar

Mientras fijamos firmemente la estiloides radial, hacemos deslizar la cabeza cubital en dirección anterior (técnica indirecta) hasta la barrera motriz. Mantenemos la tensión hasta sentir la relajación de los tejidos y que conseguimos pasar la barrera fisiológica.

Si la técnica no ha tenido éxito volvemos a repetirla hacia la posterioridad (técnica directa).

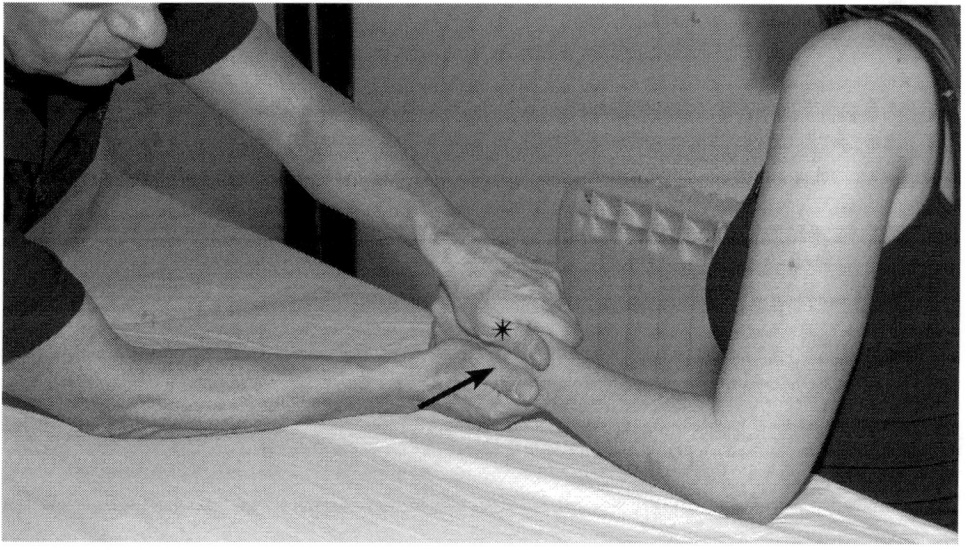

Foto 207. Normalización de la disfunción de la cabeza cubital en anterioridad. Técnica indirecta

Disfunción de la cabeza cubital en posterioridad
Articulación radio-cubital inferior

Paciente en sedestación con el codo doblado a 90°, antebrazo en posición neutra de prono-supinación y reposando sobre la camilla.

El osteópata en sedestación frente al paciente, controlando las dos estiloides, radial y cubital con ambas pinzas índice-pulgar

Mientras fijamos firmemente la estiloides radial, hacemos deslizar la cabeza cubital en dirección posterior (técnica indirecta) hasta la barrera motriz. Mantenemos la tensión hasta sentir la relajación de los tejidos y que conseguimos pasar la barrera fisiológica.

Si la técnica no ha tenido éxito volvemos a repetirla hacia la anterioridad (técnica directa).

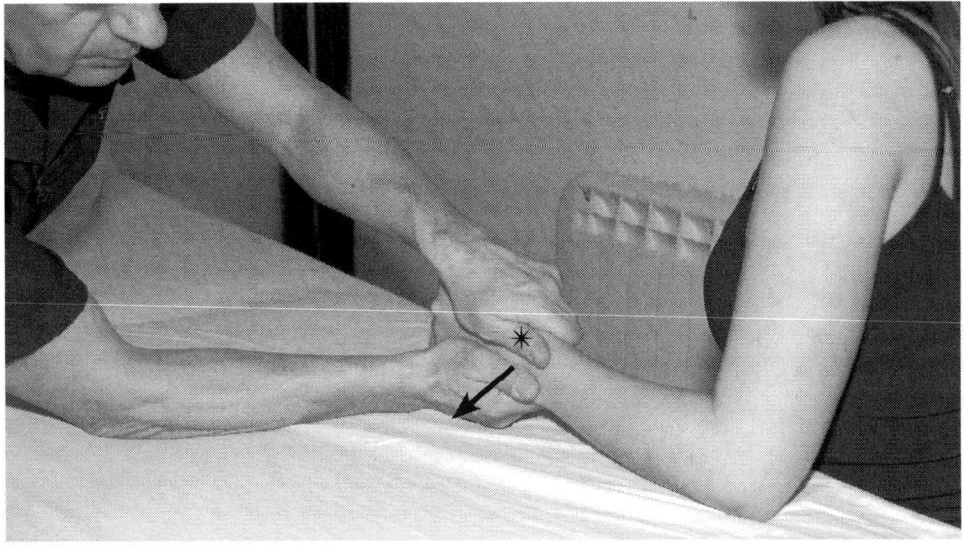

Foto 208. Normalización de la disfunción de la cabeza cubital en posterioridad. Técnica indirecta

OBSERVACIONES CON RESPECTO AL TRATAMIENTO DEL CODO

1. Es evidente que la articulación radio-cubital distal depende del buen funcionamiento de las diferentes articulaciones del codo.
2. Las diferentes articulaciones del codo dependen del buen funcionamiento de la articulación radio-cubital distal.
3. En caso de lesión traumática de la articulación radio-cubital distal, hay que considerar que es el conjunto del radio el que está en lesión y deberemos corregir como ya hemos mostrado anteriormente.
4. La experiencia muestra que las lesiones primarias al nivel de la articulación radio-cubital distal son menos frecuentes que al nivel del codo; pero existen a pesar de todo.
5. En casos raros, ocurre que la estiloides radial está en lesión traumática, mientras que la cabeza puede seguir la dirección fisiológica de su superficie articular.

En este caso, la cabeza radial podrá compensar la falta de movilidad de la estiloides y volverse hipermóvil.

Este caso es igualmente encontrado al nivel del peroné, el maléolo estando fijado y la cabeza peroneal hipermóvil.

RESUMEN DE ACTUACIÓN EN PATOLOGÍAS DEL CODO

1. Diagnosticar y corregir las disfunciones distales que repercuten en el codo.
2. Diagnosticar y corregir las lesiones traumáticas del radio y de la cúbito-humeral.
3. Diagnosticar y corregir las disfunciones fisiológicas de la articulación cúbito-humeral.
4. Diagnosticar y corregir las disfunciones fisiológicas de la cabeza del radio.
5. Diagnosticar y corregir las disfunciones fisiológicas de la articulación radio-cubital distal.

OTRAS PATOLOGÍAS COMUNES EN EL CODO

SUBLUXACIÓN DE LA CABEZA DEL RADIO

Definición

Es una dislocación parcial del codo, que ocurre cuando la cabeza radial se sale de su posición normal en la articulación con el cúbito y con el húmero.

La lesión también se denomina dislocación o luxación de la cabeza del radio.

Nombres alternativos

Luxación de la cabeza del radio, tirón en el codo, codo dislocado en niños, codo de niñera, subluxación del codo, luxación parcial del codo, dislocación de la cabeza radial.

Causas, incidencia y factores de riesgo

La subluxación de la cabeza del radio es una afección común en niños pequeños y usualmente afecta a los menores de cinco años de edad. La lesión se presenta cuando se tracciona a un niño del brazo o de la muñeca con demasiada fuerza. Esta afección se observa a menudo después de que alguien levanta al niño de un brazo, por ejemplo, al tratar de levantarlo sobre un andén o escalón alto. Igualmente, columpiar o balancear a un niño pequeño de los brazos al jugar también puede causar esta lesión.

Cuando se presenta la lesión, el niño generalmente comienza a llorar de inmediato y rehúsa a utilizar el brazo. Es posible que el niño sostenga el brazo de tal manera que quede ligeramente doblado (flexionado) a la altura del codo y presionado contra el área del vientre (abdominal). El niño mueve el hombro, pero no el codo. Algunos niños dejan de llorar a medida que desaparece el dolor inmediato, pero continúan negándose a mover el codo.

Una vez que el codo se disloca, es probable que esto se repita de nuevo, especialmente en la tercera o cuarta semana después de la lesión.

Esta afección generalmente no se presenta después de la edad de 5 años, dado que para esta época, las articulaciones y estructuras circundantes del niño son más fuertes y es menos probable que el niño se encuentre en una situación en donde pudiera ocurrir la lesión. Sin embargo, en algunos casos, la lesión puede ocurrir en niños mayores o en adultos, generalmente a partir de una fractura del antebrazo.

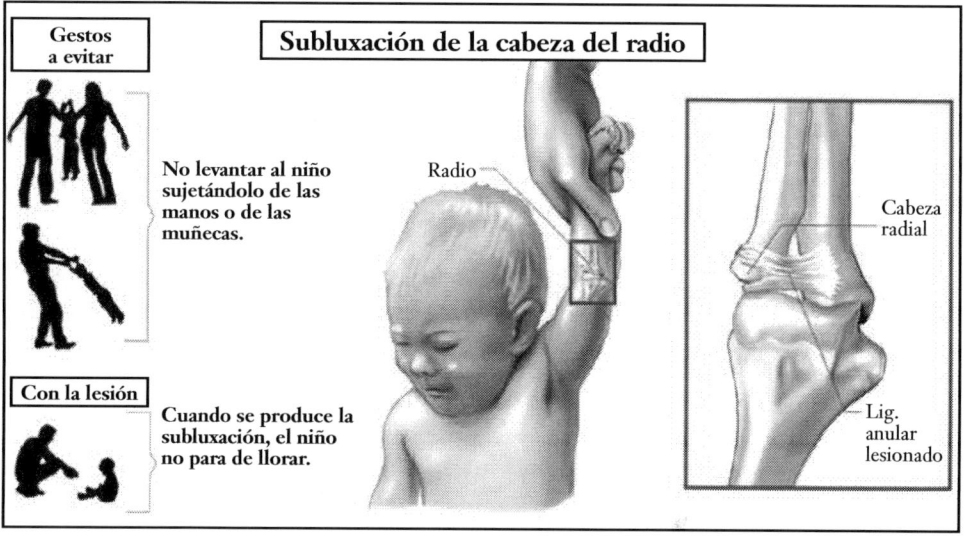

Figura 210. Subluxación de la cabeza del radio en niños

Síntomas

- Llanto inmediato
- Queja de dolor en el codo
- Renuencia a usar el brazo lesionado
- Mantiene el codo ligeramente doblado
- Mantiene la parte baja del brazo contra el área del vientre (abdomen)

Examen clínico

El niño se presenta con el codo parcialmente en flexión y pronación de la parte anterior del brazo.

Pérdida de movilidad del antebrazo en relación con el brazo en supinación.

La mayoría de las veces, el niño presenta una cierta ansiedad.

Tratamiento osteopático

El objetivo del tratamiento es restaurar el movimiento entre la cabeza del radio y la superficie radial del cúbito, y el ligamento anular que lo rodea.

Realización de la técnica

El osteópata está en bipedestación o sedestación frente al niño. Con una de nuestras manos sujetamos el extremo distal e interno del antebrazo. Con la otra mano sujetamos la cara externa del codo, de manera que el pulgar esté en contacto con la superficie de la cabeza del radio, ejerciendo una ligera tracción sobre ambos huesos del antebrazo.

Manteniendo la tracción, aumentamos la flexión del antebrazo mientras lo conducimos simultáneamente hacia la supinación.

Nota: la resolución es automática y el niño lo percibe; poco a poco comienza a mover el codo con seguridad y sin limitaciones.

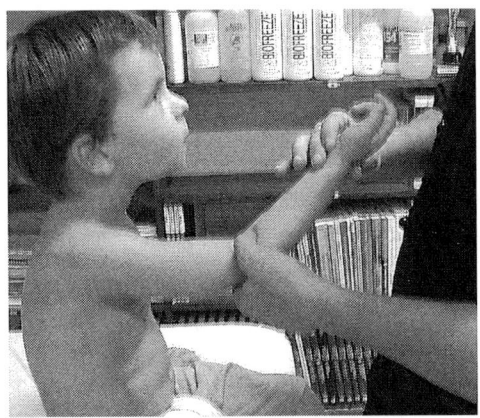

Foto 209. Normalización de la subluxación de la cabeza radial en el niño: inicio.

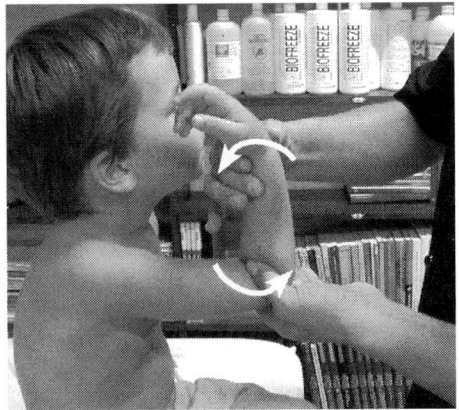

Foto 210. Normalización de la subluxación de la cabeza radial en el niño: final.

EPICONDILITIS HUMERAL O CODO DE TENISTA

La epicondilitis es la tendinitis o tendinosis de los músculos epicondíleos, como consecuencia de un sobre uso funcional o de un agente traumático. Habitualmente se le denomina "codo de tenista", por la frecuencia que se da en este deporte, aunque también es

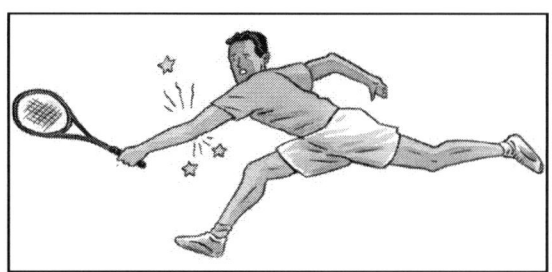

Figura 211. Golpe de revés, gesto típico que desencadena la epicondilitis en los tenistas.

común encontrársela en deportes tales como el golf, lanzamiento de jabalina, béisbol... así como en amas de casa, electricistas, etc.

Se manifiesta mediante un dolor en la cara externa del codo que irradia frecuentemente hacia el antebrazo y la mano. Al principio, el dolor se manifiesta solamente durante la práctica deportiva para, progresivamente, desencadenarse con los gestos banales de la vida cotidiana: girar una llave, apretar una mano, sostener una botella, etc.

Los principales músculos afectados suelen ser:

- El extensor radial corto del carpo o 2° radial
- El extensor común de los dedos
- El supinador
- El extensor propio del 5° dedo (aunque muy raramente)

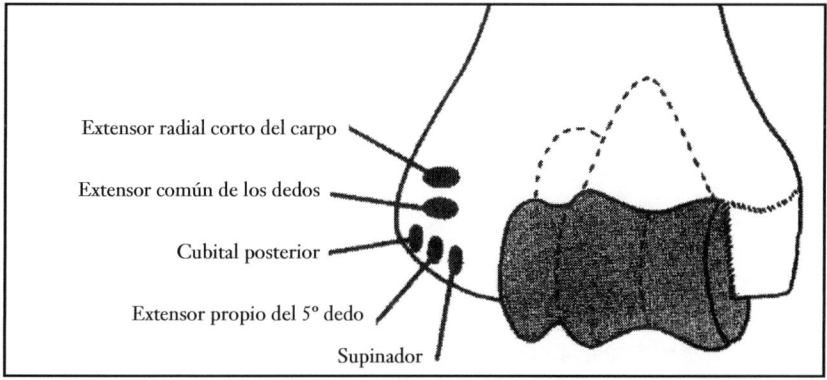

Figura 212. Áreas insercionales en el epicóndilo. Vista anterior derecha.

Estos músculos tienen una inserción común con el ligamento lateral externo y con el ligamento anular. Existe una hipovascularización del tendón común de los epicondíleos, lo que favorece su patología ante situaciones que requieran su sobreutilización.

La palpación muestra:

- Un punto doloroso a nivel del epicóndilo.
- Un punto doloroso a nivel del paso del tendón común, en frente de la articulación húmero-radial.

Examen clínico

Muestra, la mayoría de las veces, una limitación de la extensión. Los test activos de supinación, pronación, flexión, extensión, indican los movimientos dolorosos. Ver páginas 306 y 307.

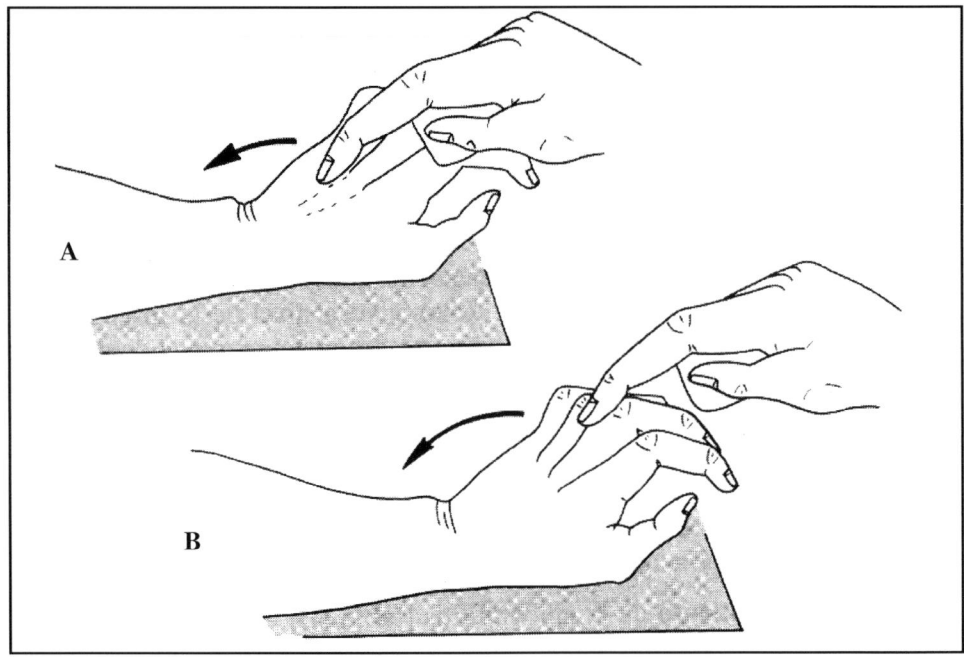

Figura 213. Prueba isométrica aplicada sobre el 3er radio: un dolor provocado por la extensión resistida del 3er metacarpiano indica una lesión del 2º radial (dibujo A), mientras que un dolor a la extensión resistida de la 1ª falange del 3er dedo indica una lesión del extensor común de los dedos (dibujo B).

Test del extensor propio del 5º dedo

Codo en extensión. Una mano del osteópata bajo el codo para fijarlo. Solicitamos al paciente la extensión del 5º dedo (flecha blanca), movimiento resistido por el osteópata (flecha negra).

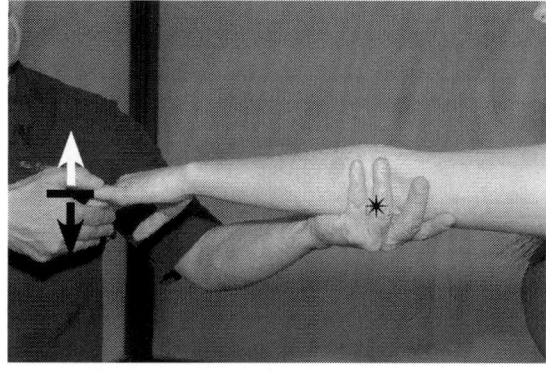

Foto 211. Test del extensor propio del 5º dedo.

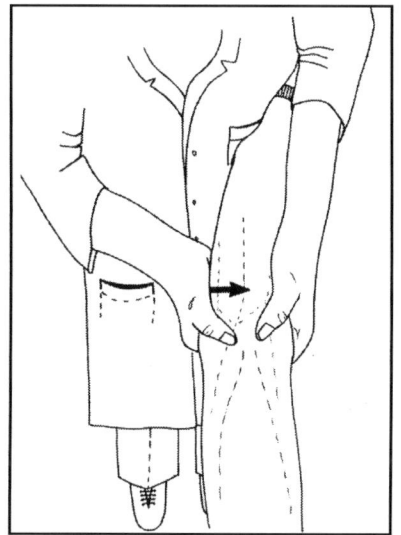

Figura 214. La posición en varo forzado, con el codo flexionado 10º-15º, despierta dolor en el área afectada.

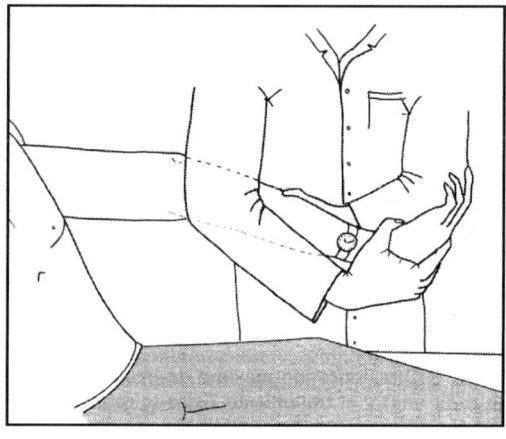

Figura 215. La puesta en tensión pasiva de los músculos epicondíleos por extensión-pronación del codo asociados a una flexión-inclinación cubital de la muñeca, despierta dolor en esta patología.

Protocolo terapéutico para las Epicondilitis

1. Tejido conjuntivo: C.B. + C.D. + C.H.
2. Técnicas periósticas: espina de la escápula y epicóndilo
3. Masaje transverso profundo, Cyriax
4. Masaje longitudinal profundo
5. Criomasaje en el punto de máximo dolor, 5 minutos
6. Estiramiento de los extensores
7. Tratamiento articular del codo
8. Técnica de Mills. Sólo en los casos crónicos
9. Columna torácica y costillas hasta T4, como mínimo
10. Nivel cervical C5-C6 como prioridad

Observaciones generales

En el codo hay también que descartar epicondilitis por crisis de gota, epicondilitis mantenidas por focos infecciosos dentarios o de los senos. Esto es algo constatado con frecuencia, a pesar de no conocerse directamente el mecanismo productor.

Técnica de Mills

Objetivo: romper la fibrosis adherente que se produce como consecuencia de la lesión de los epicondíleos. Sólo se hace en las epicondilitis antiguas y recidivantes.

Paciente en bipedestación. El osteópata en bipedestación junto al codo afectado. Posicionamos el miembro superior en

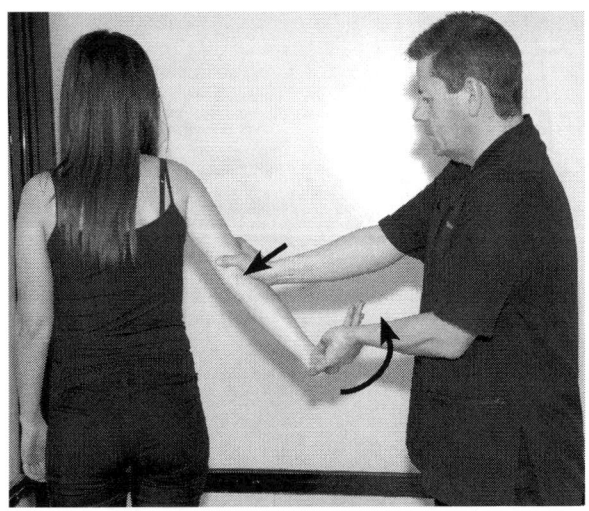

Foto 212. Técnica de Mills.

abducción, extensión, antebrazo en pronación completa y muñeca en flexión palmar.

Sujetamos el codo del paciente con una mano. Mientras mantenemos los dedos y la muñeca en tensión máxima, ejercemos una extensión completa del codo con el objetivo de romper las adherencias.

EPITROCLEITIS HUMERAL O CODO DE GOLFISTA

Es una tendinitis que afecta a los tendones que se insertan en la epitroclea humeral:

- Pronador redondo
- Palmar mayor
- Palmar menor
- Cubital anterior
- Flexor común superficial de los dedos

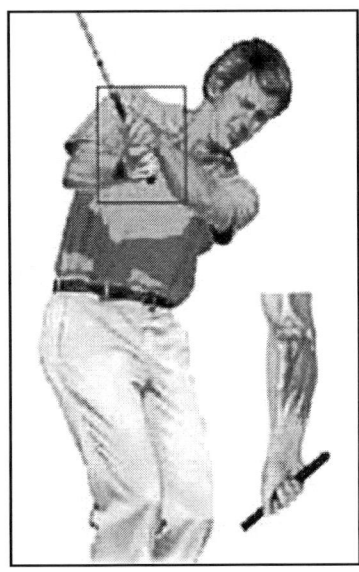

Figura 216. El golf, deporte típico causante de la epitrocleitis.

Esta patología es menos común que la epicondilitis y sólo representa el 10% de las tendinitis del codo, y aparece sobre todo con la práctica del golf, del tenis y en los lanzadores de jabalina.

La repetición de movimientos en flexión-inclinación cubital de la muñeca, asociados a la pronación del antebrazo, son los gestos que predisponen esta patología.

De aparición progresiva, el dolor se localiza en la cara interna del codo, irradiando a lo largo del borde cubital del antebrazo. Al inicio el dolor sólo aparece durante la práctica deportiva, para más tarde reproducirse en gestos banales de la vida cotidiana.

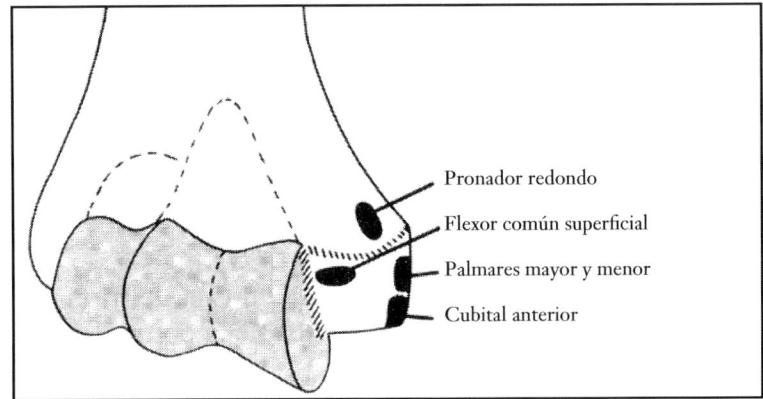

Figura 217. Áreas insercionales en la epitroclea. Vista anterior derecha.

Examen del paciente

En las epitrocleitis suele ser frecuente encontrarse:

- Una actitud en varo.
- Un defecto de extensión del codo.
- Una supinación incompleta.
- Una pronación dolorosa.

Aunque no siempre se dan todas estas entidades.

Test

Los flexores de la muñeca y de los dedos y la inclinación

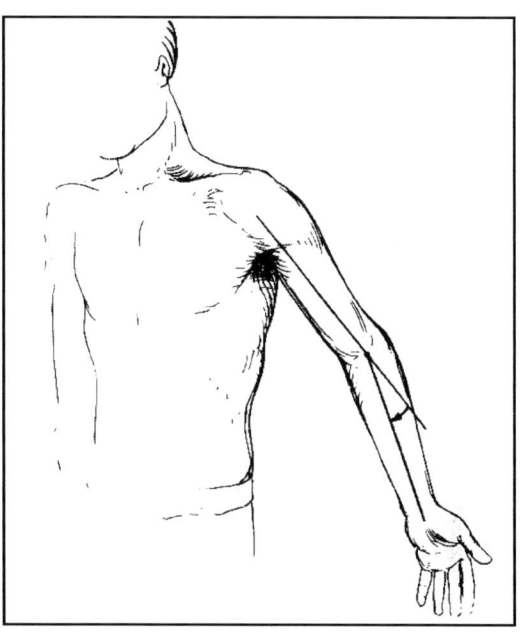

Figura 218. Varo de codo.

cubital de la mano, así como el pronador redondo, van a dar dolores en la parte interna del antebrazo. Ver página 345.

Protocolo terapéutico para las epitrocleitis

1. Tejido conjuntivo: C.B. + C.D. + miembro superior
2. Técnicas perIósticas: espina de la escápula y epitróclea
3. Masaje transverso profundo, Cyriax
4. Masaje longitudinal profundo
5. Criomasaje en el punto de máximo dolor, 5 minutos
6. Estiramiento de los flexores
7. Tratamiento articular del codo
9. Columna torácica y costillas hasta T4, como mínimo.
10. Nivel cervical C5 hasta T1

Nota: no hay que olvidarse revisar la columna cervical y sobre todo la charnela cérvico-torácica, que es la responsable del mantenimiento de la epitrocleitis en el territorio radicular C8-T1.

BURSITIS OLECRANIANA

La bursa olecraniana es una bolsa serosa que se encuentra situada en el codo, entre el olécranon del cúbito y la piel que lo cubre. La inflamación de esta bolsa se conoce como bursitis olecraniana, codo del estudiante o higroma del codo.

Se caracteriza por ser en el 90% de los casos debido a la compresión repetida, aunque en un pequeño porcentaje de ocasiones pueden ser sépticas, por estafilococos o gotosas. Algunas veces se encuentran en el transcurso de una artritis reumatoidea o post-trauma mayor.

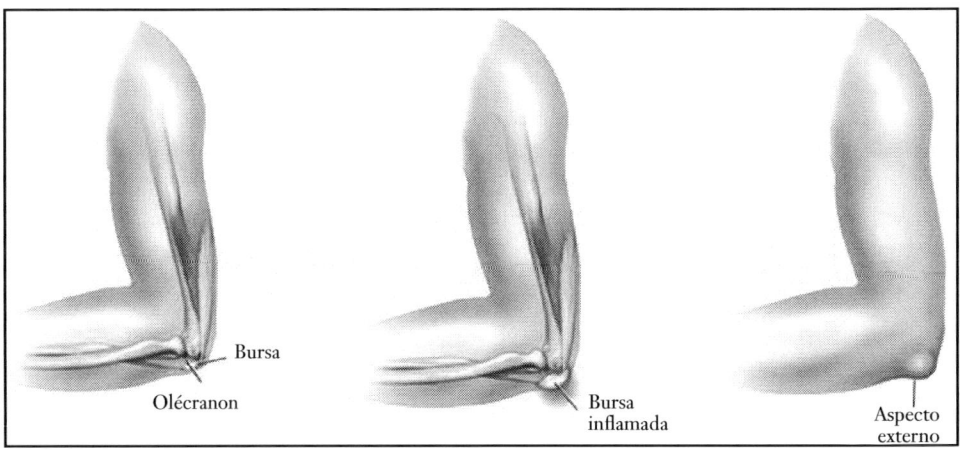

Bursa

Olécranon

Bursa
inflamada

Aspecto
externo

Figura 219. Bursitis olecraniana.

Causas

Las bursitis olecranianas pueden ser:

1. **Sépticas.** Causadas por microorganismos diversos, bacterias, virus y hongos.
2. **Asépticas.** Las causas desencadenantes de una bursitis aséptica son:
   - Traumatismo directo sobre la bursa (contusiones).
   - Microtraumatismos, por fricciones repetidas, como se da en los dibujantes, estudiantes, lanzador de dardos, etc.
3. **Metabólica (gota).**

Sintomatología

La bursitis olecraniana se manifiesta clínicamente como una tumoración blanda, fluctuante y de forma esférica. La piel que recubre a la bursa puede estar afectada presentando hiperqueratosis. En muchos casos solamente se encuentra la bolsa, no dolorosa, molestando únicamente por su tamaño y su aspecto antiestético. En otros casos hay dolor leve o celulitis peribursal o los síntomas de la enfermedad sistémica.

En la lesión del "codo del lanzador de dardos" se forma una masa ovalada fluctuante en la punta del codo, dolorosa, y una tumefacción acompañada de enrojecimiento de la piel que puede venir acompañado de hemorragia subcutánea.

En ocasiones pueden encontrarse espolones en el olécranon y depósitos amorfos de calcio (posiblemente, debido al mayor roce que esto supone con la bursa) y en muchos casos dichos espolones son la misma inserción del tríceps braquial. En el caso de bursitis séptica hay un aumento marcado de la temperatura local.

Diagnóstico

No suele existir limitación del rango de movimiento de la articulación excepto en los casos en los que la bursa adquiera un gran volumen. La palpación de la bursa puede desencadenar dolor e hipersensibilidad (ver página 343). Puede existir además cierto grado de enrojecimiento y aumento de temperatura local derivado del proceso inflamatorio subyacente.

Al principio la radiografía simple suele ser negativa. En los casos crónicos pueden aparecer depósitos de calcio. Son útiles la ecografía y la resonancia magnética.

Si existe duda de infección es indispensable realizar una punción de la bursa y un análisis bioquímico del líquido extraído. Si el líquido es claro se tratará de una bursitis aséptica. Si el líquido es turbio debe sospecharse una infección, debe cultivarse y comenzar con un tratamiento antibiótico empírico que cubra los posibles microorganismos causantes de la bursitis. Esto bajo el punto de vista alopático.

Tratamiento

1. Evitar la compresión directa sobre el área afectada.
2. Frío local, 2-3 veces al día.
3. Utilización de medidas antiinflamatorias locales. Ver página 188.
4. No comer productos irritantes, destructores de salud y acidificantes del medio interno:

   – especias, picantes, carne roja, cerdo, marisco, harinas blancas...
   – lácteos, sal, azúcares...
   – café, té, mate...
   – no fumar.

Cuando existe un exceso de ácidos grasos omega-6, una carencia de omega-3, y una ingesta inadecuada de antioxidantes como la vitamina E, la reacción pro-inflamatoria del cuerpo se desnivela y provoca inflamación crónica y dolor.

El consumo de alcohol, tabaco, grasas trans (aceites vegetales parcialmente hidrogenados) y ciertos medicamentos frenan los beneficios de los omega-3 y omega-6 (inhiben las enzimas que los transforman). Además, un exceso de omega-6 (fritos, grasa animal, mucho aceite, bollería, margarina, etc.), produce un exceso de ácido araquidónico: fuerte inflamatorio e inhibidor de los omega-3 (pescado azul, nueces, semillas de lino y chía molidas, aceite de oliva virgen extra).

Observaciones: una vez controlada la inflamación, el tratamiento debe realizarse siguiendo el protocolo de actuación general en las patologías del codo.

En ocasiones puede ser aconsejable la punción de la bursa para extraer la mayor cantidad de líquido posible.

SÍNDROME POR COMPRESIÓN DEL NERVIO CUBITAL EN EL CODO

Definición

Es una mononeuropatía por compresión del nervio cubital cuando se hace superficial en el codo, por donde discurre por un canal mitad óseo, mitad ligamentoso. La neuropatía cubital en el canal epitrócleo-olecraniano del codo es una entidad bastante frecuente; es el segundo cuadro compresivo más frecuente, aunque mucho menos que el síndrome del túnel carpiano. Sin embargo, el déficit motor que produce es más invalidante que su predecesor, por cuanto afecta a los músculos intrínsecos de la mano.

El nervio cubital es un nervio mixto que se origina de las raíces C8-T1 del plexo braquial, desciende por el brazo junto a la arteria humeral, sin dar ramas, y en el codo atraviesa el canal cubital o epitrócleo-olecraniano, donde se lesiona fácilmente; posteriormente aporta algunas ramas motoras a nivel del antebrazo. En la muñeca, se divide en una rama superficial, que recoge la sensibilidad de la mano; y otra motora, que inerva la musculatura intrínseca de la mano.

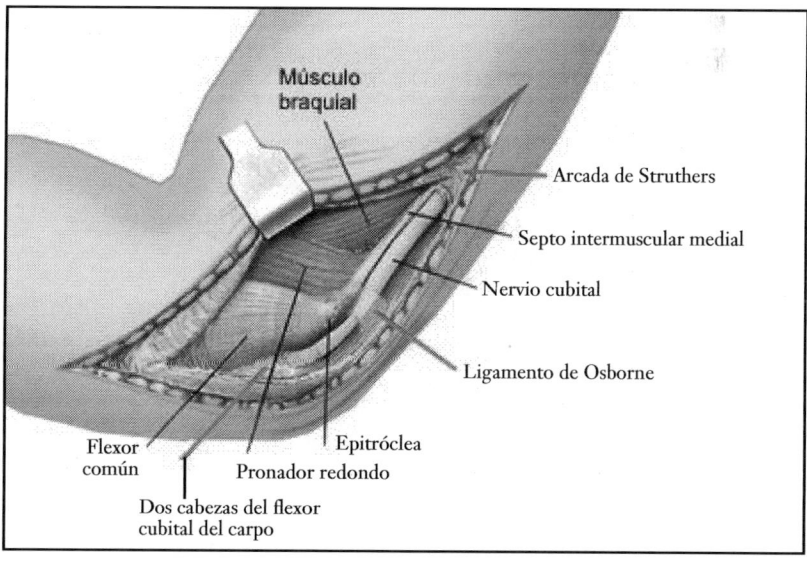

Figura 220. Nervio cubital en el surco epitrócleo-olecraniano.

Esta patología es tres veces más frecuente en hombres que en mujeres.

El nervio cubital también puede verse comprimido en la muñeca a nivel del canal de Guyon, pero es mucho más raro. Esta patología la desarrollamos en el siguiente capítulo.

Función

- Sensibilidad de la región cubital palmar y dorsal de la mano y dedos cuarto y quinto.
- Movimientos de separación y aproximación de los dedos.
- Aducción del pulgar.

La causa más frecuente de las lesiones nerviosas del nervio cubital es la compresión a nivel del canal cubital en el codo, debido a que este canal es muy superficial y se estrecha durante los movimientos de flexión del codo.

Etiología

Aunque en la mayoría de los casos la causa que lo provoca se desconoce (idiopática), en ocasiones ciertas fracturas o luxaciones del codo son responsables del cuadro clínico. Con menor frecuencia, el nervio puede estar comprimido por la presencia de tumores (gangliones) o procesos seudotumorales (tofos) en la vecindad del canal.

Los factores de riesgo incluyen:

- Lanzadores por encima de la cabeza.
- Trabajo que implica periodos prolongados de flexión del codo, como sostener un teléfono.
- Apoyar los codos sobre una superficie dura.
- Disfunciones osteopáticas.

El atrapamiento puede ocurrir en varios niveles en el túnel cubital incluyendo: la arcada de Struthers, el tabique intermuscular medial, la epitróclea, el ligamento de Osborne y la aponeurosis del músculo flexor-pronador. Puede ser el resultado de un trauma directo o indirecto y es vulnerable a la tracción, fricción y compresión. Las lesiones de tracción pueden ser el resultado de deformidad en valgo y contracturas en flexión de muchos años, pero son más comunes en los lanzadores debido al estrés en valgo extremo puesto en el brazo. La compresión del nervio en el túnel cubital puede ocurrir debido a cambios reactivos en el ligamento colateral cubital, adherencias dentro del túnel, hipertrofia de la musculatura circundante, o cambios en las articulaciones.

Síntomas y signos clínicos

La clínica característica consiste en:

- Dolor penetrante y agudo localizado sobre la epitróclea, irradiado al borde cubital de la mano.
- En ocasiones se acompaña con trastornos sensitivos tales como parestesias e hipoestesias en el 4º y 5º dedo y eminencia hipotenar.
- Evoluciona a la amiotrofia hipotenar y de músculos interóseos y a la aparición de la "garra cubital".
- Habitualmente las disestesias han estado presentes durante un periodo variable de tiempo antes de iniciar la pérdida de fuerza.

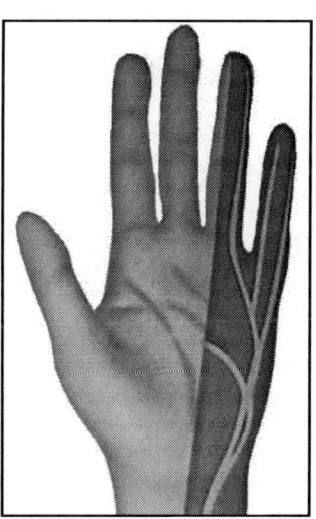

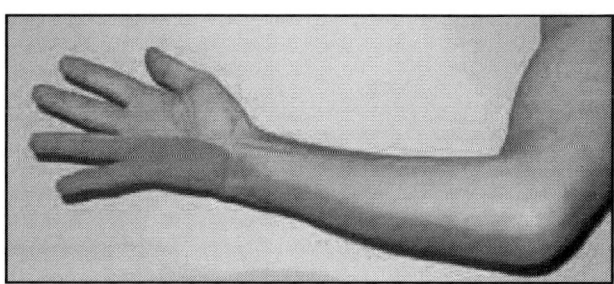

Foto 213. Áreas de dolor reflejo por la afectación en el codo del nervio cubital.

Figura 221. Parestesias e hipoestesias en el 4º y 5º dedo y eminencia hipotemar.

- Empeoramiento de los síntomas con alguna actividad.
- Falta de fuerza en algunos movimientos de la mano y dedos (como extender y separar los dedos).
- Atrofia muscular en la musculatura intrínseca de la mano.
- Mano en garra: la parálisis completa del nervio cubital produce una deformidad característica de "mano en garra" debido a la atrofia y debilidad muscular y a la hiperextensión en las articulaciones metacarpo-falángicas con flexión de las articulaciones interfalángicas.

Diagnóstico

El diagnóstico se establece teniendo en cuenta la anamnesis, exploración clínica y electrodiagnóstico neurológico.

Pruebas neurológicas

Se compone de radiografía simple. La electromiografía y la neurografía son exploraciones complementarias prácticamente imprescindibles en la confirmación de la lesión y en el diagnóstico.

Exploración física

Signo de Tinel. Se localiza el surco cubital posterior a la epitróclea del húmero, entonces se procede a percutir con un martillo de reflejos sobre el nervio cubital a su paso por el túnel cubital. Una prueba positiva es la reproducción de hormigueo y entumecimiento en la distribución del nervio cubital en el lado afectado. Hay que ser cautelosos con la interpretación de la prueba, ya que se ha encontrado positivo en el 24% de los sujetos asintomáticos y que podría ser negativo para aquellos en la etapa avanzada del diagnóstico debido a que el nervio ya no se está regenerando.

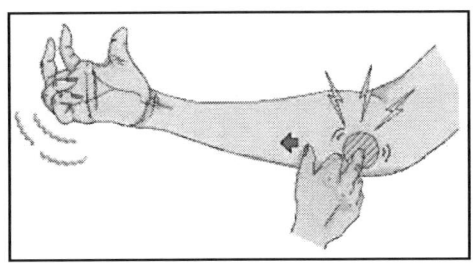

Figura 222. Signo de Tinel

Prueba de provocación de presión. El osteópata aplica presión sobre el nervio cubital en la fosa epitrocleo-olecraniana con el codo en semiflexión durante 30 segundos.

Es la prueba de provocación más sensible en el diagnóstico en el síndrome del túnel cubital.

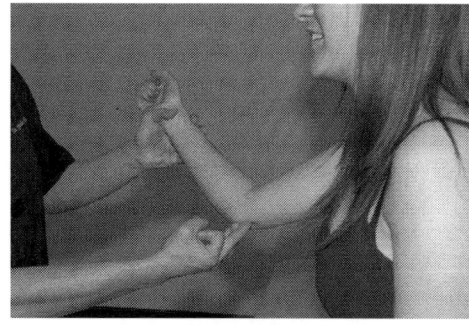
Foto 214. Prueba de provocación por presión.

Signo de Froment. Si la compresión es de larga evolución, se objetiva la debilidad de los músculos intrínsecos de la mano, observándose el llamado "signo de Froment", el cual explora el aductor corto del pulgar: al coger una hoja de papel, el sujeto normal la sostiene entre el pulpejo del pulgar y el lado radial del índice; en la lesión del nervio cubital, la hoja es sostenida por la punta de ambos dedos. En la prueba de Froment se invita al paciente a retener la hoja entre sus dedos cuando se tira de la misma. Los pacientes con compresión cubital flexionan la interfalángica del pulgar en un intento de presionar la hoja de papel, es decir, el flexor del pulgar (inervado por el nervio mediano) actúa para evitar que se le escape. Los síntomas aparecen en aumento con el codo en flexión y cesan o se alivian con la extensión.

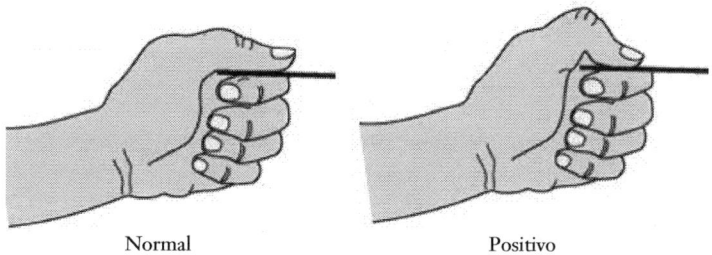
Normal   Positivo
Figura 223. Signo de Froment.

Tratamiento

El tratamiento osteopático en esta lesión consistirá en evaluar y corregir toda disfunción presente en el codo, así como las eventuales disfunciones a distancia con repercusión sobre esta articulación.

En ocasiones, cuando el tratamiento manual no corrige esta afectación suele recurrirse a la cirugía, donde todas las fascias o ligamentos que aprisionen el nervio han de ser seccionados hasta que el nervio se encuentra perfectamente libre en toda su extensión.

En muchos casos el paciente mejora de su sintomatología, pero si antes de la intervención el nervio ya está muy lesionado a veces la recuperación no siempre es satisfactoria.

Tras la intervención quirúrgica es importante tratar bien las fascias afectadas con técnicas que todo osteópata cualificado conoce, así como reevaluar y tratar cada articulación del codo que encontremos afectada.

Es importante señalar al paciente que evite todo tipo de compresiones sobre el área afectada.

Capítulo IV

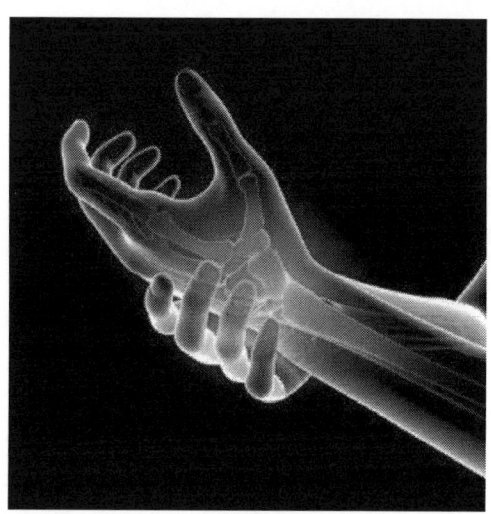

CONCEPTO OSTEOPÁTICO
DE LA MUÑECA-MANO

ANATOMÍA Y BIOMECÁNICA DE LA MUÑECA-MANO

1. ESQUELETO ÓSEO DE LAS ARTICULACIONES DE LA MUÑECA-MANO

La mano se encuentra constituida por tres porciones que de proximal a distal son:

1. Carpo
2. Metacarpo
3. Falanges o dedos

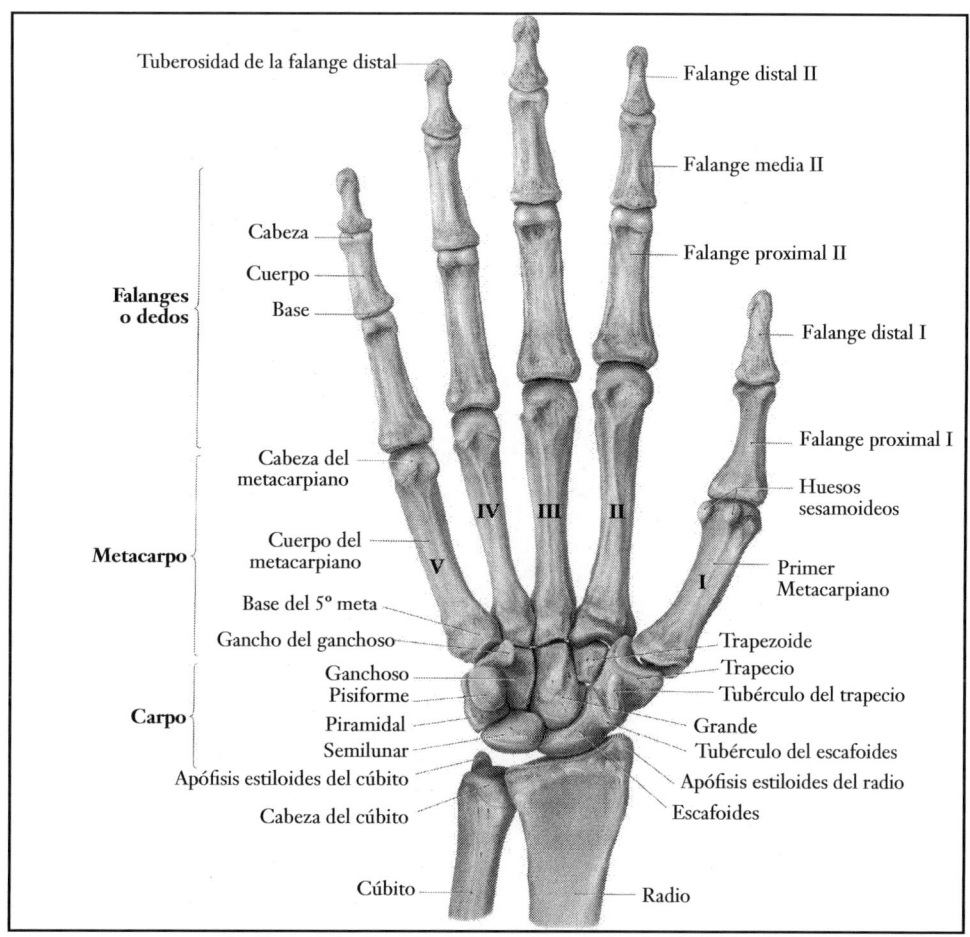

Figura 224. Huesos de la mano derecha. Vista palmar.

1. El carpo

El carpo se compone de 8 huesos carpianos, que se encuentran dispuestos en dos hileras transversales de 4 huesos cada una.

Fila proximal, de lateral a medial	Fila distal, de lateral a medial
Escafoides	Trapecio
Semilunar	Trapezoide
Piramidal	Grande
Pisiforme	Ganchoso

Los huesos de cada hilera se articulan entres sí, y a su vez, ambas hileras encajan la una con la otra formando la articulación intercarpiana o mediocarpiana.

El conjunto de los huesecillos del carpo forma una especie de bóveda de convexidad dorsal y concavidad palmar.

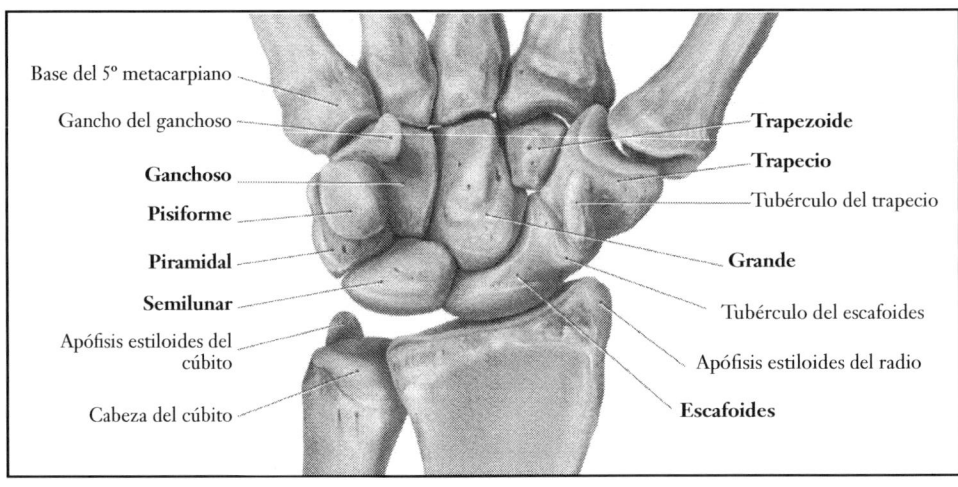

Figura 225. Huesos del carpo. Vista palmar de la mano derecha.

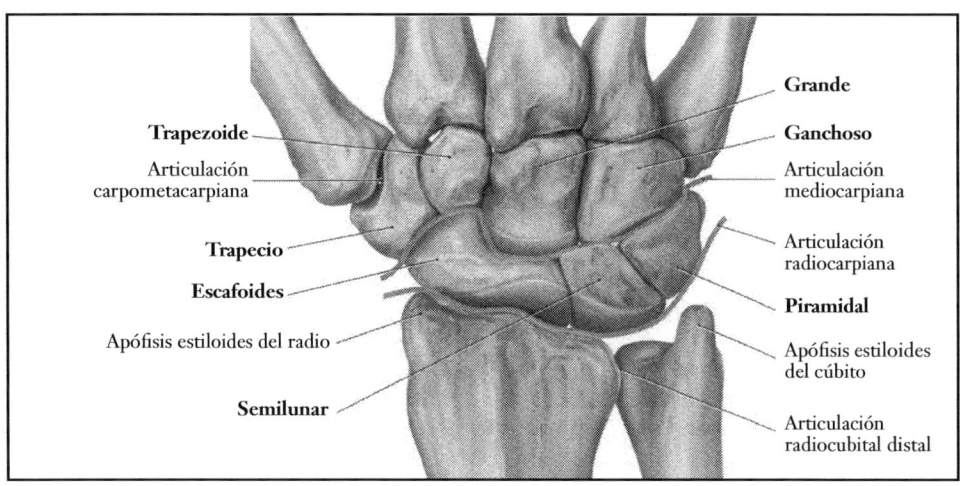

Figura 226. Huesos del carpo. Vista dorsal de la mano derecha.

2. El metacarpo

El metacarpo se encuentra constituido por cinco huesos largos, llamados metacarpianos, que se enumeran de fuera a dentro (figura 224). Al igual que todos los huesos largos, los metacarpianos se dividen en: epífisis proximal (base), diáfisis y epífisis distal (cabeza).

En todos ellos se distinguen superficies articulares en las bases para los huesos del carpo (articulación carpometacarpiana) y en las cabezas para las falanges (articulaciones metacarpofalángicas). A su vez los cuatro últimos metacarpianos se articulan entre ellos a nivel de las caras laterales de sus bases (articulaciones intermetacarpianas).

3. Falanges

Son los huesos de los dedos (figura 224). En cada dedo se distinguen tres falanges (falange proximal, falange media y falange distal), a excepción del dedo pulgar que únicamente tiene dos.

Las falanges son huesos largos y por tanto están constituidas por dos epífisis (base y cabeza) y una diáfisis.

Falanges proximales

Su base presenta una superficie cóncava, que sirve de carilla articular para la cabeza de los metacarpianos. Su cabeza, situada distalmente tiene forma de tróclea y se une a las falanges medias.

Falanges medias

Su base tiene dos facetas cóncavas separadas por una cresta para adaptarse a la cabeza de la falange proximal. Su cabeza posee las mismas características que la de la falange primera, y se articula con la falange distal correspondiente.

Falanges distales

Su base es similar a la de la falange media, a cuya cabeza se une. No obstante, en su extremo distal se extiende en forma de paleta.

2. ARTICULACIONES DE LA MUÑECA-MANO

Articulación de la muñeca

La muñeca es la articulación distal del miembro superior, que permite a la mano adoptar una posición óptima para la prensión.

El complejo articular de la muñeca posee dos grados de libertad (flexión-extensión y abducción-aducción), más un tercer grado de libertad (pronación-supinación) producida en el extremo distal del antebrazo.

El complejo articular de la muñeca se compone de dos articulaciones, incluidas en el mismo conjunto funcional junto con la articulación radiocubital distal:

1. La articulación radiocarpiana
2. La articulación mediocarpiana o intercarpiana

1. Articulación radiocarpiana

Se trata de una articulación perteneciente al grupo de las condíleas.

En ella participan la cara inferior de la epífisis distal del radio y el ligamento triangular del carpo (separa la cabeza del cúbito de la primera hilera del carpo), que se enfrentan a los huesos de la hilera proximal del carpo (escafoides, semilunar, piramidal). Por lo tanto el cúbito no se articula con los huesos carpianos.

El radio contacta con el escafoides y con el semilunar, mientras que el ligamento triangular de la muñeca se relaciona con parte del semilunar y con el piramidal.

El radio y el ligamento triangular del carpo constituyen una superficie cóncava, conocida como glena antebraquial que está orientada hacia abajo, hacia delante y hacia dentro, hecho que resulta importante para la biomecánica de la articulación. Esta glena antebraquial se corresponde con el cóndilo que forman los huesos escafoides, semilunar y piramidal.

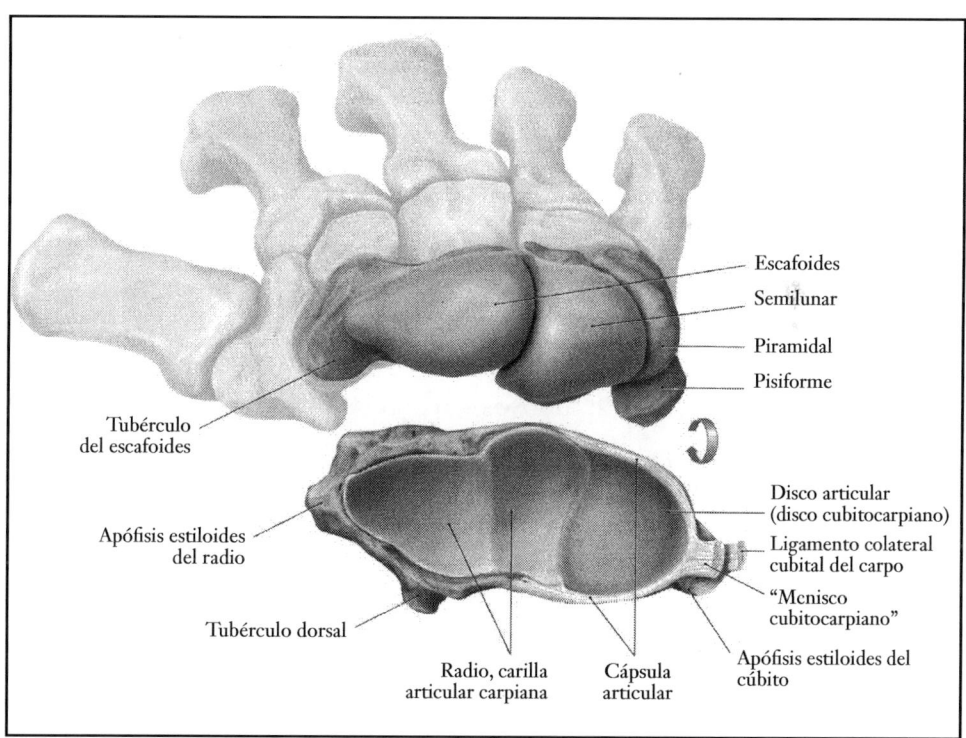

Figura 227. Superficies articulares de la articulación radiocarpiana de la mano derecha. Visión de la hilera proximal de los huesos del carpo desde proximal y de las superficies articulares del radio, del cúbito y del disco articular (disco articular cubitocarpiano) desde distal.

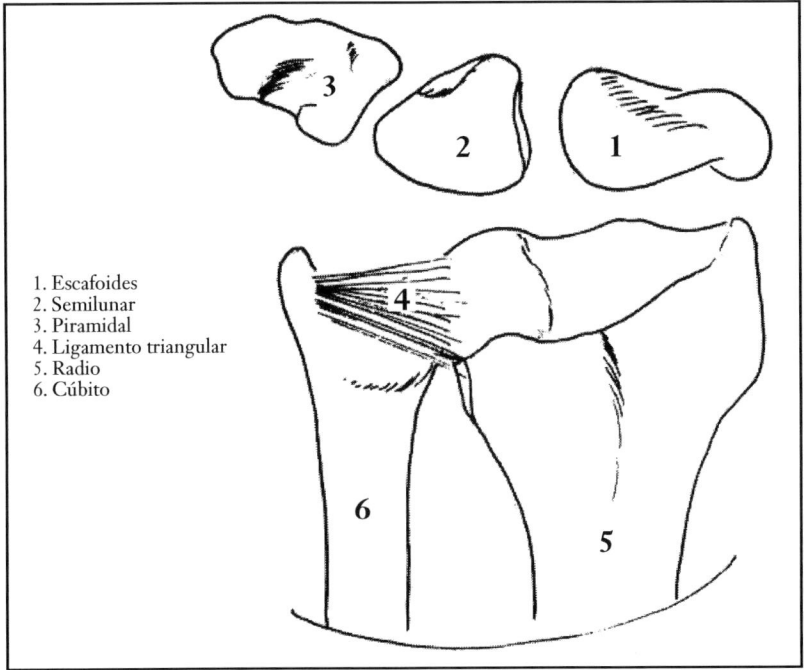

1. Escafoides
2. Semilunar
3. Piramidal
4. Ligamento triangular
5. Radio
6. Cúbito

Figura 228. Articulación radiocarpiana izquierda
Vista anterior.

Cápsula articular

La membrana fibrosa de la cápsula articular rodea la articulación radiocarpiana y se inserta en los extremos distales del radio y del cúbito, y en la fila proximal de huesos carpianos (escafoides, semilunar y piramidal). La membrana sinovial recubre la superficie interna de la membrana fibrosa de la cápsula articular y se inserta en los márgenes de las superficies articulares. Existen numerosos repliegues sinoviales.

Ligamentos

La membrana fibrosa de la cápsula articular está reforzada por resistentes ligamentos radiocarpianos dorsales y palmares. Los ligamentos radiocarpianos palmares van desde el radio hasta las dos filas de huesos carpianos (figura 237). Son resistentes y se orientan para que la mano siga al radio durante la supinación del antebrazo. Los ligamentos radiocarpianos dorsales tienen la misma orientación para que la mano siga al radio durante la pronación del antebrazo (figura 236).

La cápsula articular también está reforzada medialmente por el ligamento colateral cubital, que se inserta en el proceso estiloides del cúbito y en el piramidal (figura 236). La cápsula articular también está reforzada lateralmente por el ligamento colateral radial, que se inserta en el proceso estiloides del radio y en el escafoides (figura 237).

Movimientos

La articulación radiocarpiana puede aumentar la amplitud de sus movimientos mediante pequeños desplazamientos adicionales de las articulaciones intercarpianas y mediocarpiana (figura 245). Sus movimientos son de flexión-extensión, abducción-aducción (desviación radial-desviación cubital) y circunducción. El grado de flexión de la mano sobre el antebrazo es superior al de extensión; estos movimientos se acompañan (de hecho, se inician así) de movimientos similares en la articulación mediocarpiana (entre las filas proximal y distal de huesos carpianos). El grado de aducción de la mano es mayor que el de abducción (figura 245). La mayor parte de la aducción tiene lugar en la articulación radiocarpiana. En la abducción desde la posición neutra está implicada la articulación mediocarpiana. La circunducción de la mano consiste en una serie sucesiva de movimientos de flexión, aducción, extensión y abducción.

Esta articulación presenta dos curvaturas:

- Una curvatura sagital que permite los movimientos de flexión-extensión.
- Una curvatura coronal que permite los movimientos de aducción-abducción (abducción: inclinación radial; aducción: inclinación cubital).

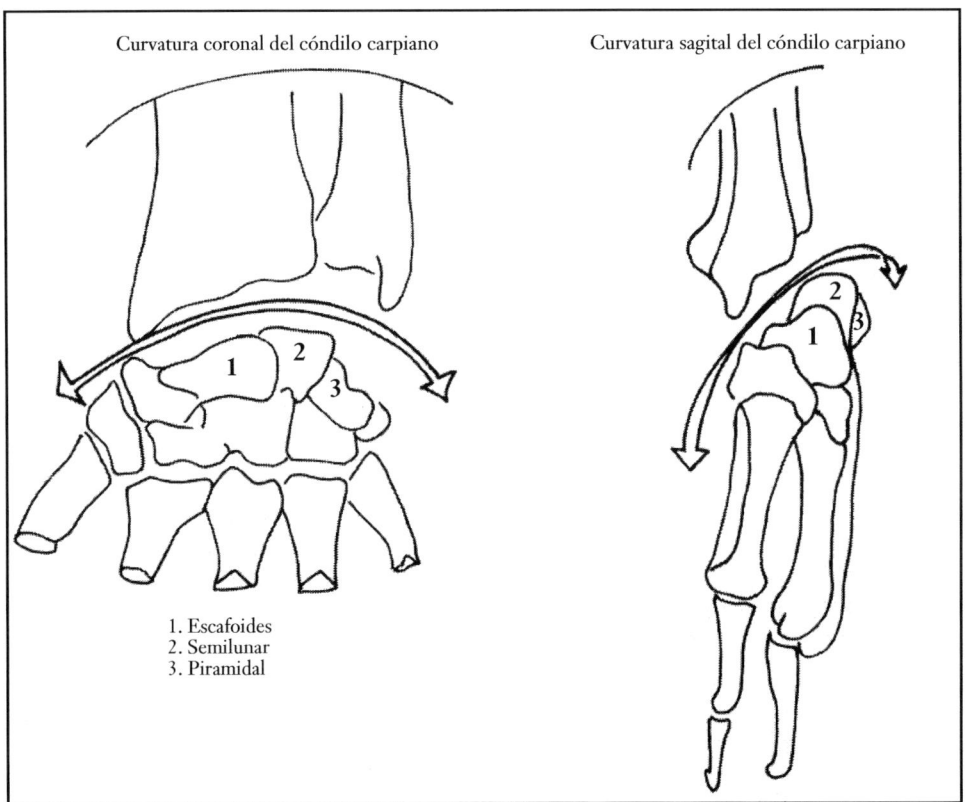

Figura 229. Biomecánica de la articulación radiocarpiana izquierda
A: vista posterior. B: vista lateral.

Músculos que mueven la articulación radiocarpiana

Los movimientos de la articulación radiocarpiana se deben principalmente a la acción de los músculos carpianos del antebrazo, cuyos tendones se extienden a lo largo de las cuatro esquinas del carpo (cuando se compara una sección transversal del carpo con un rectángulo; ver figura 230) para insertarse en las bases de los metacarpianos. El flexor cubital del carpo lo hace a través del ligamento pisiganchoso (figura 237), que sería una continuación de su tendón si se considerara al pisiforme como un hueso sesamoideo situado dentro del tendón continuo.

- La *flexión de la articulación radiocarpiana* está producida por los flexores radial y cubital del carpo, con la ayuda de los flexores de los dedos y del pulgar, el palmar largo y el abductor largo del pulgar.

- La *extensión de la articulación radiocarpiana* está producida por los extensores radiales corto y largo del carpo, y el extensor cubital del carpo, con la ayuda de los extensores de los dedos y del pulgar.
- La *abducción de la articulación radiocarpiana* está producida por el abductor largo del pulgar, el flexor radial del carpo y los extensores radiales corto y largo del carpo; está limitada unos 15° debido a la interposición del proceso estiloides del radio.
- La *aducción de la articulación radiocarpiana* está producida por la contracción simultánea del extensor cubital del carpo y el flexor cubital del carpo.

La mayoría de las actividades requieren un reducido grado de flexión del carpo; no obstante, la prensión tensa (cierre con fuerza del puño) necesita un movimiento de extensión. La posición ligeramente extendida es también la más estable y la «posición de descanso».

Irrigación

Las arterias que irrigan la articulación radiocarpiana son ramas de los arcos dorsal y palmar del carpo (figuras 262, 263 y 265).

Inervación

Los nervios que inervan la articulación radiocarpiana proceden del ramo interóseo anterior del nervio mediano, el ramo interóseo posterior del nervio radial, y los ramos dorsal y profundo del nervio cubital.

2. Articulación mediocarpiana o intercarpiana

Está formada por las superficies articulares inferiores de la primera fila de huesos del carpo por arriba, y de las superficies articulares superiores de los huesos de la segunda fila del carpo, por abajo.

- El trapecio y el trapezoide se articulan con el escafoides
- La cabeza del hueso grande se articula con el escafoides y el semilunar
- El hueso ganchoso se articula con el piramidal y el semilunar

Cápsula articular

Las articulaciones intercarpianas y carpometacarpianas (con la excepción de la articulación carpometacarpiana del pulgar, que es independiente) forman una cavidad articular común continua. La articulación radiocarpiana también es independiente. La continuidad de las cavidades articulares, o la ausencia de ésta, es significativa en relación con la diseminación de infecciones y con la práctica de artroscopias (en las cuales se inserta un fibroscopio flexible en la cavidad articular para visualizar sus superficies internas y sus características). La membrana fibrosa de la cápsula articular rodea las articulaciones intercarpianas y ayuda a mantener unidos los huesos carpianos. La membrana sinovial recubre la membrana fibrosa y se inserta en los márgenes de las superficies articulares de los huesos carpianos.

Ligamentos

Los huesos del carpo se encuentran unidos entre sí mediante dos estructuras ligamentosas, que los refuerzan por delante (ligamentos intercarpianos palmares) y por detrás (ligamentos intercarpianos dorsales).

Movimientos

Los movimientos de deslizamiento que tienen lugar entre los huesos carpianos se acompañan de movimientos en la articulación radiocarpiana que los extienden y aumentan la amplitud global de movimiento. De hecho, la flexión y la extensión de la mano se inician en la articulación mediocarpiana, entre las hileras proximal y distal de huesos carpianos (figura 245). La mayor parte de la flexión y de la aducción se produce principalmente en la articulación radiocarpiana, mientras que la extensión y la abducción implican principalmente a la mediocarpiana. Los movimientos en las otras articulaciones intercarpianas son pequeños, aunque la hilera proximal es más móvil que la distal.

Irrigación

Las arterias que irrigan las articulaciones intercarpianas proceden de los arcos dorsal y palmar del carpo (figuras 262, 263 y 265).

Inervación

Las articulaciones intercarpianas están inervadas por el ramo interóseo anterior del nervio mediano y por los ramos dorsal y profundo del nervio cubital.

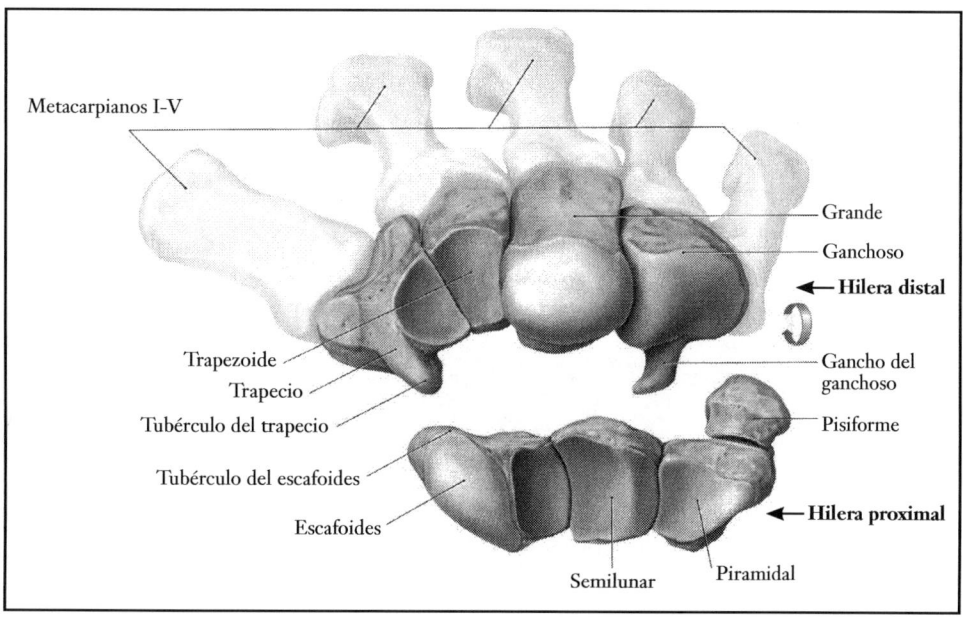

Metacarpianos I-V

Grande

Ganchoso

← Hilera distal

Trapezoide

Trapecio

Tubérculo del trapecio

Gancho del ganchoso

Pisiforme

Tubérculo del escafoides

Escafoides

← Hilera proximal

Semilunar   Piramidal

Figura 230. Superficies articulares de la articulación mediocarpiana de la mano derecha. Visión de la hilera distal de los huesos del carpo desde proximal y de la hilera proximal desde distal.

3. Articulación radiocubital distal

La articulación radiocubital distal (inferior) es una articulación sinovial de tipo trocoide (figura 231). En ella, el radio se mueve alrededor del extremo distal del cúbito, relativamente fijo.

Superficies articulares

La cabeza redondeada del cúbito se articula con la incisura cubital de la cara medial del extremo distal del radio. Un disco articular de la articulación radiocubital distal, fibrocartilaginoso y de forma triangular (por ello denominado en ocasiones ligamento triangular), une los extremos del cúbito y el radio y es la principal estructura estabilizadora de la articulación (figuras 238 y 239). La base del disco articular se inserta en el borde medial de la incisura cubital del radio, y su vértice lo hace en la cara lateral de la base del proceso estiloides del cúbito. La superficie proximal de este disco se articula con la cara distal de la cabeza del cúbito. Por ello, en una sección coronal, la cavidad articular tiene forma de L con su barra vertical entre el radio y el cúbito, y la horizontal entre el cúbito y el disco articular. El disco articular separa la cavidad de la articulación radiocubital distal de la cavidad de la articulación radiocarpiana.

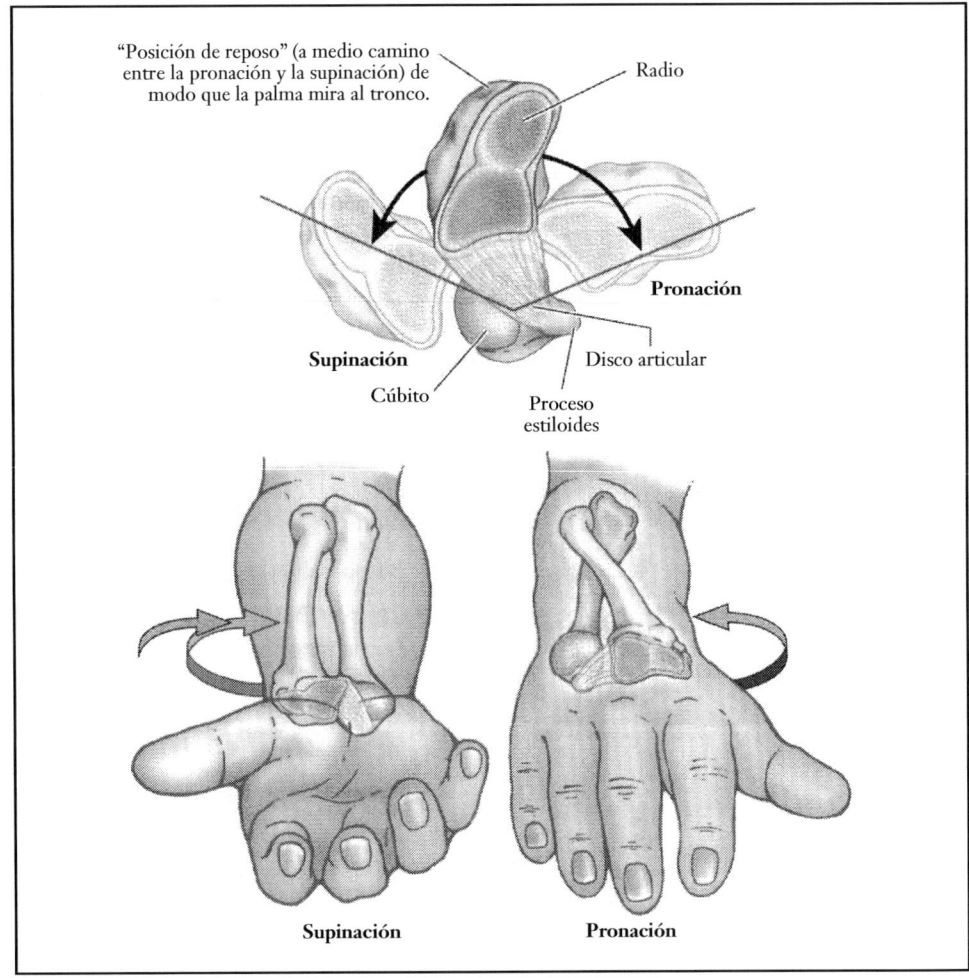

Figura 231. Movimientos de la articulación radiocubital distal durante la supinación y la pronación del antebrazo.

Cápsula articular

La membrana fibrosa de la cápsula articular engloba la articulación radiocubital distal, pero es deficiente superiormente. La membrana sinovial se extiende superiormente entre el radio y el cúbito para formar el receso sacciforme de la articulación radiocubital distal. Esta redundancia de la membrana sinovial acomoda los enrollamientos de la cápsula que tienen lugar cuando el extremo distal del radio se desplaza alrededor del relativamente fijo extremo distal del cúbito durante la pronación y la supinación del antebrazo.

Ligamentos

La membrana fibrosa de la cápsula articular de la articulación radiocubital distal está reforzada por un ligamento anterior y uno posterior. Estas bandas transversas relativamente débiles se extienden desde el radio hasta el cúbito a través de las superficies anterior y posterior de la articulación.

Movimientos

Durante la pronación del antebrazo y la mano, el extremo distal del radio se desplaza (rota) anterior y medialmente, para cruzar por delante del cúbito (figura 231). Durante la supinación, el radio deja de cruzarse con el cúbito, ya que su extremo distal se desplaza (rota) lateral y posteriormente, y los huesos se vuelven paralelos.

Músculos que mueven la articulación radiocubital distal

Los músculos que inducen movimientos de la articulación radiocubital distal ya se han descrito en el apartado dedicado a la articulación radiocubital proximal (tablas 11 y 12).

Irrigación

Las arterias interóseas anterior y posterior irrigan la articulación radiocubital distal (figura 263).

Inervación

Los nervios interóseos anterior y posterior inervan la articulación radiocubital distal.

Articulaciones de la mano

1. *Articulaciones carpometacarpianas e intermetacarpianas*

Las articulaciones carpometacarpianas e intermetacarpianas son sinoviales planas, con la excepción de la articulación carpometacarpiana del pulgar, que es en silla de montar y que veremos más adelante.

Las articulaciones carpometacarpianas se establecen entre la base de los metacarpianos, y los huesos de la hilera distal del carpo. Para ser más exactos, la unión se produce de la siguiente manera:

- El 2º metacarpiano se articula con los huesos trapecio y trapezoide
- El 3er metacarpiano se une al hueso grande
- El 4º metacarpiano se halla articulado con los huesos grande y ganchoso
- El 5º metacarpiano se articula únicamente con el hueso ganchoso

Las articulaciones intermetacarpianas son las uniones que se establecen entre las caras laterales de las bases de los 4 últimos metacarpianos.

Como articulaciones de tipo artrodia que son, poseen escasa movilidad.

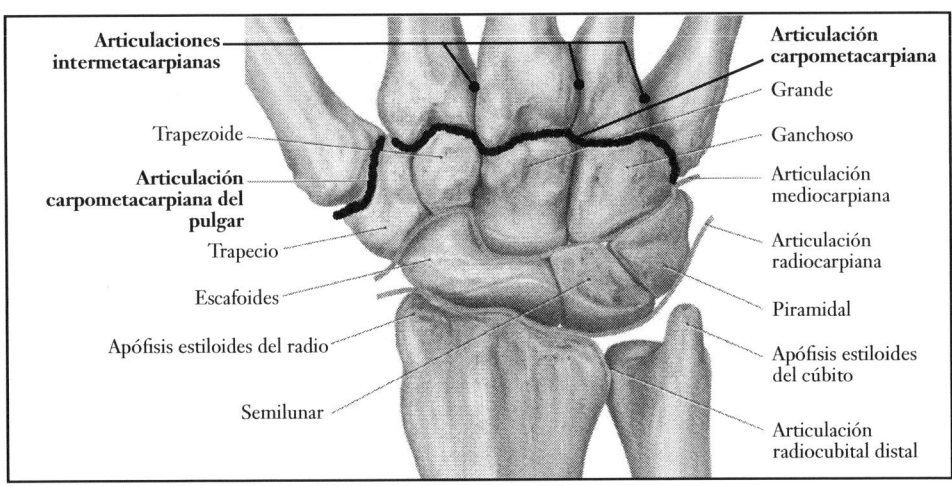

Figura 232. Articulación carpometacarpiana e intermetacarpianas.
Vista dorsal de la mano derecha.

Superficies articulares

Las superficies distales de los huesos carpianos de la hilera distal se articulan con las superficies carpianas de las bases de los metacarpianos en las articulaciones carpometacarpianas. Al igual que los huesos carpianos, los metacarpianos adyacentes se articulan entre sí; las articulaciones intermetacarpianas tienen lugar entre las caras radial y ulnar de las bases de los metacarpianos.

Cápsula articular

Las cuatro articulaciones carpometacarpianas mediales y las tres articulaciones intermetacarpianas están englobadas por una cápsula articular común en las caras palmar y dorsal. Una membrana sinovial común recubre la cara interna de la membrana fibrosa de la cápsula articular, y rodea una cavidad articular común.

Ligamentos

En la región de las articulaciones, los huesos están unidos por ligamentos carpometacarpianos e intermetacarpianos palmares y dorsales (figuras 236 y 237), y por ligamentos intermetacarpianos interóseos. Además, los ligamentos metacarpianos transversos superficial y profundo (en los que se inicia la aponeurosis palmar), que se asocian a los extremos distales de los metacarpianos, limitan el movimiento de las articulaciones carpometacarpianas e intermetacarpianas porque se oponen a la separación de las cabezas de los metacarpianos.

Movimientos

Las articulaciones carpometacarpianas de los dedos 2° y 3° casi no tienen movimiento, la del 4° es ligeramente móvil y la del 5° es moderadamente móvil, ya que puede flexionarse y rotar ligeramente cuando se agarra con fuerza algo. Cuando la palma de la mano adopta forma de «copa» (como sucede al oponer los pulpejos del pulgar y el meñique), dos tercios del movimiento tienen lugar en la articulación carpometacarpiana del pulgar y un tercio en las articulaciones carpometacarpiana e intermetacarpianas de los dedos 4° Y 5°.

Irrigación

Las articulaciones carpometacarpianas e intermetacarpianas están irrigadas por anastomosis arteriales periarticulares del carpo y la mano (arcos dorsal y palmar del carpo, arco palmar profundo y arterias metacarpianas) (figuras 262, 263 y 265).

Inervación

Las articulaciones carpometacarpianas e intermetacarpianas están inervadas por el ramo interóseo anterior del nervio mediano, el ramo interóseo posterior del nervio radial y los ramos dorsales y profundo del nervio cubital.

2. Articulación en silla de montar del pulgar

Superficies articulares

La importante articulación carpometacarpiana del pulgar se establece entre el trapecio y la base del primer metacarpiano, y está dotada de una cavidad articular separada (figura 232).

Cápsula articular

La membrana fibrosa de la articulación carpometacarpiana del pulgar rodea la articulación y se inserta en los márgenes de las superficies articulares. La membrana sinovial recubre la superficie interna de la membrana fibrosa. La laxitud de la cápsula facilita la libertad de movimientos de la articulación del pulgar.

Movimientos

La articulación carpometacarpiana del pulgar permite movimientos angulares en todos los planos (flexión-extensión, abducción-aducción y circunducción) y un cierto grado de rotación axial (figuras 233 y 234).

Es especialmente importante el hecho de que aquí tiene lugar el movimiento esencial para la oposición del pulgar. Aunque el oponente del pulgar es el principal impulsor, todos los músculos hipotenares contribuyen en la oposición.

Irrigación e inervación

Rama lateral del nervio radial superficial. Puede estar inervada también por la rama terminal del nervio mediano.

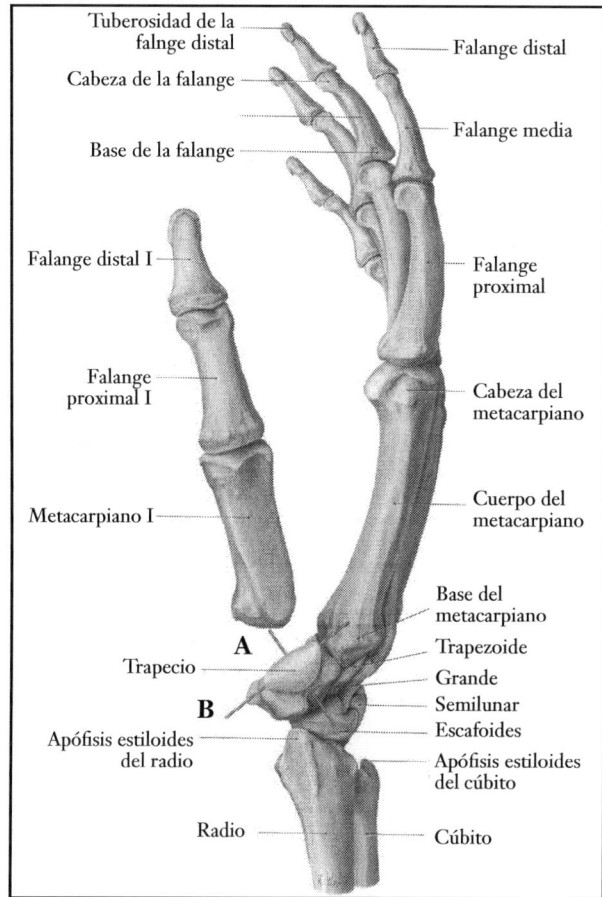

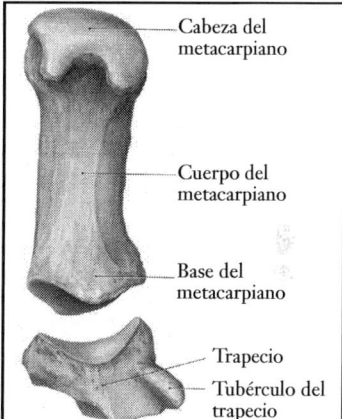

Figura 233. Eje de movimiento de la art. en silla de montar del pulgar. A: eje de abducción-aducción. B: eje de flexión-extensión. Vista radial de la mano derecha.

Figura 234. Superficies articulares de la art. en silla de montar del pulgar. Vista palmar-cubital.

3. Articulaciones metacarpofalángicas e interfalángicas

Las articulaciones metacarpofalángicas son sinoviales de tipo elipsoidea, y permiten movimientos en dos planos: flexión-extensión y aducción-abducción. Las articulaciones interfalángicas son sinoviales de tipo gínglimo, y sólo permiten movimientos de flexión-extensión (figura 235).

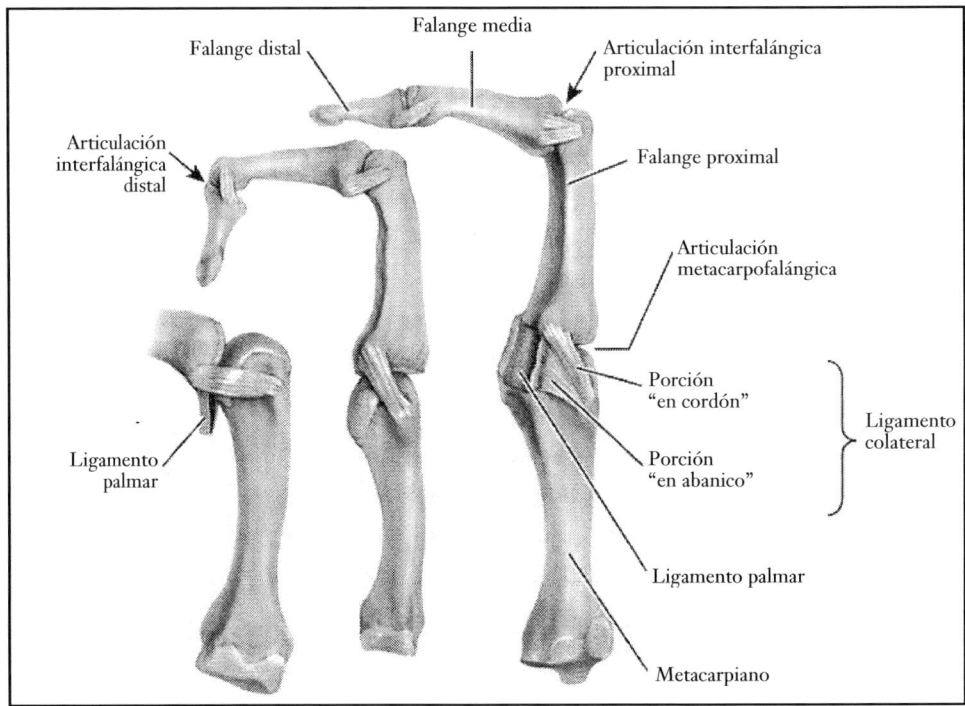

Figura 235. Articulaciones metacarpofalángicas e interfalángicas.
Vista lateral de la mano derecha.

Superficies articulares

Las cabezas de los metacarpianos se articulan con las bases de las falanges proximales en las articulaciones metacarpofalángicas, y las cabezas de las falanges se articulan con las bases de las falanges más distales en las articulaciones interfalángicas.

Cápsulas articulares

Cada articulación metacarpofalángica e interfalángica está englobada por una cápsula articular dotada de una membrana sinovial que tapiza una membrana fibrosa que se inserta en los márgenes de cada articulación.

Ligamentos

La membrana fibrosa de cada articulación metacarpofalángica e interfalángica está reforzada por dos ligamentos colaterales (medial y lateral). Estos ligamentos constan de dos porciones:

- Porciones similares a cordones, más densas, que discurren distalmente desde las cabezas de los metacarpianos y las falanges hasta las bases de las falanges (figura 235).
- Porciones en forma de abanico, más delgadas, que discurren anteriormente para insertarse en láminas gruesas, densamente fibrosas, o fibrocartilaginosas (ligamentos palmares), que forman la cara palmar de la cápsula articular.

Movimientos

En las articulaciones metacarpofalángicas 2ª a 5ª hay movimientos de flexión-extensión, abducción-aducción y circunducción de los dedos 2° a 5°. El movimiento de la articulación metacarpofalángica del pulgar está limitado a la flexión-extensión. En las articulaciones interfalángicas sólo se dan movimientos de flexión y extensión.

Irrigación

Las arterias digitales profundas que se originan en el arco palmar superficial irrigan las articulaciones metacarpofalángicas e interfalángicas (figuras 262, 263 y 265).

Inervación

Las articulaciones metacarpofalángicas e interfalángicas están inervadas por nervios digitales que proceden de los nervios cubital y mediano.

Complejo ligamentario de la muñeca-mano

1. Ligamentos de la mano derecha

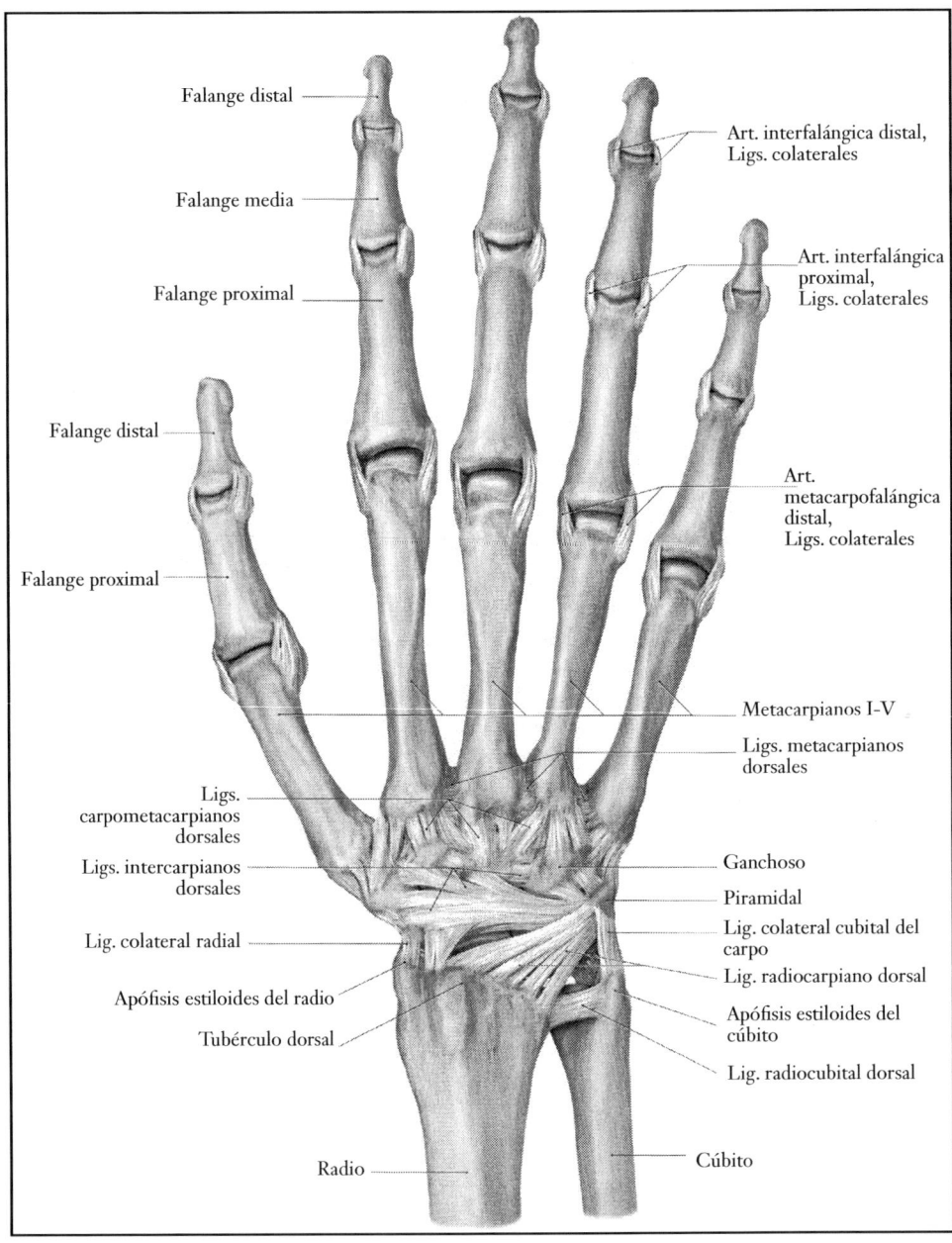

Figura 236. Complejo ligamentario de la mano derecha. Vista dorsal.

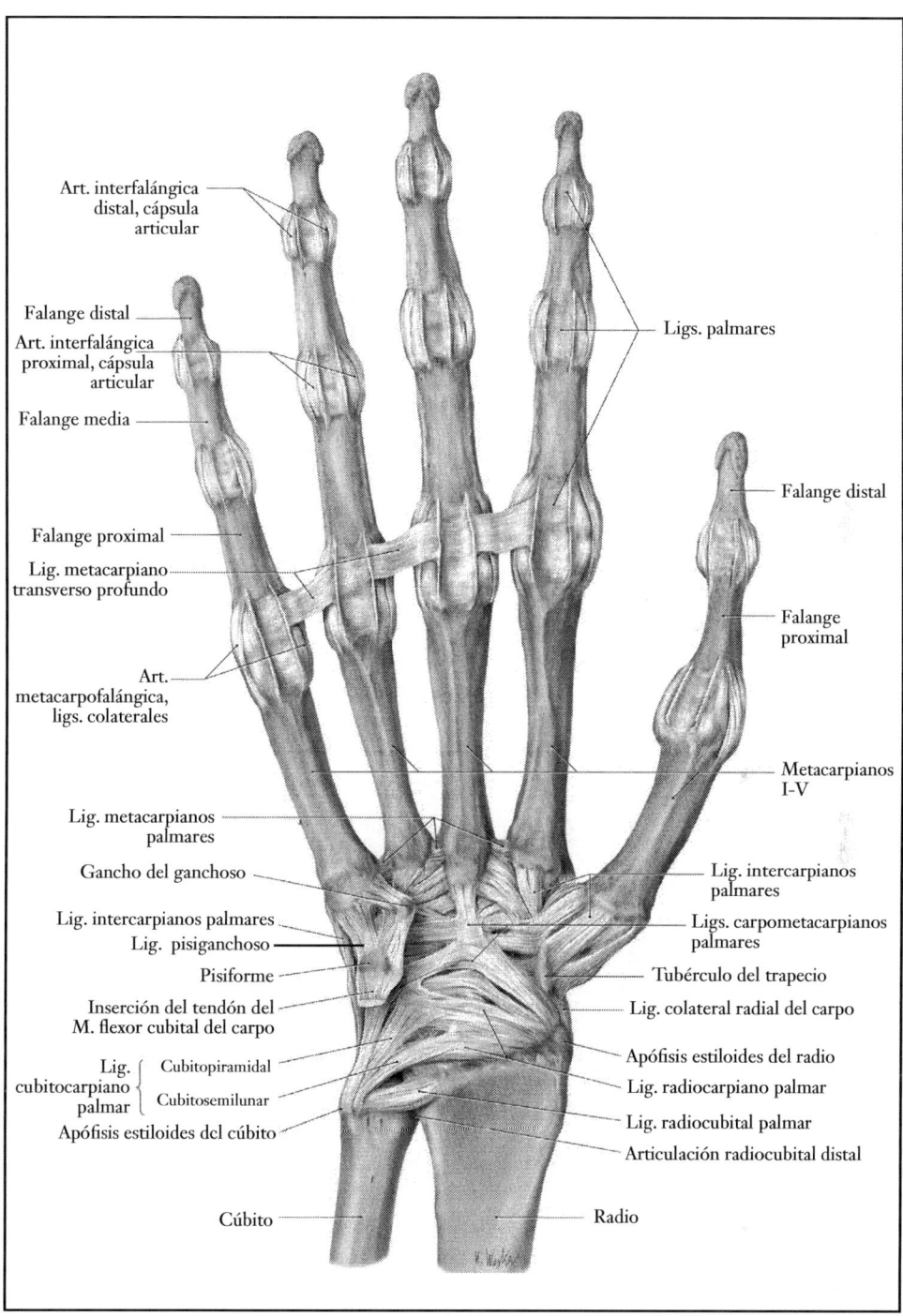

Art. interfalángica
distal, cápsula
articular

Falange distal

Art. interfalángica
proximal, cápsula
articular

Falange media

Falange proximal

Lig. metacarpiano
transverso profundo

Art.
metacarpofalángica,
ligs. colaterales

Lig. metacarpianos
palmares

Gancho del ganchoso

Lig. intercarpianos palmares

Lig. pisiganchoso

Pisiforme

Inserción del tendón del
M. flexor cubital del carpo

Lig. ⎰ Cubitopiramidal
cubitocarpiano ⎱
palmar ⎰ Cubitosemilunar

Apófisis estiloides del cúbito

Cúbito

Ligs. palmares

Falange distal

Falange
proximal

Metacarpianos
I-V

Lig. intercarpianos
palmares

Ligs. carpometacarpianos
palmares

Tubérculo del trapecio

Lig. colateral radial del carpo

Apófisis estiloides del radio

Lig. radiocarpiano palmar

Lig. radiocubital palmar

Articulación radiocubital distal

Radio

Figura 237. Complejo ligamentario de la mano derecha. Vista palmar.

2. El complejo cubitocarpiano

El complejo cubitocarpiano triangular (sinónimo: complejo triangular fibrocartilaginoso, CTFC) está constituido por un complejo de ligamentos y del disco y constituye la unión entre la parte distal del cúbito, la parte distal de la articulación radiocubital y la hilera proximal del carpo. Cuando se producen lesiones del complejo cubitocarpiano suelen presentarse principalmente molestias en el lado cubital de la muñeca. El complejo cubitocarpiano está funcionalmente dividido en:

- Disco cubitocarpiano (disco triangular),
- Ligamentos radiocubitales dorsal y palmar,
- Ligamentos cubitosemilunar y cubitopiramidal,
- Menisco cubitocarpiano,
- Ligamento colateral cubital,
- Ligamento radiopiramidal (componente del ligamento radiocarpiano dorsal).

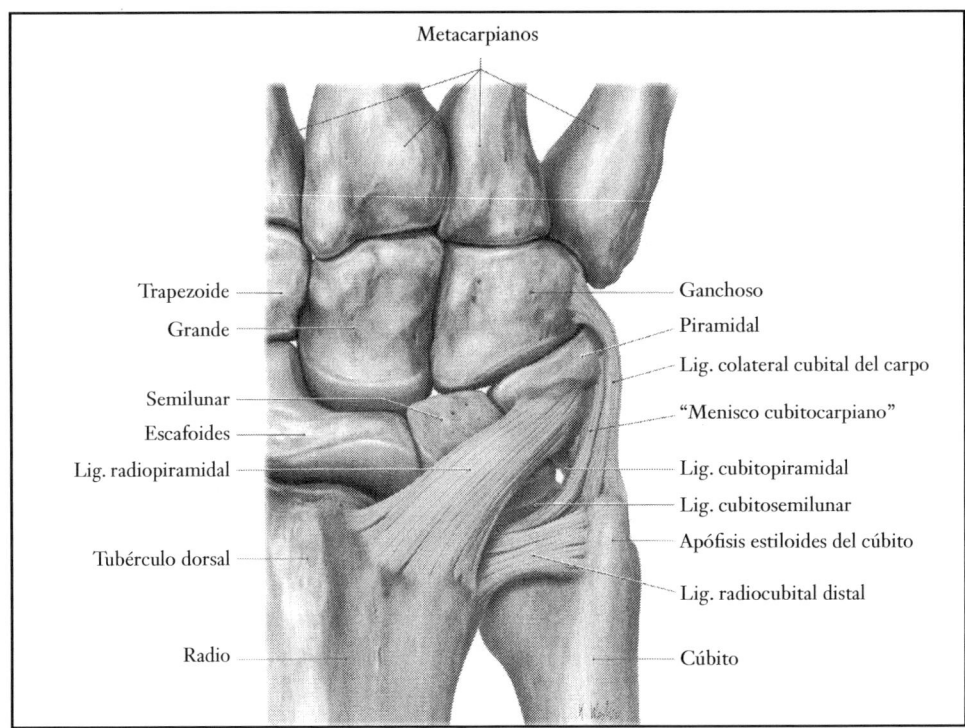

Figura 238. Complejo cubitocarpiano de la mano derecha. Vista dorsal.

El disco cubitocarpiano, compuesto de cartílago fibroso, está tensado en un plano transversal y está situado entre la parte distal del cúbito y el hueso piramidal o el hueso semilunar. Se origina en el borde distal de la incisura cubital del radio, en el cartílago hialino, y se extiende (frecuentemente) hacia la apófisis estiloides del cúbito y hacia la base de la parte distal del cúbito mediante dos fascículos fibrosos. Los bordes externos del disco están sujetos a los ligamentos radiocubitales dorsales y palmares. Las porciones central y radial del disco fibrocartilaginoso no están vascularizadas, por lo que son de difícil curación cuando se han producido lesiones. También es muy frecuente la aparición de procesos degenerativos en esta región. No se debe confundir el disco cubitocarpiano con el menisco cubitocarpiano, cuyas fibras de colágeno se extienden desde los bordes dorsal y cubital del disco cubitocarpiano hacia la cara palmar del hueso piramidal. El menisco cubitocarpiano cubre de este modo la amplia hendidura cubital de la parte proximal de la articulación de la muñeca presente en los humanos, permitiendo así, especialmente en posición de abducción cubital, la ampliación de la superficie de absorción de fuerzas.

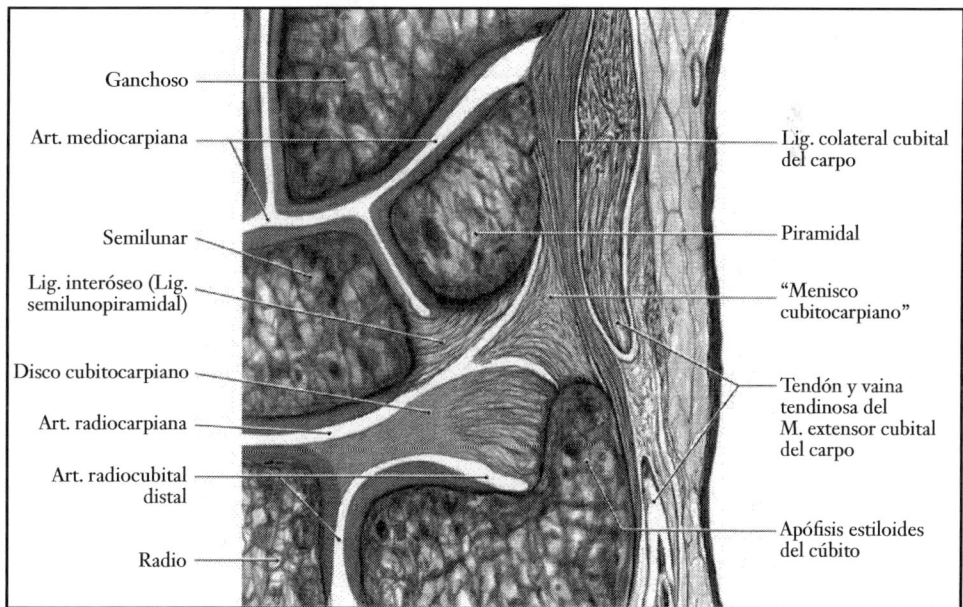

Figura 239. Esquema de una preparación histológica del complejo cubitocarpiano de la mano derecha. Vista dorsal.

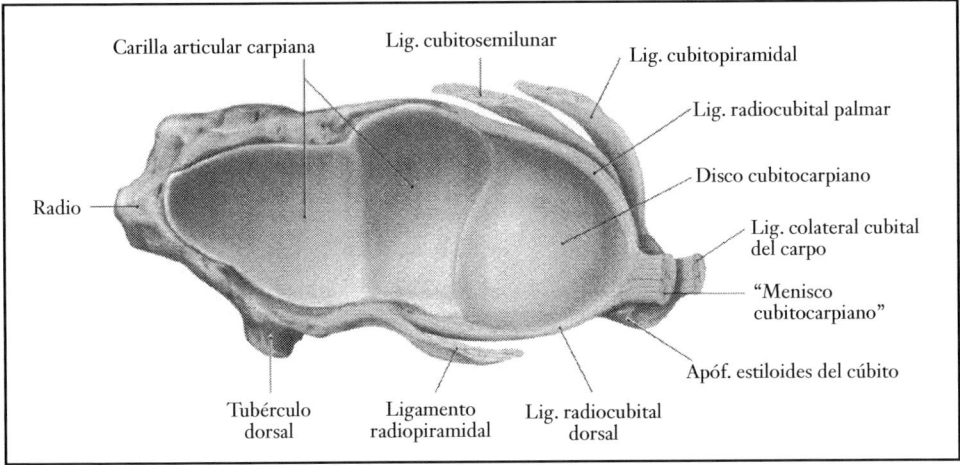

Figura 240. Complejo cubitocarpiano de la mano derecha. Vista craneal.

3. El túnel carpiano

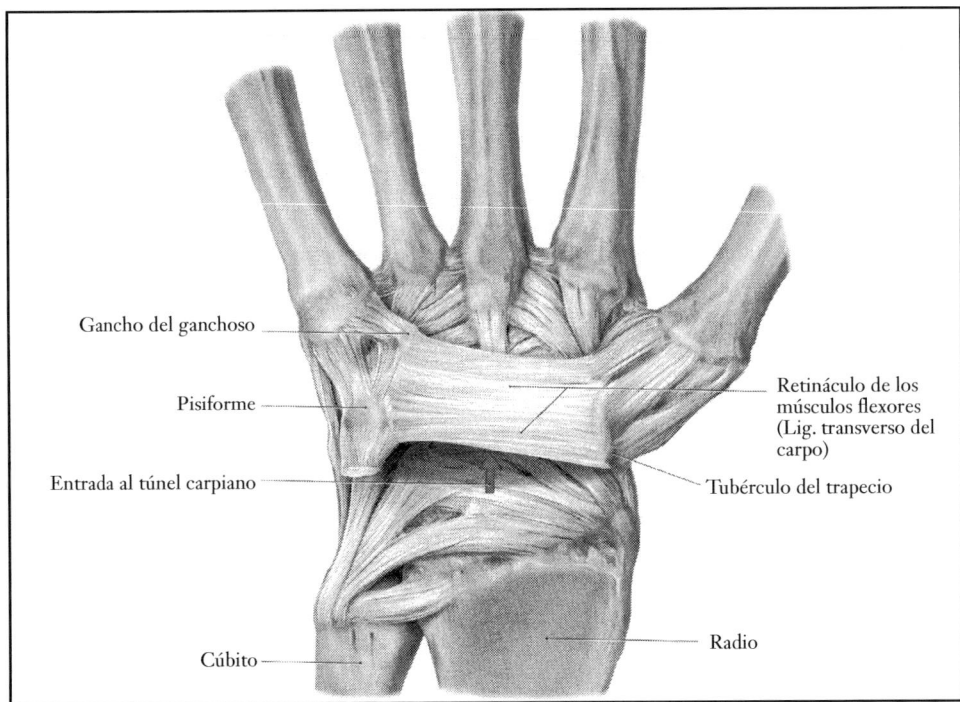

Figura 241. Retináculo flexor (Lig. transverso del carpo) del túnel carpiano de la mano derecha.
Vista palmar.

4. Complejo ligamentario de los dedos

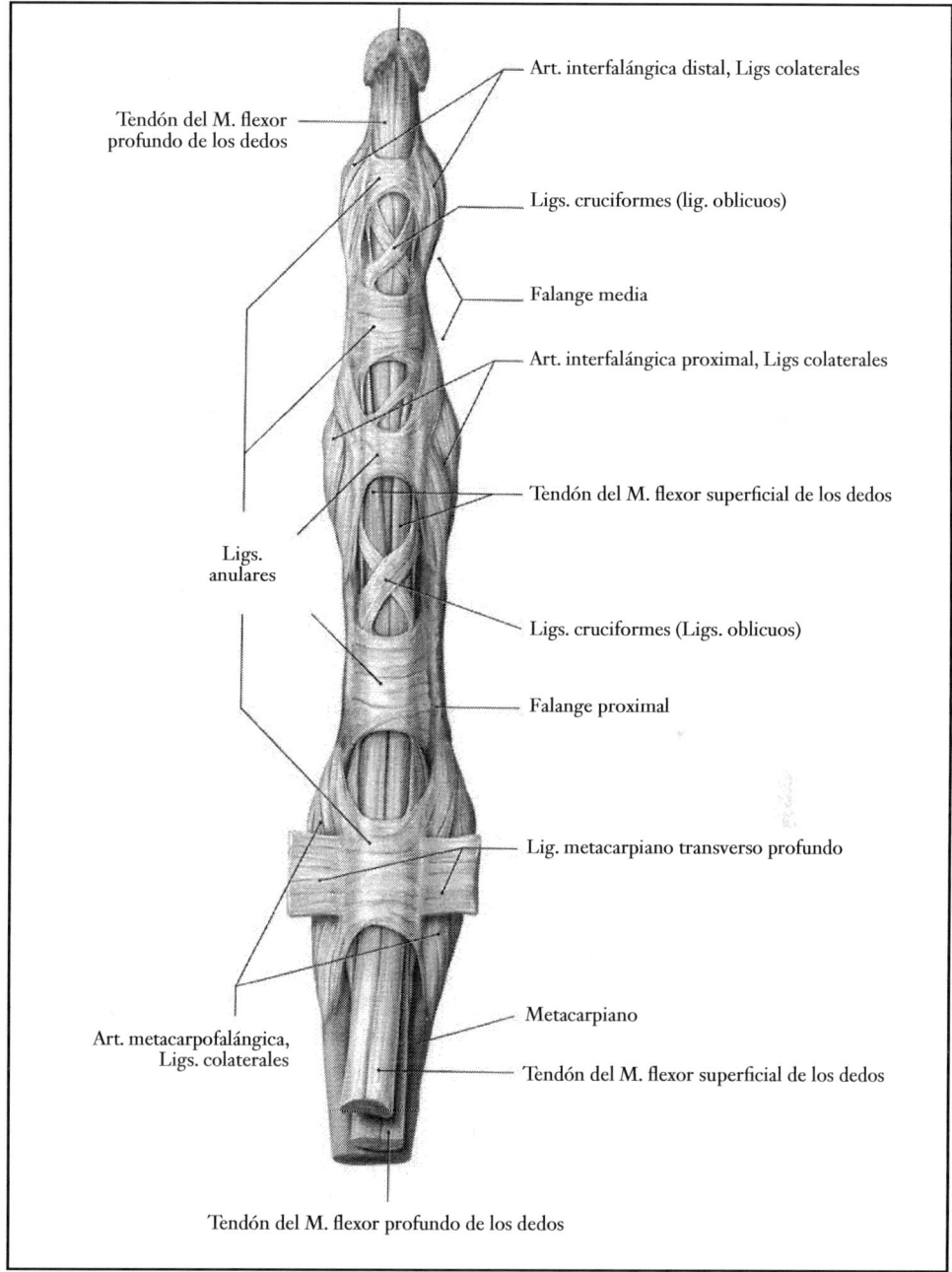

Figura 242. Complejo capsuloligamentario y vaina tendinosa digital del dedo medio derecho
Vista palmar.

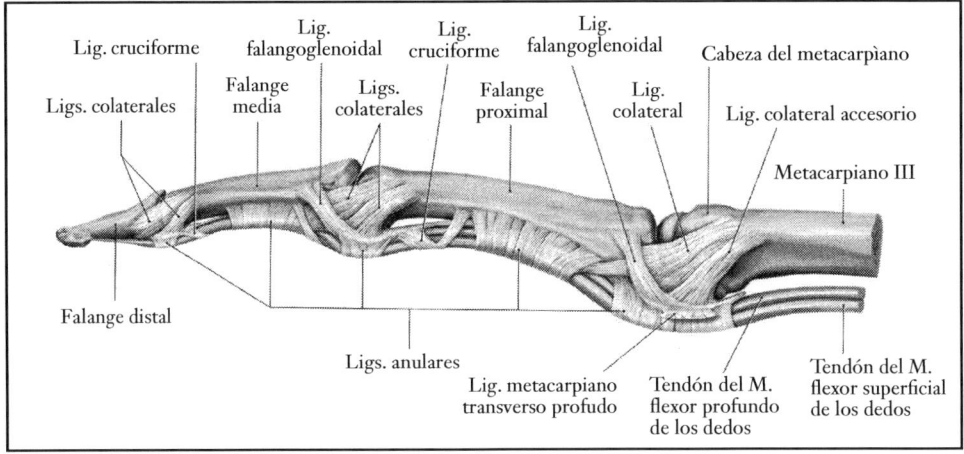

Figura 243. Complejo capsuloligamentario y vaina tendinosa digital del dedo medio derecho. Vista lateral.

3. BIOMECÁNICA DE LA ARTICULACIÓN DE LA MUÑECA-MANO

Biomecánica de la articulación de la muñeca

La mano realiza en su unión con el antebrazo movimientos de:

1. Flexión (flexión palmar) y extensión (extensión dorsal)
2. Inclinación radial (abducción) e inclinación cubital (aducción)
3. Circunducción: resulta de la combinación de los movimientos anteriores (flexión-extensión e inclinación radial-inclinación cubital).

Todos los movimientos de la muñeca, se realizan conjuntamente en ambas articulaciones, las cuales funcionan sinérgicamente.

1. Movimientos de flexión (palmar) y extensión (dorsal)

Son movimientos que tienen lugar a través de un eje transversal imaginario que pasa por la cabeza del hueso grande.

Con respecto a la amplitud de los movimientos de flexo-extensión de la muñeca existen variaciones individuales. También existen diferencias entre ambas muñecas, y, por último, la amplitud varía dependiendo de que la mano se encuentre colocada en pronación o en supinación.

Tabla 18
Movimientos de flexión y extensión de la muñeca

Movimiento	Descripción	Mecanismo Articular	Frenos	Recorrido Articular
Flexión	Acercamiento de la cara anterior de la mano a la cara anterior del antebrazo.	El cóndilo carpiano resbala de delante a atrás bajo la glena antebraquial, inclinándose hacia delante y hacia abajo con relación al antebrazo. La segunda hilera se inclina sobre la primera en la misma dirección.	Tensión de los fascículos ligamentosos posteriores Tensión de los músculos extensores	85°
Extensión	Acercamiento de la cara posterior de la mano a la cara posterior del antebrazo	El cóndilo carpiano resbala de atrás adelante bajo la glena antebraquial, inclinándose hacia abajo y atrás con relación al antebrazo. La segunda hilera se inclina en la misma dirección.	Tensión de los ligamentos palmares. Tensión de la musculatura flexora.	85°

2. Movimientos de aducción y abducción

En la articulación de la muñeca se distinguen 2 movimientos de aducción (inclinación cubital) y abducción (inclinación radial), que se producen alrededor de un eje anteroposterior que pasa por la cabeza del hueso grande.

En realidad, los movimientos naturales de la muñeca son movimientos combinados en torno a ejes oblicuos:

• Flexión-aducción,
• Extensión-abducción.

Los movimientos de aducción-abducción no son movimientos puros sino que se asocian a movimientos de flexo-extensión.

El movimiento de abducción se asocia al de extensión, de manera que los músculos extensores son fundamentalmente abductores.

Por su parte el movimiento de aducción se asocia al de flexión, de forma que los músculos flexores son principalmente aductores.

La magnitud de los movimientos de aducción-abducción, varía un poco en función de que la mano esté colocada en pronación o en supinación, siendo mayores los valores de ambos movimientos cuando la mano se encuentra en supinación.

Tabla 19
Movimientos de aducción y abducción de la muñeca

Movimiento	Descripción	Mecanismo Articular	Frenos	Recorrido Articular
Aducción	La mano se inclina hacia adentro, aproximando el borde interno de la mano al borde interno del antebrazo.	El cóndilo carpiano resbala de dentro afuera bajo la glena antebraquial. La segunda hilera del carpo se inclina en dirección contraria.	Tensión del ligamento colateral externo.	En supinación: 45° En pronación: 10°
Abducción	La mano se inclina hacia fuera, aproximando el borde externo de la mano al borde externo del antebrazo.	El cóndilo carpiano resbala de fuera adentro bajo la glena antebraquial La segunda hilera del carpo se inclina en dirección contraria.	Tensión del ligamento colateral interno.	15°

3. *Movimientos de cicunducción*

El movimiento de circunducción se define como la combinación de los movimientos de flexión-extensión con los movimientos de aducción-abducción.

Se trata de un movimiento que se realiza simultáneamente, en relación a los dos ejes de la articulación de la muñeca.

Observaciones:

- La flexión de la muñeca se asocia con una abducción de la articulación radiocarpiana y una aducción de la articulación mediocarpiana.
- La extensión de la muñeca implica una aducción de la articulación radiocarpiana y una abducción de la articulación mediocarpiana.

Biomecánica de las articulaciones de la mano

1. Articulaciones carpometacarpianas 2ª a 5ª

Son articulaciones con poca movilidad, pudiendo realizar movimientos de flexión-extensión de pequeña amplitud (que va aumentando del 2° al 5° dedo).

2. Articulaciones del pulgar

Articulación carpometacarpiana del pulgar

El pulgar tiene una posición estratégica en la mano, adaptada a su función, ya que es indispensable para realizar las pinzas pulgar-digitales con cada uno de los otros dedos, en particular el índice, y también para la constitución de una toma de fuerza con los otros cuatro dedos. Puede también tomar parte en las acciones asociadas a las presas que conciernen a la propia mano. Sin el pulgar, la mano pierde la mayor parte de sus posibilidades.

La columna osteoarticular del pulgar (figura 244) comprende cinco piezas óseas que constituyen el radio externo de la mano:

- el escafoides (E),
- el trapecio (T) que los embriólogos le hacen equivalente de un metacarpiano,
- el primer metacarpiano (M),
- la primera falange (F1),
- la segunda falange (F2)

Las articulaciones de la columna del pulgar son cuatro (figura 244):

1. La trapezoescafoidea (TE), artrodia que permite al trapecio realizar un corto desplazamiento hacia delante, se esboza un movimiento de flexión de escasa amplitud.
2. La trapeciometacarpiana (TM) dotada de dos grados de libertad. Silla de montar.
3. La metacarpofalángica (MF) que posee dos grados de libertad. Condílea.
4. La interfalángica (IF) con un único grado de libertad. Troclear.

En total **CINCO GRADOS DE LIBERTAD** necesarios y suficientes para realizar la oposición del pulgar.

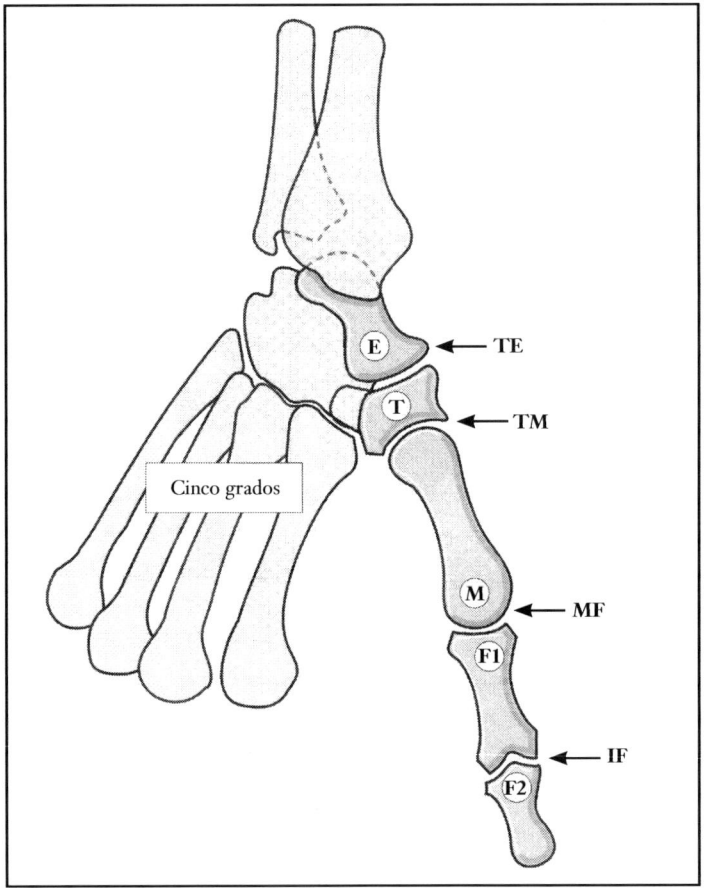

Figura 244. Articulaciones de la columna del pulgar.

- Los movimientos de flexión-extensión oscilan entre los 50° y los 90°.
- Los movimientos de abducción-aducción oscilan entre los 40° y los 50°.

Se producen también movimientos de rotación automática cuando se producen movimientos simultáneos en los dos ejes.

La articulación trapeciometacarpiana también realiza el movimiento de oposición, principal movimiento del pulgar.

Articulación metacarpofalángica del pulgar

Los movimientos de esta articulación son: flexión (de 75° a 80°) extensión (0°), pequeños movimientos de lateralidad, pero sin embargo posee un movimiento de rotación axial importantísimo, para la oposición del pulgar.

Articulación interfalángica del pulgar

La flexión es de 75° a 80° y la extensión si es activa de 5° a 10°, pero puede llegar a 30° de forma pasiva.

3. Articulaciones intermetacarpianas

Como articulaciones de tipo artrodia que son, poseen escasa movilidad.

4. Articulaciones metacarpofalángicas

- El movimiento de flexión es de aproximadamente 90°.
- La extensión activa puede variar entre los 30° y los 40°.
- La extensión pasiva puede llegar a los 90°.

Además poseen movimientos de abducción-aducción (movimientos de separar y juntar los dedos).

Y combinando varios de estos movimientos se pueden realizar movimientos de circunducción.

5. Articulaciones interfalángicas del 2° al 5° dedo

Permiten únicamente movimientos de flexo-extensión, alrededor de un eje transversal que pasa por la cabeza de la falange de cada articulación.

- Flexión de la interfalángica proximal: 100°
- Extensión de la interfalángica proximal: 0°
- Flexión de la interfalángica distal: 90°
- Extensión de la interfalángica distal: 10°

Amplitud de movimiento de las articulaciones de la muñeca-mano

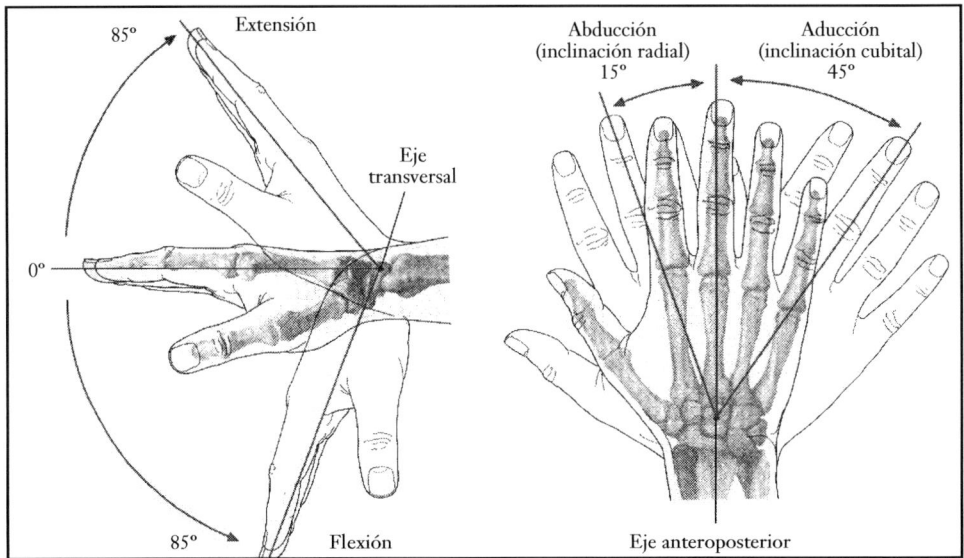

Figura 245. Movimientos y ejes de movimientos de las articulaciones proximal y distal de la muñeca.

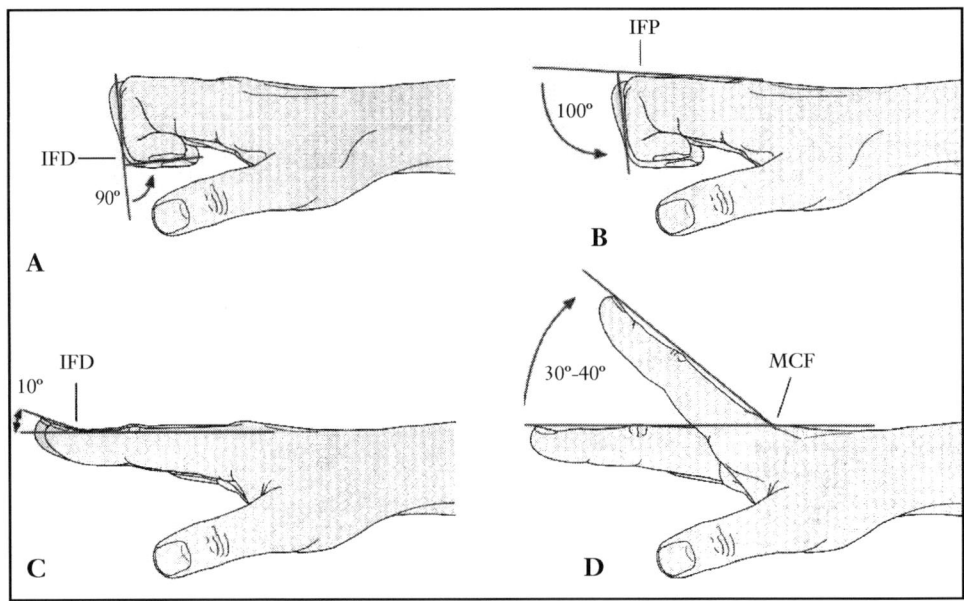

Figura 246. Amplitud de movimiento de las articulaciones de los dedos:
A: IFD, art. interfalángica distal (extensión). B: IFP, art. interfalángica proximal (flexión).
C: IFD, art. interfalángica distal (extensión). D: MCF, art. metacarpofalángica (extensión).

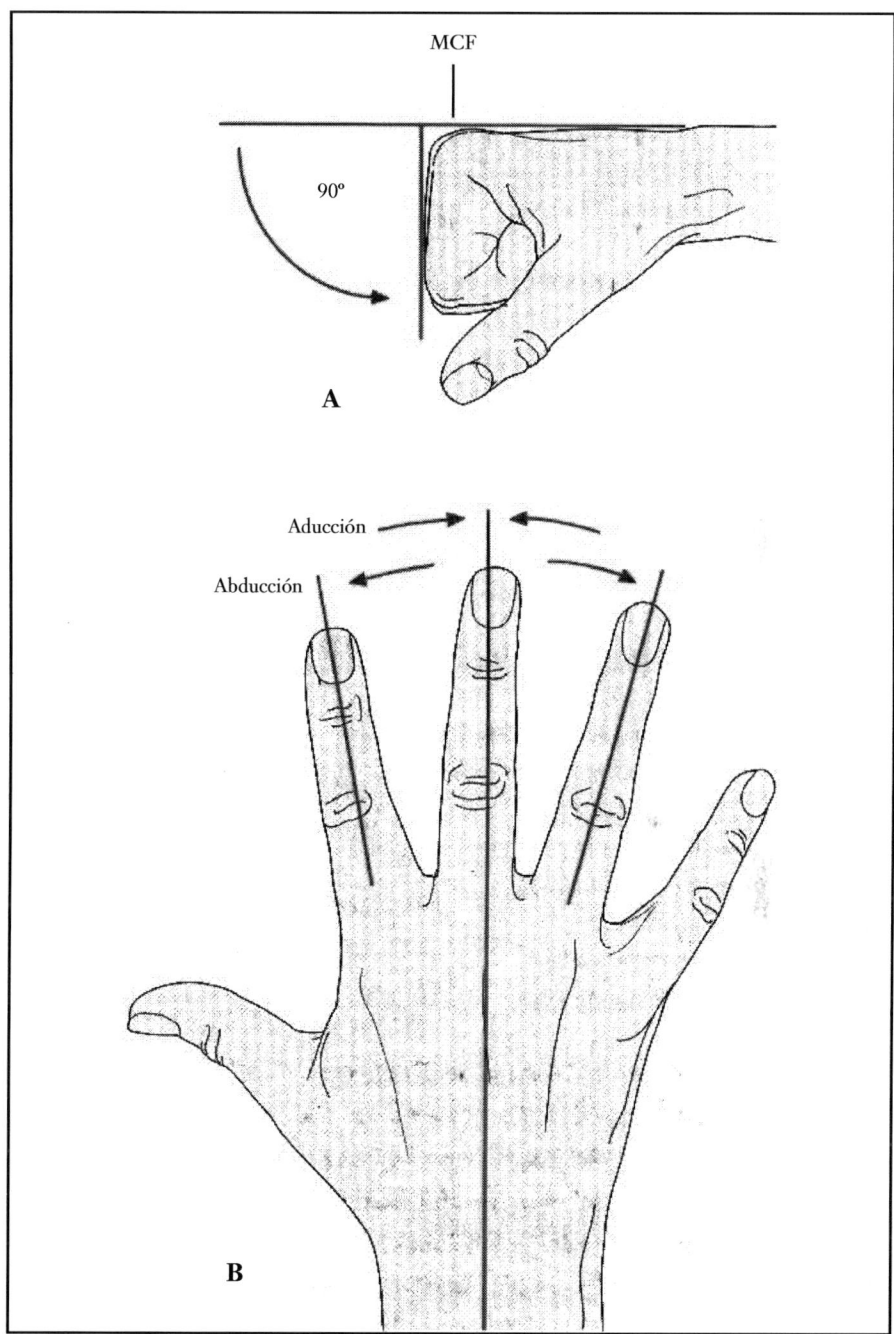

Figura 247. Amplitud de movimiento de las articulaciones de los dedos:
A: MCF: art. metacarpofalángica (flexión).
B: abducción-aducción de las art. metacarpofalángicas.

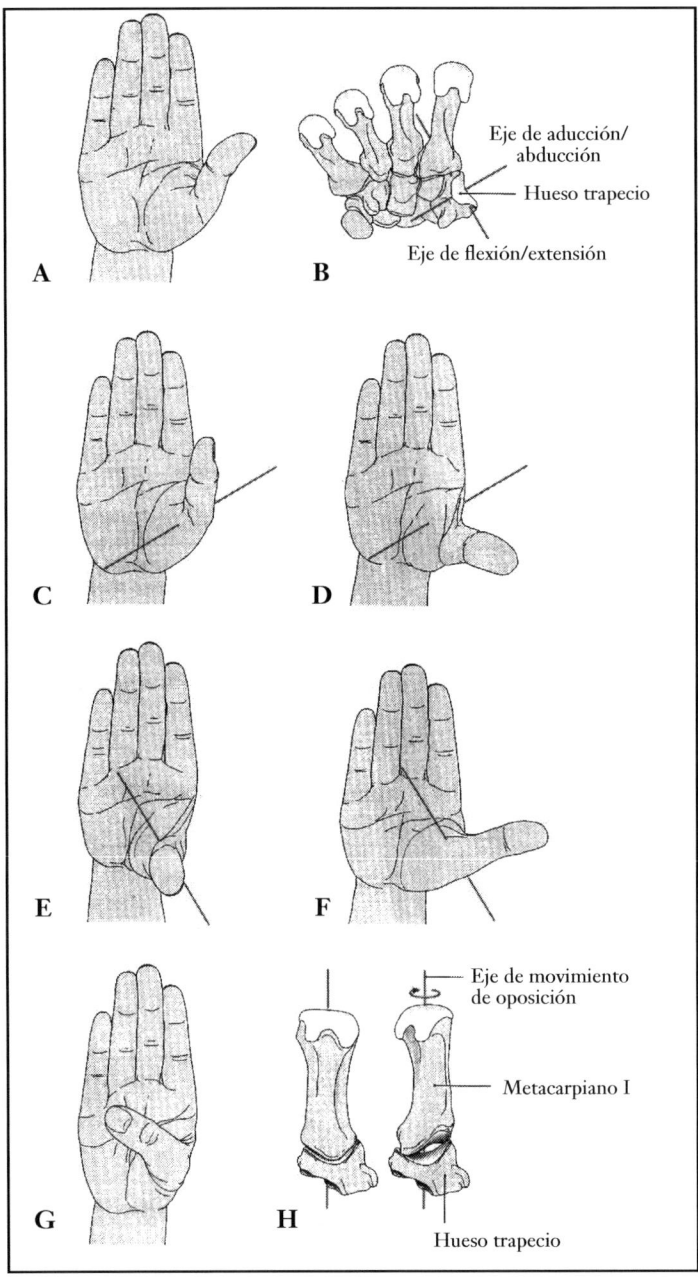

Figura 248. Movimientos de la articulación en silla de montar del pulgar:
A: posición neutra. B: Ejes de movimiento de la articulación sellar del pulgar. C: aducción.
D: abducción. E: flexión. F: extensión. G: oposición. H: ejes de movimiento de oposición;
de la rotación del primer metacarpiano resulta un contacto todavía menor de las superficies
articulares con el hueso trapecio.

4. MÚSCULOS QUE MUEVEN LA MUÑECA-MANO

En el antebrazo se distinguen tres grupos musculares destinados a la movilidad de la muñeca y de las diferentes articulaciones de la mano: el grupo ventral de músculos antebraquiales (con una capa superficial y otra profunda), el grupo radial de músculos antebraquiales y el grupo dorsal de músculos antebraquiales (con una capa superficial y otra profunda).

Solamente nos referiremos a aquellos con acción en la muñeca-mano.

Tabla 20
Grupo ventral de músculos antebraquiales, capa superficial

Músculo	Origen	Inserción	Inervación	Función
Flexor superficial de los dedos Figura 157	Tiene tres cabezas: • Humeral: epitróclea. • Cubital: apófisis coronoides. • Radial: radio.	Mediante cuatro tendones termina en las caras laterales de la falange media de los cuatro últimos dedos.	Nervio mediano (C7-T1)	• Flexión del codo. • Flexión de muñeca. • Flexión de las MCF y de las IFP, de los dedos de 2° a 5°.
Flexor cubital del carpo Figura 157	• Epitróclea del húmero. • Olécranon del cúbito. • Borde posterior del cúbito.	• Hueso pisiforme. • Hueso ganchoso. • Quinto metacarpiano.	Nervio cubital (C7-T1)	• Flexión de codo. • Flexión de muñeca. • Inclinación cubital del carpo.
Flexor radial del carpo Figura 157	Epitróclea del húmero.	Cara palmar de la base del 2° metacarpiano.	Nervio mediano (C6-C8)	• Flexión de codo. • Pronación de antebrazo. • Flexión de muñeca. • Inclinación radial del carpo.
Palmar largo Figura 157	Epitróclea del húmero.	Aponeurosis palmar media.	Nervio mediano (C8-T1)	• Flexión de codo. • Flexión de muñeca. • Tensión de la aponeurosis palmar.

Tabla 21
Grupo ventral de músculos antebraquiales, capa profunda

Músculo	Origen	Inserción	Inervación	Función
Flexor profundo de los dedos Figura 249	Cara anterior de la diáfisis cubital y en la membrana interósea.	Mediante cuatro tendones en la falange distal de los cuatro últimos dedos.	Nervio mediano (C7-T1)	• Flexión de muñeca. • Flexión de las MCF, IFP e IFD de los dedos de 2° a 5°.
Flexor largo del pulgar Figura 249	Cara anterior de la diáfisis radial y en la membrana interósea.	Falange distal del primer dedo.	Nervio mediano (C6-C8)	• Flexión de muñeca. • Inclinación radial del carpo. • Flexión del pulgar. • Abducción radial del pulgar.

Tabla 22
Grupo radial de músculos antebraquiales

Músculo	Origen	Inserción	Inervación	Función
Extensor corto radial del carpo Figura 159	• Epicóndilo. • Ligamento lateral del codo. • Ligamento anular del radio.	Base del tercer metacarpiano.	Nervio radial (C5-C7)	• Extensión de la muñeca. • Desviación radial del carpo (Débil).
Extensor largo radial del carpo Figura 159	• Borde lateral del húmero. • Epicóndilo del húmero.	Base del segundo metacarpiano.	Nervio mediano (C6-C8)	• Pronación si el antebrazo se encuentra flexionado. • Supinación si el antebrazo se encuentra extendido. • Extensión de la muñeca. • Inclinación radial del carpo.

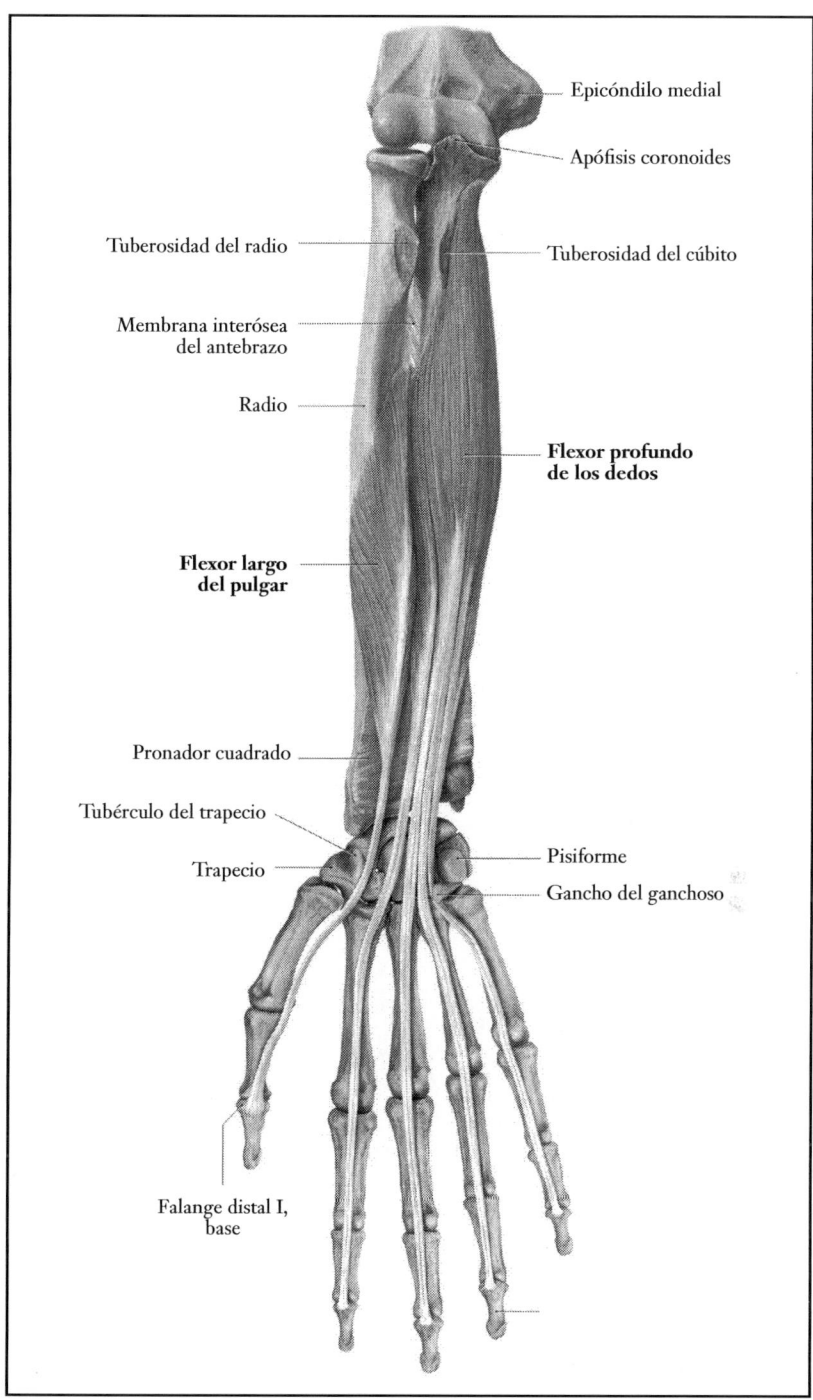

Epicóndilo medial

Apófisis coronoides

Tuberosidad del radio

Tuberosidad del cúbito

Membrana interósea
del antebrazo

Radio

**Flexor profundo
de los dedos**

**Flexor largo
del pulgar**

Pronador cuadrado

Tubérculo del trapecio

Pisiforme

Trapecio

Gancho del ganchoso

Falange distal I,
base

Figura 249. Músculos flexores profundos.

Tabla 23
Grupo dorsal de músculos antebraquiales, capa superficial

Músculo	Origen	Inserción	Inervación	Función
Extensor de los dedos Figura 160	• Epicóndilo. • Ligamento lateral del codo. • Ligamento anular del radio.	Base del tercer metacarpiano.	Nervio radial (C5-C7)	• Extensión de la muñeca. • Desviación radial del carpo (Débil).
Extensor del meñique Figura 160	• Borde lateral del húmero. • Epicóndilo del húmero.	Base del segundo metacarpiano.	Nervio mediano (C6-C8)	• Pronación si el antebrazo se encuentra flexionado. • Supinación si el antebrazo se encuentra extendido. • Extensión de la muñeca. • Inclinación radial del carpo.
Extensor cubital del carpo Figura 160	• Epicóndilo • Ligamento lateral externo del codo • Ligamento anular del radio.	Quinto metacarpiano.	Nervio radial (C6-C8)	• Extensión de muñeca. • Inclinación cubital del carpo.

Tabla 24
Grupo dorsal de músculos antebraquiales, capa profunda

Músculo	Origen	Inserción	Inervación	Función
Abductor largo del pulgar Figura 250	• Cara posterior de la diáfisis radial. • Cara posterior de la diáfisis cubital. • Membrana interósea.	• Hueso trapecio. • Primer metacarpiano.	Nervio radial (C6-C8)	• Flexión de muñeca • Inclinación radial del carpo. • Separación del pulgar. • Extensión de la articulación trapecio-metacarpiana.
Extensor corto del pulgar Figura 250	• Cara posterior de la diáfisis radial. • Membrana interósea.	Falange proximal del pulgar.	Nervio radial (C6-C8)	• Inclinación radial del carpo. • Extensión de la articulación MCF del pulgar. • Extensión y abducción de la articulación trapecio-metacarpiana.
Extensor largo del pulgar Figura 250	• Cara posterior de la diáfisis cubital. • Membrana interósea.	Falange distal del pulgar.	Nervio radial (C6-C8)	• Extensión de muñeca. • Inclinación radial del carpo • Extensión de las articulaciones trapeciometacarpiana, MCF e IF del pulgar.
Extensor del índice Figura 250	• Cara posterior de la diáfisis cubital. • Membrana interósea.	Aponeurosis dorsal del dedo índice.	Nervio radial (C6-C8)	• Extensión de muñeca. • Extensión del índice.

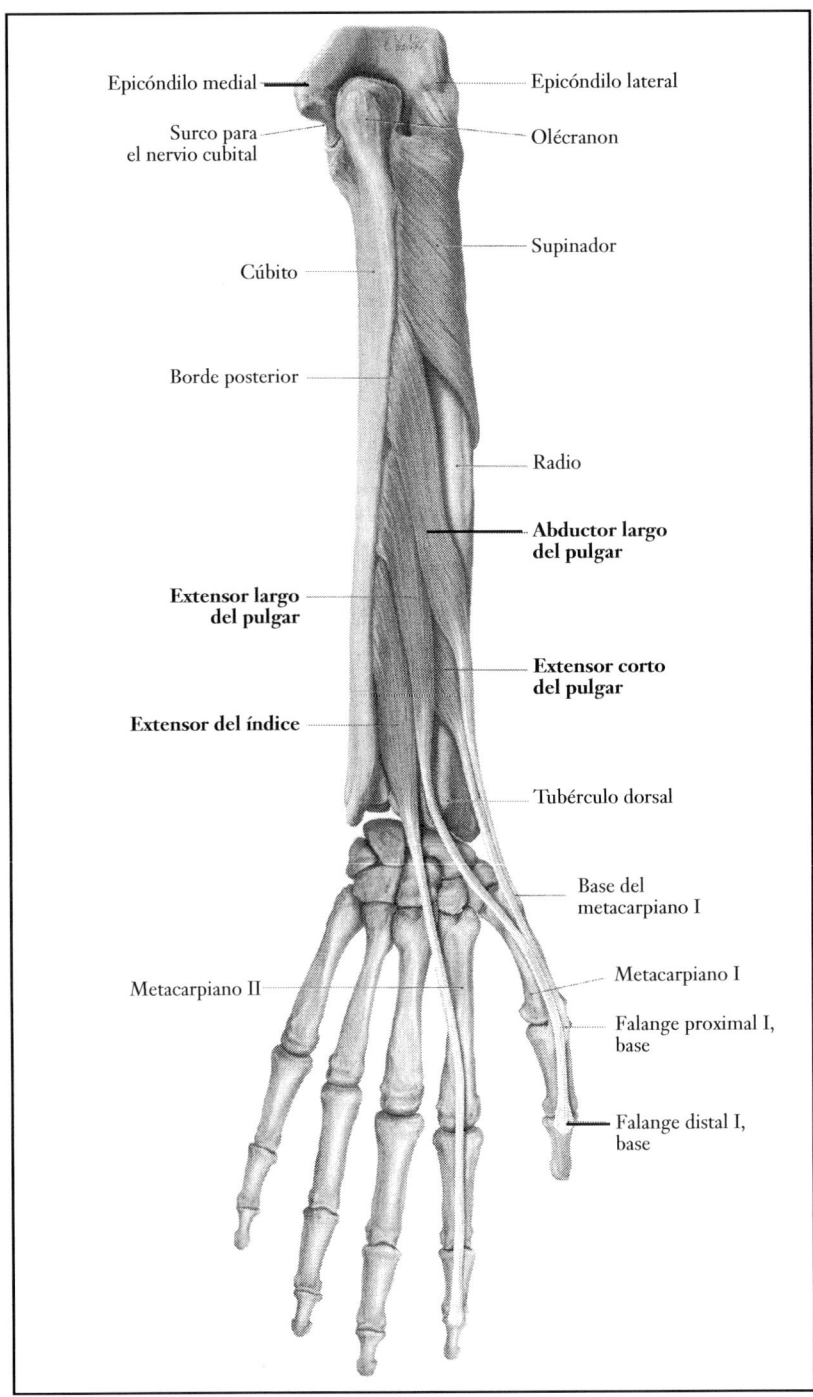

Figura 250. Músculos extensores profundos.

Clasificación funcional

La flexión de la muñeca (1) se realiza por:

El flexor superficial de los dedos, flexor profundo de los dedos, flexor cubital del carpo, flexor largo del pulgar, flexor radial del carpo y el abductor largo del pulgar.

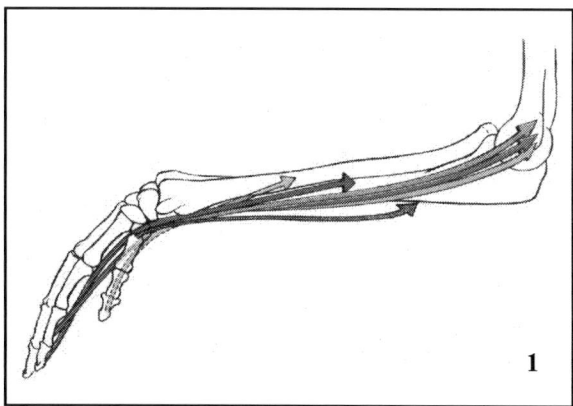

La extensión de la muñeca (2) se realiza por:

El extensor de los dedos, extensor largo radial del carpo, extensor corto radial del carpo, extensor del índice, extensor largo del pulgar y extensor del meñique.

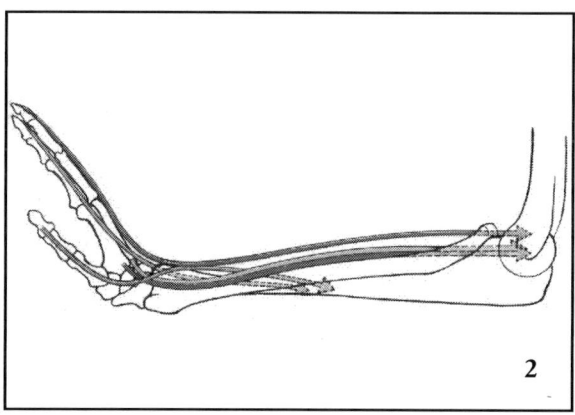

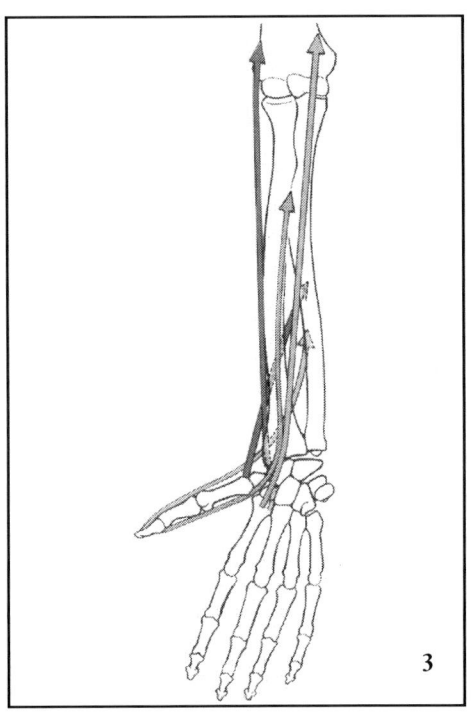

La abducción de la muñeca (3) se realiza por:

El extensor largo radial del carpo, el abductor largo del pulgar, extensor largo del pulgar, flexor radial del carpo y el flexor largo del pulgar.

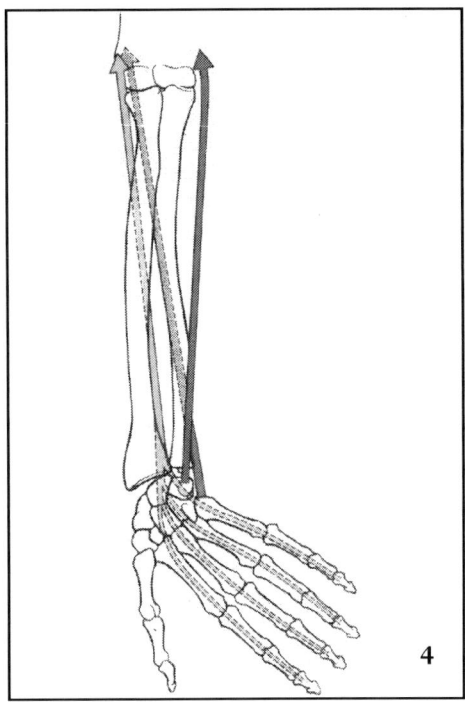

La aducción de la muñeca (4) se realiza por:

El extensor cubital del carpo, flexor cubital del carpo, extensor de los dedos y el extensor del meñique.

Músculos cortos de la mano:
Musculatura tenar e hipotenar (figura 255)

1. *Músculo abductor corto del pulgar*

Origen: escafoides, retináculo flexor
Inserción: base de la falange proximal del pulgar (en el sesamoideo radial)
Función:

- Articulación en silla de montar del pulgar: abducción
- Articulación metacarpofalángica del pulgar: flexión

Inervación: nervio mediano (C6-C7)

2. *Músculo aductor del pulgar*

Origen:

- Cabeza transversa: cara palmar del tercer metacarpiano
- Cabeza oblicua: hueso grande, base de los metacarpianos II y III

Inserción: base de la falange proximal del pulgar (en el sesamoideo cubital)
Función:

- Articulación en silla de montar del pulgar: aducción, oposición
- Articulación metacarpofalángica del pulgar: flexión

Inervación: nervio cubital (C8-Tl)

3. *Músculo flexor corto del pulgar*

Origen:

- Cabeza superficial: retináculo flexor
- Cabeza profunda: huesos grande y trapecio

Inserción: base de la falange proximal del pulgar (en el sesamoideo radial)
Función:

- Articulación en silla de montar del pulgar: flexión, oposición
- Articulación metacarpofalángica del pulgar: flexión

Inervación:
- Nervio mediano, C6-T1 (cabeza superficial)
- Nervio cubital, C8-T1 (cabeza profunda)

4. Músculo oponente del pulgar

Origen: hueso trapecio
Inserción: borde radial del primer metacarpiano
Función: articulación en silla de montar del pulgar: oposición
Inervación: nervio mediano (C6-C7)

5. Músculo abductor del meñique

Origen: hueso pisiforme
Inserción: Base cubital de la falange proximal y aponeurosis dorsal del 5° dedo
Función:

- Articulación metacarpofalángica del meñique: flexión, abducción
- Articulaciones interfalángicas proximal y distal del meñique: extensión

Inervación: nervio cubital (C8-T1)

6. Músculo flexor del meñique

Origen: gancho del ganchoso, retináculo flexor
Inserción: base de la falange proximal del 5° dedo
Función: articulación metacarpofalángica del meñique: flexión
Inervación: nervio cubital (C8-T1)

7. Músculo oponente del meñique

Origen: gancho del ganchoso
Inserción: borde cubital del 5° metacarpiano
Función: lleva el metacarpiano hacia palmar (oposición)
Inervación: nervio cubital (C8-T1)

8. *Músculo palmar corto*

Origen: borde cubital de la aponeurosis palmar
Inserción: piel de la región hipotenar
Función: tensa la aponeurosis palmar (función de protección)
Inervación: nervio cubital (C8-T1)

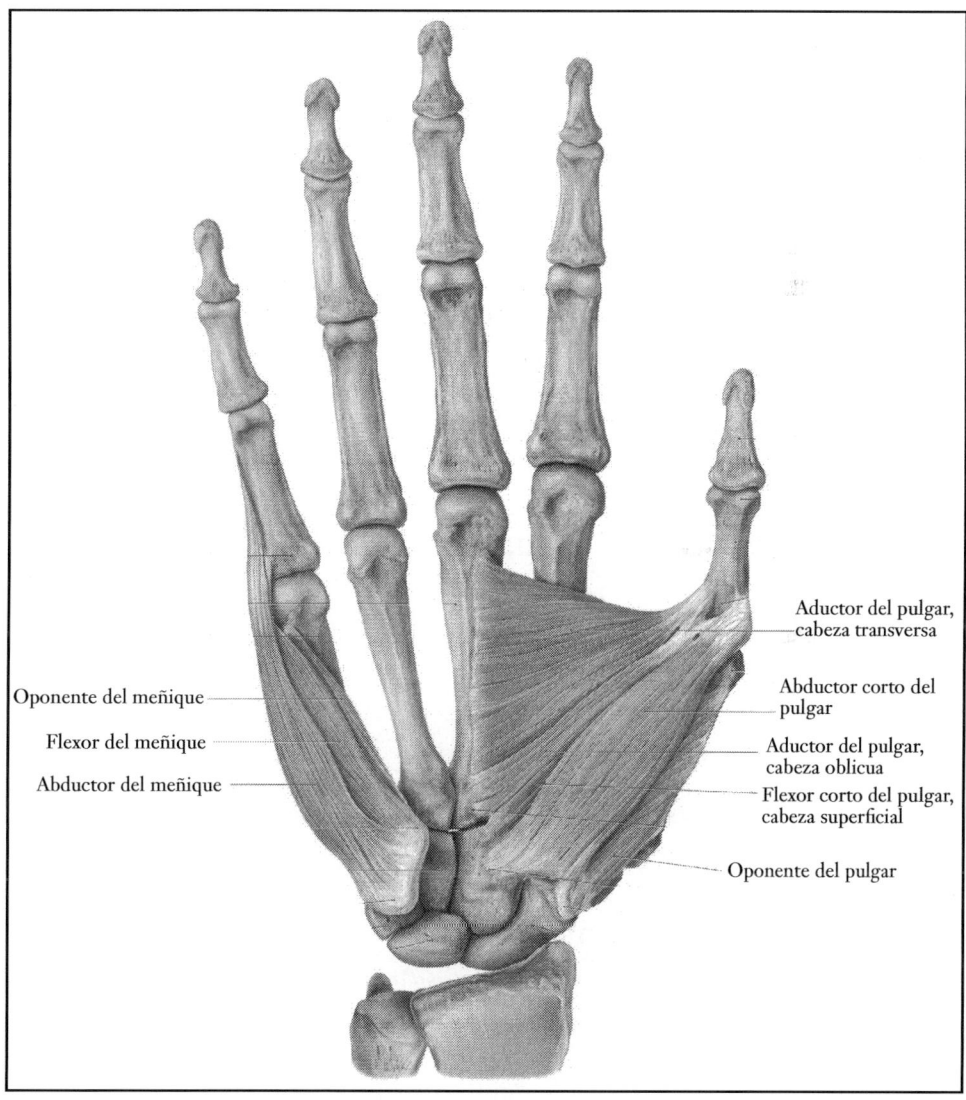

Figura 255. Musculatura de la eminencia tenar y de la eminencia hipotenar.
Mano derecha, vista palmar.

Músculos cortos de la mano:
Musculatura del metacarpo (figuras 256, 257 y 258)

1. Músculos lumbricales I-IV

Origen: cara radial de los tendones del músculo flexor profundo de los dedos (inserción móvil)

Inserción:
- I: Aponeurosis dorsal del 2° dedo
- II: Aponeurosis dorsal del 3' dedo
- III: Aponeurosis dorsal del 4° dedo
- IV: Aponeurosis dorsal del 5° dedo

Función:
- Articulaciones metacarpofalángicas de los dedos 2° a 5°: flexión
- Articulaciones interfalángicas proximales y distales de los dedos 2° a 5°: extensión

Inervación:
- Nervio mediano, C8-T1 (Mm.lumbricales I+II)
- Nervio cubital, C8-T1 (Mm.lumbricales III+IV)

2. Músculos interóseos dorsales I-IV

Origen: con dos cabezas en las caras interóseas de los huesos metacarpianos I-V

Inserción:
- Aponeurosis dorsal de los dedos 2° a 4°, base de las falanges proximales
- I: Cara radial de la falange proximal del 2° dedo (índice)
- II: Cara radial de la falange proximal del 3er dedo (medio)
- III: Cara cubital de la falange proximal del 3er dedo (medio)
- IV: Cara cubital de la falange proximal del 4° dedo (anular)

Función:
- Articulaciones metacarpofalángicas de los dedos 2° a 4°: flexión

- Articulaciones interfalángicas proximales y distales de los dedos 2° a 4°: extensión, abducción de los dedos 2° a 4° (respecto el dedo medio)

Inervación: nervio cubital (C8- T1)

3. Músculos interóseos palmares I-III

Origen:

- I: Cara cubital del 2° metacarpiano (índice)
- II: Cara radial del 4° metacarpiano (anular)
- III: Cara radial del 5° metacarpiano (meñique)

Inserción: aponeurosis dorsal y base de la falange proximal de los citados dedos

Función:

- Articulaciones metacarpofalángicas de los dedos 2°, 4° y 5°: flexión
- Articulaciones interfalángicas proximales y distales de los dedos 2°, 4° y 5°: extensión, aducción de los dedos (respecto al dedo medio)

Inervación: nervio cubital (C8-T1)

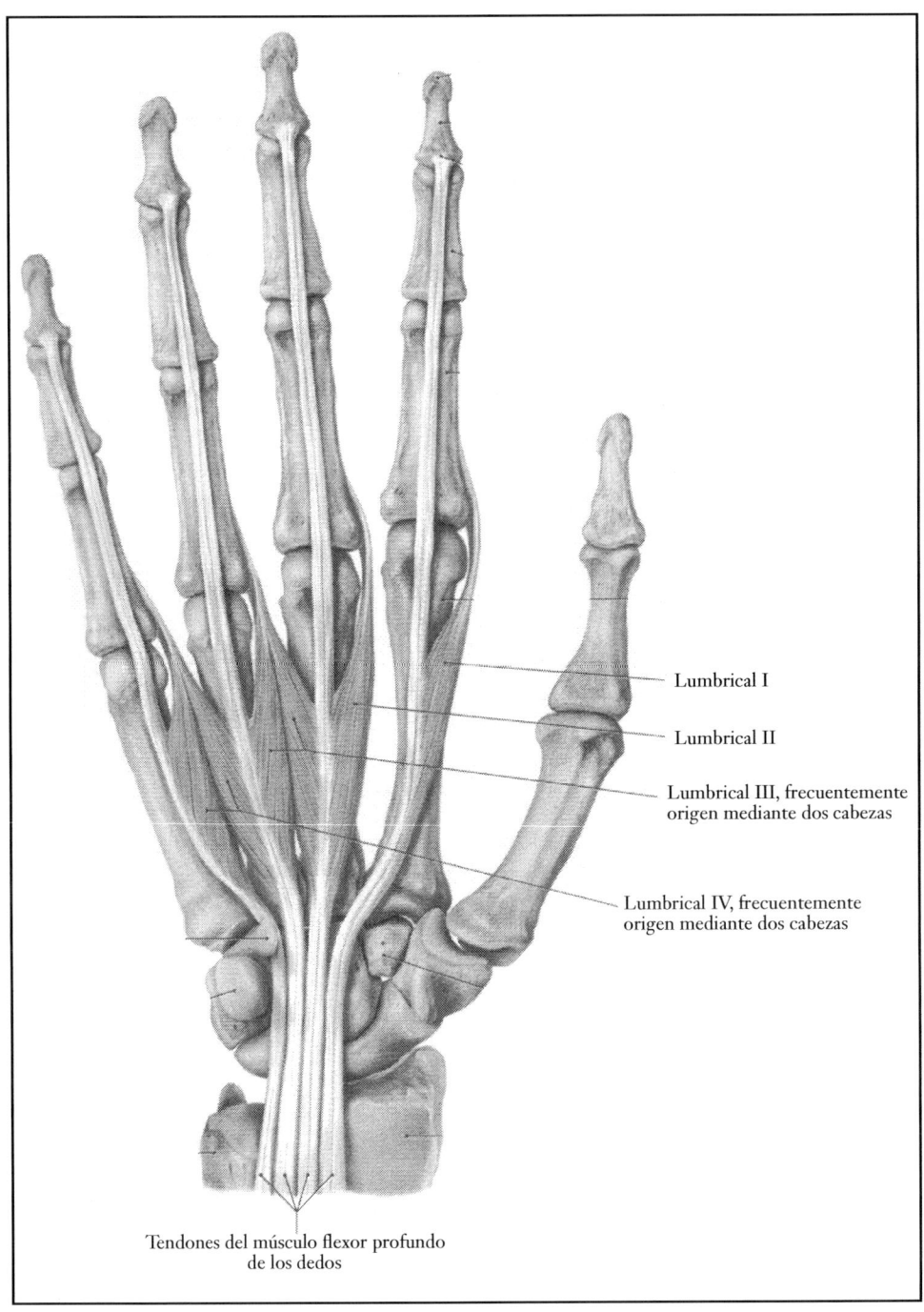

Lumbrical I

Lumbrical II

Lumbrical III, frecuentemente origen mediante dos cabezas

Lumbrical IV, frecuentemente origen mediante dos cabezas

Tendones del músculo flexor profundo de los dedos

Figura 256. Musculatura del metacarpo: lumbricales I-IV.
Mano derecha, visión palmar.

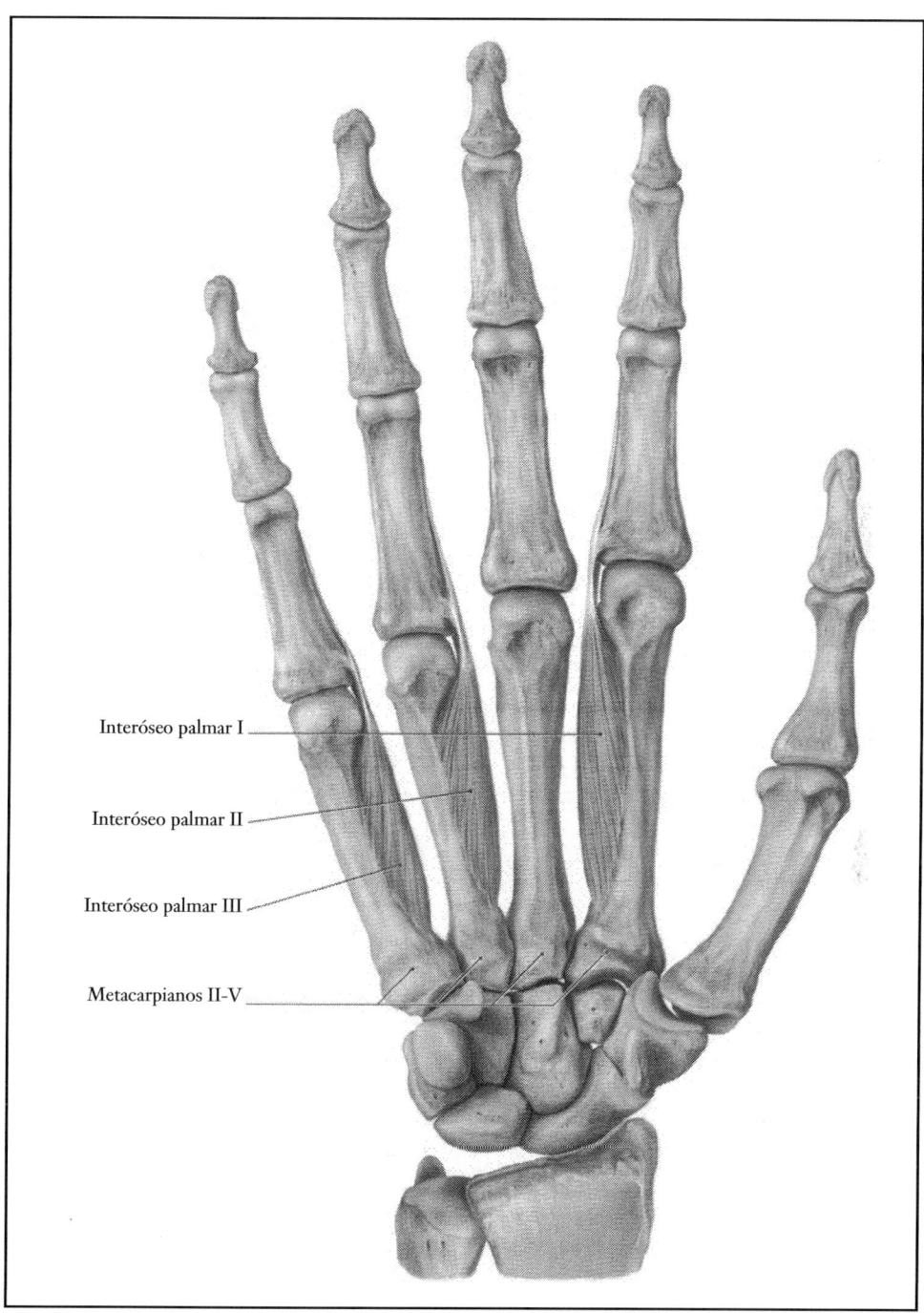

Interóseo palmar I

Interóseo palmar II

Interóseo palmar III

Metacarpianos II-V

Figura 257. Musculatura del metacarpo: Interóseos palmares I-III.
Mano derecha, visión palmar.

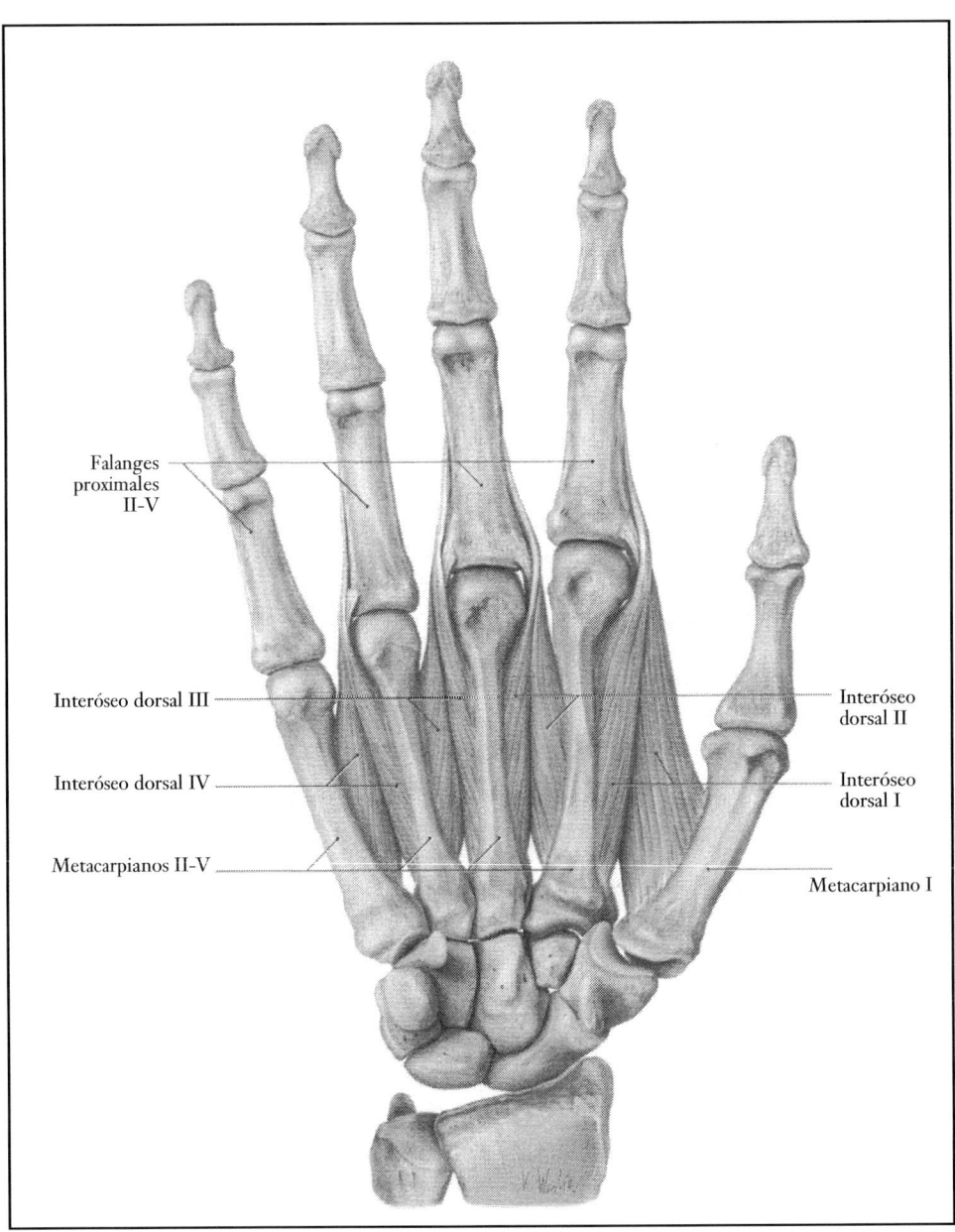

Falanges
proximales
II-V

Interóseo dorsal III

Interóseo dorsal IV

Metacarpianos II-V

Interóseo
dorsal II

Interóseo
dorsal I

Metacarpiano I

Figura 258. Musculatura del metacarpo: Interóseos dorsales I-IV.
Mano derecha, visión palmar.

Vainas tendinosas de la mano

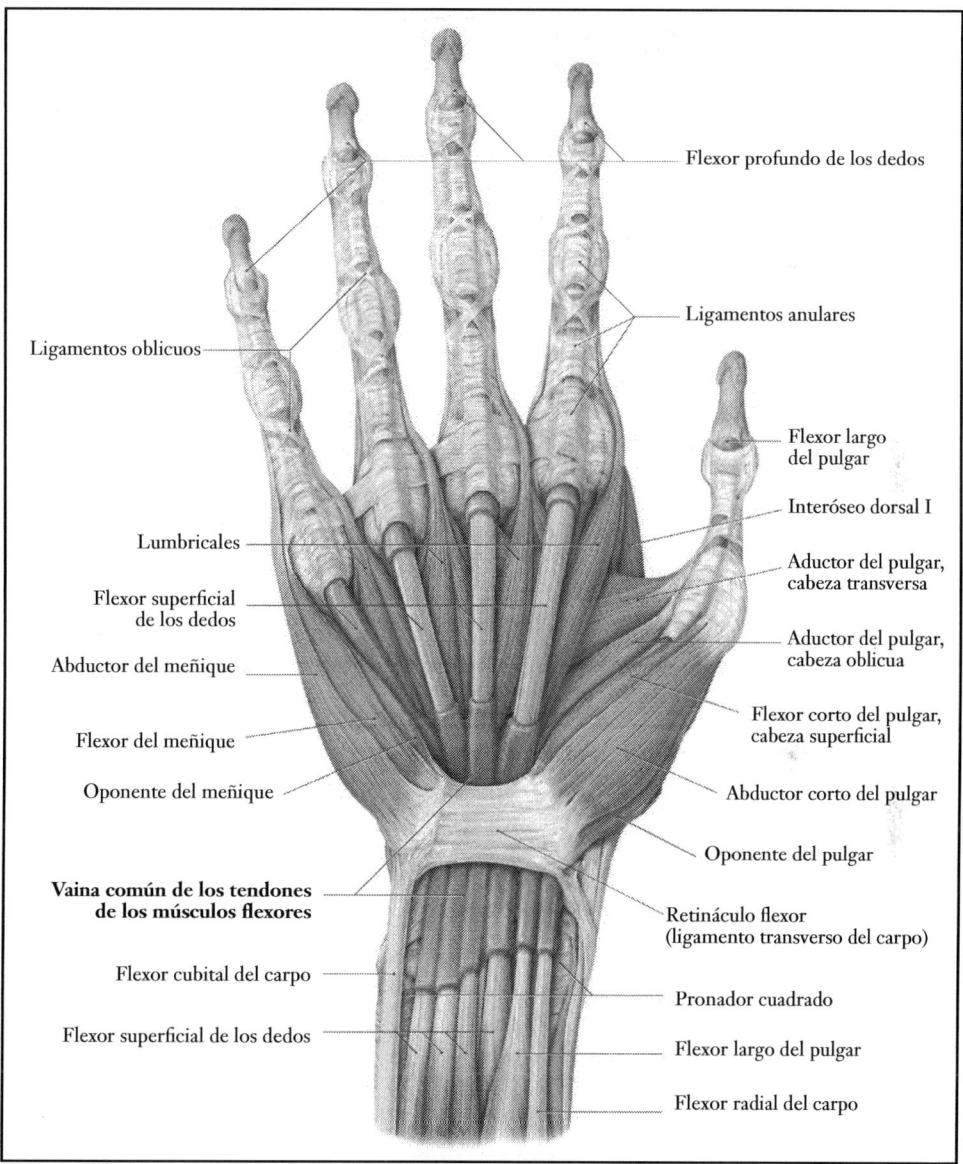

Flexor profundo de los dedos

Ligamentos anulares

Ligamentos oblicuos

Flexor largo del pulgar

Interóseo dorsal I

Lumbricales

Aductor del pulgar, cabeza transversa

Flexor superficial de los dedos

Abductor del meñique

Aductor del pulgar, cabeza oblicua

Flexor del meñique

Flexor corto del pulgar, cabeza superficial

Oponente del meñique

Abductor corto del pulgar

Vaina común de los tendones de los músculos flexores

Oponente del pulgar

Flexor cubital del carpo

Retináculo flexor (ligamento transverso del carpo)

Flexor superficial de los dedos

Pronador cuadrado

Flexor largo del pulgar

Flexor radial del carpo

Figura 259. Vainas tendinosas del carpo y de los dedos.
Mano derecha, visión palmar.

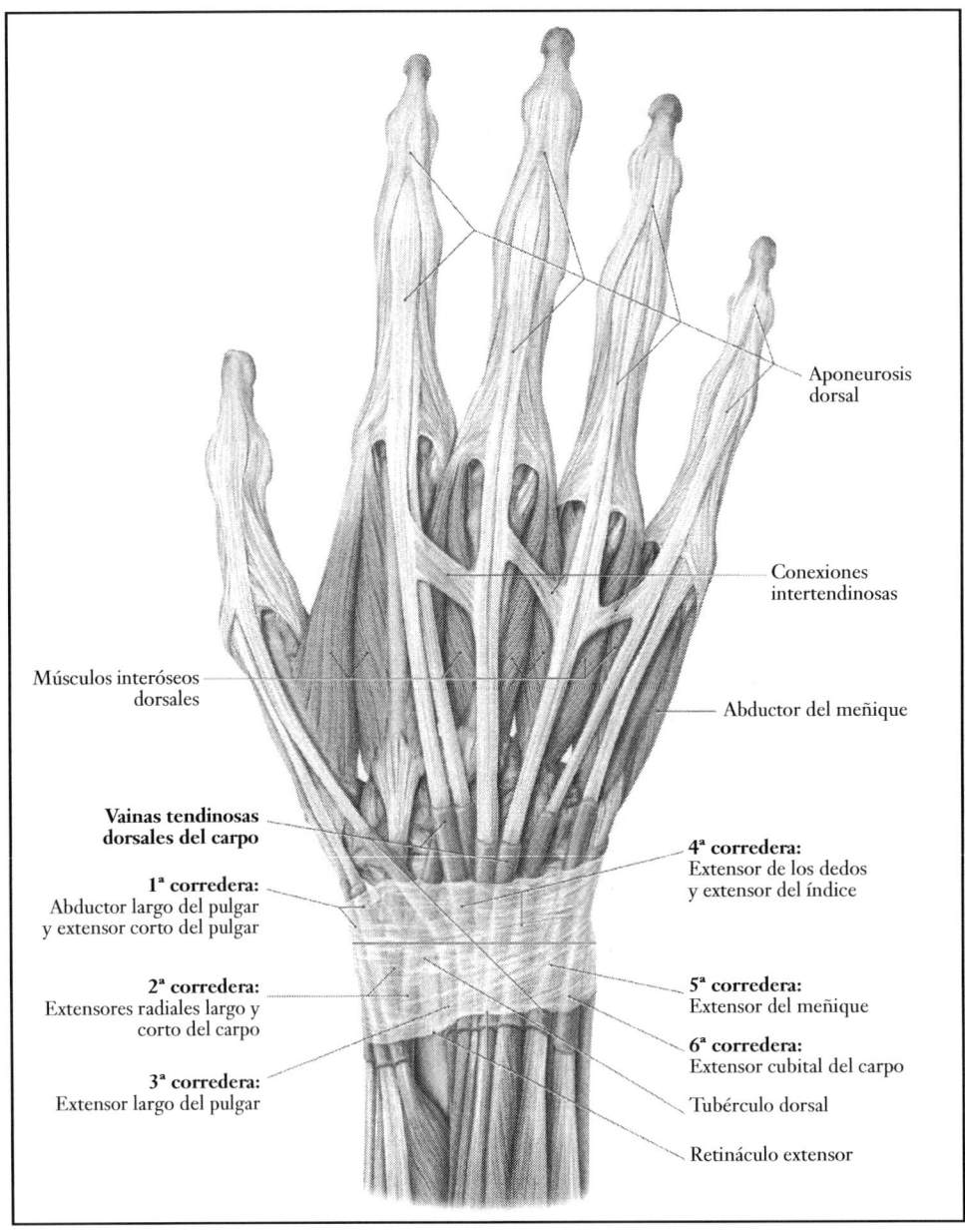

Aponeurosis dorsal

Conexiones intertendinosas

Músculos interóseos dorsales

Abductor del meñique

Vainas tendinosas dorsales del carpo

1ª corredera:
Abductor largo del pulgar y extensor corto del pulgar

2ª corredera:
Extensores radiales largo y corto del carpo

3ª corredera:
Extensor largo del pulgar

4ª corredera:
Extensor de los dedos y extensor del índice

5ª corredera:
Extensor del meñique

6ª corredera:
Extensor cubital del carpo

Tubérculo dorsal

Retináculo extensor

Figura 260. Retináculo extensor y vainas tendinosas del carpo y de la mano.
Mano derecha, visión dorsal.

Movimientos mayores y movimientos menores en la articulación de la muñeca

Movimientos del carpo

Al nivel del carpo, los movimientos mayores se hacen en dos planos:

- Flexión-extensión
- Abducción-aducción

La circunducción es el resultado de la suma de estos diferentes parámetros.

Estos movimientos mayores, como en toda articulación, son acompañados y regidos por movimientos menores.

En la práctica, para estudiar las lesiones de los movimientos menores y eventualmente corregirlos, únicamente utilizamos el movimiento mayor de flexión-extensión; también, en este texto, estudiaremos solamente este parámetro mayor.

Los movimientos menores serán esencialmente sensibles durante los 20 a 30 primeros grados de flexión o de extensión, mientras que la poca tensión ligamentosa permitirá a los diferentes huesos libres moverse unos en relación a otros.

La osteopatía se dirige esencialmente a los movimientos menores, pues acompañan y rigen a los movimientos mayores.

Más allá de 20° a 30°, será el conjunto de los huesos de una hilera del carpo los que se desplazarán en relación a las superficies articulares superiores.

La flexión

1. Al nivel de la articulación radiocarpiana

Se acompaña de movimientos menores de:

- Deslizamiento posterior
- Rotación interna
- Abducción

del escafoides, del semilunar y del piramidal en relación al radio y en relación al ligamento triangular.

2. Al nivel de la articulación mediocarpiana

Se acompaña de movimientos menores de:

- Deslizamiento posterior
- Rotación interna
- Aducción

del trapecio, trapezoide, grande y ganchoso, en relación a los huesos de la primera fila del carpo.

La extensión

1. Al nivel de la articulación radiocarpiana

Es acompañada por movimientos menores de:

- Deslizamiento anterior
- Rotación externa
- Aducción

del escafoides, del semilunar y del piramidal en relación al radio y en relación al ligamento triangular.

2. Al nivel de la articulación mediocarpiana

Es acompañada por movimientos menores de:

- Deslizamiento anterior
- Rotación externa
- Abducción

del trapezio, del trapezoide, del grande y del ganchoso en relación a los huesos de la primera fila del carpo.

Todo puede resumirse mediante la tabla 25:

Tabla 25

Movimientos mayores	Movimientos menores	
	1ª fila del carpo	2ª fila del carpo
Flexión de 0° a 20°-30°	• Deslizamiento posterior • Rotación interna • Abducción	• Deslizamiento posterior • Rotación interna • Aducción
Extensión de 0° a 20°-30°	• Deslizamiento anterior • Rotación externa • Aducción	• Deslizamiento anterior • Rotación externa • Abducción

5. VASCULARIZACIÓN DE LA MUÑECA MANO

Arterias de la mano

Las funciones de la mano requieren que ésta se sitúe y mantenga en numerosas posiciones distintas, con frecuencia mientras agarra o aplica presión, y por ello está dotada de numerosas arterias profusamente ramificadas y anastomosadas para que todas sus partes dispongan en general de sangre oxigenada en todas las posiciones. Además, las arterias y sus ramificaciones son relativamente superficiales y se encuentran por debajo de una piel capaz de sudar, característica que permite la disipación del exceso de calor. Para evitar una pérdida indeseable de calor en un entorno frío, las arteriolas de las manos pueden reducir su flujo sanguíneo en la superficie y en las puntas de los dedos. Las arterias cubital y radial y sus ramas proporcionan toda la sangre que va a la mano.

Las arterias de la mano se ilustran en las figuras 262 y 263, y sus orígenes y recorridos se describen en la tabla 6-15.

Arteria cubital

La arteria cubital entra en la mano anterior al retináculo de los músculos flexores entre el pisiforme y el gancho del ganchoso, y a través del conducto cubital (de Cuyon, figura 261). La arteria cubital discurre lateralmente al nervio cubital.

Se divide en dos ramas terminales: el arco palmar superficial y el arco palmar profundo (figuras 262 y 263). El arco palmar superficial (terminación principal de la arteria cubital) da origen a tres arterias digitales palmares comunes que se anastomosan con las arterias metacarpianas palmares procedentes del arco palmar profundo. Cada arteria digital palmar común se divide en un par de arterias digitales palmares propias, que discurren a lo largo de los lados adyacentes de los dedos 2° a 4°.

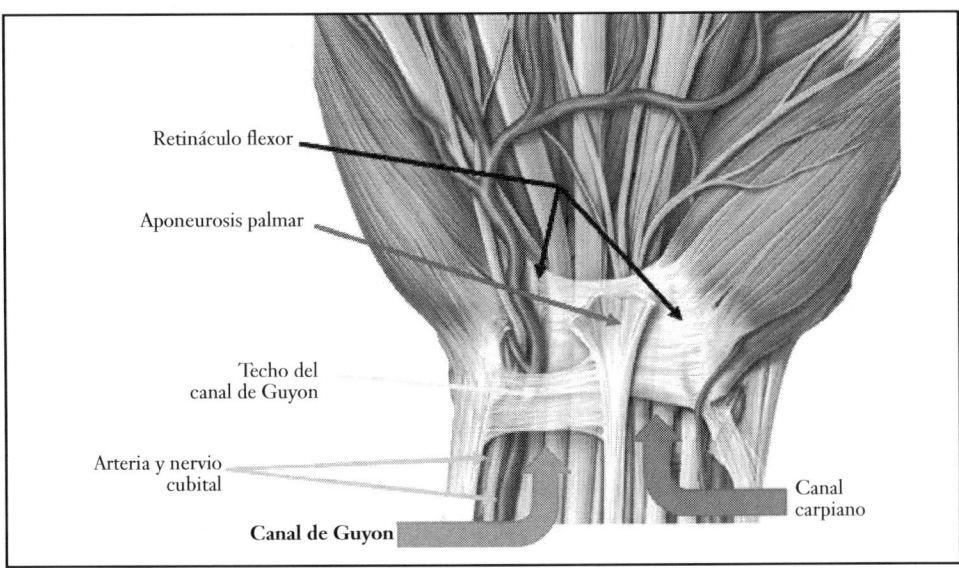

Retináculo flexor

Aponeurosis palmar

Techo del
canal de Guyon

Arteria y nervio
cubital

Canal de Guyon

Canal
carpiano

Figura 261. Canal de Guyon. Mano izquierda, visión palmar.

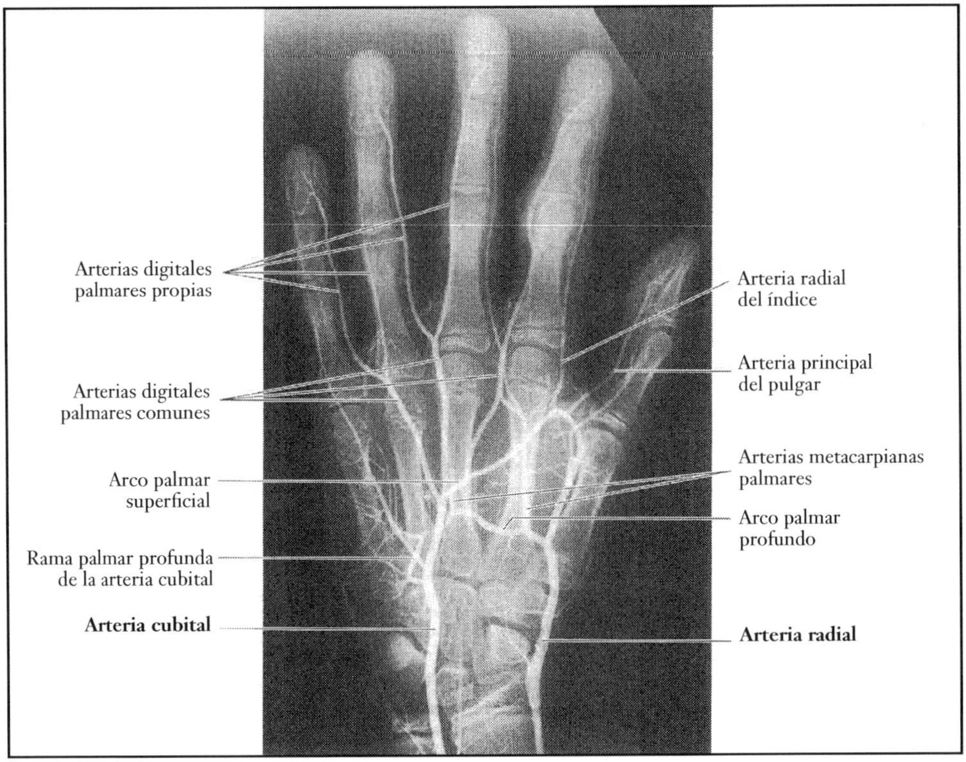

Arterias digitales
palmares propias

Arterias digitales
palmares comunes

Arco palmar
superficial

Rama palmar profunda
de la arteria cubital

Arteria cubital

Arteria radial
del índice

Arteria principal
del pulgar

Arterias metacarpianas
palmares

Arco palmar
profundo

Arteria radial

Figura 262. Arteriografía del carpo y de la mano.

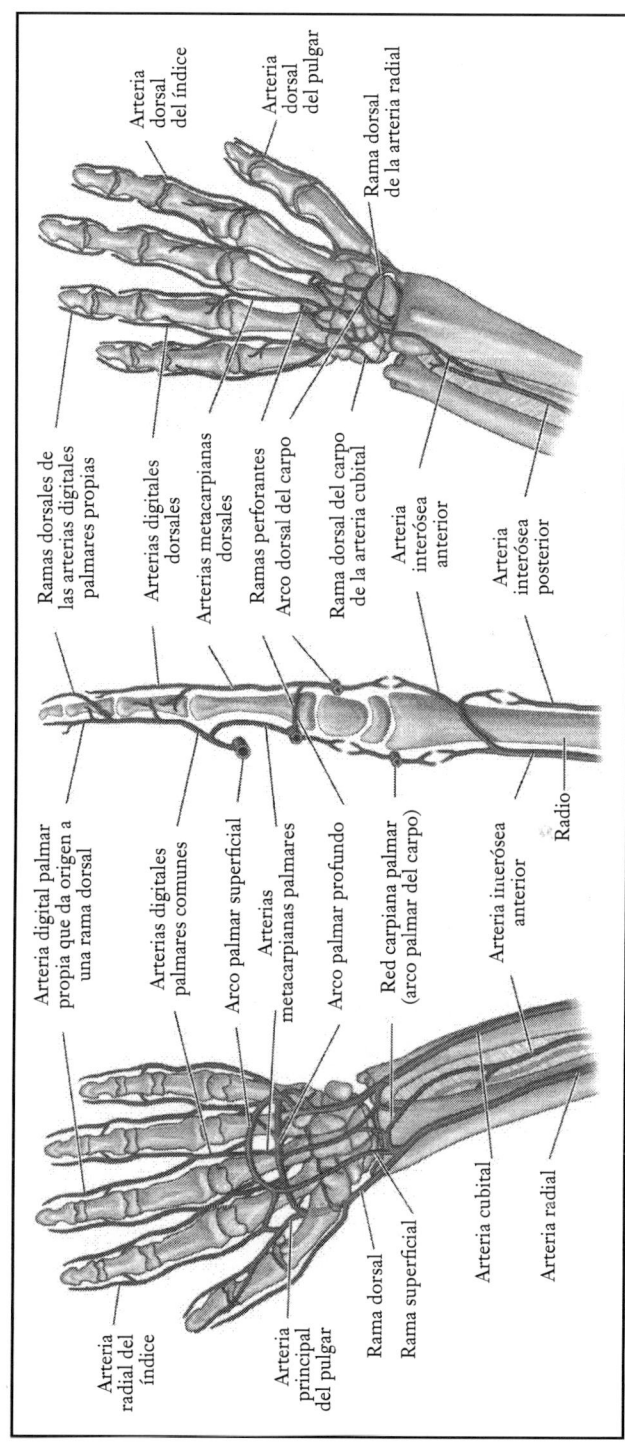

Figura 263. Arterias del carpo y de la mano.

Arteria radial

La arteria radial se curva dorsalmente alrededor del escafoides y el trapecio, y cruza el suelo de la tabaquera anatómica (figura 264). Entra en la palma entre las cabezas del primer músculo interóseo dorsal y a continuación gira medialmente para pasar entre las cabezas del aductor del pulgar. La arteria radial termina cuando se anastomosa con la rama profunda de la arteria cubital para formar el arco palmar profundo, que depende principalmente de la arteria radial. Este arco cruza los metacarpianos justo distalmente a sus bases.

El arco palmar profundo da origen a tres arterias metacarpianas palmares y a la arteria principal del pulgar (figura 265). La arteria radial del índice pasa a lo largo de la cara lateral del dedo índice; normalmente se origina de la arteria radial, pero también puede hacerlo de la principal del pulgar.

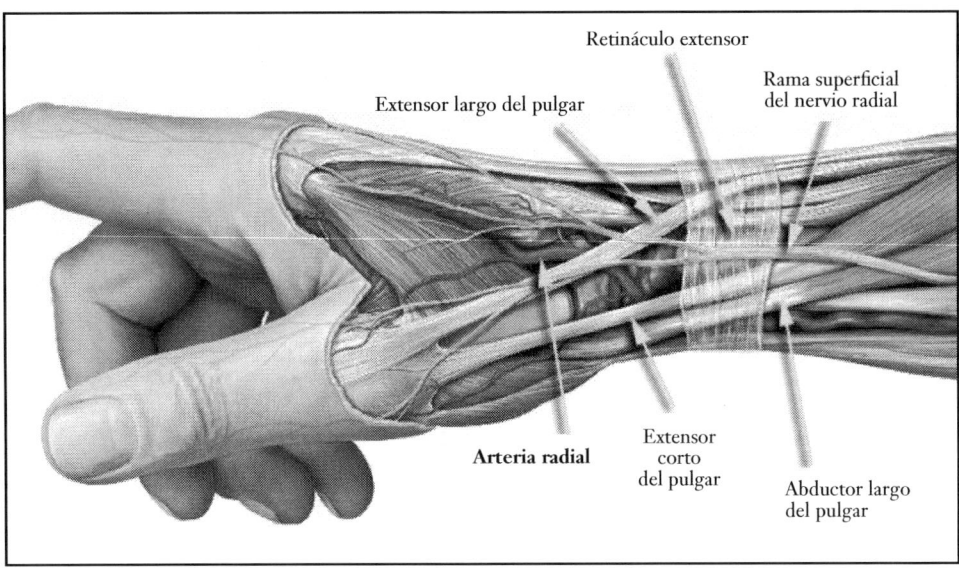

Figura 264. Anatomía de la tabaquera anatómica.

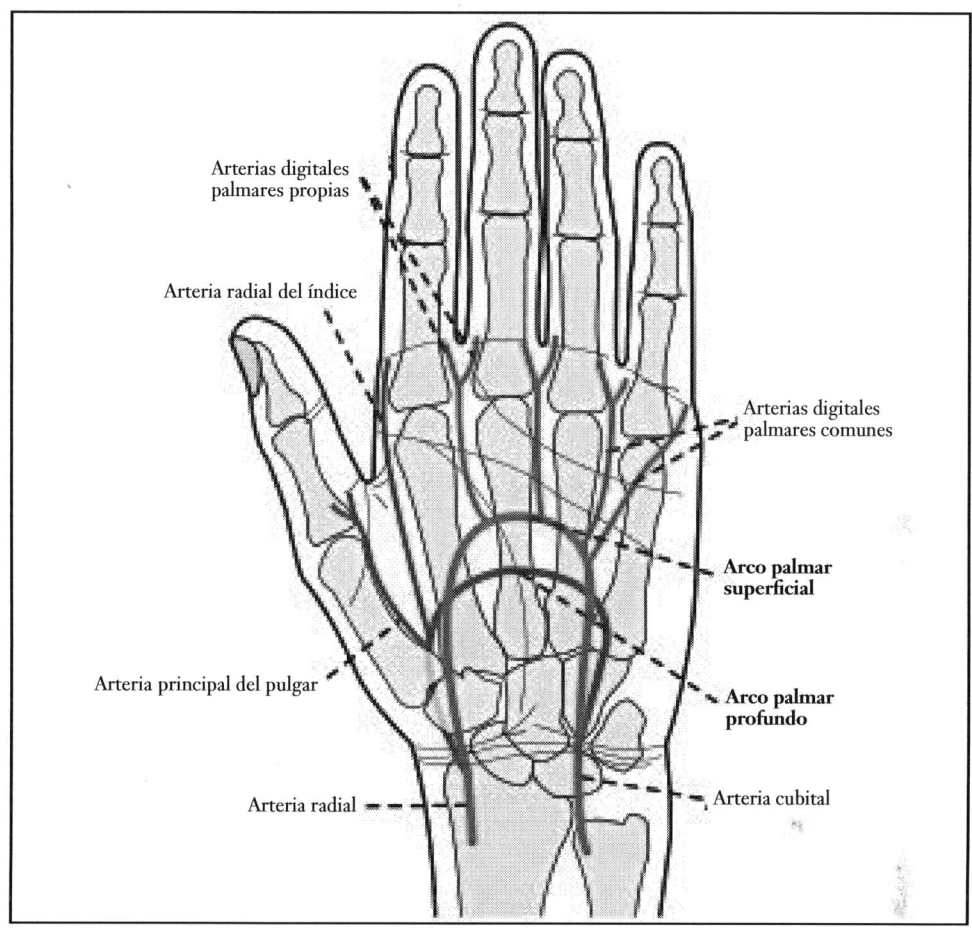

Figura 265. Arcos arteriales palmares.

Venas de la mano

Los arcos venosos palmares superficial y profundo, relacionados con los arcos (arteriales) palmares superficial y profundo, drenan en las venas profundas del antebrazo (figura 266). Las venas digitales dorsales drenan en tres venas metacarpianas dorsales, que se unen para formar una red venosa dorsal de la mano (figura 267).

Superficialmente al metacarpo, esta red se prolonga proximalmente hacia la cara lateral y se convierte en la vena cefálica. La vena basílica se origina del lado medial de la red venosa dorsal de la mano.

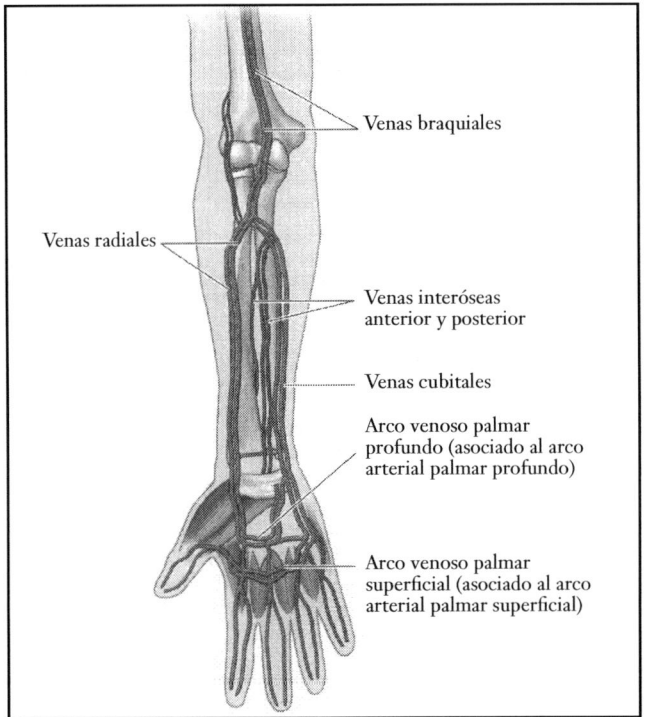

Figura 266. Drenaje venoso profundo del miembro superior.

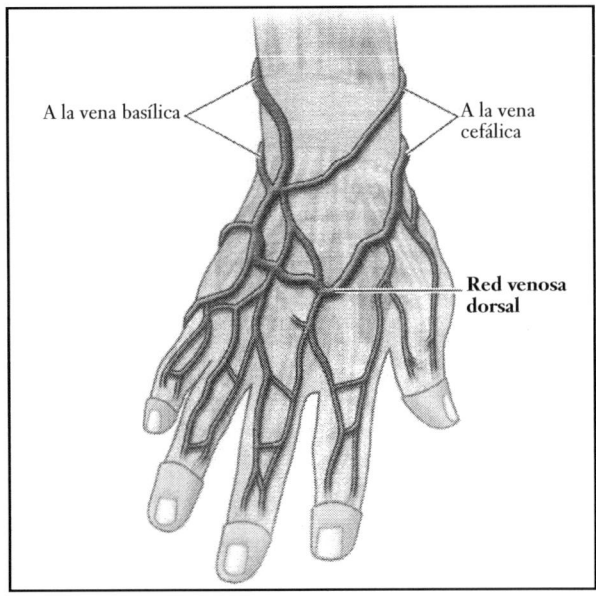

Figura 267. Venas digitales y red venosa dorsal en el dorso de la mano.

6. NERVIOS DE LA MUÑECA-MANO

Los nervios mediano, cubital y radial inervan la mano (figura 268). Además, algunos ramos o comunicaciones de los nervios cutáneo lateral, medial y posterior del antebrazo pueden aportar fibras que inervan la piel de la muñeca (figura 269).

En la mano, estos nervios transportan fibras sensitivas de los nervios espinales C6-C8 a la piel, de modo que los dermatomas C6-C8 engloban la mano (figura 270). Los nervios mediano y cubital contienen fibras motoras del nervio espinal T1 que se dirigen a la mano; los músculos intrínsecos de la mano configuran el miotoma T1.

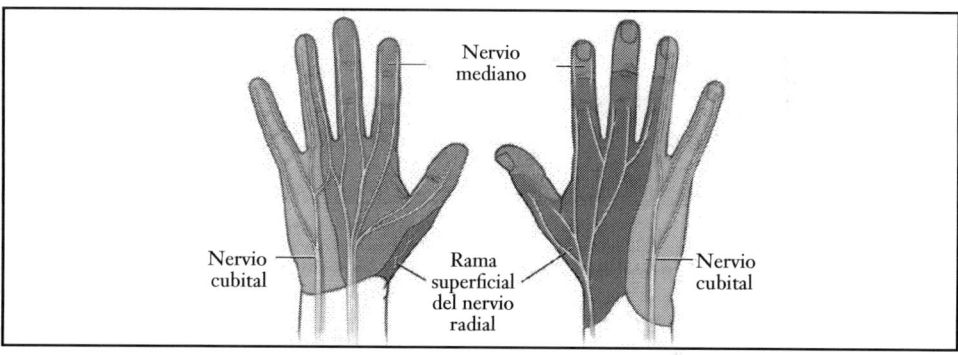

Figura 268. Nervios de la mano.

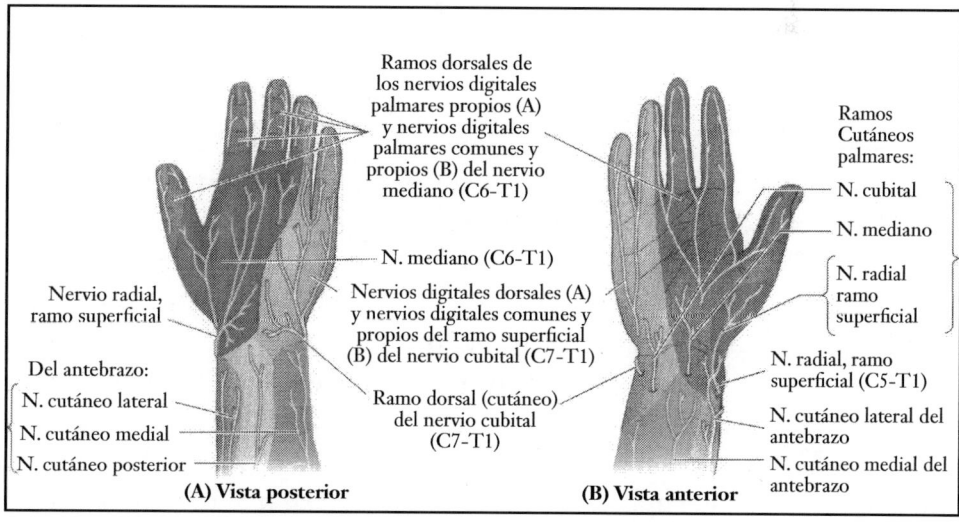

Figura 269. Inervación sensitiva del carpo y de la mano.

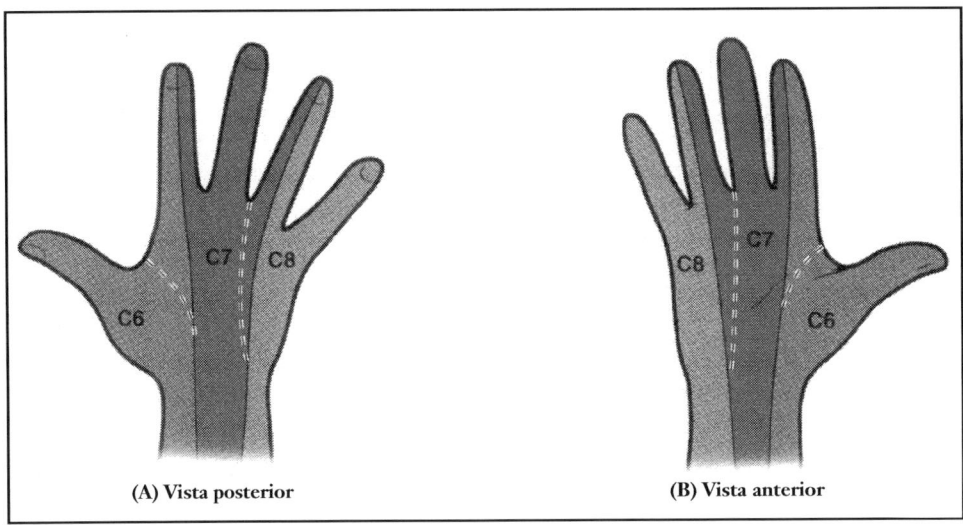

Figura 270. Dermatomas de la mano y el carpo.

Nervio mediano

El nervio mediano entra en la mano a través del conducto (túnel) carpiano (figuras 261, 271, 272 y 273), en profundidad al retináculo de los músculos flexores, junto con los nueve tendones del flexor superficial de los dedos, el flexor profundo de los dedos y el flexor largo del pulgar. El conducto (túnel) carpiano es la vía de paso situada en profundidad en relación con el retináculo de los músculos flexores, entre los tubérculos de los huesos escafoides y trapezoide en la cara lateral, y el pisiforme y el gancho del ganchoso en la cara medial. Distalmente al conducto carpiano, el nervio mediano inerva a los músculos tenares abductor corto del pulgar y oponente del pulgar y al flexor corto del pulgar (en colaboración con el nervio cubital); y los lumbricales 1° y 2°.

También emite fibras sensitivas para la piel de toda la superficie palmar, los lados de los tres primeros dedos, la mitad lateral del 4° dedo y el dorso de las mitades distales de estos dedos. Adviértase, no obstante, que el ramo cutáneo palmar del nervio mediano, que inerva la porción central de la palma, se origina proximalmente al retináculo de los músculos flexores y pasa superficialmente a éste (o sea, que no pasa a través del conducto (túnel) carpiano).

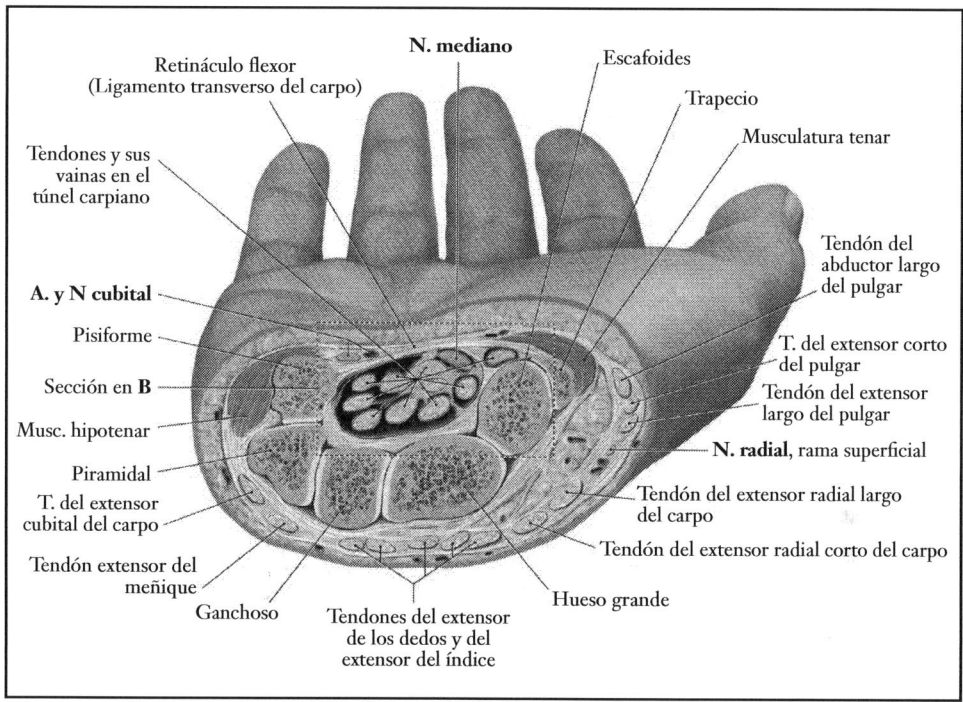

Figura 271. Corte tranversal de la mano derecha a la altura de los huesos del carpo.

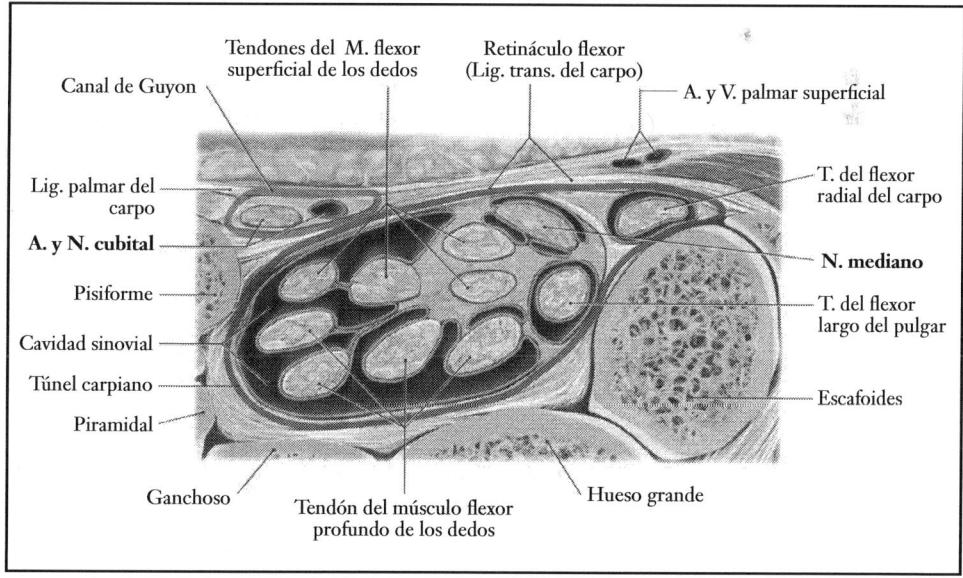

Figura 272. Sección B de la figura 271. Situación de los arcos palmares en relación a las vainas tendinosas de los dedos y del carpo. Nervios cubital y mediano.

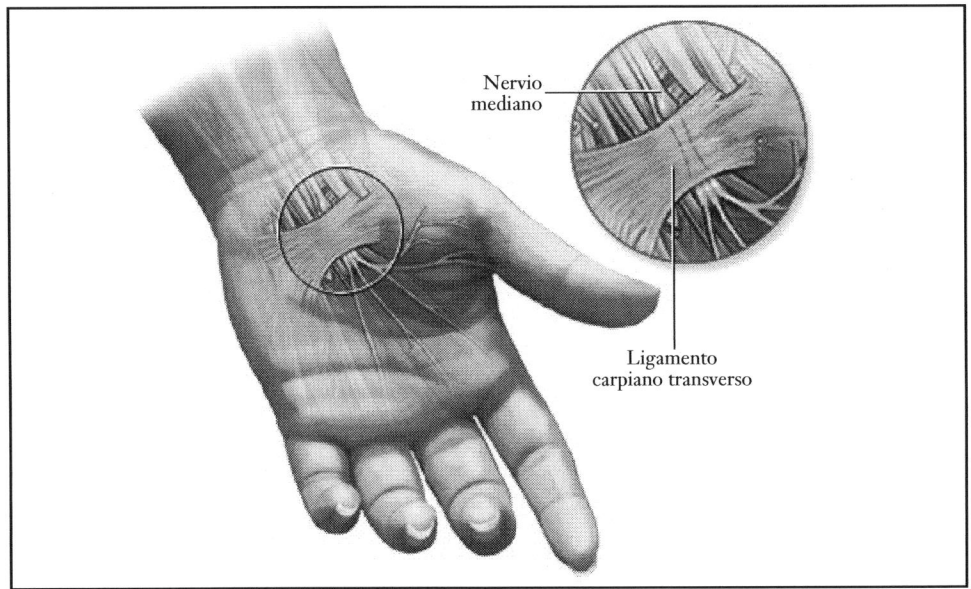

Figura 273. Nervio mediano.

Nervio cubital

El nervio cubital emerge de debajo del tendón del flexor ulnar del carpo para abandonar el antebrazo.

Continúa distalmente hacia el carpo a través del conducto cubital de Guyón. Ahí, la fascia lo sujeta a la cara anterior del retináculo de los músculos flexores cuando pasa entre el pisiforme (medialmente) y la arteria cubital (lateralmente), (figuras 261, 271 y 272).

Justo en la parte proximal del carpo, el nervio cubital da origen a un ramo cutáneo palmar, que discurre superficialmente respecto al retináculo de los músculos flexores y la aponeurosis palmar para inervar la piel de la cara medial de la palma (figuras 268, 269 y 270).

El ramo cutáneo dorsal del nervio cubital inerva la mitad medial del dorso de la mano, el 5° dedo y la mitad medial del 4° dedo. El nervio cubital termina en el borde distal del retináculo de los músculos flexores cuando se divide en sus ramos superficial y profundo.

El ramo superficial del nervio cubital aporta ramos cutáneos para las superficies anteriores del dedo más medial y la mitad del siguiente. El ramo profundo del nervio cubital inerva los músculos hipotenares, los dos lumbricales mediales, el aductor del pulgar, la cabeza profunda del flexor corto del pulgar y todos los interóseos. También inerva diversas articulaciones (radiocarpiana, intercarpianas, carpometacarpianas e intermetacarpianas).

Con frecuencia se describe al nervio cubital como el nervio de los movimientos finos, ya que inerva la mayoría de los músculos intrínsecos que están implicados en los movimientos complejos de la mano.

Nervio radial

El nervio radial no inerva ningún músculo de la mano.

El ramo superficial del nervio radial es completamente sensitivo (figura 264). Perfora la fascia profunda cerca del dorso del carpo para inervar la piel y la fascia de los dos tercios laterales del dorso de la mano, el dorso del pulgar y las porciones proximales del primer dedo y la mitad del siguiente (figuras 268, 269 y 270).

7. FASCIA Y COMPARTIMENTOS DE LA PALMA

La fascia de la palma se continúa con la fascia del antebrazo y la del dorso de la mano. La fascia palmar es delgada por encima de las eminencias tenar e hipotenar, donde forma las fascias tenar e hipotenar, respectivamente (figura 274).

Sin embargo, es gruesa en la parte central, donde forma la aponeurosis fibrosa palmar, y en los dedos, donde forma las vainas de los dedos. La aponeurosis palmar es una porción triangular fuerte y bien definida de la fascia profunda de la palma, que cubre los tejidos blandos y descansa sobre los tendones de los flexores largos. El extremo proximal o vértice de la aponeurosis palmar se continúa con el retináculo de los músculos flexores y el tendón del palmar largo.

Cuando el palmar largo está presente, la aponeurosis palmar es una expansión de su tendón. Distalmente a su vértice, dicha aponeurosis forma cuatro bandas digitales longitudinales radiales que se dirigen distalmente hacia las bases de las falanges proximales y se continúan con las vainas fibrosas de los dedos. Las vainas fíbrosas de los dedos son tubos ligamentosos que encierran a los tendones de los flexores profundo y superficial, y al tendón del flexor largo del pulgar en su trayecto a lo largo de la cara palmar de sus respectivos dedos.

Desde el borde medial de la aponeurosis palmar hasta el 5º metacarpiano se extiende en profundidad un tabique fibroso medial (figura 275). Medialmente a este tabique se encuentra el compartimento hipotenar o medial, que contiene los músculos hipotenares y está limitado anteriormente por la fascia hipotenar. De un modo similar, desde el borde lateral de la aponeurosis palmar hasta el 3er metacarpiano se extiende en profundidad un tabique fibroso lateral. Lateralmente a este tabique se encuentra el compartimento tenar o lateral, que contiene los músculos tenares y está limitado anteriormente por la fascia tenar.

Entre los compartimentos hipotenar y tenar, y limitado anteriormente por la aponeurosis palmar, se encuentra el compartimento central, que contiene los tendones flexores y sus vainas, los lumbricales, el arco arterial palmar superficial, y los vasos y nervios digitales.

El plano muscular más profundo de la palma es el compartimento aductor, que contiene el aductor del pulgar.

Entre los tendones de los flexores y la fascia que recubre los músculos palmares profundos se encuentran dos espacios potenciales: el espacio tenar y el espacio mediopalmar (figura 275).

Estos espacios están limitados por tabiques fibrosos que discurren desde los bordes de la aponeurosis palmar hasta los metacarpianos.

Entre ambos espacios se encuentra el tabique fibroso lateral, especialmente fuerte, que se une al 3er metacarpiano. Aunque la mayoría de los compartimentos fasciales terminan en las articulaciones, el espacio mediopalmar se continúa con el compartimento anterior del antebrazo a través del conducto (túnel) carpiano.

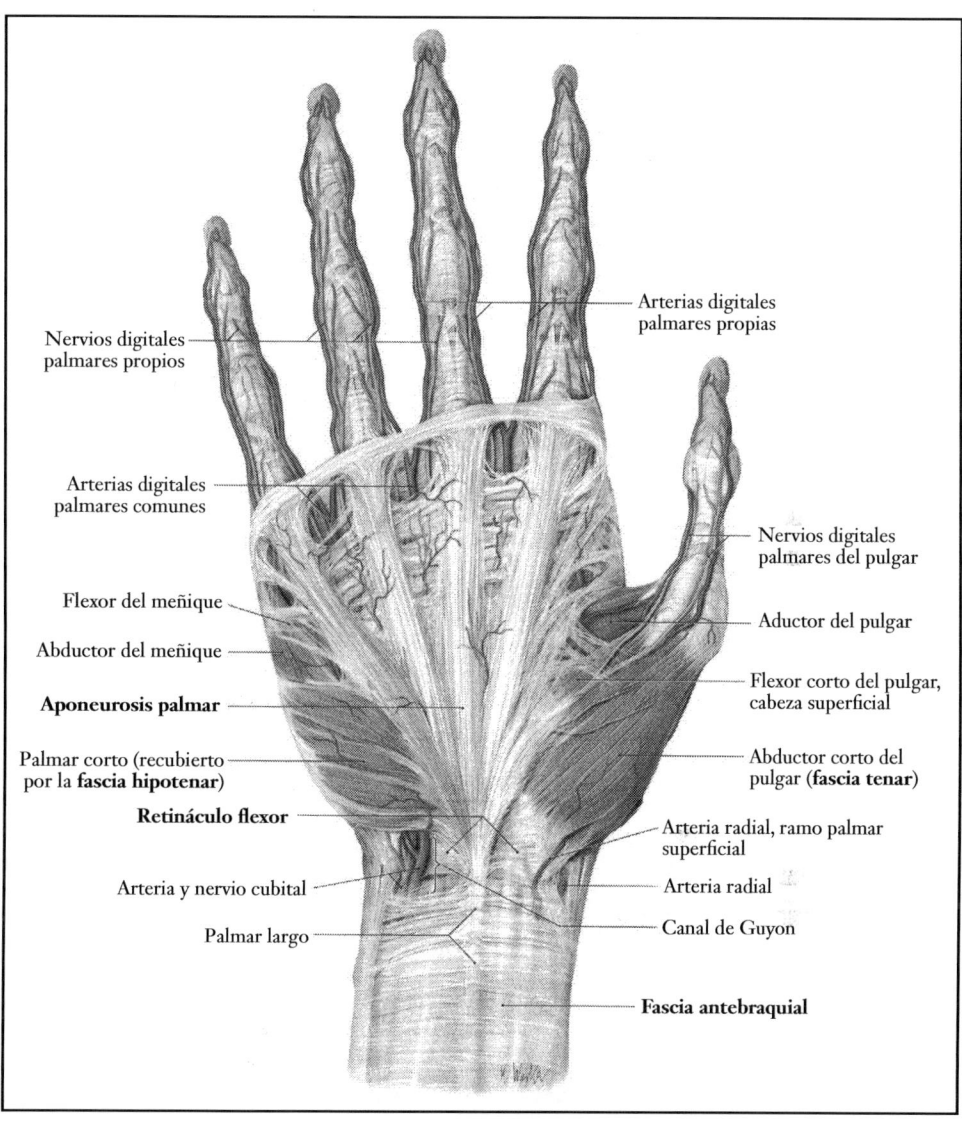

Figura 274. Fascia palmar.

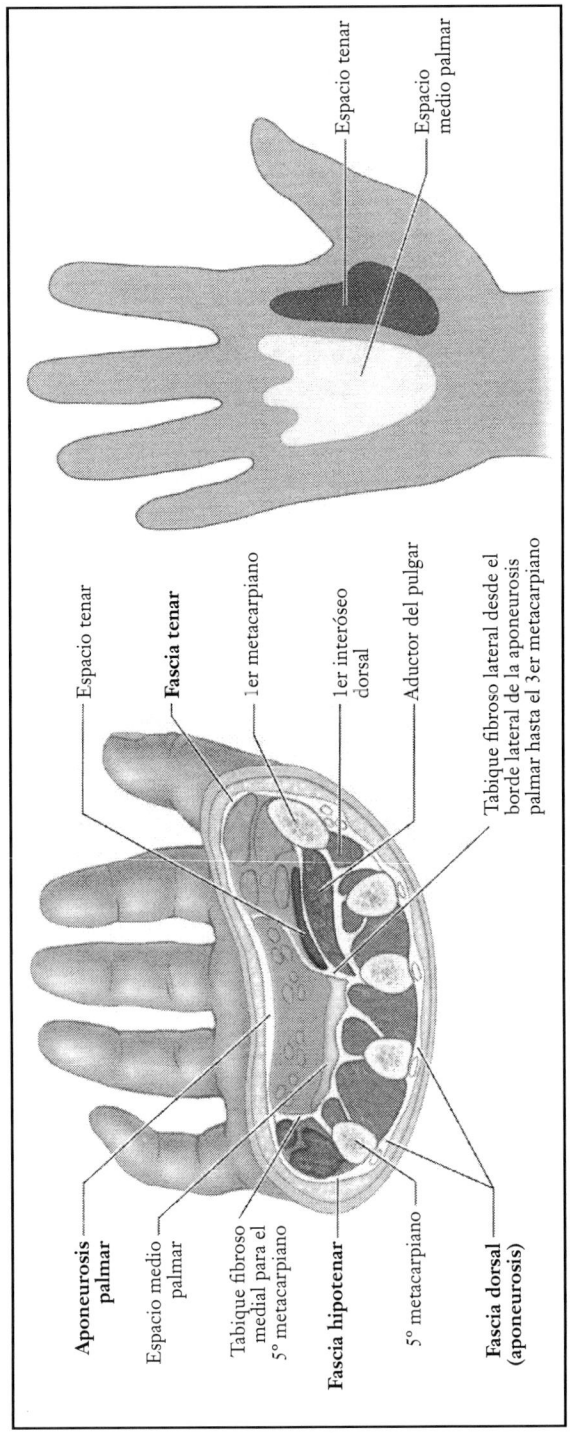

Figura 275. Compartimentos, espacios y fascia de la palma.

8. RADIOGRAFÍA SECCIONAL DE LA MUÑECA-MANO

Diagnóstico radiológico convencional de la articulación de la muñeca-mano derecha

Como en todas las articulaciones, se debe iniciar la valoración con radiografía (Rx) simple. Con esta modalidad se pueden identificar lesiones focales, calcificaciones anormales, valorar lesiones traumáticas, etc.

La muñeca y los dedos se valoran con proyecciones AP y lateral. Para los metacarpianos adicionar una proyección oblicua.

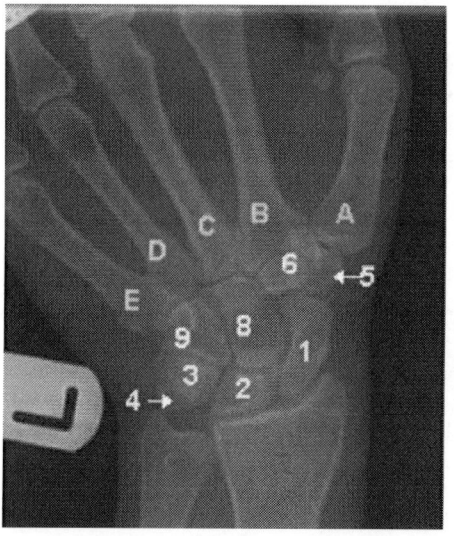

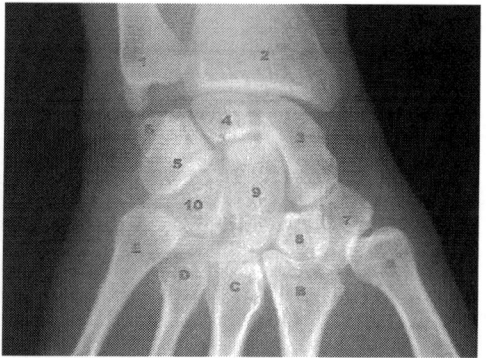

Figura 276. Rx simple posteroanterior
1.Escafoides (navicular). 2.Semilunar.
3.Piramidal. 4.Pisiforme. 5.Trapecio.
6.Trapezoide. 7.Hueso grande. 8.Hueso
ganchoso. R: Radio. C: Cúbito (ulna). A-E:
Metacarpianos 1° a 5°.

Figura 277. Rx simple anteroposterior
1.Cúbito. 2. Radio. 3.Escafoides. 4.Semilunar.
5.Piramidal. 6. Pisiforme. 7.Trapecio.
8.Trapezoide. 9.Hueso grande. 10.Hueso
ganchoso. A-E: 1er a 5to metacarpianos (MTC).

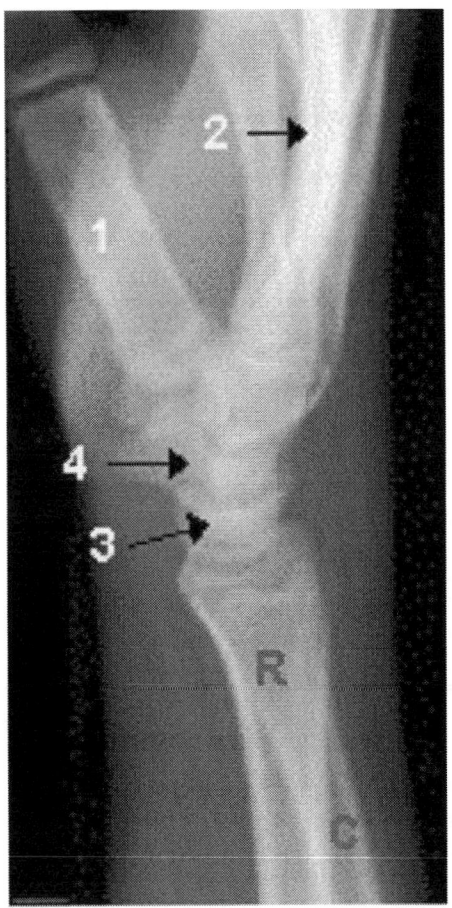

Figura 278. Rx simple lateral
1. Primer metacarpiano
2. Tercer metacarpiano
3. Semilunar
4. Escafoides
R. Radio
C. Cúbito (ulna)

CONCEPTO OSTEOPÁTICO DE LA MUÑECA-MANO

1. INFLUENCIA DE LAS DISFUNCIONES DISTALES

Pueden manifestarse síntomas locales como consecuencia de disfunciones del codo, del hombro y de la columna cervical. Las causas más comunes de dolor reflejo hacia la muñeca y mano son la hernia de disco cervical, la osteoartritis, el síndrome del plexo braquial y el síndrome de atrapamiento de codo y hombro.

Por el interés que tiene establecer la causa verdadera de los síntomas que se manifiestan en la muñeca y la mano, deben investigarse a fondo las regiones que a distancia pueden transmitir dolor local en la muñeca-mano.

Las disfunciones distales osteopáticas más comunes son:

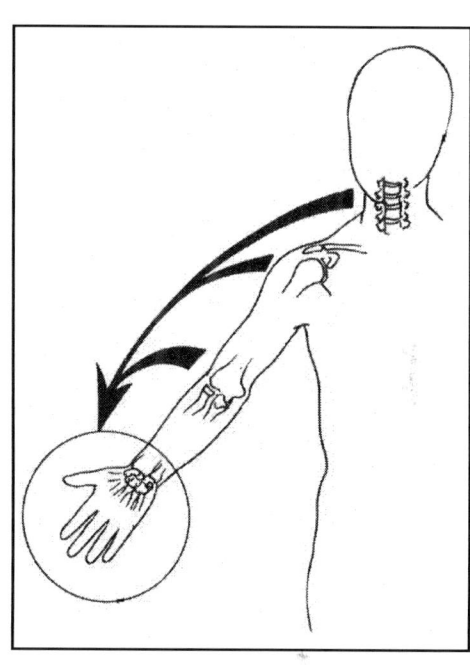

Figura 279. Influencia de las disfunciones distales.

- Sistema cervical bajo
- Primera o segunda costilla
- La clavícula
- El codo, y sobre todo el radio
- Las fascias, tanto locales como del miembro superior

2. INFLUENCIA DE LAS DISFUNCIONES MECÁNICAS

De manera práctica distinguimos cuatro compartimentos donde habitualmente se presentan diferentes patologías.

Compartimento lateral

Fractura del escafoides

- Es la consecuencia de una caída sobre la mano en hiper extensión, pronación e inclinación radial. A menudo transversal u oblicua, toca el cuerpo del escafoides en el 70% de los casos.
- A la palpación, hay que buscar un dolor en el tabaquera anatómica.

Tenosinovitis de los extensores

- La tenosinovitis de De Quervain resulta de la afectación del abductor largo y del extensor corto del pulgar en su vaina común al nivel de la estiloides radial.
- El dolor es despertado por la inclinación cubital de la muñeca, pulgar y meñique en oposición. Puede ser simple o estenosante con sensacion de crepitación y de resalto.

Compartimento medial

Lesiones del disco articular radiocarpiano

- El disco articular del carpo es un fibrocartílago que separa la articulación radio-cubital inferior del carpo. Frecuentemente es perforado después de los cincuenta años y es un lugar de predilección de la condrocalcinosis.
- Los dolores pueden sobrevenir en el momento de un traumatismo en hiperpronación, muñeca en extensión.
- Hay disminución de la fuerza de prensión, una limitación en supinación, el dolor se localiza en la cara postero medial de la muñeca.
- El dolor es despertado por la hiperextensión de la muñeca, la pronación y la inclinación cubital así como por la compresión transversal de la muñeca.
- En el palpación, podemos descubrir una movilidad anormal de la cabeza cubital "en tecla de piano" a veces con una sensación de "clic" o resalto.

Fractura del gancho del hueso ganchoso

- Es a menudo debida a choques repetidos.
- El dolor se localiza sobre el talón de la mano y es despertado por la inclinación cubital de la muñeca en flexión palmar así como en el momento de la oposición pulgar-meñique.

Síndrome del canal cubital (de Guyón)

Es siempre secundario a una disfunción articular, a un quiste sinovial o a un músculo supernumerario.

Tendinitis del extensor cubital del carpo

- Es debida a movimientos forzados y repetidos en inclinación cubital y pronación de la muñeca.
- Hay distensión de la vaina que se puede subluxar por delante de la cabeza cubital, dando una sensación de resalto en el momento del paso de la supinación a la pronación forzada.

Inestabilidad medial

Es mucho más rara que la lateral y situada entre el piramidal y el ganchoso generando una crepitación dolorosa en inclinación cubital con pronación.

Compartimento dorsal

Inestabilidad escafosemilunar

- Es la continuación de un esguince mal tratado de la muñeca.
- Encontramos un síndrome doloroso, una disminución de fuerza a la presión o en torsión, a veces con una sensación de resalto.

Tendinitis de los extensores radiales del carpo

Se manifiesta por dolores vivos con inflamación fusiforme de la cara dorsal de la muñeca. A la palpación, encontramos a veces una crepitación.

Enfermedad de Kienböck o necrosis aséptica (avascular) del semilunar carpiano

- Se trata de un osteonecrosis avascular del semilunar. Es una afección rara de etiología desconocida que afecta la mayoría de las veces a la mano dominante entre los hombres de veinte y cuarenta y cinco años.
- Es bilateral, en el 10% de los casos es favorecida por los microtraumatismos.

Quistes sinoviales

- La cara dorsal de la muñeca es el lugar de predilección de los quistes sinoviales que provienen en cerca del 65% de los casos de la articulación escafosemilunar.
- La mayoría de los quistes sinoviales no requieren ningún tratamiento aspirativo o quirúrgico y remiten espontáneamente.

Compartimento palmar

Síndrome del canal carpiano

- El diagnóstico es fácil frente a dolores o parestesias al final de la noche con hipoestesia de los tres últimos dedos.
- Se trata de una compresión del nervio mediano en el canal carpiano.
- El diagnóstico es confirmado por un signo de Tinel positivo: las parestesias son reproducidos en el momento de la percusión al martillo a reflejo en el canal carpiano.
- Afecta sobre todo a la mujer de treinta a cincuenta años.
- Sus etiologías son variadas y pueden ser relacionadas a:
  - Disfunciones articulares del carpo (semilunar anterior) pudiendo generar una fibrosis del retináculo de los flexores de los dedos.
  - El embarazo que produce un edema en el canal carpiano.
  - La hipotiroiditis.
  - La poliartritis reumatoide.

- La diabetes mellitus
- La amilosis (acumulación en los tejidos de proteínas fibrilares insolubles que producen un edema en el canal carpiano).
- La acromegalia (secreción excesiva del somatostatina hipotalámica que provoca una secreción exagerada del somatotropina o la hormona de crecimiento que genera un crecimiento exagerado del esqueleto asociado a un espesamiento de los tejidos blandos y un aumento del volumen de los nervios periféricos).

Tenosinovitis de los flexores

- Se desarrolla cuando el tendón no puede deslizarse más en su vaina a causa de un espesamiento o de un nódulo. El dedo puede bloquearse o liberarse repentinamente, extendiéndose de un golpe seco (dedo en resalto),
- Esta tenosinovitis de los flexores es frecuentemente observada en la poliartritis reumatoide y en la diabetes mellitus.

Tendinitis del flexor radial del carpo

Afecta sobre todo a mujeres de más de cuarenta años y se traduce por un dolor palmar en hiperextensión sobre la base de la eminencia tenar, al nivel de la inserción del tendón, teniendo como base el 2° metacarpiano. Provocada por la flexión contrariada y la inclinación radial. La disestesis del nervio mediano también puede ser asociada.

3. INFLUENCIA DE LAS DISFUNCIONES DEGENERATIVAS

Son la mayoría de las veces la continuación de disfunciones traumáticas o microtraumáticas y se traducen por la artrosis (rizartrosis), una necrosis (semilunar), una pseudoartrosis (escafoides) o las retracciones ligamento-fasciales (canal carpiano, enfermedad de Dupuytren).

4. INFLUENCIA DE LAS DISFUNCIONES INFLAMATORIAS

Son la continuación la mayoría de las veces de fenómenos infecciosos (panadizos, flemones) o a enfermedades reumáticas (poliartritis reumatoide).

5. INFLUENCIA DE LAS DISFUNCIONES METABÓLICAS

Están representadas sobre todo por la mano gotosa aguda o crónica.

6. INFLUENCIA DE LAS DISFUNCIONES NEUROVEGETATIVAS

Están representadas sobre todo por las algoneuro-distrofias (síndrome hombro-mano) y por los disturbios neurovasculares (síndrome de Raynaud).

7. INFLUENCIA DE LAS DISFUNCIONES VISCERALES

Siguen el trayecto de los meridianos de acupuntura que pasan por la muñeca y por la mano.

- Los dolores que se presentan en el pulgar deben hacer pensar sobre una disfunción del colon.
- Los dolores que se presentan en el borde cubital de la mano deben hacer pensar en una disfunción del intestino delgado.
- Los dolores que se presentan en la muñeca deben hacer pensar en una disfunción del pulmón.
- Los dolores que se presentan en la mano deben hacer pensar en una disfunción del corazón.

8. INFLUENCIA DE LAS DISFUNCIONES NEUROLÓGICAS

- Estas disfunciones neurológicas pueden ser o de origen central (disfunción medular como la enfermedad de Charcot o los accidentes vasculares cerebrales), o de origen periférico (neuropatía de atrapamiento cervical, del codo o de la muñeca, y degeneración nerviosa).
- Se caracterizan por una atrofia muscular de los músculos interóseos, mano en garra y por retracciones musculotendinosas.

9. DISFUNCIONES DE ORIGEN EMOCIONAL

Los miembros superiores tienen por función el **contacto con el exterior**. Soportan la función de la mano que asegura los intercambios con los demás.

El paciente que consulta por un problema de hombro, codo, de muñeca o de la mano, el simbolismo es de **orden relacional** con el mundo exterior.

La mano

Es un órgano de decisión y de expresión. Es una parte de la vida simbólica, la mano izquierda reenvía la parte femenina (materna) y la mano derecha a la masculina (paterna). Indican el estrés y el compromiso de la persona.

Entre las manos tengo las situaciones de mi vida diaria y el estado de mis manos manifiesta en qué medida capto mi realidad, cómo expreso el amor tanto como el odio.

Las manos frías, me retiro emocionalmente de una situación o de una relación en la cual estoy implicado. También puedo rechazar cuidar de mis necesidades básicas y de complacerme.

Las manos húmedas me indican una cantidad excesiva de angustia y nerviosismo. Estoy desbordado por mis emociones, sintiéndome quizás demasiado implicado o demasiado activo en cierta situación de mi vida cotidiana.

Dolor o calambres en las manos, implica que me niego a ser flexible frente a las situaciones presentes. Debo preguntarme lo que me molesta o lo que no quiero realizar. Puedo tener un sentimiento de incapacidad o vivir un gran miedo al fracaso. Esto me lleva a querer "controlarlo" todo con mis manos, a querer poseerlo todo por el caso en que algo o alguien se me "escurriese entre los dedos".

Manos que "sangran" (manos secas, eccema, etc.) seguramente hay una situación en mi vida, un sueño, un proyecto que tengo la sensación de no poder realizar y esto me lleva a vivir tristeza. Entonces, la alegría de vivir se va.

Manos que se paralizan, o sentirme "paralizado" en lo que se refiere a los medios por tomar para realizar cierta tarea o cierta acción y vivo impotencia con relación a esto. También, la parálisis de las manos puede producirse después de una actividad mental muy intensa en la cual me siento sobreexcitado, contrariado y en que la presión hierve en el interior. Quizás incluso, tengo el gusto de "torcer el cuello" a alguien con mis manos. Si me **hiero las manos**, quizás resista al tacto, evitando cierta intimidad, bien sea el tacto que puedo dar o recibir de otra persona. Este temor a entrar en contacto puede vincularse a un suceso presente particular que me recuerda un abuso vivido en el pasado.

Hay que aprender a soltar y a "tender las manos", tomando consciencia de que el único poder que tengo es sobre mí mismo y no sobre los demás.

Los dedos

Los dedos son la prolongación de mis manos y el instrumento sirviendo a la manifestación de mis acciones en mi vida de cada día. Representan la acción en el **momento presente, los detalles de la vida diaria.**

Pulgar: representa el repliegue sobre uno mismo. El pulgar está vinculado a la presión, la que me coloco en los hombros tanto como la que exijo de los demás. Se vinculan a un exceso de esfuerzo mental, un cúmulo excesivo de ideas y de **preocupaciones** y una tendencia a ser pesimista.

Índice: está en relación con la decisión del padre. Representa la autoridad. El orden, dirige e indica la dirección. Representa el **ego** bajo todos estos aspectos: **autoridad, orgullo, suficiencia...**

Mayor: representa el placer y la alegría. Controla la apertura o el cierre del corazón. Está en relación con la propensión a ponerse una máscara y a esconderse. Representa la **creatividad, la sexualidad y la ira.** Una herida a este dedo significa que mi vida sexual no va como lo deseo o que me inclino demasiado fácilmente frente al destino. Vivo una pena o una tensión vinculada con la insatisfacción, y la ira se instala paulatinamente. Esta reacción me impide realizar mis deseos concretos.

Anular: es el lazo de la socialización, el dedo de la alianza con los demás y con sigo mismo. Es el **símbolo de la unión** y representa mis lazos afectivos. Cualquier herida a este dedo procede de una pena o de una dificultad en mis relaciones afectivas; puede ser frente a mi marido, mi mujer, mis hijos y, en ciertos casos, incluso frente a mis padres. Cualquier herida a este dedo procede de una pena o de una dificultad en mis relaciones afectivas; puede ser frente a mi marido, mi mujer, mis hijos y, en ciertos casos, incluso frente a mis padres. Esta herida es la manifestación externa de una herida interior de la cual no he hablado probablemente con nadie.

Meñique: está en relación con el brillo, la alegría y a la inversa con la tristeza y la soledad.

Está directamente vinculado con el **corazón.** Representa la **familia** así como todos los aspectos familiares de mi vida, en particular el amor y la armonía familiar.

Cuando me hago una herida en este dedo, esto indica que vivo emociones frente a mi familia que debería exteriorizar, una falta de armonía en el interior de mi pareja o una simple carencia de amor de sí. Cualquier daño al dedo pequeño (rasguño, quemadura, etc.) denota seguramente una emotividad demasiado grande. Tengo seguramente la desgraciada costumbre de preocuparme por pequeñeces (dedo pequeño) y mi emotividad predomina.

10. DIAGNÓSTICO PRELIMINAR DE LA MUÑECA-MANO

En el diagnóstico preliminar de la muñeca-mano vamos a confirmar o descartar la presencia de:

1. Procesos inflamatorios
2. Disfunciones neurológicas
3. Disfunciones ligamentarias
4. Disfunciones músculo-tendinosas

Posteriormente, valoraremos todas las articulaciones de la muñeca-mano susceptibles de sufrir alguna disfunción somática.

En las articulaciones periféricas, utilizamos siempre un protocolo perfectamente establecido:

1. Pruebas pasivas

El osteópata valora un movimiento concreto en alguna de las regiones de la muñeca-mano, de manera pasiva y sin la cooperación del paciente.

La presencia de dolor nos orienta hacia la patología del ligamento que estamos valorando o hacia un patrón capsular (inflamación de la articulación principal). Con estas pruebas valoramos la cápsula articular y los ligamentos.

2. Pruebas activas contra resistencia

El osteópata solicita un movimiento concreto al paciente, que se corresponde a la función de un músculo-tendón específico. Este movimiento es impedido mediante una contra resistencia por parte del osteópata.

La presencia de un debilitamiento nos orienta hacia disfunciones neurológicas en el segmento medular correspondiente al miotoma valorado (ver página 531).

La presencia de dolor nos orienta hacia la patología del músculo-tendón que estamos valorando:

- Dolor en el vientre muscular: espasmo, contractura.
- Dolor en el tendón: tendinitis.

En el diagnóstico de las tendinitis, universalmente se utilizan tres pruebas para confirmar o descartar la presencia de una lesión:

- La contra resistencia músculo-tendinosa.
- El estiramiento del músculo-tendón valorado.
- La palpación del músculo-tendón sospechoso de patología.

Las lesiones músculo-tendinosas que comienzan a gestarse serán más difíciles de poner en evidencia, mientras que las que se encuentran en estado agudo darán positivo sin ningún problema con la primera prueba. Por ello, en cada músculo-tendón que valoremos es importante realizar la primera prueba (resistencia músculo-tendinosa). Si da negativa, volvemos a realizarla añadiendo la segunda prueba (estiramiento del músculo-tendón valorado). Si sigue dando negativa, volvemos a realizar las dos pruebas anteriores añadiendo la tercera prueba (palpación del músculo-tendón sospechoso de patología). Si da negativo, es muy probable que este músculo-tendón este libre de patología.

Por lo tanto, el orden de valoración será:

1. Contra resistencia músculo-tendinosa.
2. Contra resistencia músculo-tendinosa + estiramiento del músculo-tendón valorado.
3. Contra resistencia músculo-tendinosa + estiramiento del músculo-tendón valorado + la palpación del músculo-tendón sospechoso de patología.

3. Test activos

Solicitamos al paciente que realice una serie de movimientos articulares. Con ello ponemos en evidencia el grado de movilidad que presenta el paciente, las principales restricciones y los principales grupos musculares involucrados.

4. Test osteopáticos específicos para cada articulación

Con estas pruebas valoramos cada hueso, cada articulación. Comprobamos si la movilidad fisiológica que tiene cada una de ellas está respetada y, por lo tanto, libre de disfunción somática; o, por el contrario encontramos un movimiento articular facilitado con respecto a su antagonista que está limitado, lo cual nos pone de manifiesto una disfunción somática del lado facilitado. Ejemplo: si estamos valorando la movilidad en abducción-aducción y comprobamos que en abducción sí se mueve, mientras que en aducción no se mueve: disfunción en abducción.

En la mano-muñeca las articulaciones se valoran y trabajan por este orden:

1. Evaluación de la calidad tisular de las muñecas
2. Evaluación de la calidad tisular de la mano
3. Test de atracción tisular del antebrazo
4. Test de atracción tisular de la mano
5. Lesiones traumáticas:
   - Radio alto
   - Radio bajo
6. La articulación radio-carpiana:
   - Disfunción en flexión-extensión
   - Disfunción en abducción-aducción
   - Disfunción en traslación interna-traslación externa
7. La articulación medio-carpiana:
   - Disfunción en anterioridad-posterioridad de la 2ª fila del carpo
   - Disfunción en traslación interna-traslación externa
8. Deslizamientos de los huesos del carpo:
   - Disfunción en anterioridad-posterioridad
9. La articulación carpo-metacarpiana:
   - Disfunción en anterioridad-posterioridad
10. La articulación metacarpo-falángica:
    - Disfunción en flexión-extensión
11. La articulación interfalángica:
    - Disfunción en abducción-aducción

1. PATOLOGÍAS INFLAMATORIAS, LIGAMENTOSAS Y/O DEGENERATIVAS

En cada patología solamente mostramos el indicador mayor, la prueba principal, que suele ser la número uno. El resto podemos realizarlas, ya que nos orientarán hacia la patología que estamos valorando. No obstante, si la primera prueba da negativa, casi con total seguridad no nos encontraremos ante la patología que estamos valorando, aún dando positivas el resto de las pruebas.

Artritis traumática de la articulación radiocarpiana

1. Patrón capsular: la misma limitación y dolor en flexión y extensión pasiva de la muñeca.

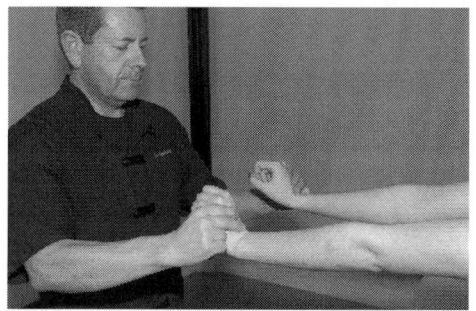 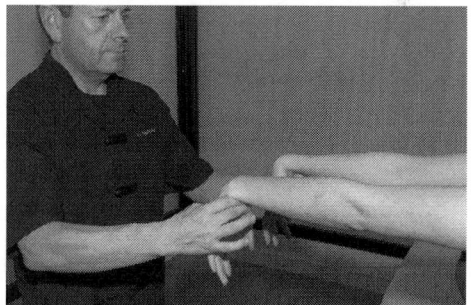

Foto 215. Extensión pasiva de la muñeca. Foto 216. Flexión pasiva de la muñeca.

Artritis traumática de la articulación radiocubital distal

1. Dolor y limitación en la pronación pasiva
2. Dolor y limitación en la supinación pasiva (no siempre)

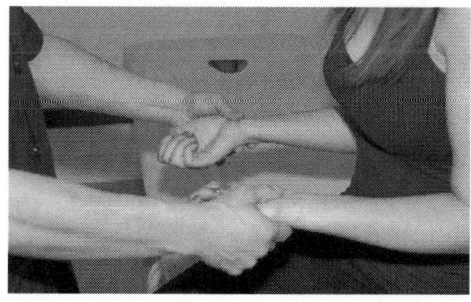 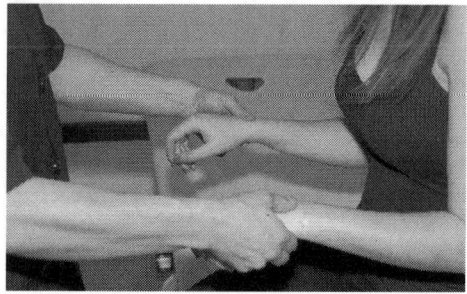

Foto 217. Supinación pasiva. Foto 218. Pronación pasiva.

Artritis traumática de la articulación trapecio-metacarpiana

1. Limitación y dolor en la extensión pasiva del pulgar +++
2. Limitación y dolor en la flexión pasiva del pulgar ++

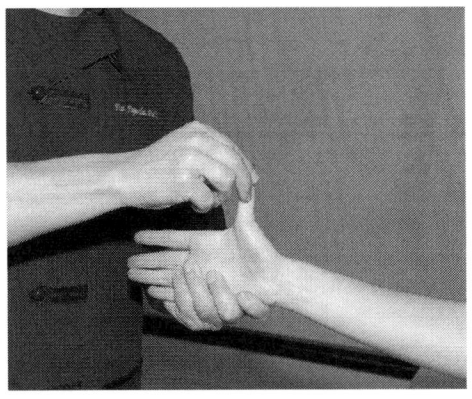 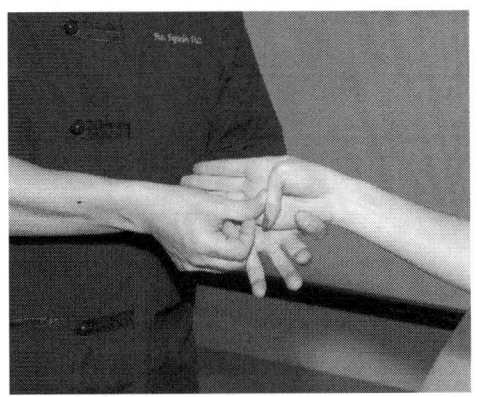

Foto 219. Extensión pasiva del pulgar.   Foto 220. Flexión pasiva del pulgar.

Artritis traumática de las articulaciones interfalángicas

1. Patrón capsular de los dedos: mayor limitación y dolor en la flexión pasiva que en la extensión.

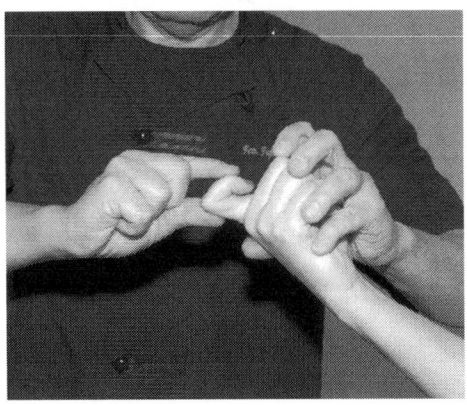 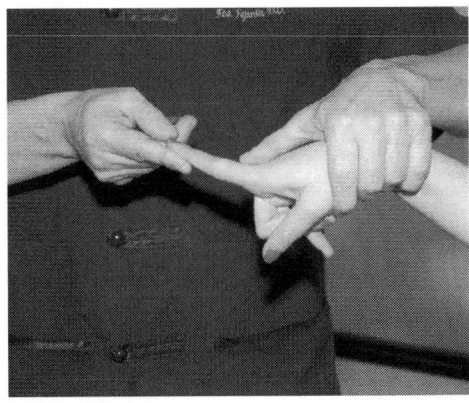

Foto 221. Flexión pasiva dedo.   Foto 222. Extensión pasiva dedo.

Esguince del ligamento colateral interno (cubital)

1. La abducción pasiva está limitada y dolorosa
2. Dolor a la palpación, comparativa con el otro lado
3. A veces, esta lesión se acompaña de un fractura de la apófisis estiloides del radio.

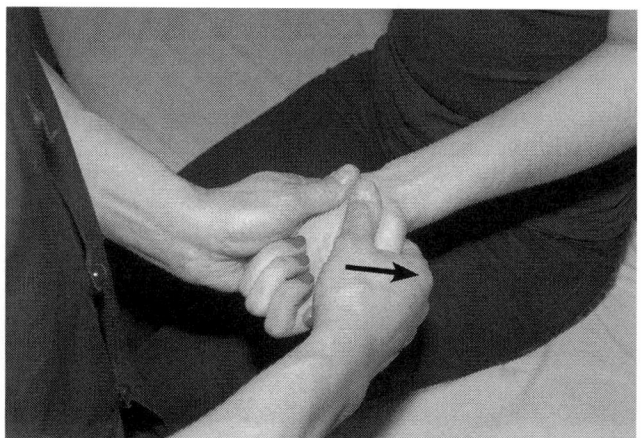

Foto 223. Abducción pasiva de la muñeca.

Esguince del ligamento colateral externo (radial)

1. La aducción pasiva está limitada y dolorosa
2. Dolor a la palpación, comparativa con el otro lado

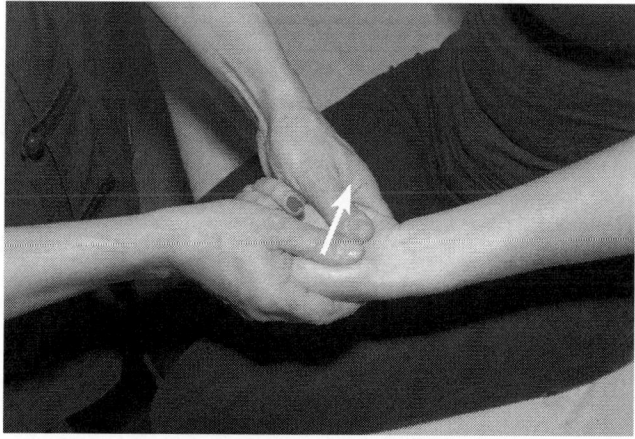

Foto 224. Aducción pasiva de la muñeca.

2. Patologías músculo-tendinosas

Las flechas blancas nos indican la dirección hacia donde empuja el paciente. Las flechas negras nos indican hacia donde empuja el osteópata resistiendo el movimiento del paciente.

Tendinitis de los extensores del pulgar

1. Dolor durante la extensión resistida del pulgar
2. Dolor a la palpación, comparativa con el otro lado
3. Pequeño quiste sinovial y crepitación (De Quervain)

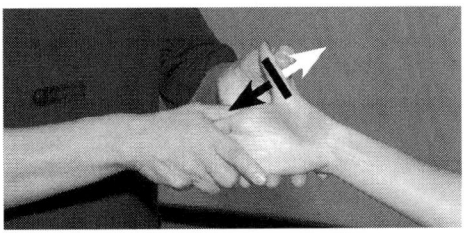

Foto 225. Extensión resistida del pulgar.

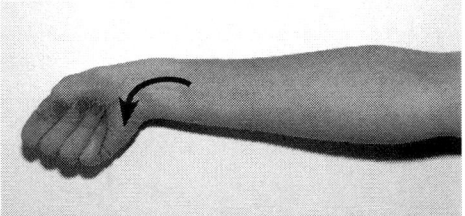

Foto 226. Prueba de Finkelstein
Con el pulgar en flexión máxima, atrapado por el resto de los dedos, el paciente realiza una aducción. En caso de tenosinovitis de De Quervain produce dolor y crepitación.
Ver página 637.

Tendinitis de los radiales

1. Dolor en el dorso de la muñeca durante la extensión resistida de la misma
2. Dolor durante la flexión pasiva de la muñeca
3. Dolor a la palpación, comparativa con el otro lado

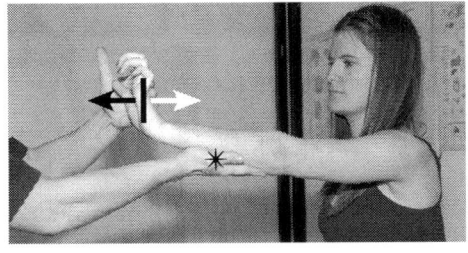

Foto 227. Extensión resistida de la muñeca.

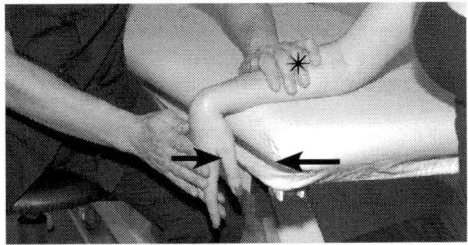

Foto 228. Flexión pasiva de la muñeca.

Tendinitis del cubital posterior

1. Dolor durante la aducción resistida de la muñeca
2. Dolor durante la extensión resistida de la muñeca
3. Dolor durante la desviación radial pasiva y flexión pasiva
4. Dolor a la palpación, comparativa con el otro lado

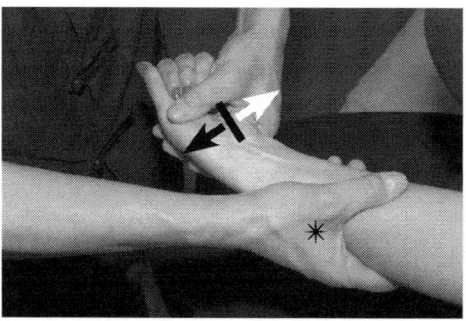
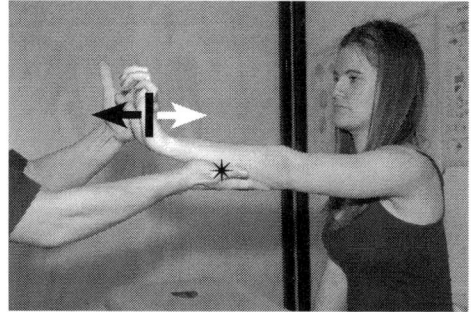

Foto 229. Aducción resistida de la muñeca.   Foto 230. Extensión resistida de la muñeca.

Tendinitis del cubital anterior

1. Dolor durante la aducción resistida de la muñeca
2. Dolor durante la flexión resistida de la muñeca
3. Dolor durante la abducción pasiva y extensión pasiva de la muñeca
4. Dolor a la palpación, comparativa con el otro lado

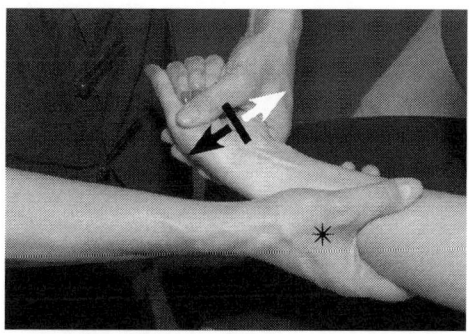
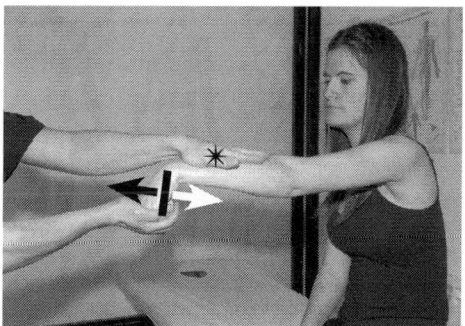

Foto 231. Aducción resistida de la muñeca.   Foto 232. Flexión resistida de la muñeca.

Tendinitis de los flexores

1. Dolor durante la flexión resistida de la muñeca
2. Dolor durante la extensión pasiva de la muñeca
3. Dolor a la palpación, comparativa con el otro lado

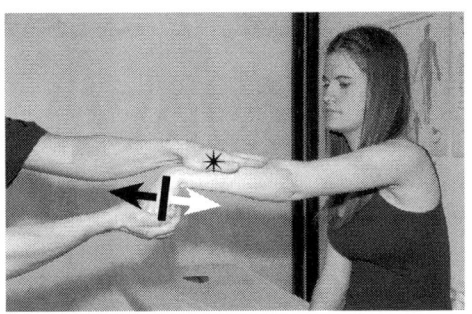 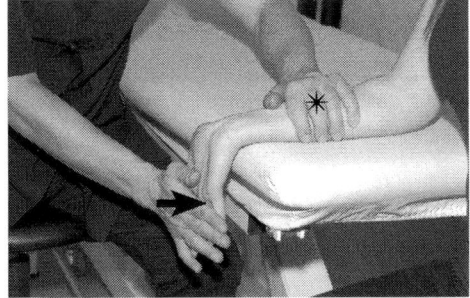

Foto 233. Flexión resistida de la muñeca.   Foto 234. Extensión pasiva de la muñeca.

3. Test activos

Al valorar los arcos de movilidad de la muñeca y la mano, la comparación bilateral es de gran utilidad para establecer los grados de restricción en cualquier situación determinada.
Ver páginas 474, 475 y 476.

4. Valoración neurológica

Habitualmente, la exploración neurológica abarca pruebas que establecen la integridad de los nervios en relación con la fuerza muscular, sensibilidad y acción refleja. Sin embargo, como no hay reflejos claramente distinguibles en la muñeca y la mano, esta descripción se relaciona sólo con la valoración muscular y las pruebas de la sensibilidad.

Pruebas musculares

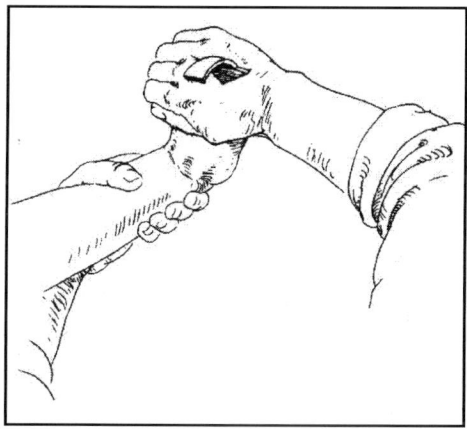

Figura 280. Extensión resistida de la muñeca
Principales niveles neurológicos valorados:
C6-C7.

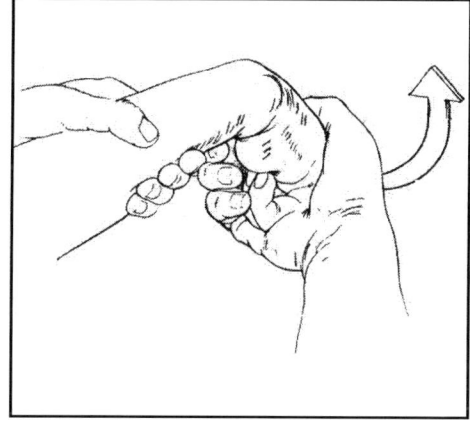

Figura 281. Flexión resistida de la muñeca
Principales niveles neurológicos valorados:
C7-C8.

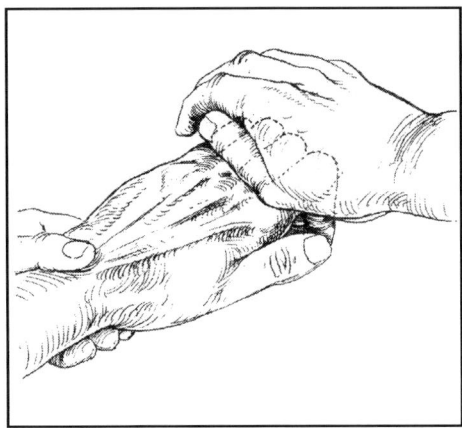

Figura 282. Extensión resistida de los dedos
Principal nivel neurológico valorado: **C7**.

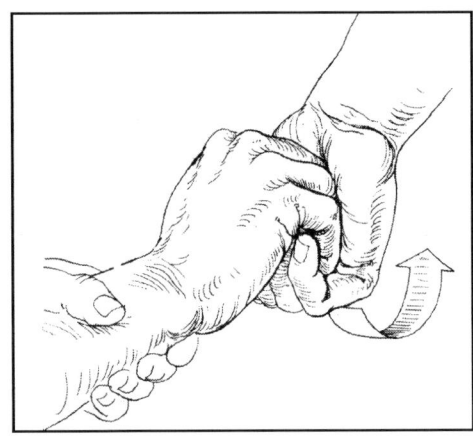

Figura 283. Flexión resistida de los dedos
Principales niveles neurológicos valorados:
C8-T1.

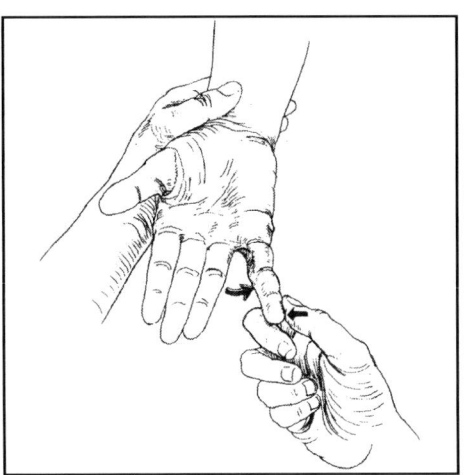

Figura 284. Abducción resistida de los dedos 1
Principales niveles neurológicos valorados:
C8-**T1**.

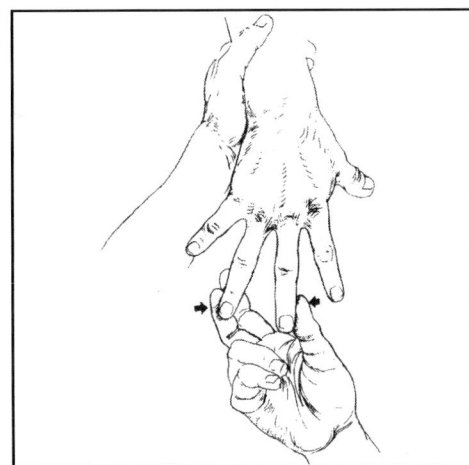

Figura 285. Abducción resistida de los dedos 2
Principales niveles neurológicos valorados:
C8-**T1**.

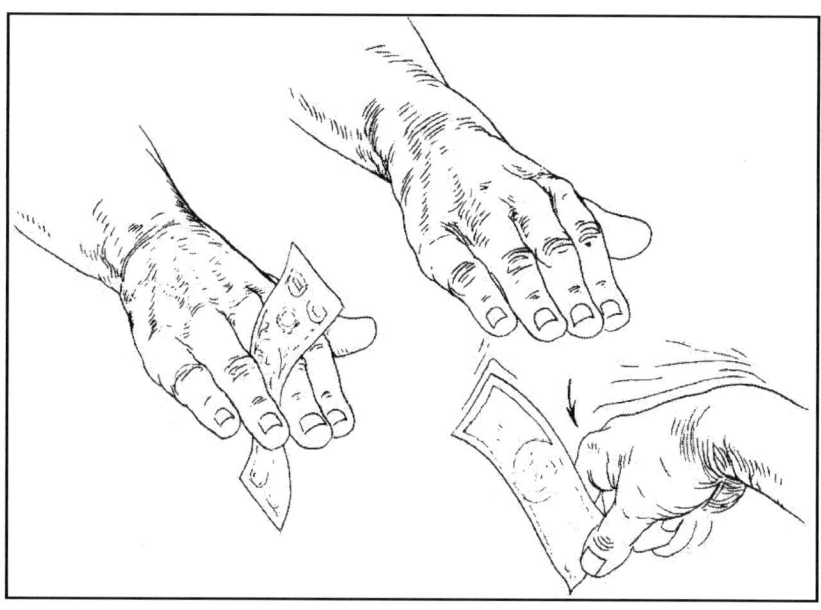

Figura 286. Aducción de los dedos
Principales niveles neurológicos valorados: C8-**T1**.

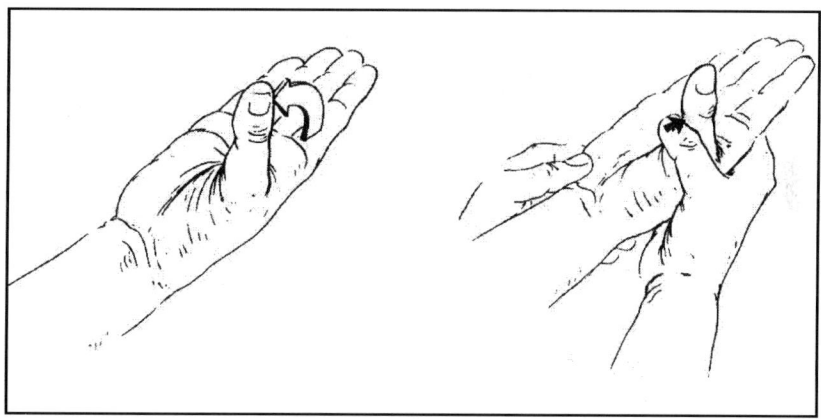

Figura 287. Abducción resistida del pulgar
Principales niveles neurológicos valorados: C6-**C7**.

Otros movimientos del pulgar:

- Flexión del pulgar: C6-C7-C8
- Extensión del pulgar: C7
- Aducción del pulgar: C8

Pruebas de sensibilidad

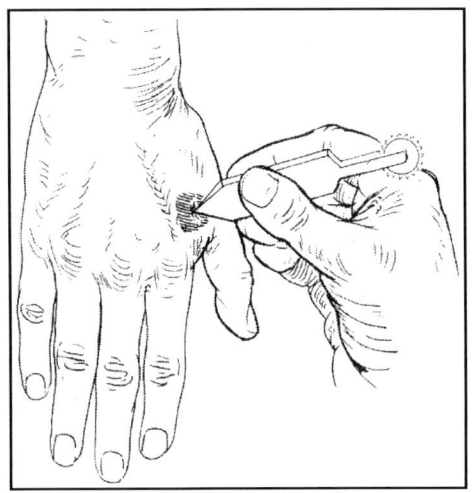

Figura 288
El espacio membranoso entre el pulgar
y el índice es casi exclusivo del nervio radial
(C5-T1).

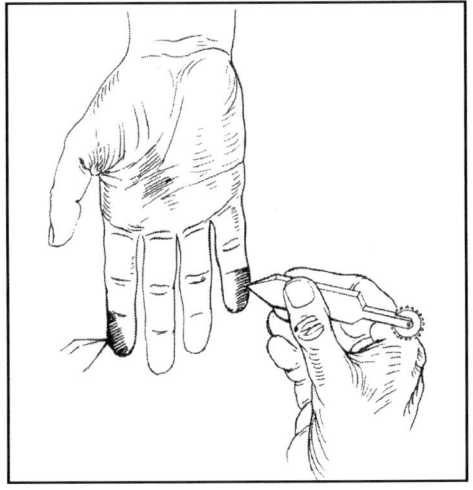

Figura 289
El nervio mediano (C6-T1) inerva la porción
radial de la palma de la mano.
El nervio cubital (C7-T1) inerva el lado
cubital de la misma.

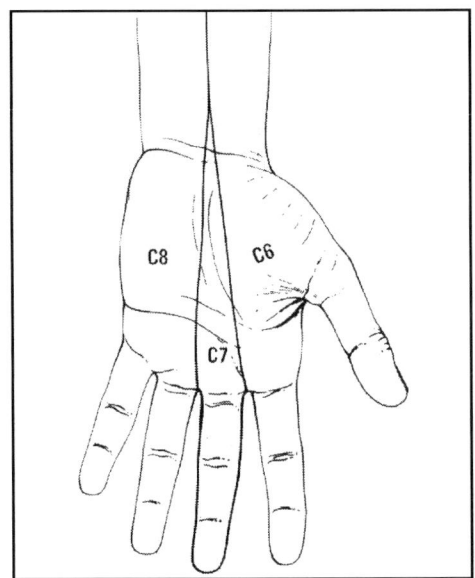

Figura 290. Niveles neurológicos que
proporcionan sensibilidad a la mano.
Ver páginas 503 y 504.

5. Pruebas especiales

Pruebas de los flexores largos de los dedos

Las dos pruebas que siguen permiten establecer el estado de los músculos flexor común superficial de los dedos y flexor común profundo de los dedos, y saber si están intactos y funcionando.

Prueba del músculo flexor común superficial de los dedos

Para efectuar esta prueba sujetamos los dedos del paciente en extensión, salvo el que vamos a someter a prueba. Esto aísla al tendón flexor común superficial de los dedos. A continuación solicitamos que haga flexión con el dedo en cuestión a nivel de la articulación interfalángica proximal (figura 291). Si puede hacer flexión con su dedo en la articulación especificada, estará intacto el tendón superficial correspondiente.

Si no puede, este tendón estará cortado o faltará. Como este tendón puede actuar de manera independiente por la posición del dedo, es el único tendón funcional a nivel de la articulación interfalángica proximal. Esto se puede demostrar si sacudimos a la articulación interfalángica distal del dedo que se está sometiendo a prueba. La articulación interfalángica distal, movida por el flexor común profundo de los dedos, no tiene poder de flexión cuando se sostienen extendidos los demás dedos y la punta del dedo de prueba está floja y fuera del control del paciente.

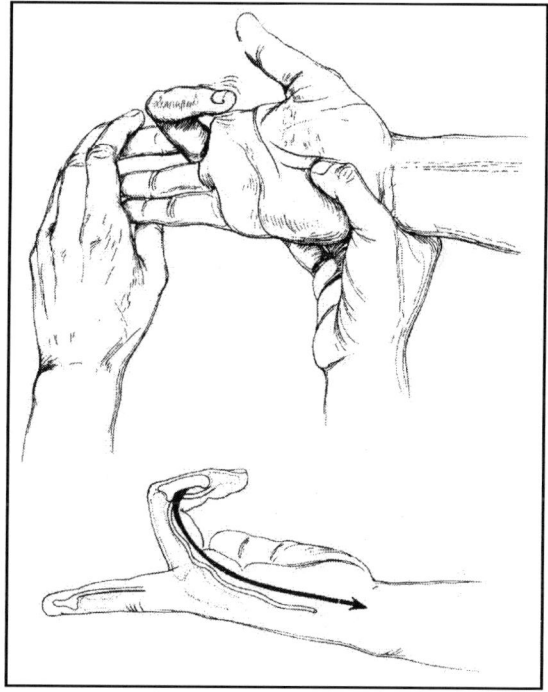

Figura 291
Prueba para el tendón del músculo flexor común superficial de los dedos.

Prueba del músculo flexor común profundo

Los tendones del músculo flexor común profundo de los dedos trabajan solamente al unísono. Al limitar a tres de ellos, limitaremos también al cuarto. Este fenómeno se demuestra si solicitamos al paciente que trate de colocar en flexión el dedo que investigamos a nivel de cualquiera de las articulaciones interfalángicas distales. Como estos tendones actúan sólo al unísono, el paciente no puede lograr esta flexión individual.

Para someter a prueba a los tendones del músculo común profundo de los dedos, aislamos la articulación interfalángica distal (que es movida sólo por ese tendón) estabilizando las articulaciones metacarpofalángicas e interfalángicas en extensión. A continuación solicitamos al paciente que realice una flexión con el dedo a nivel de la articulación interfalángica distal (figura 292). Si es capaz de hacerlo, su tendón funcionará bien. Si no, puede estar cortado o estará desnervado el músculo.

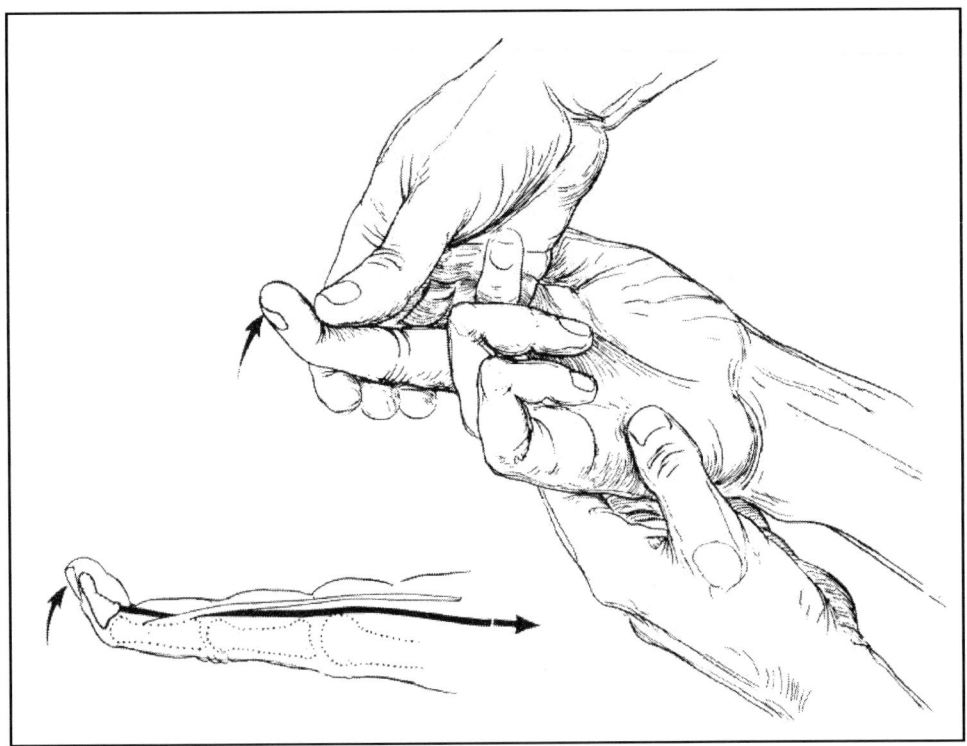

Figura 292. Prueba para el tendón del músculo flexor común profundo de los dedos.

Prueba de Bunnel-Littler

Con esta prueba se investiga el estado de contractura de los músculos intrínsecos de la mano (lumbricales e interóseos). Se puede usar también para saber si la limitación de la flexión de la articulación interfalángica proximal es causada por contractura de los músculos intrínsecos o por rigidez de la cápsula articular, estado que impide que el dedo se doble sobre la palma.

Para someter a prueba el estado de contractura de los músculos intrínsecos, fijamos la articulación metacarpofalángica en unos cuantos grados de extensión (figura 293), y tratamos de mover a la articulación interfalángica proximal hacia la flexión (figura 294). Si, en esta posición, la articulación interfalángica proximal puede ponerse en flexión, los músculos intrínsecos estarán tensos y no limitarán la flexión. Si, sin embargo, no puede ponerse en flexión la articulación interfalángica proximal, estarán tensos los músculos intrínsecos o habrá retracción de la cápsula articular.

También podemos distinguir entre la tensión de los músculos intrínsecos y las contracturas de la cápsula articular dejando que el dedo afectado haga flexión de unos cuantos grados a nivel de la articulación

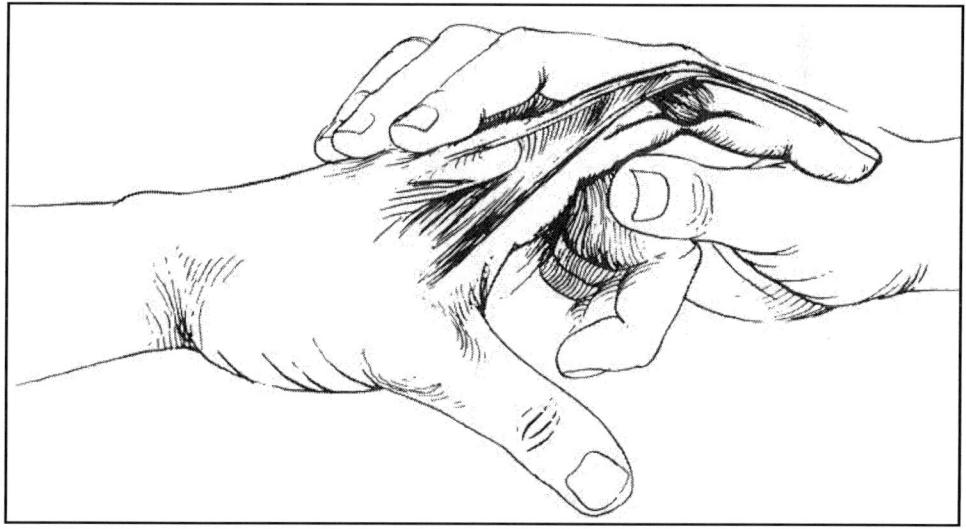

Figura 293. Prueba de Bunnel-Littler para someter a prueba la tensión de los músculos intrínsecos de la mano.

metacarpofalángica (con lo que se relajan los músculos intrínsecos), y moviendo la articulación interfalángica proximal hacia la flexión. Si en estas condiciones la articulación puede efectuar la flexión completa, probablemente estarán tensos los músculos intrínsecos (figura 295). Si la articulación no hace aún flexión completa, es probable que la limitación sea causada por retracción de la cápsula interfalángica proximal (figura 296).

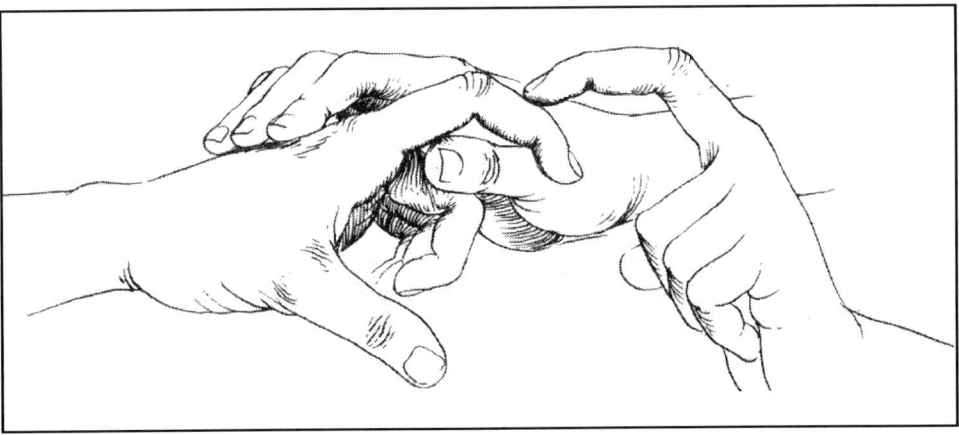

Figura 294. Prueba de Bunnel-Littler: con la articulación metacarpofalángica en unos cuantos grados de extensión, intentamos producir flexión de la articulación interfalángica proximal. Si la articulación no puede colocarse en flexión, habrá tensión de los músculos intrínsecos o retracción de la cápsula articular.

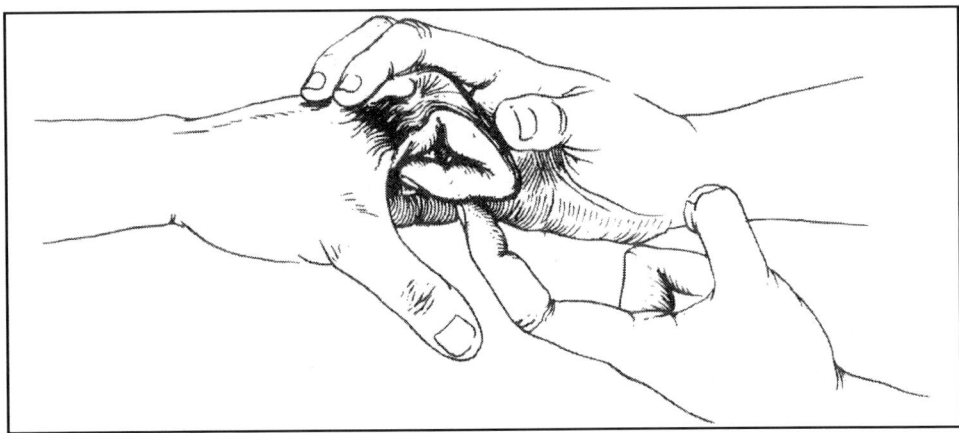

Figura 295. Situamos la articulación metacarpofalángica en unos cuantos grados de flexión para relajar los músculos intrínsecos. Si ahora se puede hacer flexión completa de la articulación, estarán tensos los músculos intrínsecos.

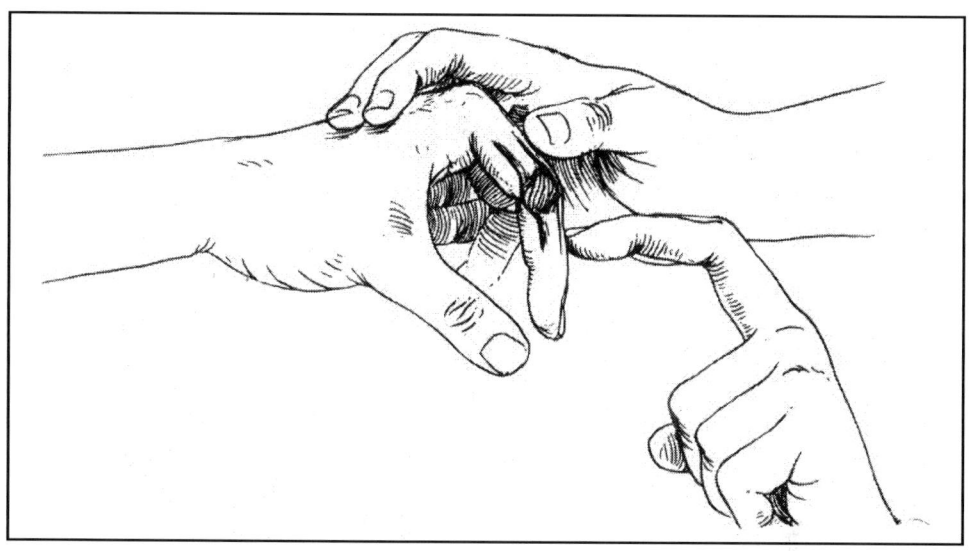

Figura 296. Si con los músculos intrínsecos relajados no podemos producir flexión de la articulación metacarpofalángica, habrá una retracción de la cápsula articular que limita la flexión de la articulación.

Prueba de los ligamentos retinaculares

Con esta prueba se verifica la tensión de los ligamentos retinaculares.

La prueba puede ser usada para saber si la limitación de la flexión de las articulaciones interfalángicas distales es causada por tensión de los ligamentos retinaculares o por retracción de la cápsula articular. Para efectuar la prueba, sujetamos la articulación interfalángica proximal en posición neutra y tratamos de mover a la articulación interfalángica distal hacia la flexión (figura 297). Si la articulación no entra en flexión, esta limitación puede ser causada por retracción de la cápsula articular o por tensión retinacular. Para distinguir entre ambos fenómenos, hacemos flexión con la articulación interfalángica proximal ligeramente para relajar los ligamentos retinaculares. Si de esta manera entra en flexión la articulación interfalángica distal, estarán tensos los ligamentos retinaculares. Sin embargo, si la articulación sigue sin poder entrar en flexión, probablemente habrá retracción de la cápsula articular interfalángica distal (figura 298).

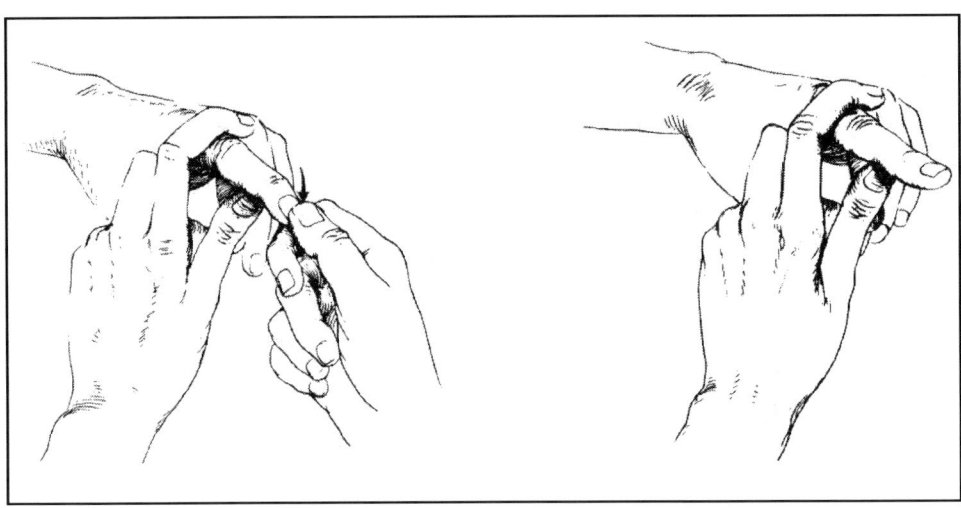

Figura 297.
Prueba para comprobar la tensión de los ligamentos retinaculares.

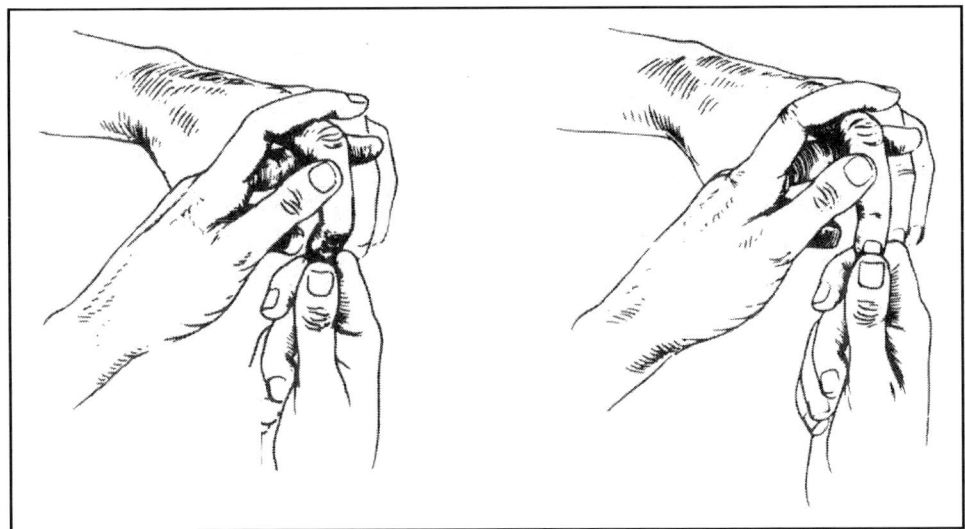

Figura 298.
Izquierda: la flexión de la articulación interfalángica proximal relaja el retináculo. Si ahora entra en flexión la articulación interfalángica distal, estarán tensos los ligamentos retinaculares. Derecha: la falta de flexión a nivel de la articulación interfalángica distal indica retracción de la cápsula articular.

Prueba de Allen

Esta prueba hace posible saber si las arterias radial y cubital dan circulación sanguínea a la mano con toda su capacidad.

Para efectuarla, solicitamos al paciente que abra y cierre su puño con rapidez varias veces, y a continuación que cierre el puño con firmeza de modo que salga la sangre venosa de la palma. Situamos nuestro dedo pulgar sobre la arteria radial, y nuestros dedos índice y medio sobre la arteria cubital del paciente, y las comprimimos contra los huesos subyacentes para obstruirlas (figura 299). Con los vasos obstruidos aún, solicitamos al paciente que abra la mano: la palma debe estar pálida. A continuación aflojamos una de las arterias a nivel de la muñeca mientras conserva la presión sobre la otra.

En condiciones normales la mano se vuelve sonrosada de inmediato. Si no hay reacción, o si toma color con mucha lentitud, la arteria liberada estará ocluida en parte o por completo (figura 300). La otra arteria debe ser sometida a prueba de manera similar, y es necesario hacer lo mismo con la otra mano para hacer comparaciones.

Una versión modificada de la prueba de Allen permite valorar la permeabilidad de las arterias digitales. Solicitamos al paciente que abra y cierre el puño con rapidez, varias veces, y a continuación que lo conserve apretado para forzar la sangre venosa desde la superficie palmar de los dedos.

Con la mano aún empuñada, situamos nuestros dedos pulgar e índice en los lados de la base del dedo que exploramos, haciendo compresión de estos lados contra el hueso para obstruir las arterias digitales. Cuando el paciente abra la mano el dedo sometido a prueba debe estar más pálido que los otros.

El dedo toma el color sonrosado normalmente cuando se libera la presión de una de las arterias (figura 301, de A a E). Si no ocurre así la permeabilidad de ese vaso digital será dudosa (figura 301 F). La otra arteria digital debe ser sometida a prueba de la misma manera, y haremos otro tanto con el dedo correspondiente de la mano opuesta para comparar.

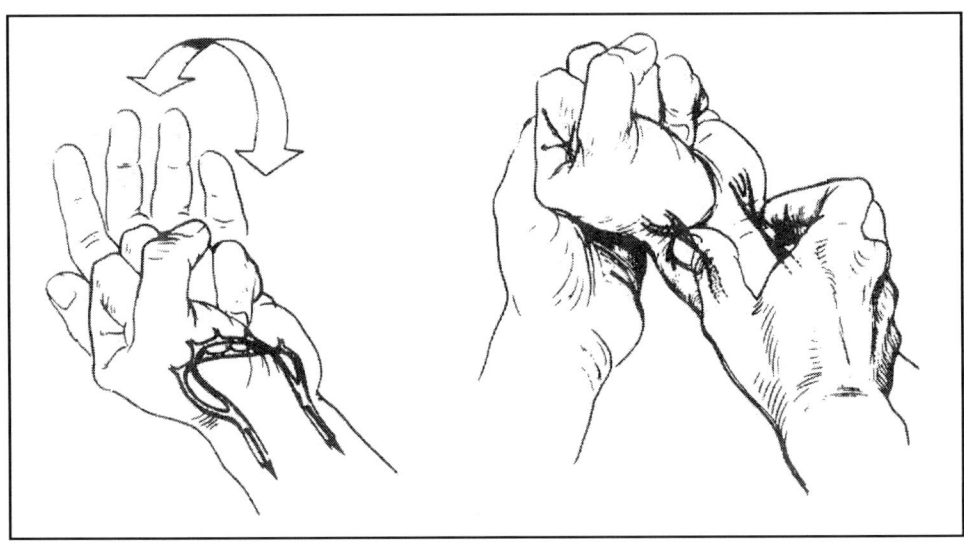

Figura 299

La prueba de Allen sirve para valorar el riego sanguíneo de la mano. Izquierda: el paciente abre y cierra la mano varias veces. Derecha: con la mano del paciente cerrada, aplicamos presión sobre las arterias radial y cubital para obstruirlas.

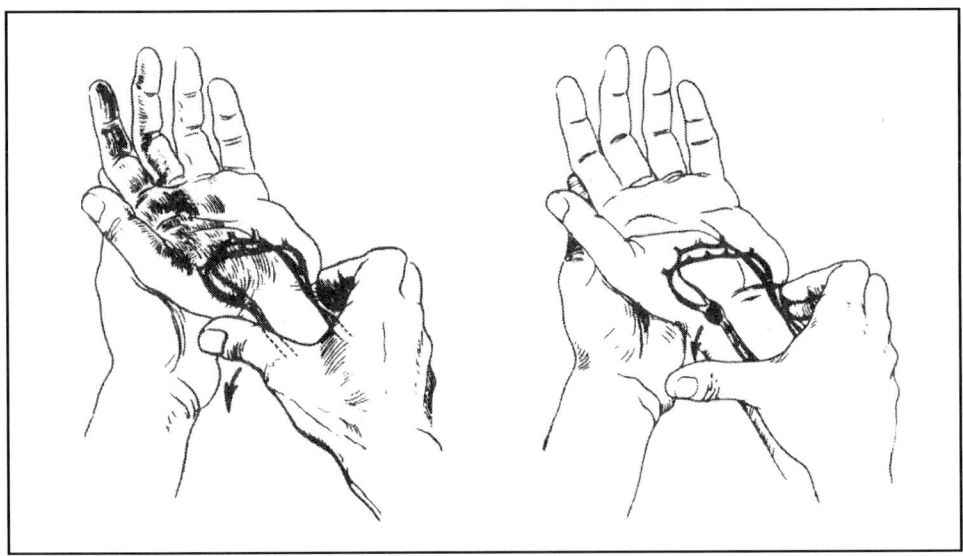

Figura 300

Izquierda: cuando el paciente abre la mano, se libera la presión de una de las arterias, y la otra mano se enrojece de inmediato. Derecha: si la mano no se enrojece o la reacción es lenta, la arteria estará ocluida por completo o en parte.

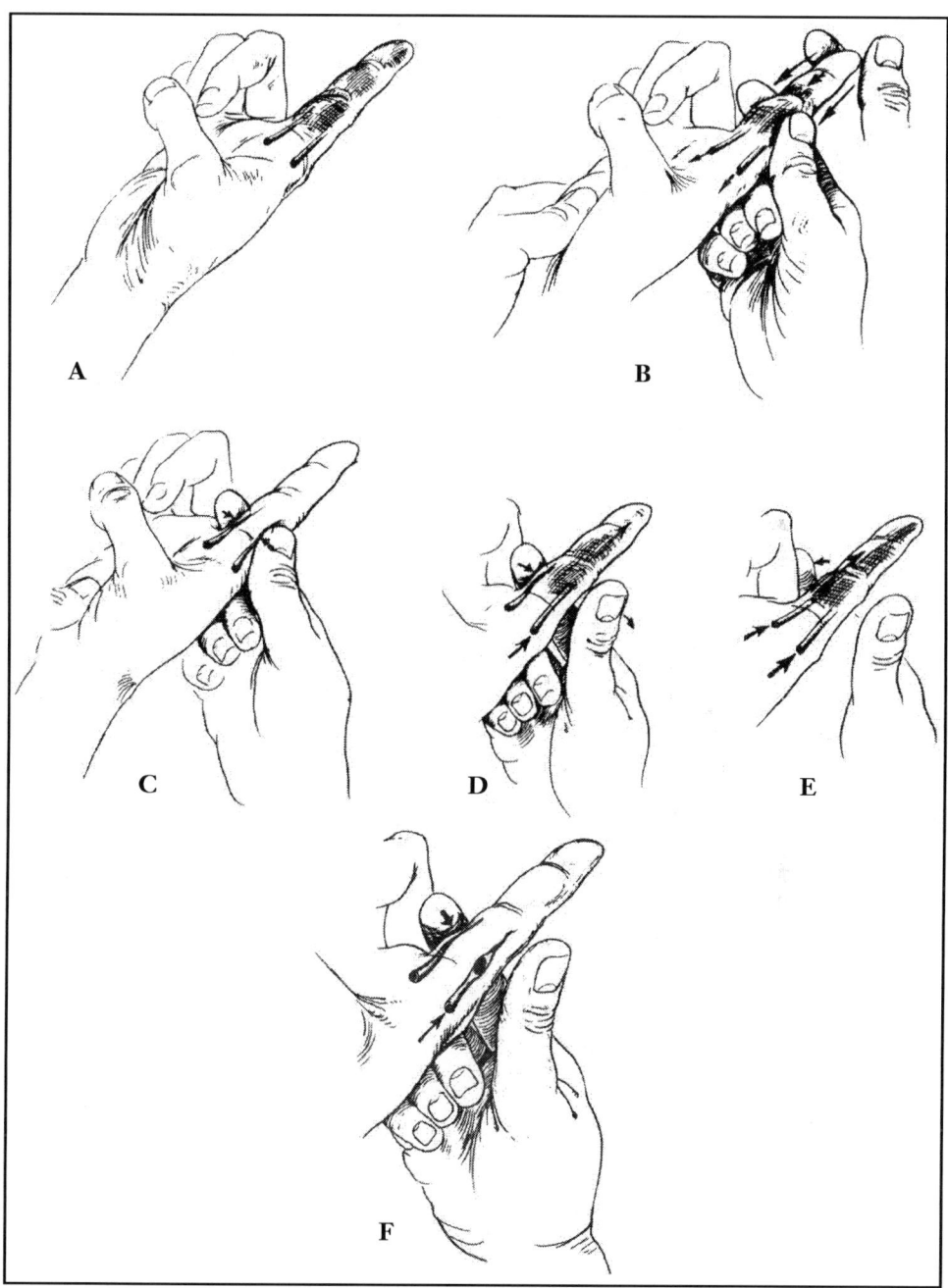

Figura 301
Versión modificada de la prueba de Allen para verificar la permeabilidad de las arterias de los dedos (A-B-C-D-E). Si el dedo no recupera el color después de ser liberada la presión de una de sus arterias, estará en duda la permeabilidad del vaso digital (F).

11. TEST OSTEOPÁTICOS ESPECÍFICOS PARA CADA ARTICULACIÓN

Test globales

1. Evaluación de la calidad tisular de las muñecas
2. Evaluación de la calidad tisular de la mano
3. Test de atracción tisular del antebrazo
4. Test de atracción tisular de la mano

Test específicos

1. Lesiones traumáticas

- Radio alto
- Radio bajo

2. La articulación radio-cubital distal

- Disfunción en anterioridad
- Disfunción en posterioridad

3. La articulación radio-carpiana

- Disfunción en flexión-extensión
- Disfunción en abducción-aducción
- Disfunción en traslación interna
- Disfunción en traslación externa

5. La articulación medio-carpiana

- Disfunción en anterioridad-posterioridad
- Disfunción en traslación interna
- Disfunción en traslación externa

6. Deslizamientos de los huesos del carpo

- Disfunción en anterioridad-posterioridad

7. *La articulación carpo-metacarpiana*

- Disfunción en anterioridad-posterioridad

8. *La articulación metacarpo-falángica*

- Disfunción en flexión
- Disfunción en extensión

9. *La articulación interfalángica*

- Disfunción en abducción-aducción

Nota: en las disfunciones de la muñeca-mano es habitual encontrar un deslizamiento del radio con respecto al cúbito y una restricción de alguna de las diferentes articulaciones del carpo.

Test globales

1. Evaluación de la calidad tisular de las muñecas

Paciente en decúbito supino. El osteópata en bipedestación, a un lado del paciente, a la altura de sus muñecas; situamos ambas manos sobre las interlíneas articulares de las muñecas del paciente, englobando la primera fila de huesos del carpo.

Realizamos una ligera compresión y una ligera tracción en el eje del antebrazo.

Si el empuje está limitado de un lado con respecto al otro, podemos concluir una pérdida de elasticidad de las muñecas.

A continuación investigaremos las diferentes articulaciones con los test específicos.

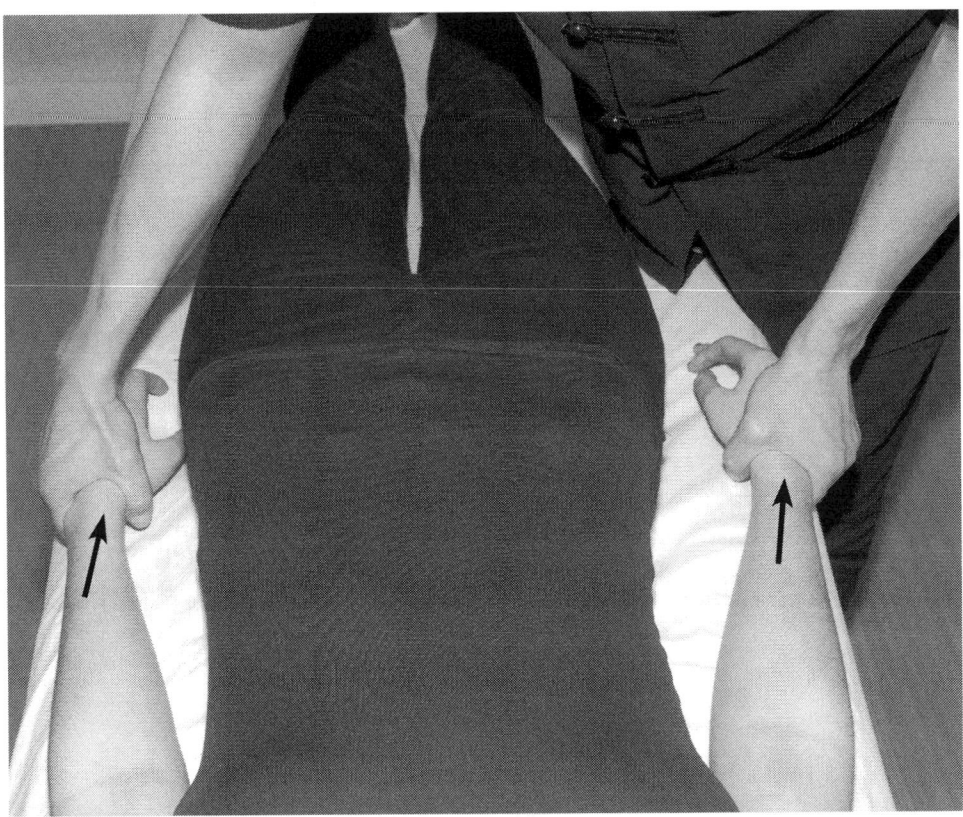

Foto 235. Evaluación de la calidad tisular de las muñecas.

2. Evaluación de la calidad tisular de la mano

Evaluación de la calidad tisular de las manos

Paciente en decúbito supino. El osteópata en bipedestación, a un lado del paciente, a la altura de sus manos; situamos ambas manos sobre las manos del paciente, englobando todos los metacarpos.

Realizamos una ligera compresión y una ligera tracción en el eje del antebrazo.

Si el empuje está limitado de un lado con respecto al otro, podemos concluir una pérdida de elasticidad de la mano correspondiente.

A continuación investigaremos las diferentes articulaciones con los test específicos.

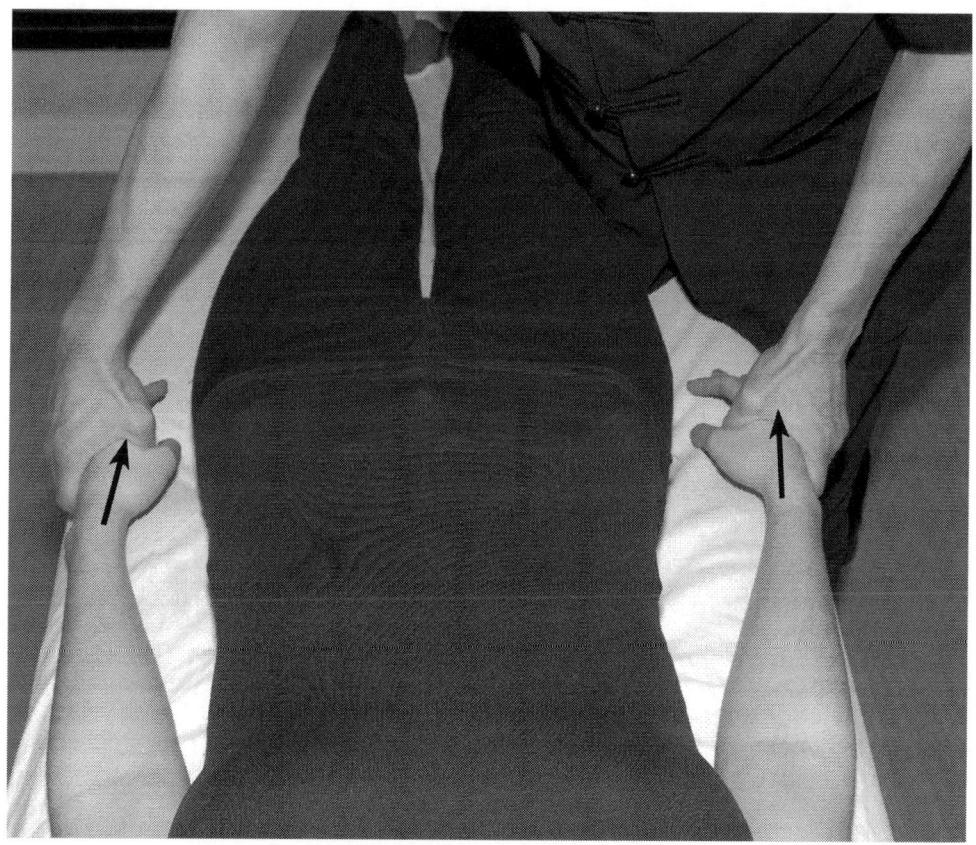

Foto 236. Evaluación de la calidad tisular de las manos.

3. Test de atracción tisular del antebrazo

Paciente en decúbito supino. El osteópata en sedestación a la altura del antebrazo del paciente. Situamos la mano craneal abrazando el extremo superior del antebrazo, justo por debajo de la interlínea articular del codo; la mano caudal la situamos abrazando el extremo inferior del antebrazo, justo por encima de la interlínea articular de la muñeca.

Percibimos el movimiento de atracción tisular de la región investigando una zona miofascial en disfunción.

Si las manos son atraídas sobre una zona miofascial, esta zona está en disfunción.

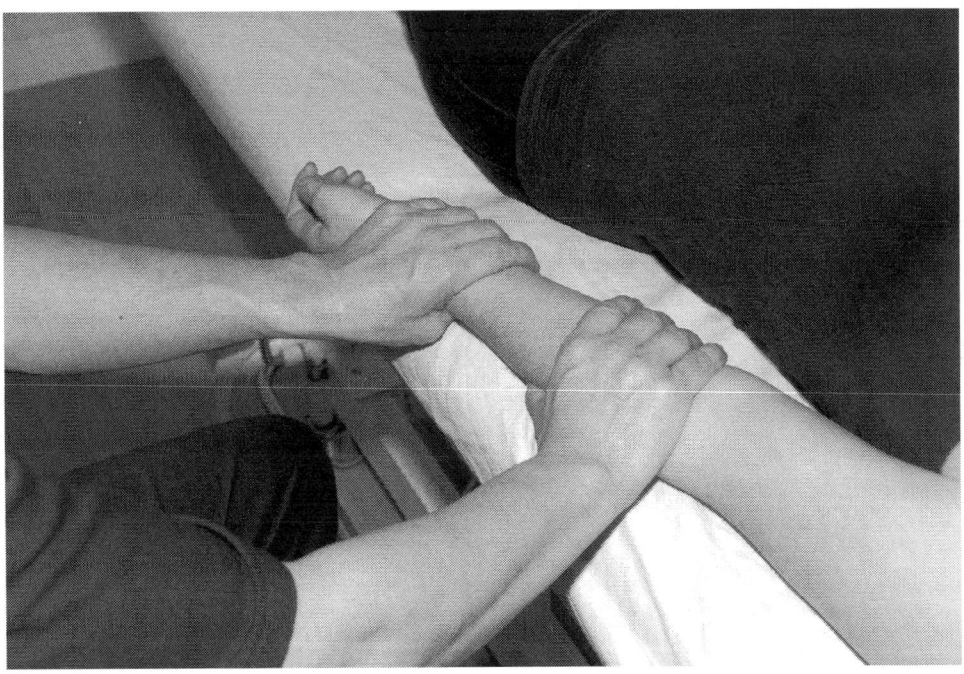

Foto 237. Test de atracción tisular del antebrazo.

4. *Test de atracción tisular de la muñeca y mano*

Paciente en decúbito supino. El osteópata en sedestación a la altura de las manos del paciente. Situamos una mano sobre la cara anterior de la muñeca-mano; la otra mano sobre la cara posterior de la muñeca-mano.

Percibimos el movimiento de atracción tisular de la región investigando una zona miofascial en disfunción.

Si las manos son atraídas sobre una zona miofascial, esta zona está en disfunción.

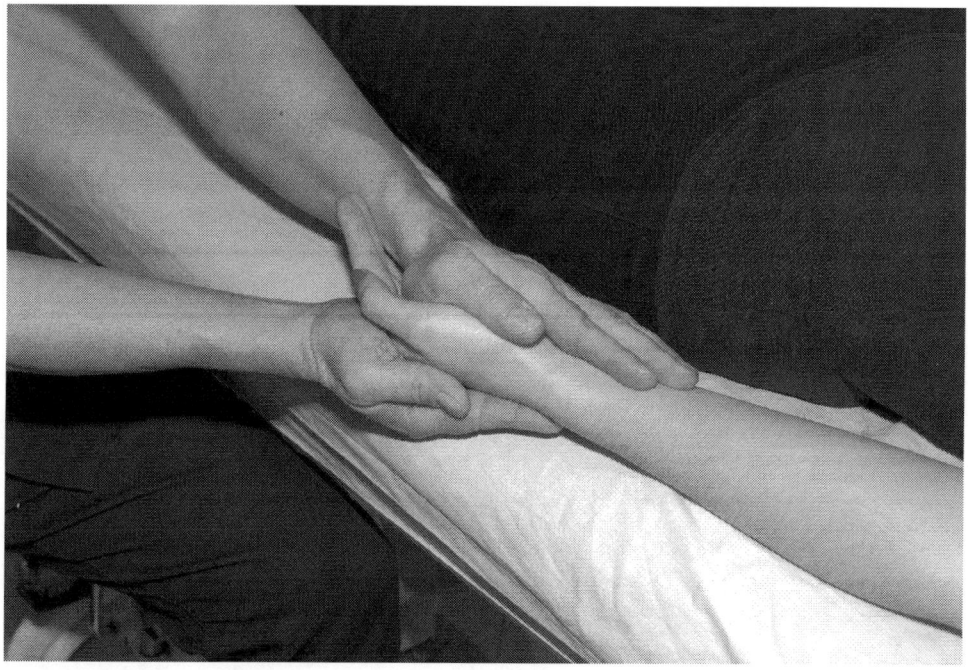

Foto 238. Test de atracción tisular de la muñeca y mano.

Test específicos

1. Lesiones traumáticas (lesiones del radio)

Ver páginas 359 y 360.

2. La articulación radio-cubital distal

Ver páginas 376 y 377.

3. La articulación radio-carpiana

	Disfunción en flexión	Disfunción en extensión
Movilidad	Restricción de movilidad de la muñeca en extensión.	Restricción de movilidad de la muñeca en flexión

Disfunción en flexión-extensión

Flexión

Extensión

Vista lateral de la mano derecha

	Disfunción en aducción	Disfunción en abducción
Movilidad	Restricción de movilidad de la muñeca en abducción.	Restricción de movilidad de la muñeca en aducción.

Disfunción en aducción-abducción

aducción

Abducción

Vista anterior de la mano derecha

	Disfunción en traslación interna	Disfunción en traslación externa
Movilidad	Restricción de movilidad de la muñeca en traslación externa.	Restricción de movilidad de la muñeca en traslación interna.

Disfunción de la primera fila del carpo en traslación interna-traslación externa

Traslación interna

Traslación externa

Vista anterior de la mano derecha

Test para las disfunciones en flexión-extensión y aducción-abducción

Paciente en sedestación o bipedestación, con la mano en supinación. El osteópata en bipedestación frente al paciente, junto a la mano a valorar. Con nuestra mano externa atrapamos la parte externa de la mano del paciente a la altura de la primera fila de huesos del carpo; con nuestra mano interna atrapamos la parte interna de la mano del paciente a la altura de la primera fila de huesos del carpo.

Efectuamos movimientos en flexión-extensión y aducción-abducción.

Interpretación del test:

- Restricción del movimiento de flexión: disfunción en extensión.
- Restricción del movimiento de extensión: disfunción en flexión.
- Restricción del movimiento de aducción: disfunción en abducción.
- Restricción del movimiento de abducción: disfunción en aducción.

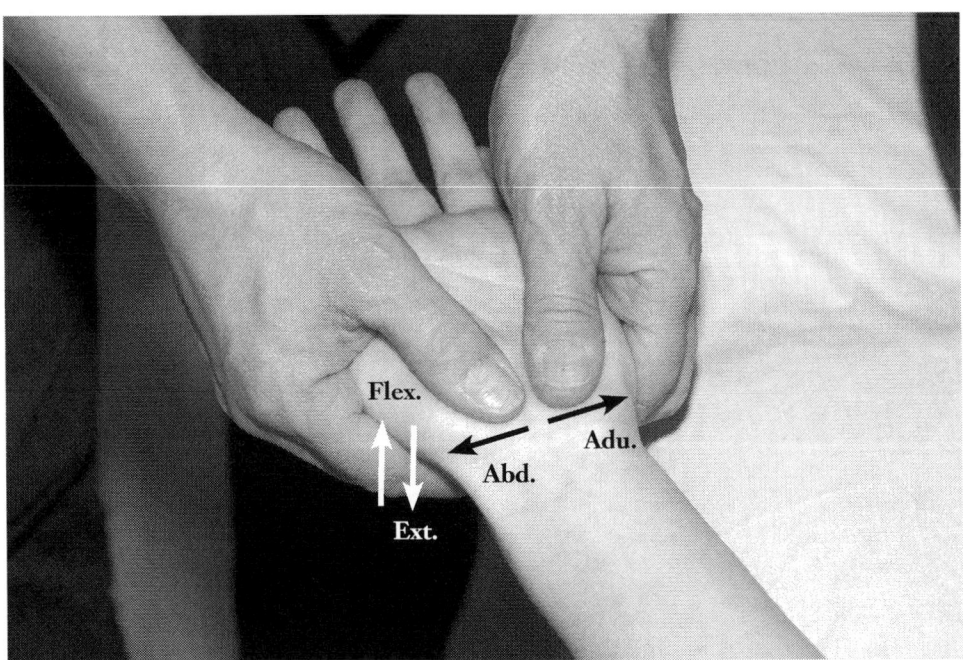

Foto 239. Test para las disfunciones en flexión-extensión y aducción-abducción.

Test para las disfunciones en traslación interna-traslación externa

Paciente en sedestación o bipedestación, con la mano en decúbito supino. El osteópata en bipedestación frente al paciente, junto a la mano a valorar. Con nuestra mano craneal atrapamos el radio-cúbito con la pinza índice-pulgar; con nuestra mano caudal atrapamos la primera fila de huesos del carpo con la pinza índice-pulgar.

Con la mano craneal fijamos el radio-cúbito, mientras con la mano caudal realizamos movimientos a la primera fila de huesos del carpo:

- Desde posición de supinación hacia la traslación interna.
- Desde posición de pronación hacia la traslación externa.

Interpretación del test:

- Restricción del movimiento en traslación interna: disfunción en traslación externa.
- Restricción del movimiento en traslación externa: disfunción en traslación interna.

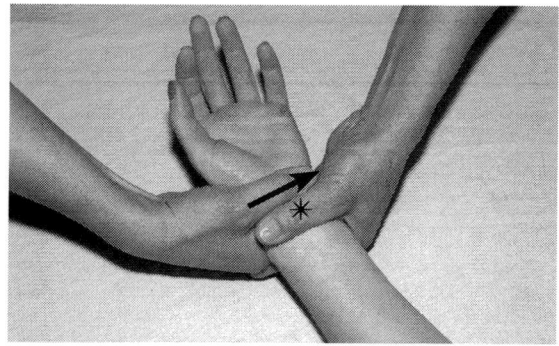

Foto 240. Test para la disfunción en traslación interna.

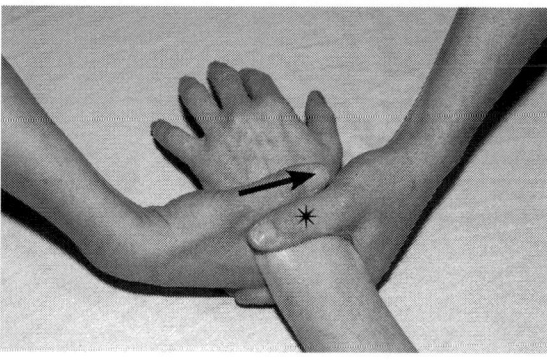

Foto 241. Test para la disfunción en traslación externa.

3. La articulación medio-carpiana

	Disfunción en posterioridad de la segunda fila del carpo	Disfunción en anterioridad de la segunda fila del carpo
Movilidad	Restricción del deslizamiento anterior. Ejemplo: el semilunar, el más común.	Restricción del deslizamiento posterior. Ejemplo: el escafoides, el más común.

Posteriodad

Vista lateral
de la mano izquierda

Anterioridad

Vista lateral
de la mano izquierda

	Disfunción en traslación interna de la segunda fila del carpo	Disfunción en traslación externa de la segunda fila del carpo
Movilidad	Restricción de la traslación externa	Restricción de la traslación interna

Disfunción en traslación interna-traslación externa

Traslación interna

Traslación externa

Vista anterior
de la mano derecha

Test para las disfunciones en anterioridad-posterioridad

Paciente en sedestación o bipedestación, con la mano en posición neutra de prono-supinación. El osteópata en bipedestación a un lado del paciente, junto a la mano a valorar. Con nuestra mano craneal atrapamos la primera fila de huesos del carpo con la pinza índice-pulgar; con nuestra mano caudal atrapamos la segunda fila de huesos del carpo con la pinza índice-pulgar.

Con la mano craneal fijamos la primera fila, mientras con la mano caudal realizamos movimientos a la segunda fila:

- Desde ligera extensión de muñeca no superior a 30° hacia la anterioridad.
- Desde ligera flexión de muñeca no superior a 30° hacia la posterioridad.

Interpretación del test:

- Restricción del movimiento hacia posterioridad: disfunción en anterioridad.
- Restricción del movimiento hacia anterioridad: disfunción en posterioridad.

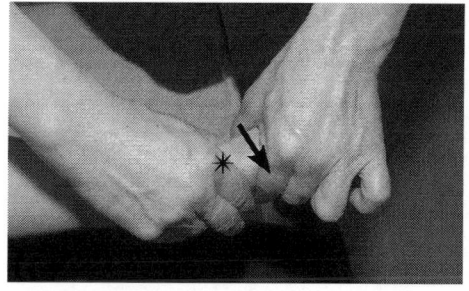
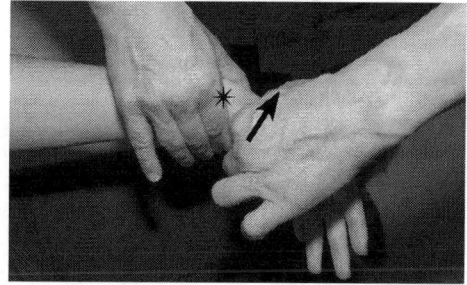

Foto 242. Test para la disfunción en anterioridad.

Foto 243. Test para la disfunción en posterioridad.

Test para las disfunciones en traslación interna-traslación externa

Paciente en sedestación o bipedestación, con la mano en supinación para valorar la traslación interna y en pronación para valorar la traslación externa. El osteópata en bipedestación frente al paciente, junto a la mano a valorar. Con nuestra mano craneal atrapamos la primera fila de huesos del carpo con la pinza índice-pulgar; con nuestra mano caudal atrapamos la segunda fila de huesos del carpo con la pinza índice-pulgar.

Con la mano craneal fijamos la primera fila, mientras con la mano caudal realizamos movimientos a la segunda fila:

- Desde posición de supinación hacia la traslación interna.
- Desde posición de pronación hacia la traslación externa.

Interpretación del test:

- Restricción del movimiento hacia traslación interna: disfunción en traslación externa.
- Restricción del movimiento hacia traslación externa: disfunción en traslación interna.

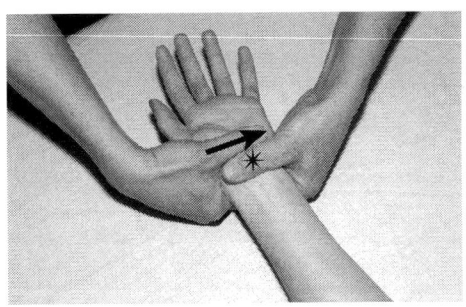

Foto 244. Test para la disfunción en traslación interna.

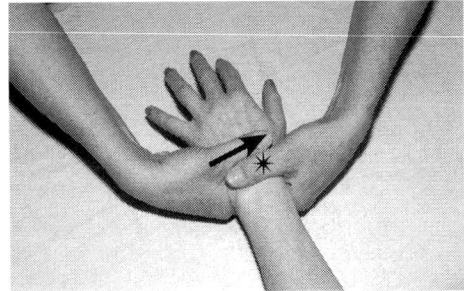

Foto 245. Test para la disfunción en traslación externa.

4. Deslizamientos de los huesos del carpo

Las lesiones del semilunar y del escafoides son las disfunciones osteopáticas más comunes en los huesos del carpo, encontrándonos en un porcentaje mayor al escafoides en anterioridad y/o al semilunar en posterioridad.

Ejemplo: Test al nivel del semilunar en disfunción en anterioridad-posterioridad

El paciente en sedestación o bipedestación, con la mano en posición neutra de flexión-extensión y de prono-supinación.

El osteópata en sedestación o bipedestación delante del paciente, frente a la muñeca a valorar, controlando:

- Con el pulgar y el índice de nuestra mano craneal, colocados transversalmente, sobre la extremidad inferior del radio y el ligamento triangular.
- Situamos la eminencia tenar y los 3er, 4°, 5° dedos de nuestra mano caudal, sobre la parte externa de la mano del paciente.
- Con el pulgar y el índice de nuestra mano caudal sobre el hueso que hay que someter a test (la cara posterior y la cara anterior).

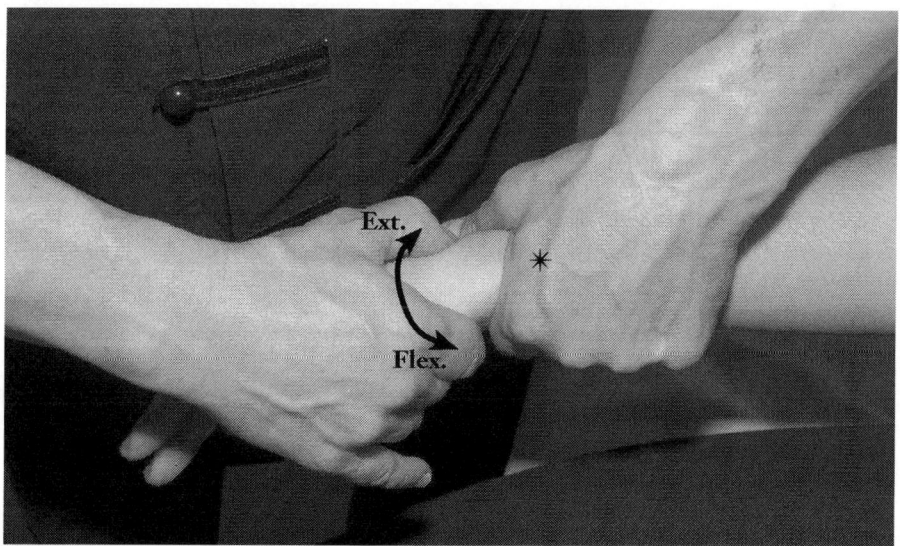

Foto 246. Test para la disfunción de los huesos del carpo. Ejemplo: semilunar.

Mientras que la mano cefálica realiza contra fuerza al nivel del radio y al nivel del ligamento triangular, la mano caudal provoca pasivamente, movimientos de flexión-extensión de menos de 30° de amplitud, mientras que el pulgar y el índice de esta mano aprecian la facilidad o la dificultad de deslizamiento anterior o posterior del hueso sometido a test.

Interpretación del test:

1. Movimiento de deslizamiento posterior fácil durante la flexión; movimiento de deslizamiento anterior fácil durante la extensión: ausencia de disfunción.
2. Movimiento de deslizamiento posterior fácil durante la flexión; movimiento de deslizamiento anterior nulo o difícil durante la extensión: disfunción de flexión o de deslizamiento posterior del semilunar.
3. Movimiento de deslizamiento posterior nulo o difícil durante la flexión; movimiento de deslizamiento anterior fácil durante la extensión: disfunción de extensión o de deslizamiento anterior del semilunar.
4. Ningún deslizamiento en un sentido; poco movimiento en el otro sentido durante la flexión y la extensión: lesión traumática.
5. Nada o poco deslizamiento hacia atrás durante el movimiento de flexión; nada o poco deslizamiento hacia delante durante el movimiento de extensión: subluxación.

Observaciones:

• Cuando el osteópata somete a test a uno de los huesos de la primera fila del carpo, realizará la contra fuerza sobre el radio y el ligamento triangular.
• Cuando somete a test a uno de los huesos de la segunda fila del carpo, realizará la contra fuerza sobre los huesos de la primera fila del carpo.

5. La articulación carpo-metacarpiana

	Disfunción del metacarpiano en anterioridad	Disfunción del metacarpiano en posterioridad
Movilidad	Restricción del deslizamiento posterior.	Restricción del deslizamiento anterior.

Disfunciones de los metacarpianos en anterioridad-posterioridad

Metacarpiano en anterioridad

Metacarpiano en poterioridad

Vista lateral de la mano derecha

Test para las disfunciones en anterioridad-posterioridad

Paciente en sedestación o bipedestación, con la mano en pronación. El osteópata en bipedestación frente al paciente, junto a la mano a valorar. Con nuestra mano craneal fijamos los huesos del carpo con la pinza índice-pulgar; con nuestra mano caudal sujetamos el metacarpiano a valorar con la pinza índice-pulgar.

Mientras la mano craneal fija al hueso carpiano, la mano caudal realiza movimientos al metacarpo hacia la anterioridad y hacia la posterioridad.

Interpretación del test:

- Restricción del movimiento hacia la anterioridad: disfunción en posterioridad.
- Restricción del movimiento hacia la posterioridad: disfunción en anterioridad.

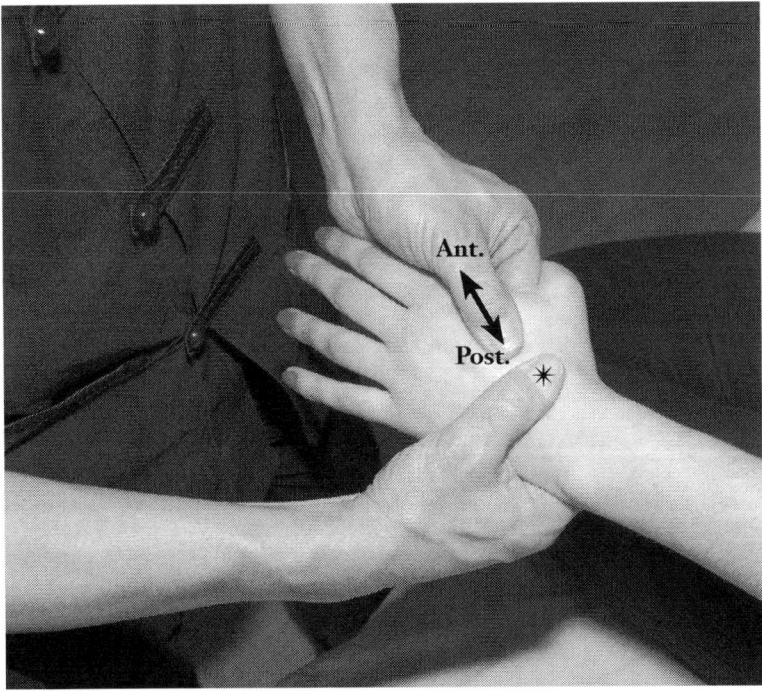

Foto 247. Test para las disfunciones en anterioridad-posterioridad de las articulaciones carpo-metacarpianas.

6. La articulación metacarpo-falángica

	Disfunción de la metacarpofalángica en flexión	Disfunción de la metacarpofalángica en extensión
Movilidad	Restricción de la extensión	Restricción de la flexión

Disfunciones de las metacarpo-falángicas en flexión-extensión

Metacarpo-falángica
en extensión

Metacarpo-falángica
en flexión

Vista lateral

Test para las disfunciones en flexión-extensión

Paciente en sedestación o bipedestación, con la mano en pronación. El osteópata en bipedestación frente al paciente, junto a la mano a valorar. Con nuestra mano craneal fijamos el extremo distal del metacarpo con la pinza índice-pulgar; con nuestra mano caudal sujetamos la falange proximal del dedo con la pinza índice-pulgar.

Mientras la mano craneal fija el extremo distal del metacarpo, la mano caudal realiza movimientos al dedo hacia la flexión y hacia la extensión.

Interpretación del test:

- Restricción del movimiento hacia la flexión: disfunción en extensión.
- Restricción del movimiento hacia la extensión: disfunción en flexión.

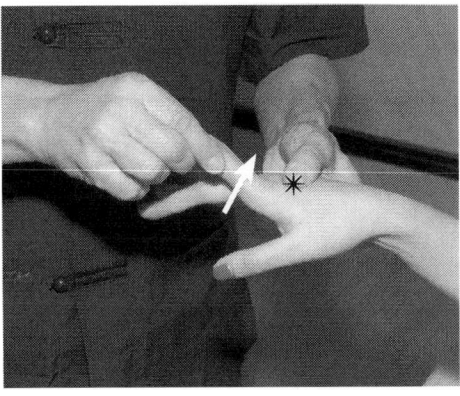 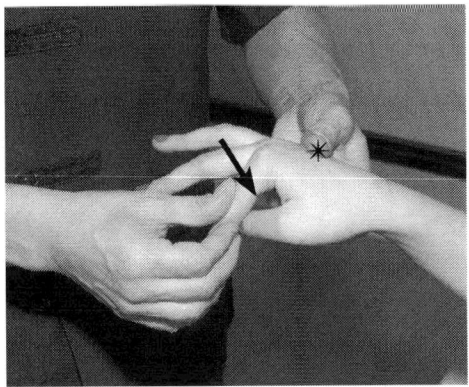

Foto 248. Test para la disfunción en extensión de las articulaciones metacarpo-falángicas.

Foto 249. Test para la disfunción en flexión de las articulaciones metacarpo-falángicas.

7. La articulación interfalángica

	Disfunción de la interfalángica en abducción	Disfunción de la interfalángica en aducción
Movilidad	Restricción de la aducción	Restricción de la abducción

Disfunciones de las interfalángicas en abducción-aducción

Interfalángica
en abducción

**Vista anterior
dedos mano derecha**

Interfalángica
en aducción

Test para las disfunciones en abducción-aducción

Paciente en sedestación o bipedestación, con la mano en supinación o pronación. El osteópata en bipedestación frente al paciente, junto a la mano a valorar. Con nuestra mano craneal fijamos el extremo proximal de la falange con la pinza índice-pulgar; con nuestra mano caudal sujetamos el extremo distal de la falange con la pinza índice-pulgar.

Mientras la mano craneal fija el extremo proximal de la falange, la mano caudal realiza movimientos a la falange distal hacia la abducción-aducción.

Interpretación del test:

- Restricción del movimiento hacia la abducción: disfunción en aducción.
- Restricción del movimiento hacia la aducción: disfunción en abducción.

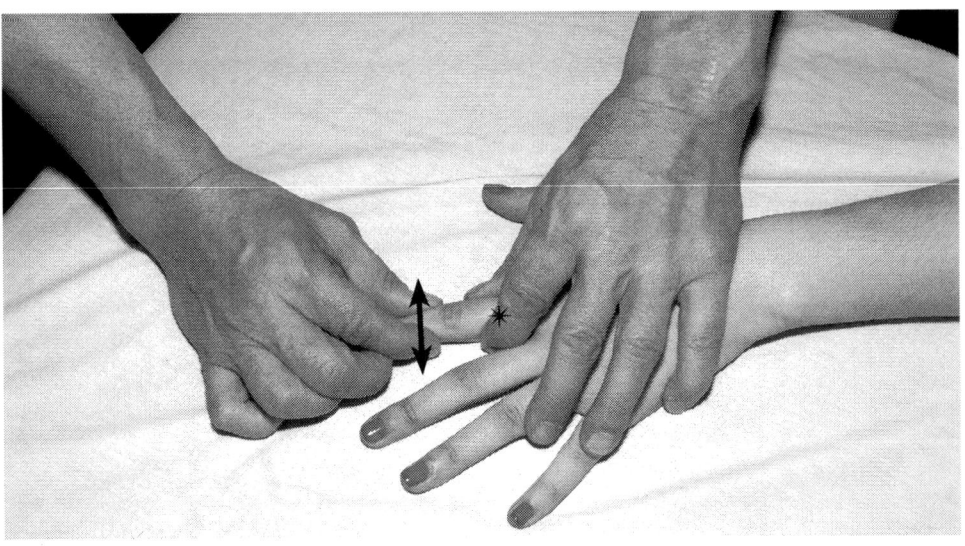

Foto 250. Test para las disfunciones en abducción-aducción de las articulaciones interfalángicas.

12. TRATAMIENTO OSTEOPÁTICO DE LA MUÑECA-MANO

Observaciones: vamos a exponer el orden idóneo de tratamiento osteopático global para la muñeca-mano. Este protocolo puede sufrir variaciones dependiendo de los tejidos que se encuentren afectados.

En presencia de un proceso inflamatorio

Nota: si el proceso inflamatorio no se ha producido como consecuencia de un agente traumático, pediremos pruebas biológicas para descartar o confirmar la existencia de artritis reumatoide, ácido úrico o infección.

1. Reposo de la extremidad afectada.
2. Aplicación de frío. 20 minutos cada dos horas.
3. Reposo, 24-48 horas; solamente en casos traumáticos recientes.
4. Tomar algún antiinflamatorio natural.
5. Beber litro y medio de agua mineral al día.
6. No comer productos irritantes, destructores de salud y acidificantes del medio interno:

    – especias, picantes, carne roja, cerdo, marisco, harinas blancas...
    – lácteos, sal, azúcares...
    – café, té, mate...
    – no fumar.

Productos naturales con propiedades antiinflamatorias

Ver página 188.

Protoco terapéutico global en patología de la muñeca-mano

1. Tejido conjuntivo:

   – Construcción de base, C.B. + C.D. + C.H.

2. Técnica Cyriax (en ligamentos y tendones afectados)
3. Técnica perióstica
4. Desfibrotización cutánea en el área afectada
5. Masaje longitudinal a lo largo del músculo afectado
6. Criomasaje en el punto de máximo dolor, durante 5 minutos
7. Estiramientos de los músculos con acción sobre la muñeca-mano
8. Tratamiento fascial
9. Tratamiento articular:

   a. Técnicas precedentes al plano articular:
   - Bombeo de la muñeca
   - Movilización global de la muñeca-mano

   b. Lesiones traumáticas:
   - Radio alto-radio bajo (art. radio-cubital distal)

   c. Disfunciones fisiológicas:

   La articulación radio-carpiana:
   - Disfunción en flexión
   - Disfunción en extensión
   - Disfunción en abducción
   - Disfunción en aducción
   - Disfunción en rotación interna-rotación externa

   La articulación medio-carpiana:
   - Disfunción en posterioridad de la segunda fila del carpo
   - Disfunción en anterioridad de la segunda fila del carpo
   - Disfunción en traslación interna-traslación externa

   Deslizamientos de los huesos del carpo:
   - Disfunción en anterioridad-posterioridad

La articulación carpo-metacarpiana:

• Disfunción en anterioridad-posterioridad

La articulación metacarpo-falángica:

• Disfunción en flexión-extensión

La articulación interfalángica:

• Disfunción en abdución-aducción

10. Tratamiento de las cadenas lesionales del miembro superior

Ver páginas 379 a 381.

1. TEJIDO CONJUNTIVO

- Construcción de base, C.B. Ver página 198.
- Construcción dorsal, C.D. Ver página 201.
- Construcción del hombro. Ver página 203.

2. TÉCNICA CYRIAX (EN LIGAMENTOS Y TENDONES AFECTADOS)

Ver página 204.

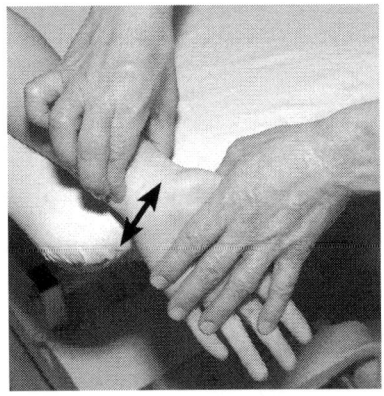

Foto 251. F.T.P. en el tendón cubital anterior.

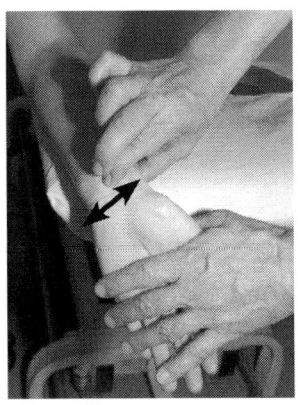

Foto 252. F.T.P. en los tendones flexores de la muñeca.

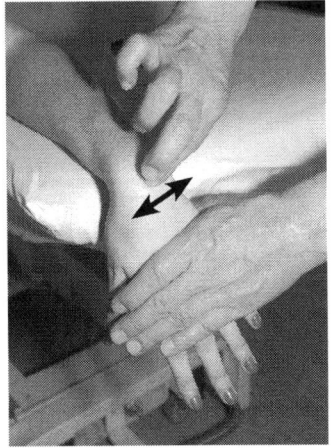

Foto 253. F.T.P. en los tendones radiales.

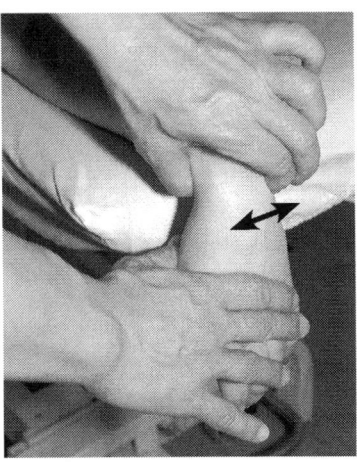

Foto 254. F.T.P. en el cubital posterior.

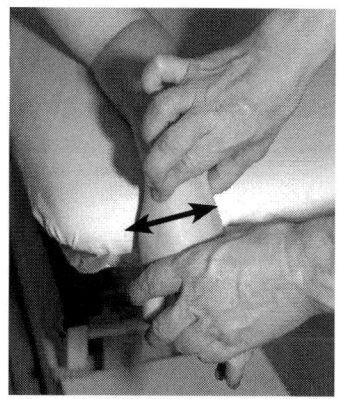

Foto 255.
F.T.P. en el extensor largo del pulgar.

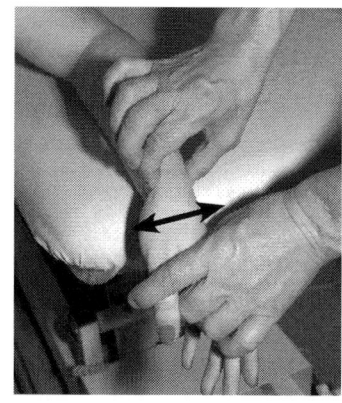

Foto 256.
F.T.P. en el extensor corto del pulgar.

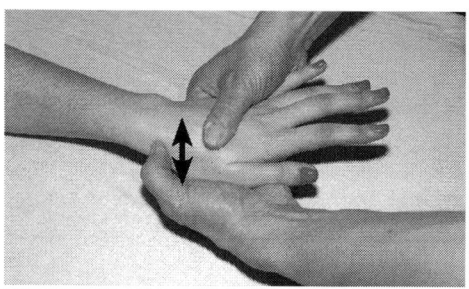

Foto 257.
F.T.P. en el ligamento colateral radial.

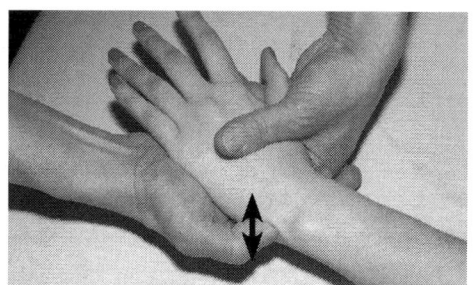

Foto 258.
F.T.P. en el ligamento colateral cubital.

3. TÉCNICA PERIÓSTICA

Ver página 207.

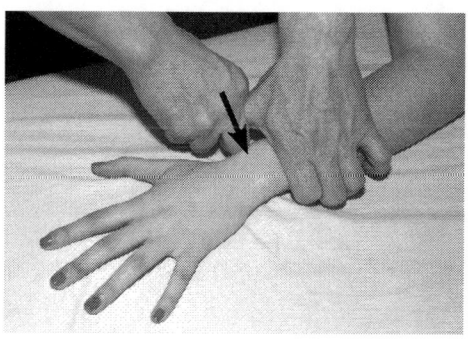

Foto 259.
Técnica perióstica sobre la estiloides radial.

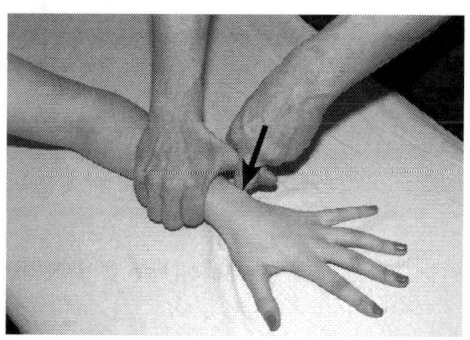

Foto 260.
Técnica perióstica sobre la estiloides cubital.

4. DESFIBROTIZACIÓN CUTÁNEA EN EL ÁREA AFECTADA

Esta técnica se realiza justo después de haber realizado técnica Cyriax, ya sea sobre un ligamento o sobre un tendón. Así mismo, se realiza inmediatamente después de haber realizado la técnica perióstica sobre cualquier inserción ósea de un ligamento o tendón.

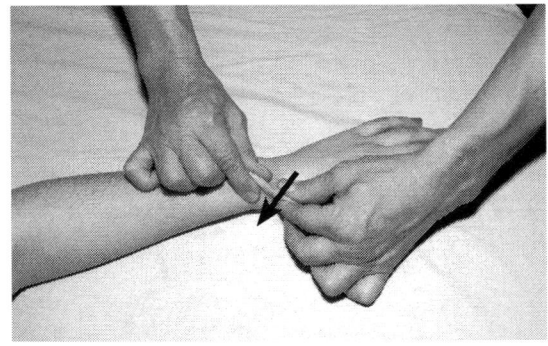

Foto 261. Desfibrotización cutánea.

Se moviliza un pequeño pliegue cutáneo (pinzado rodado) sobre el área afectada durante 10-15 segundos.

5. MASAJE LONGITUDINAL A LO LARGO DEL MÚSCULO AFECTADO

Nudillar profundo, sin aceite; sólo para lesiones músculo-tendinosas.

Es una técnica excepcional en patología muscular y tendinosa. No obstante, debido al exquisito dolor que produce, hay que reservarla exclusivamente para aquellos pacientes con una alta tolerancia al dolor.

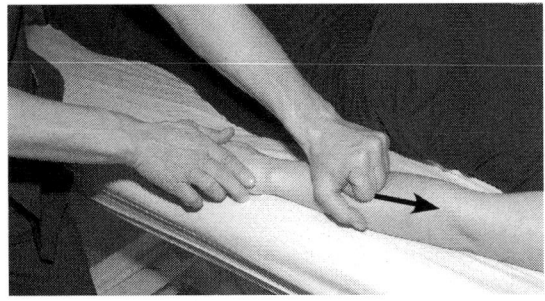

Foto 262. Masaje longitudinal nudillar profundo sobre los extensores de la muñeca.

Se aplica con los nudillos, profundamente, durante 5 a 10 minutos. Podemos utilizar unas gotas de aceite, para que el osteópata no sufra en sus nudillos por la fricción realizada, pero no deben utilizarse medios deslizantes de manera intensa ya que minimizan el efecto de la técnica.

Por su dureza, aconsejo realizarlo una sola vez a la semana.

6. CRIOMASAJE EN EL PUNTO DE MÁXIMO DOLOR, DURANTE 5 MINUTOS

Se realiza durante 4 a 6 minutos, friccionando sobre el área afectada (tendón o ligamento). Es importante ir secando constantemente el área que estamos trabajando.

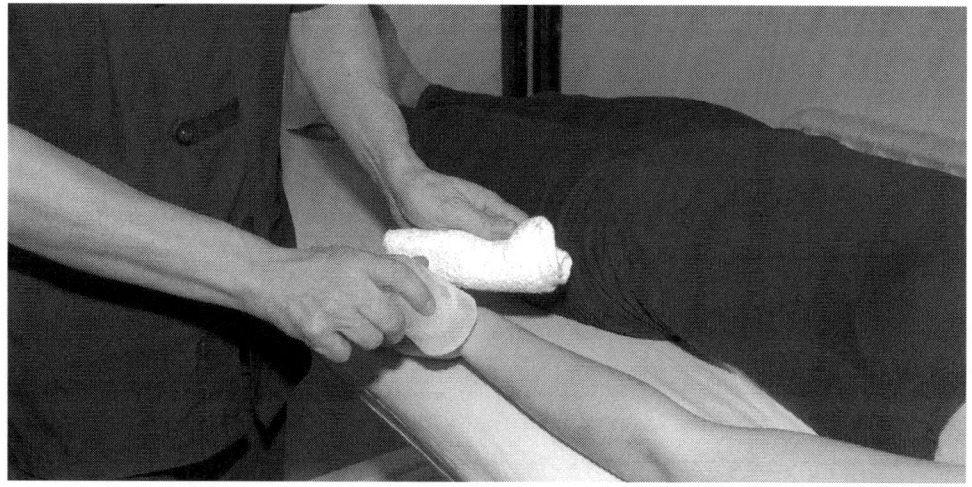

Foto 263. Criomasaje sobre el ligamento o tendón afectado.

7. ESTIRAMIENTOS DE LOS MÚSCULOS CON ACCIÓN SOBRE LA MUÑECA-MANO

1. Extensores de la muñeca y de los dedos

Ver páginas 387 a 390.

2. Flexores de la muñeca y de los dedos

Ver páginas 394 a 397.

3. Aductor y oponente del pulgar

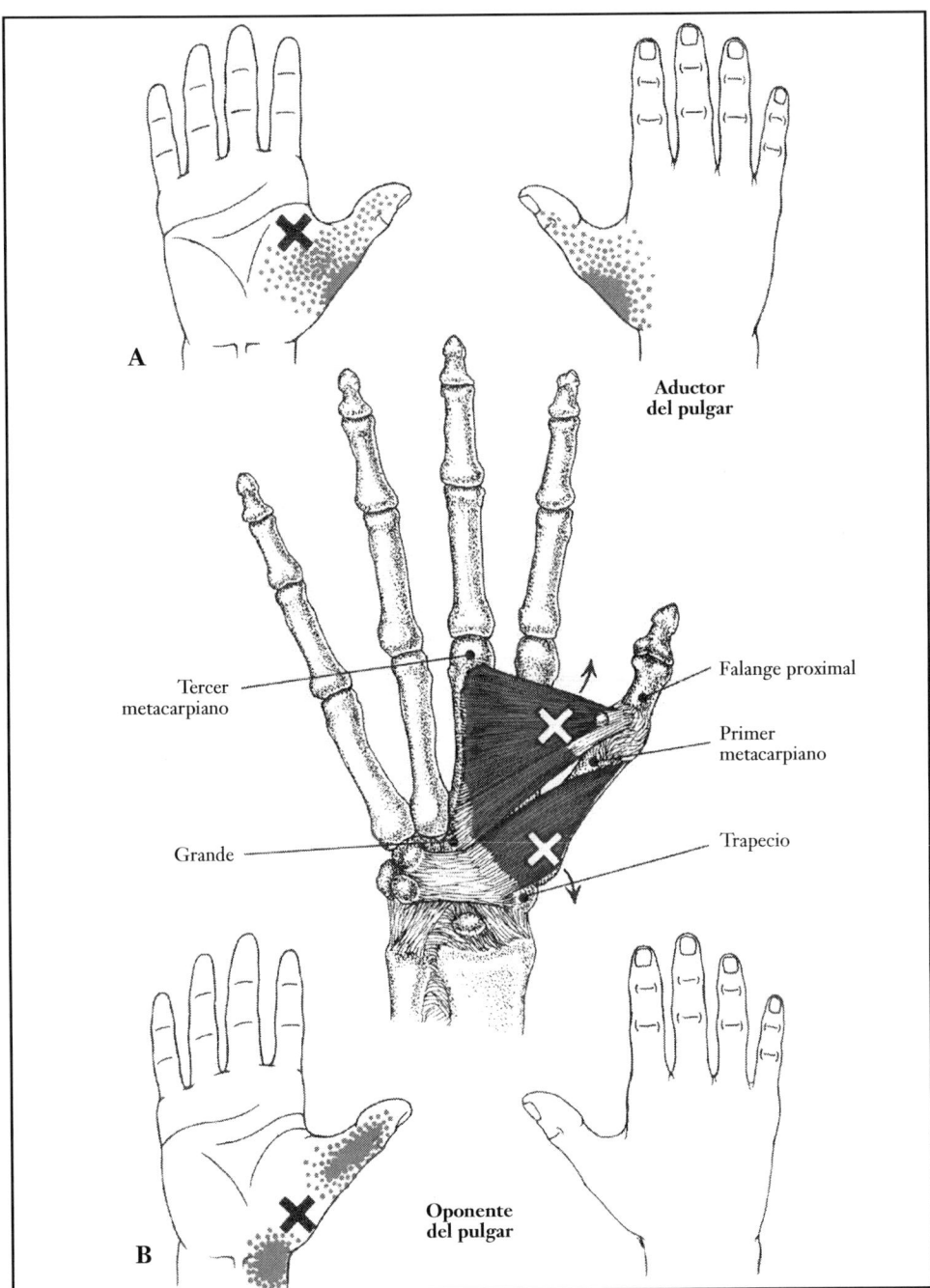

Figura 311. Patrones de dolor referido (zonas de referencia esenciales en negro sólido, zonas de desbordamiento en negro punteado) y localización de puntos gatillo (**X**) de dos músculos del pulgar de la mano derecha. **A, aductor del pulgar. B, oponente del pulgar.**

Estiramiento estático

Paciente en sedestación, con el antebrazo apoyado sobre la camilla en supinación. El osteópata en sedestación junto al paciente. Con nuestra mano craneal fijamos la muñeca del paciente, mientras con la mano caudal llevamos el pulgar a extensión-abducción hasta la barrera motriz.

Mantenemos esta posición durante 20-30 segundos.

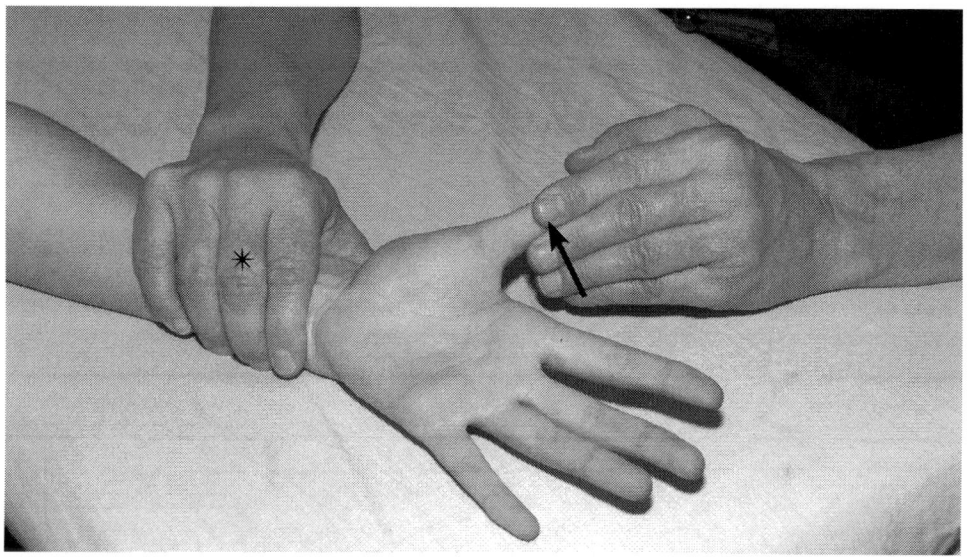

Foto 264. Estiramiento estático del aductor y oponente del pulgar derechos.

Tratamiento mediante TEM

1. El osteópata sitúa el aductor y oponente del pulgar en el borde de la barrera restrictiva (punto de resistencia inicial).

2. El osteópata solicita al paciente contraer el aductor y oponente del pulgar, en apnea inspiratoria, hacia la aducción y oposición del pulgar (flecha blanca). El osteópata resiste este movimiento durante 3 a 5 segundos (flecha negra).

3. El paciente cesa toda la contracción muscular cuando el osteópata se lo solicita, a la vez que espira completamente.

4. Tras haber espirado y relajado el músculo completamente, el osteópata reposiciona lentamente al paciente hasta el borde de una nueva barrera restrictiva (flecha negra).

5. La técnica se repite entre tres y siete veces, dependiendo de la región del cuerpo afectada y de la tolerancia del paciente, hasta conseguir aproximarnos a los parámetros deseados.

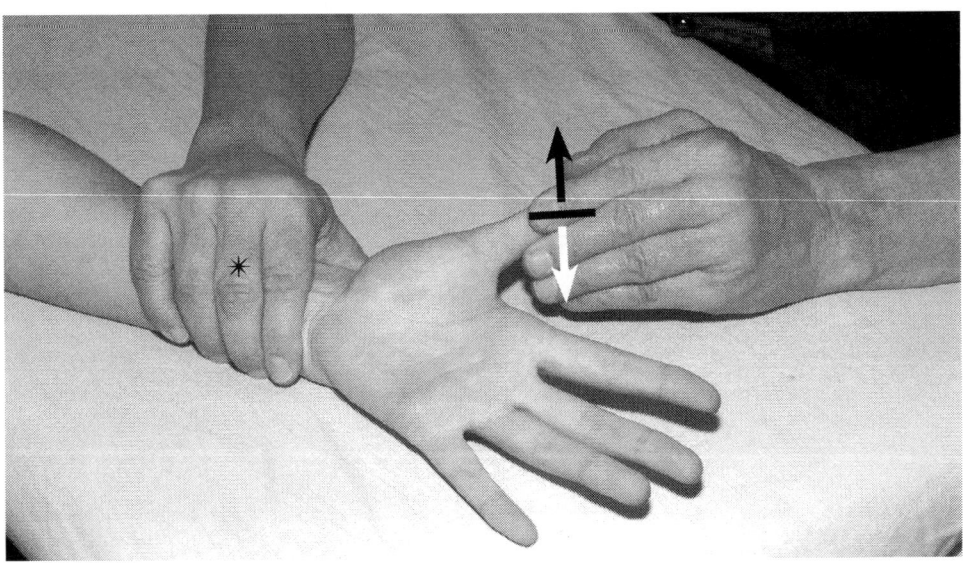

Foto 265. Tratamiento mediante TEM del aductor y oponente del pulgar derechos.

8. TRATAMIENTO FASCIAL

Tratamiento fascial del antebrazo

Paciente en decúbito supino. El osteópata en sedestación a la altura del antebrazo del paciente. Situamos la mano craneal abrazando el extremo superior del antebrazo, justo por debajo de la interlínea articular del codo; la mano caudal la situamos abrazando el extremo inferior del antebrazo, justo por encima de la interlínea articular de la muñeca.

Percibimos el movimiento de atracción tisular de la región investigando una zona miofascial en disfunción. Nuestras manos son arrastradas en dirección a las tensiones fasciales que conviene equilibrar mediante el método indirecto de relajación fascial. Fijamos las fascias en su movimiento facilitado y esperamos pacientemente hasta percibir su liberación.

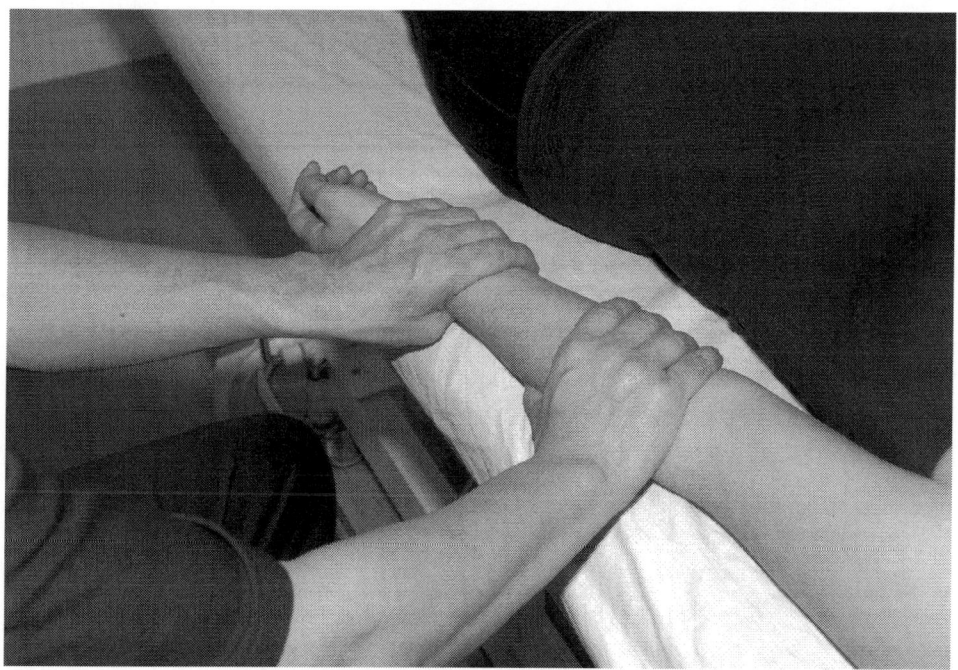

Foto 266. Tratamiento fascial del antebrazo.

Tratamiento fascial de la muñeca y mano

Paciente en decúbito supino. El osteópata en sedestación a la altura de las manos del paciente. Situamos una mano sobre la cara anterior de la muñeca-mano; la otra mano sobre la cara posterior de la muñeca-mano.

Percibimos el movimiento de atracción tisular de la región investigando una zona miofascial en disfunción.

Nuestras manos son arrastradas en dirección a las tensiones fasciales que conviene equilibrar mediante el método indirecto de relajación fascial. Fijamos las fascias en su movimiento facilitado y esperamos pacientemente hasta percibir su liberación.

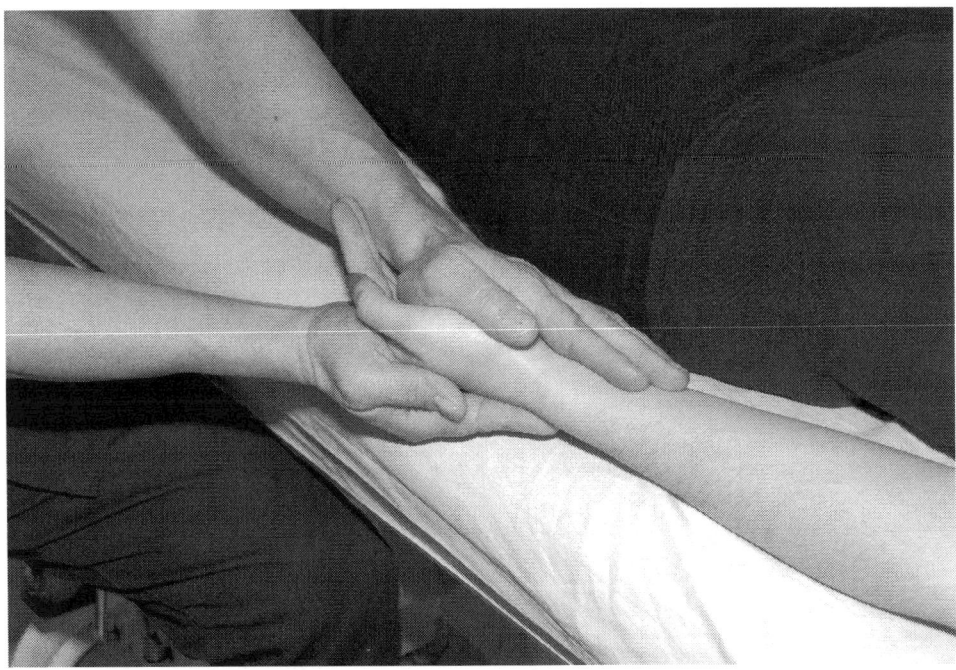

Foto 267. Tratamiento fascial de la muñeca y mano.

9. TRATAMIENTO ARTICULAR

a. Técnicas precedentes al plano articular

Bombeo de la muñeca

Para permitir una corrección más fácil y para regenerar los tejidos blandos, realizararemos un bombeo de la muñeca. Salvo en los casos de inflamación aguda.

El paciente en sedestación, con el codo del lado implicado en flexión de 90°. El osteópata en sedestación, en el mismo sentido que el paciente, del lado que hay que corregir. Situamos nuestro brazo interno por dentro del brazo del paciente. Los dedos de nuestra mano interna, muñeca doblada, entrelazan los dedos del paciente.

Bloqueando el antebrazo del paciente entre nuestro brazo y nuestro tórax vamos a descoaptar la muñeca del paciente, extendiendo nuestra propia muñeca.

Flexionaremos luego nuestra muñeca para volver a la posición neutra y comenzaremos de nuevo muchas veces, de manera dulce, lenta y rítmica, hasta que sintamos una mayor facilidad de movimiento.

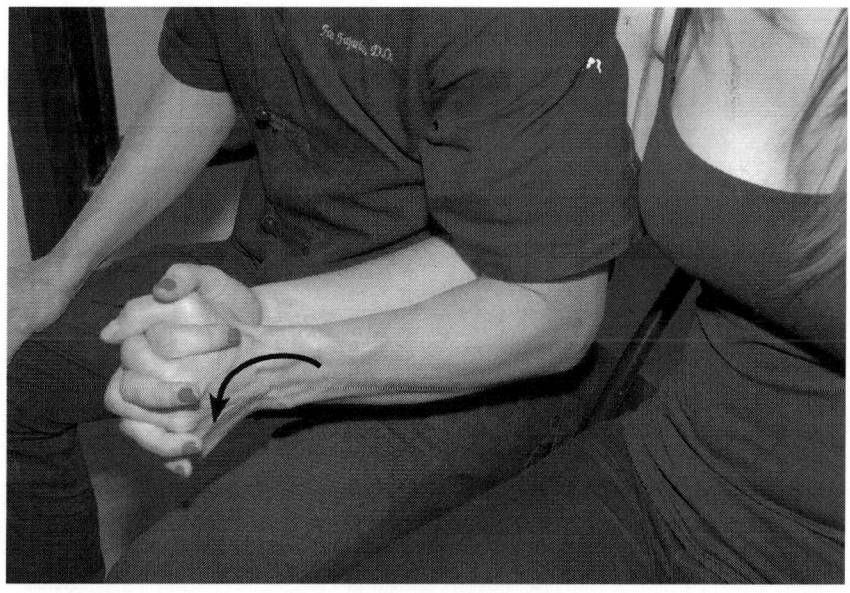

Foto 268. Bombeo de la muñeca.

Movilización global de la muñeca-mano

1. Paciente en sedestación. El osteópata frente al paciente. Atrapa la muñeca del paciente, situando sus pulgares en la cara dorsal y el resto de los dedos en la cara palmar.

Se moviliza la muñeca en todas direcciones:

- Flexión
- Extensión
- Abducción
- Aducción
- Circunducciones

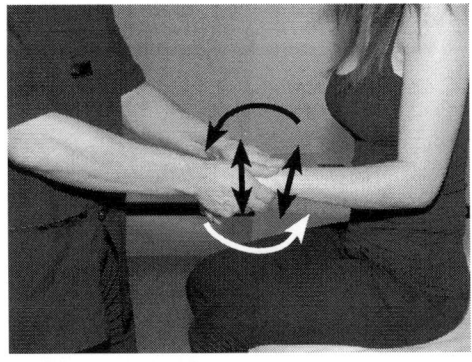

Foto 269. Movilización global de la muñeca, 1.

2. Atrapamos la muñeca del paciente, situando nuestros pulgares en la cara dorsal, sobre la articulación radio-cubital, y el resto de los dedos en la cara palmar.

Se moviliza realizando presiones contrariadas: mientras una mano moviliza hacia anterioridad, la otra lo hace hacia posterioridad; tanto sobre la radio-cubital como sobre los huesos carpianos.

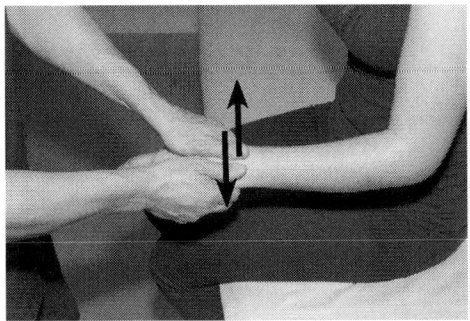

Foto 270. Movilización global de la muñeca, 2.

3. Con nuestras eminencias tenares masajeamos el área de la articulación radio-cubital distal, muñeca y carpo.

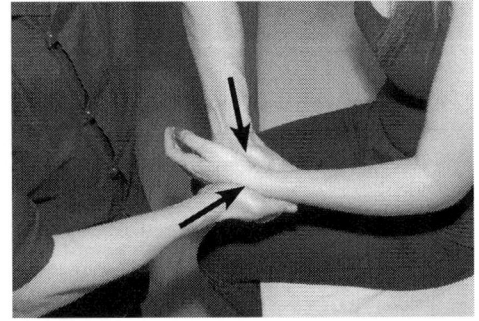

Foto 271. Movilización global de la muñeca, 3.

4. Mientras nuestra mano externa fija la muñeca y carpo, la otra mano moviliza el pulgar, al nivel de la articulación trapecio metacarpiana, en todas direcciones.

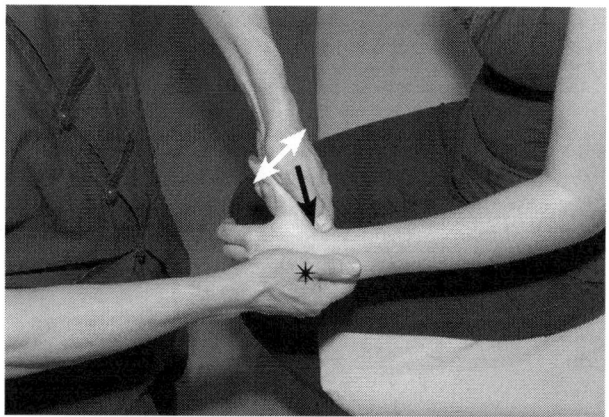

Foto 272. Movilización global de la muñeca, 4.

5. Con nuestra mano caudal sujetamos la fila proximal del carpo, situando los índices a cada lado de esta fila. Con la mano craneal sujetamos firmemente el cúbito y radio en su extremo distal.

Realizamos descoaptaciones sobre los huesos carpianos a razón de 3 segundos de tracción y 3 segundos de relajación. Durante 30 segundos a 1 minuto.

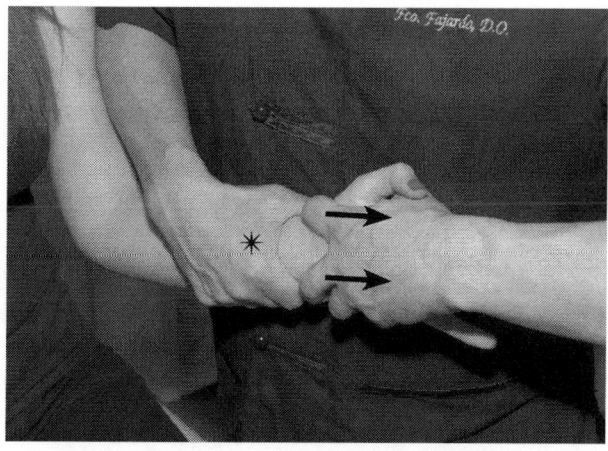

Foto 273. Movilización global de la muñeca, 5.

b. Lesiones traumáticas

Radio alto-radio bajo (articulación radio-cubital distal)

Ver páginas 359 y 405-406.

c. Disfunciones fisiológicas

Disfunciones de la articulación radio-cubital distal.

Ver páginas 376 y 419-420.

Normalización de la disfunción en flexión
Articulación radio-carpiana

Paciente en sedestación o bipedestación, con el codo extendido y el antebrazo en pronación. El osteópata en bipedestación delante del paciente. Sujeta la muñeca con los pulgares e índices de ambas manos, de forma que los pulgares toquen en el lado dorsal de los huesos escafoides y semilunar, y los dedos índices se dirijan hacia el centro de la cara palmar de estos huesos carpianos.

La puesta en tensión la conseguimos mediante una ligera tracción en el eje longitudinal del brazo sobre la mano, conduciendo la mano de flexión hacia extensión hasta la barrera motriz. El thrust lo reali-zamos forzando la barrera motriz hacia la extensión de la muñeca.

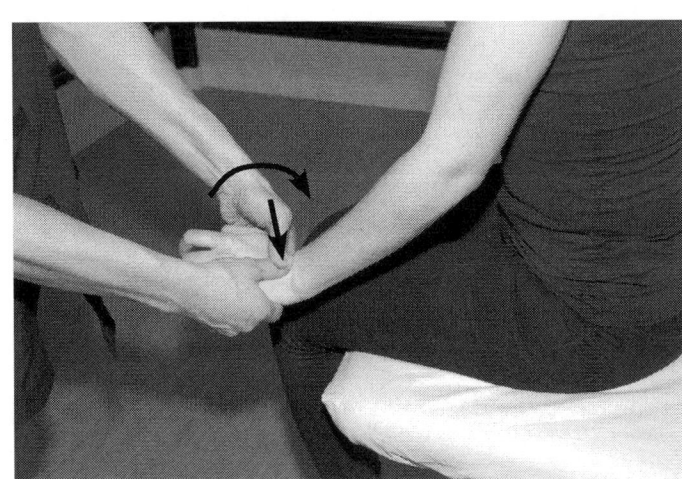

Foto 274. Normalización de la disfunción en flexión de la muñeca.

Normalización de la disfunción en extensión
Articulación radio-carpiana

Paciente en sedestación o bipedestación, con el codo flexionado y pegado al cuerpo; el antebrazo en pronación. El osteópata en bipedestación delante del paciente. Sujeta la muñeca con los pulgares e índices de ambas manos, de forma que los pulgares toquen en el lado dorsal de los huesos escafoides y semilunar, y los dedos índices se dirijan hacia el centro de la cara palmar de estos huesos carpianos.

La puesta en tensión la conseguimos conduciendo la mano hacia la flexión hasta la barrera motriz. El thrust lo realizamos forzando la barrera motriz hacia la flexión de la muñeca.

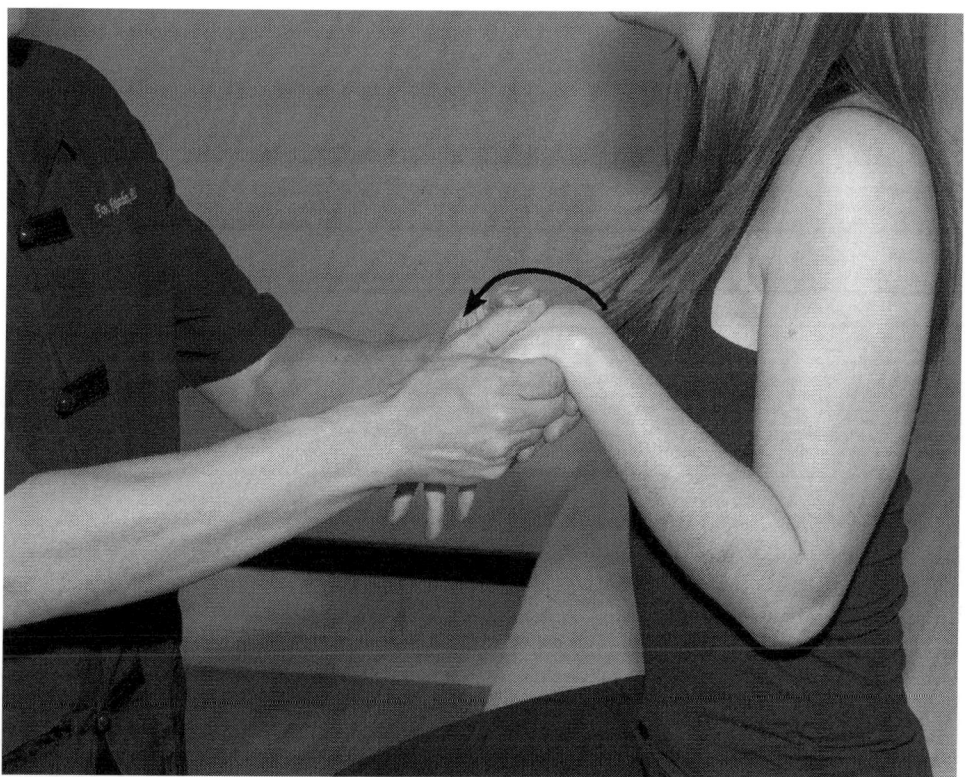

Foto 275. Normalización de la disfunción en extensión de la muñeca.

Normalización de la disfunción en abducción
Articulación radio-carpiana

Paciente en sedestación o bipedestación, con el codo flexionado y pegado al cuerpo; y el antebrazo en supinación, con la mano cerrada, y la mano en ligera extensión. El osteópata en bipedestación delante del paciente. Situamos la comisura entre el índice y el pulgar de una mano sobre la interlínea articular cubital de la muñeca, mientras con la otra mano sujetamos los huesos del carpo del lado radial de la mano del paciente.

Ejercemos una ligera tracción sobre la mano en el eje longitudinal del antebrazo.

La puesta en tensión la conseguimos conduciendo la mano hacia la aducción hasta la barrera motriz. El thrust lo realizamos forzando la barrera motriz hacia la aducción de la muñeca con la mano que realiza el contacto radial sobre los huesos del carpo y empuje contrario con la mano que realiza el contacto cubital.

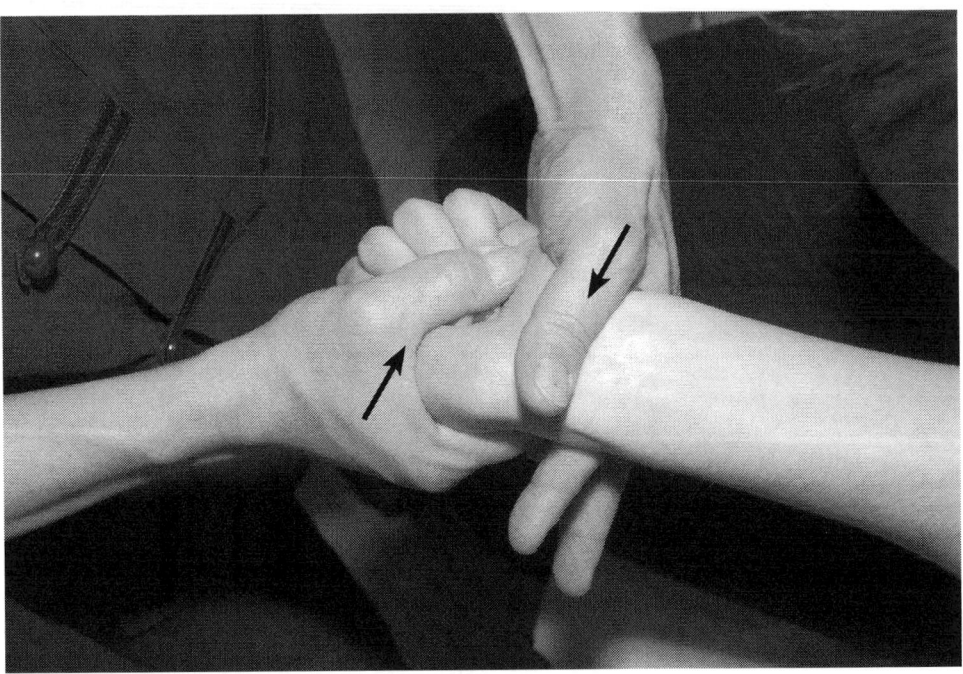

Foto 276. Normalización de la disfunción en abducción de la muñeca.

Normalización de la disfunción en aducción
Articulación radio-carpiana

Paciente en sedestación o bipedestación, con el codo flexionado y pegado al cuerpo; y el antebrazo en supinación, con la mano cerrada, y la mano en ligera flexión. El osteópata en bipedestación delante del paciente. Situamos la comisura entre el índice y el pulgar de una mano sobre la interlínea articular radial de la muñeca, mientras con la otra mano sujetamos los huesos del carpo del lado cubital de la mano del paciente.

Ejercemos una ligera tracción sobre la mano en el eje longitudinal del antebrazo.

La puesta en tensión la conseguimos conduciendo la mano hacia la abducción hasta la barrera motriz. El thrust lo realizamos forzando la barrera motriz hacia la abducción de la muñeca con la mano que realiza el contacto cubital sobre los huesos del carpo y empuje contrario con la mano que realiza el contacto radial.

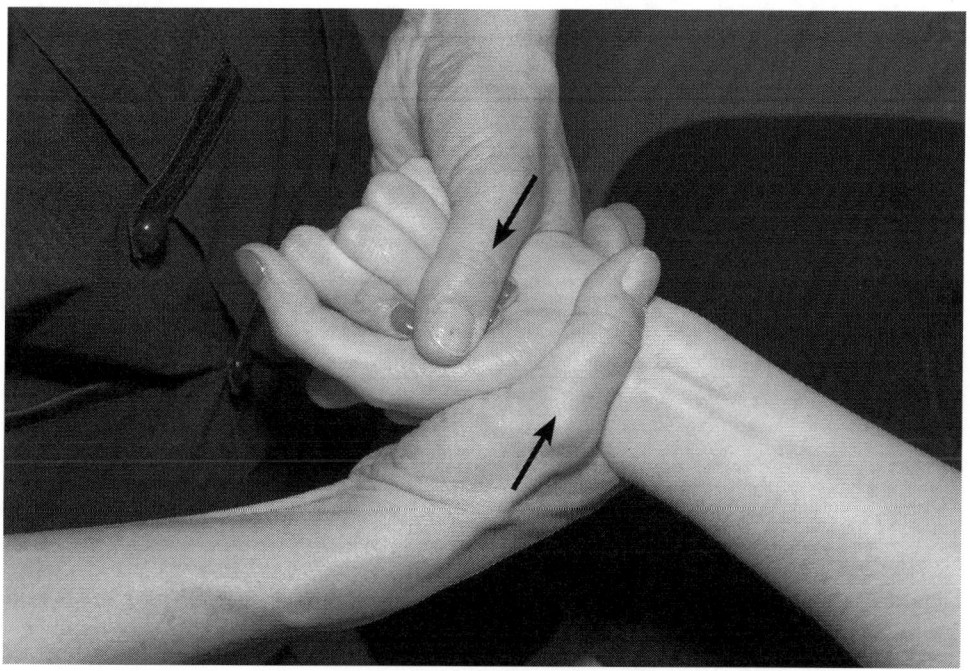

Foto 277. Normalización de la disfunción en aducción de la muñeca.

Normalización de la disfunción en traslación interna de la 1ª fila del carpo
Articulación radio-carpiana

Paciente en sedestación o bipedestación, con la mano en supinación. El osteópata en bipedestación frente al paciente, junto a la mano a valorar. Con nuestra mano craneal atrapamos el radio-cúbito con la pinza índice-pulgar; con nuestra mano caudal atrapamos la primera fila de huesos del carpo con la pinza índice-pulgar.

Siguiendo los principios indirectos, posicionamos la mano craneal realizando una ligera presión en dirección externa sobre el radio-cúbito, mientras con la mano caudal realizamos una ligera presión en dirección interna a la primera fila, ambas hasta la barrera motriz. Mantenemos esta posición hasta percibir la liberación.

Si la normalización no surte efecto, podemos volver a realizarla utilizando los principios directos de normalización.

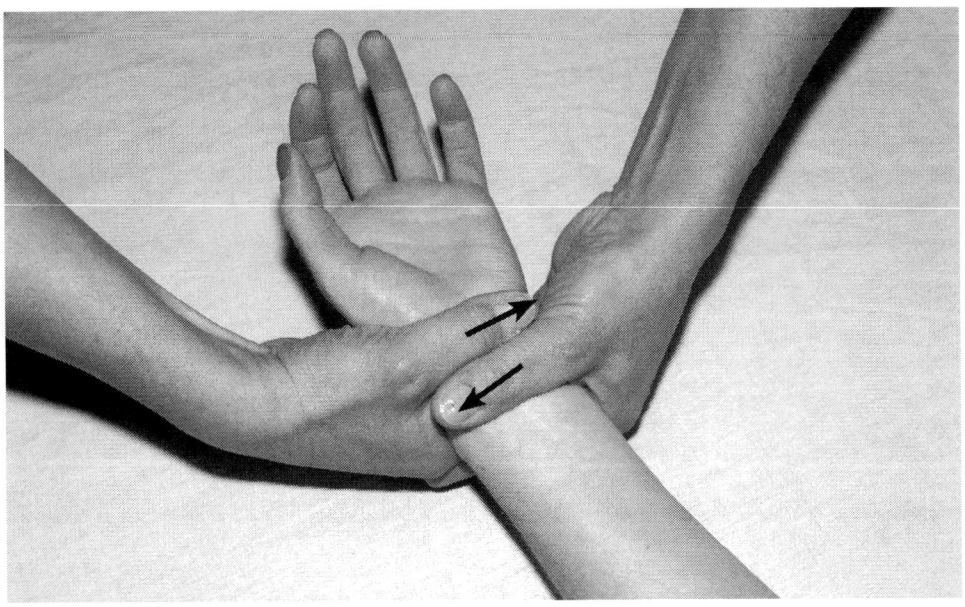

Foto 278. Normalización de la disfunción de la primera fila del carpo en traslación interna.

Normalización de la disfunción en traslación externa de la 1ª fila del carpo
Articulación radio-carpiana

Paciente en sedestación o bipedestación, con la mano en pronación. El osteópata en bipedestación frente al paciente, junto a la mano a valorar. Con nuestra mano craneal atrapamos el cúbito-radio con la pinza índice-pulgar; con nuestra mano caudal atrapamos la primera fila de huesos del carpo con la pinza índice-pulgar.

Siguiendo los principios indirectos, posicionamos la mano craneal realizando una ligera presión en dirección interna sobre el cúbito-radio, mientras con la mano caudal realizamos una ligera presión en dirección externa a la primera fila, ambas hasta la barrera motriz. Mantenemos esta posición hasta percibir la liberación.

Si la normalización no surte efecto, podemos volver a realizarla utilizando los principios directos de normalización.

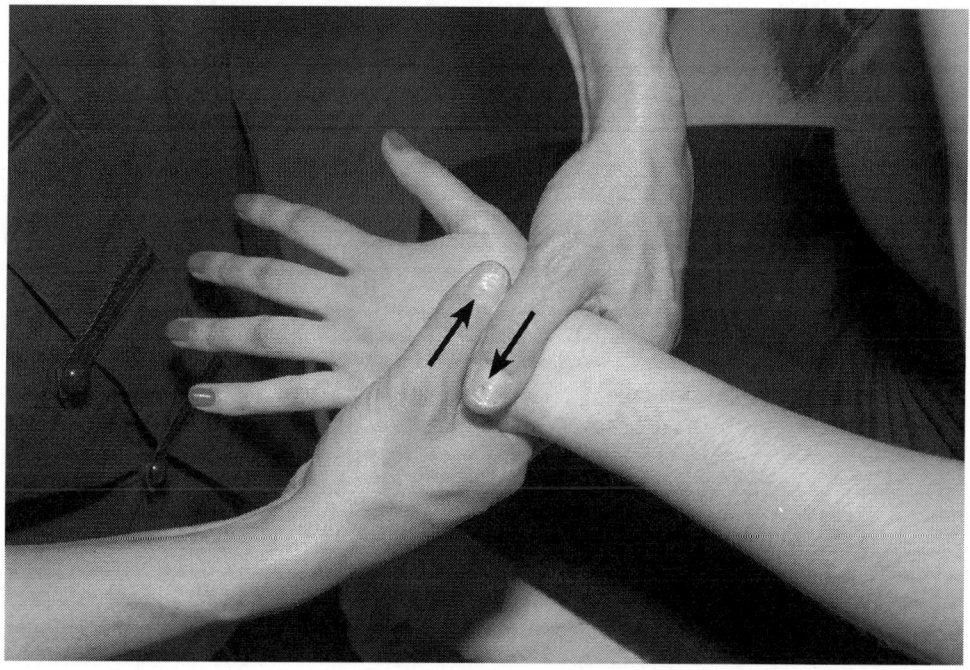

Foto 279. Normalización de la disfunción de la primera fila del carpo en traslación externa.

Normalización de la disfunción en posterioridad de la 2ª fila del carpo
Articulación medio-carpiana

Paciente en sedestación con la extremidad superior apoyada sobre la camilla, con el antebrazo en pronación y la mano sobre una toalla. El osteópata en bipedestación. Sujetamos con la mano craneal la primera fila de huesos del carpo, con el dedo índice, sobre la cara palmar de la muñeca del paciente. Situamos el talón de la mano caudal sobre la segunda fila de huesos del carpo.

La puesta en tensión la conseguimos mediante presión en dirección anterior hasta la barrera motriz con la mano caudal y en dirección posterior con la mano craneal. El thrust lo realizamos con ambas manos en direcciones opuestas, incidiendo con la mano caudal.

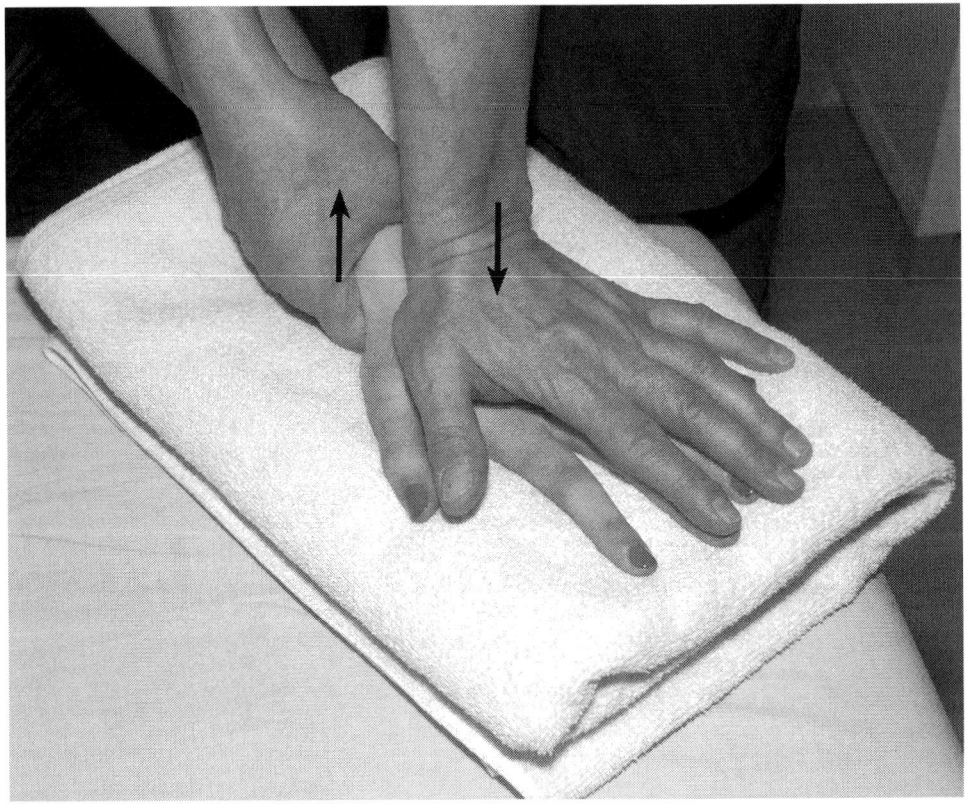

Foto 280. Normalización de la disfunción de la segunda fila del carpo en posterioridad.

Normalización de la disfunción en anterioridad de la 2ª fila del carpo
Articulación medio-carpiana

Paciente en sedestación con la extremidad superior apoyada sobre la camilla, con el antebrazo en supinación y la mano sobre una toalla. El osteópata en bipedestación. Sujetamos con la mano craneal la primera fila de huesos del carpo, con el dedo índice, sobre la cara dorsal de la muñeca del paciente. Situamos el talón de la mano caudal sobre la segunda fila de huesos del carpo.

La puesta en tensión la conseguimos mediante presión en dirección posterior hasta la barrera motriz. El thrust lo realizamos con ambas manos en direcciones opuestas, incidiendo con la mano caudal.

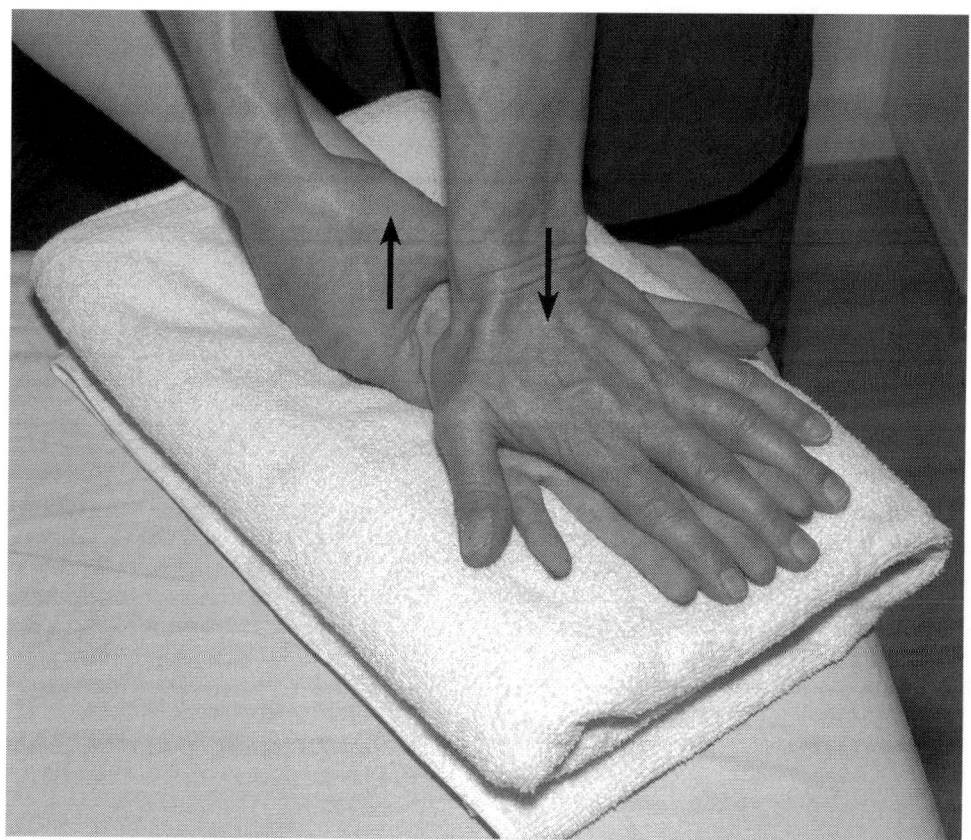

Foto 281. Normalización de la disfunción de la segunda fila del carpo en anterioridad.

Normalización de la disfunción en traslación interna de la 2ª fila del carpo
Articulación medio-carpiana

Paciente en sedestación o bipedestación, con la mano en supinación. El osteópata en bipedestación frente al paciente, junto a la mano a tratar. Con nuestra mano craneal atrapamos la primera fila de huesos del carpo, por la cara interna, con la pinza índice-pulgar; con nuestra mano caudal atrapamos la segunda fila de huesos del carpo, por la cara externa, con la pinza índice-pulgar.

Siguiendo los principios indirectos posicionamos la mano craneal realizando una ligera presión en dirección externa sobre la primera fila, mientras con la mano caudal realizamos una ligera presión en dirección interna a la segunda fila, ambas hasta la barrera motriz. Mantenemos esta posición hasta percibir la liberación.

Si la normalización no surte efecto, podemos volver a realizarla utilizando los principios directos de normalización.

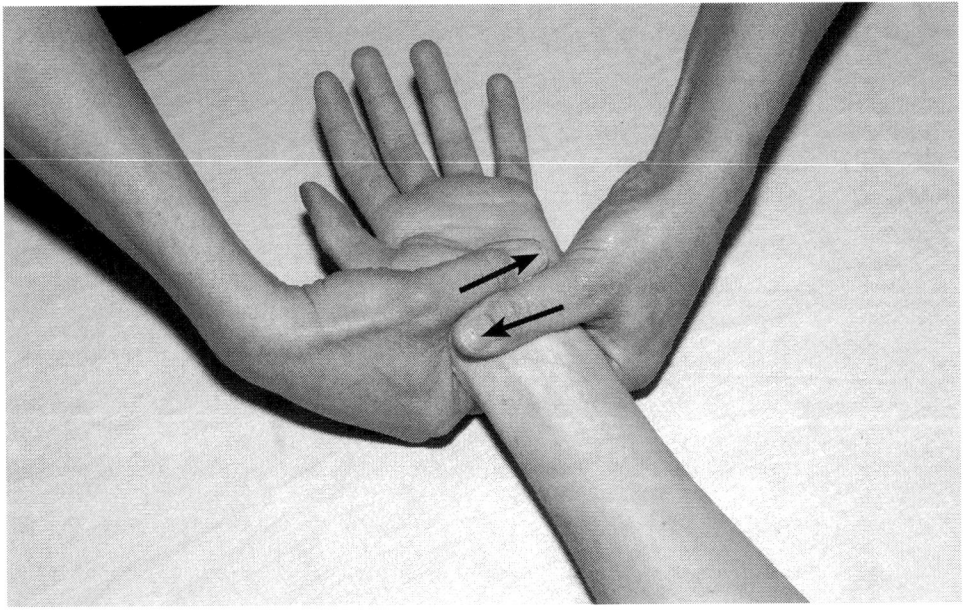

Foto 282. Normalización de la disfunción de la segunda fila del carpo en traslación interna.

Normalización de la disfunción en traslación externa de la 2ª fila del carpo
Articulación medio-carpiana

Paciente en sedestación o bipedestación, con la mano en pronación. El osteópata en bipedestación frente al paciente, junto a la mano a tratar. Con nuestra mano craneal atrapamos la primera fila de huesos del carpo, por la cara externa, con la pinza índice-pulgar; con nuestra mano caudal atrapamos la segunda fila de huesos del carpo, por la cara interna con la pinza índice-pulgar.

Siguiendo los principios indirectos posicionamos la mano craneal realizando una ligera presión en dirección interna sobre la primera fila, mientras con la mano caudal realizamos una ligera presión en dirección externa a la segunda fila, ambas hasta la barrera motriz. Mantenemos esta posición hasta percibir la liberación.

Si la normalización su surte efecto, podemos volver a realizarla utilizando los principios directos de normalización.

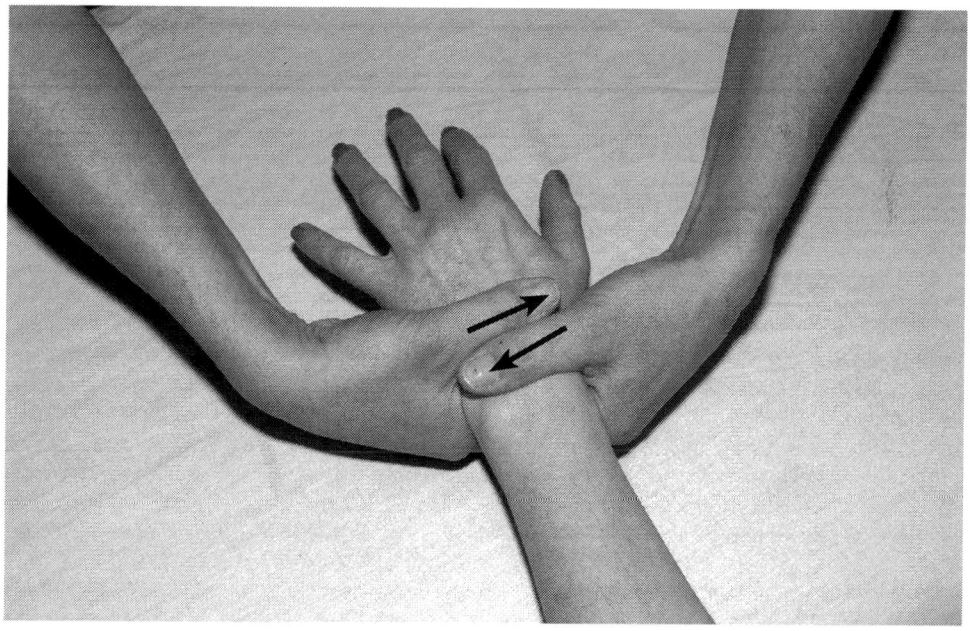

Foto 283. Normalización de la disfunción de la segunda fila del carpo en traslación interna.

Normalización de la disfunción en posterioridad de los huesos del carpo
Hueso semilunar

Paciente en sedestación, con el antebrazo en pronación apoyado sobre la camilla y la muñeca fuera de la misma. El osteópata en bipedestación frente a la mano a normalizar. Situamos los dos pulgares superpuestos sobre la cara dorsal del hueso semilunar; con los índices en la cara palmar de la 2ª fila de huesos del carpo.

La puesta en tensión la conseguimos mediante una tracción, seguida de una ligera flexión y, siempre bajo tracción, una extensión acompañada de un empuje postero-anterior sobre la cara dorsal del hueso semilunar hasta la barrera motriz.

Realizamos el thrust sobre el semilunar hacia la anterioridad mediante un gesto rápido y corto de extensión de la muñeca.

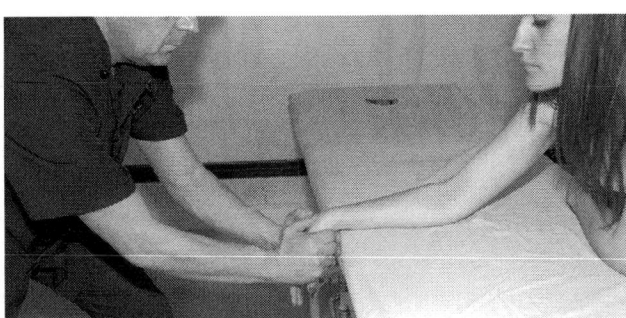

Foto 284. Normalización de la disfunción en posterioridad del semilunar, inicio.

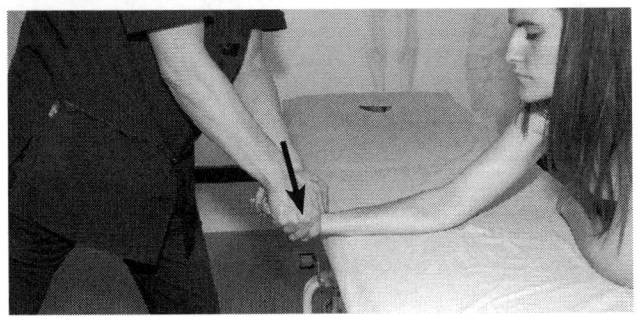

Foto 285. Normalización de la disfunción en posterioridad del semilunar, final.

Nota: esta misma técnica puede ser utilizada para cualquier hueso de la 1ª fila del carpo que se encuentre en disfunción de posterioridad.

Normalización de la disfunción en anterioridad de los huesos del carpo
Hueso escafoides

Paciente en sedestación, con el antebrazo en supinación apoyado sobre la camilla y la muñeca fuera de la misma. El osteópata en bipedestación frente a la mano a normalizar. Situamos los dos pulgares superpuestos sobre la cara palmar del hueso escafoides; con los índices en la cara dorsal de la 2ª fila de huesos del carpo.

La puesta en tensión la conseguimos mediante una tracción, seguida de una ligera extensión y, siempre bajo tracción, una flexión acompañada de un empuje antero-posterior sobre la cara palmar del hueso escafoides hasta la barrera motriz.

Realizamos el thrust sobre el escafoides hacia la posterioridad mediante un gesto rápido y corto de flexión de la muñeca.

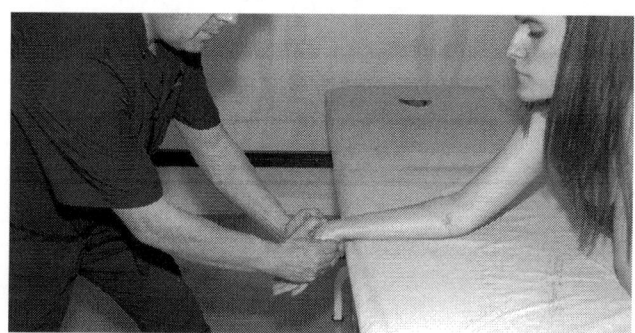

Foto 286. Normalización de la disfunción en anterioridad del escafoides, inicio.

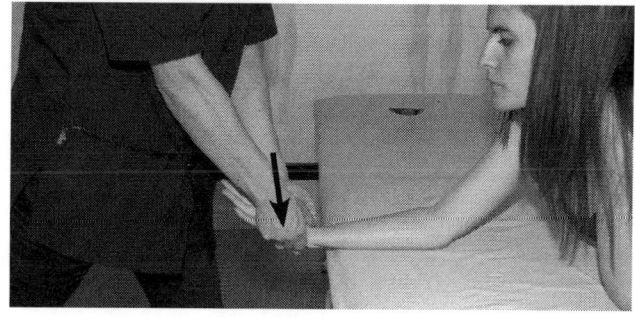

Foto 287. Normalización de la disfunción en anterioridad del escafoides, final.

Nota: esta misma técnica puede ser utilizada para cualquier hueso de la 1ª fila del carpo que se encuentre en disfunción de anterioridad.

Normalización de la disfunción en anterioridad del 3er metacarpiano
Articulación carpo-metacarpiana

Paciente en sedestación o bipedestación, con la mano en supinación. El osteópata en bipedestación frente al paciente, junto a la mano a tratar. Situamos ambos pulgares superpuestos sobre la base del 3er metacarpiano, y el resto de los dedos sobre la cara dorsal de la mano.

La puesta en tensión la conseguimos mediante presión sobre la base del 3er meta en dirección posterior hasta la barrera motriz. El thrust lo realizamos en esa misma dirección mediante la técnica del latigazo.

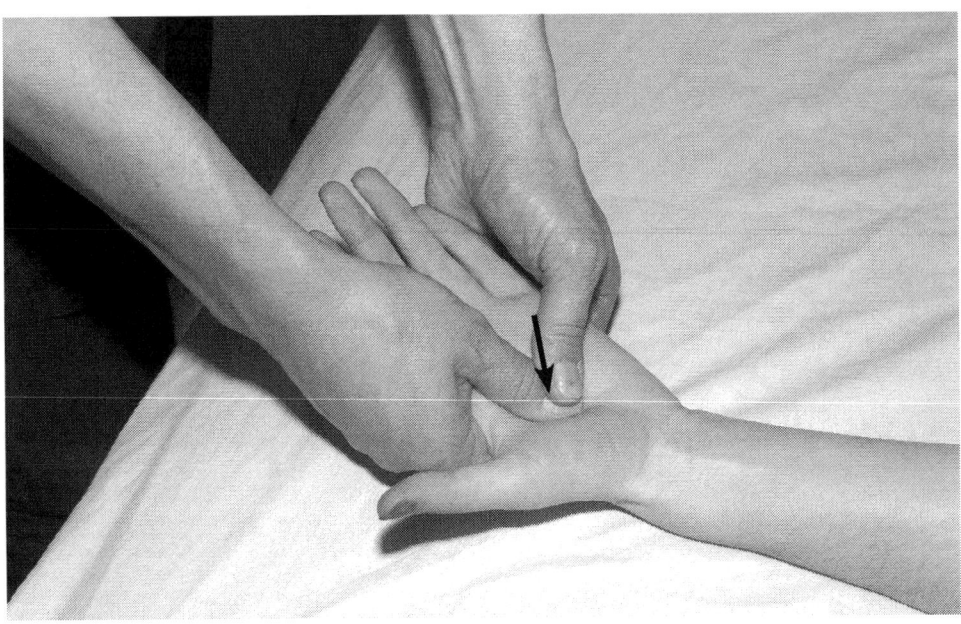

Foto 288. Normalización de la disfunción en anterioridad de la articulación carpo-metacarpiana. Ejemplo 3er meta.

Nota: esta misma técnica puede ser utilizada para cualquier metacarpiano que se encuentre en disfunción de anterioridad.

Normalización de la disfunción en posterioridad del 3er metacarpiano
Articulación carpo-metacarpiana

Paciente en sedestación o bipedestación, con la mano en pronación. El osteópata en bipedestación frente al paciente, junto a la mano a tratar. Situamos ambos pulgares superpuestos sobre la base del 3er metacarpiano, y el resto de los dedos sobre la cara palmar de la mano.

La puesta en tensión la conseguimos mediante presión sobre la base del 3er meta en dirección anterior hasta la barrera motriz. El thrust lo realizamos en esa misma dirección mediante la técnica del latigazo.

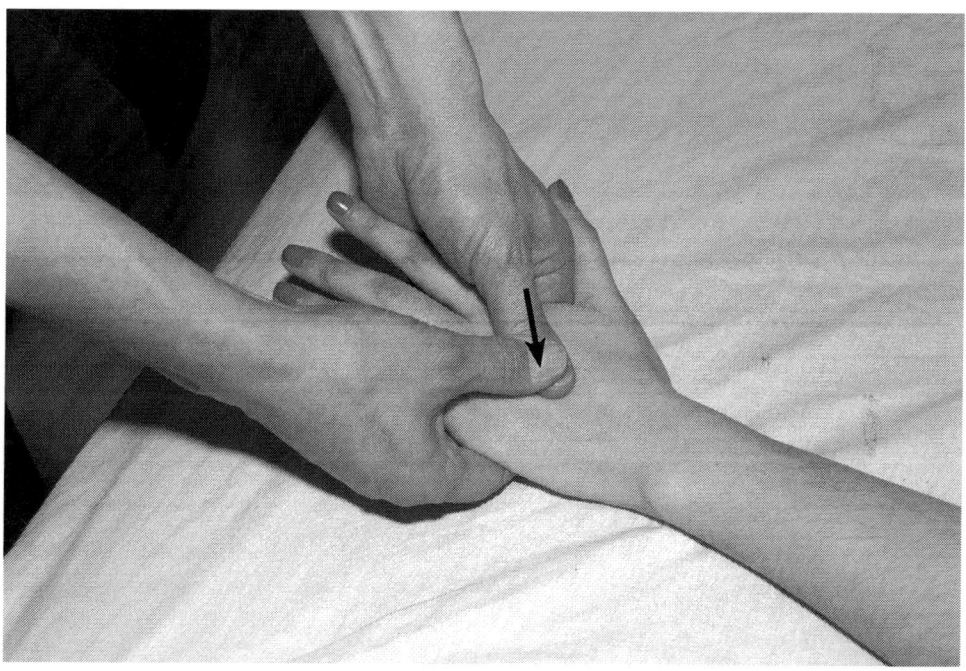

Foto 289 Normalización de la disfunción en posterioridad de la articulación carpo-metacarpiana. Ejemplo 3er meta.

Normalización de la disfunción en flexión
Articulación metacarpo-falángica

Paciente en sedestación o bipedestación, con la mano en pronación. El osteópata en bipedestación frente al paciente, junto a la mano a tratar. Con nuestra mano craneal fijamos la cabeza del metacarpo con la pinza índice-pulgar; con nuestra mano caudal sujetamos la base de la falange afectada con la pinza índice-pulgar.

La puesta en tensión la conseguimos mediante descoaptación y presión sobre la base de la falange hacia la extensión hasta la barrera motriz. El thrust lo realizamos sobre la base de la falange hacia la extensión en un gesto rápido y de corta amplitud.

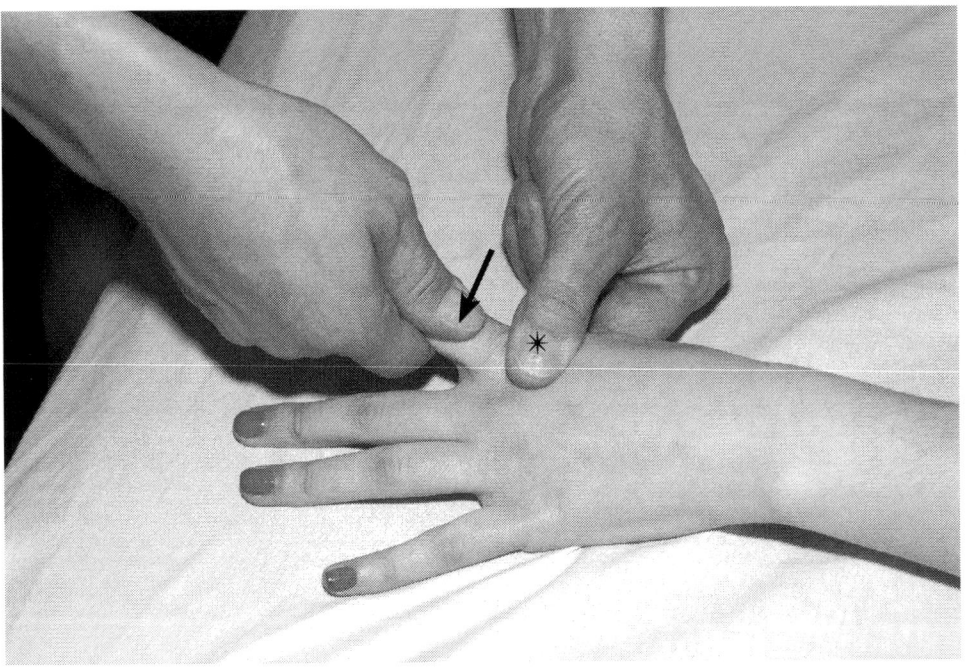

Foto 290. Normalización de la disfunción en flexión de la articulación metacarpo-falángica.

Normalización de la disfunción en extensión
Articulación metacarpo-falángica

Paciente en sedestación o bipedestación, con la mano en supinación. El osteópata en bipedestación frente al paciente, junto a la mano a tratar. Con nuestra mano craneal fijamos la cabeza del metacarpo con la pinza índice-pulgar; con nuestra mano caudal sujetamos la base de la falange afectada con la pinza índice-pulgar.

La puesta en tensión la conseguimos mediante descoaptación y presión sobre la base de la falange hacia la flexión hasta la barrera motriz. El thrust lo realizamos sobre la base de la falange hacia la flexión en un gesto rápido y de corta amplitud.

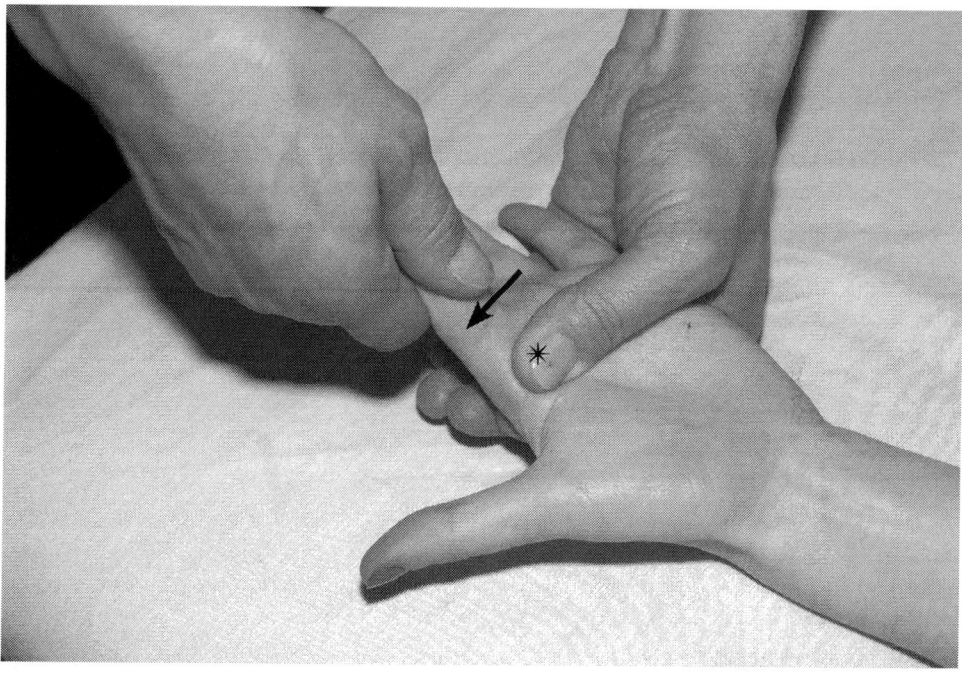

Foto 291. Normalización de la disfunción en extensión de la articulación metacarpo-falángica.

Normalización de la disfunción en abducción
Articulación inter-falángica

Paciente en sedestación o bipedestación, con la mano en supinación o pronación. El osteópata en bipedestación frente al paciente, junto a la mano a tratar. Con nuestra mano craneal fijamos la cabeza de la falange proximal con la pinza índice-pulgar; con nuestra mano caudal sujetamos la base de la falange media con la pinza índice-pulgar.

La puesta en tensión la conseguimos mediante descoaptación y presión sobre la base de la falange media hacia la aducción hasta la barrera motriz. El thrust lo realizamos sobre la base de la falange media hacia la aducción en un gesto rápido y de corta amplitud.

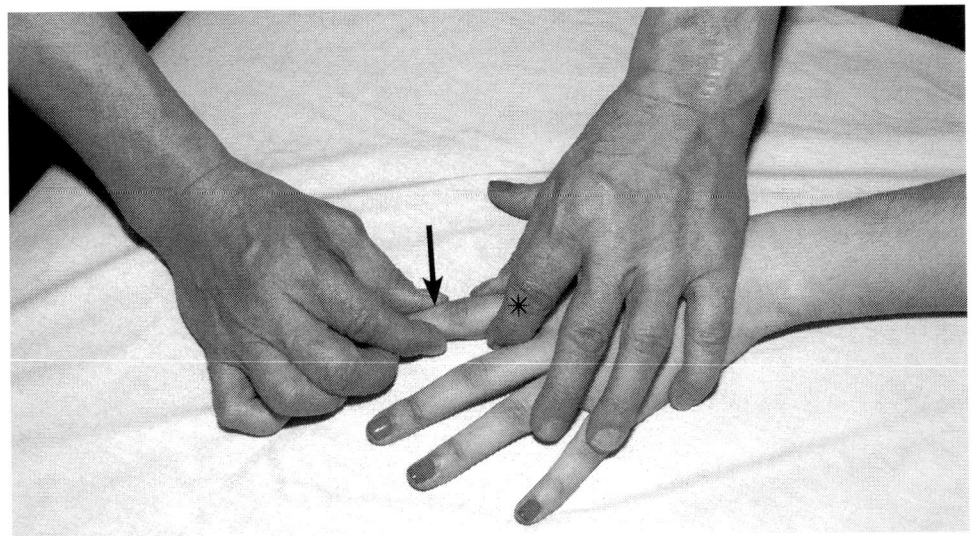

Foto 292. Normalización de la disfunción en abducción de la articulación interfalángica.

Normalización de la disfunción en aducción
Articulación inter-falángica

Paciente en sedestación o bipedestación, con la mano en supinación o pronación. El osteópata en bipedestación frente al paciente, junto a la mano a tratar. Con nuestra mano craneal fijamos la cabeza de la falange proximal con la pinza índice-pulgar; con nuestra mano caudal sujetamos la base de la falange media con la pinza índice-pulgar.

La puesta en tensión la conseguimos mediante descoaptación y presión sobre la base de la falange media hacia la abducción hasta la barrera motriz. El thrust lo realizamos sobre la base de la falange media hacia la abducción en un gesto rápido y de corta amplitud.

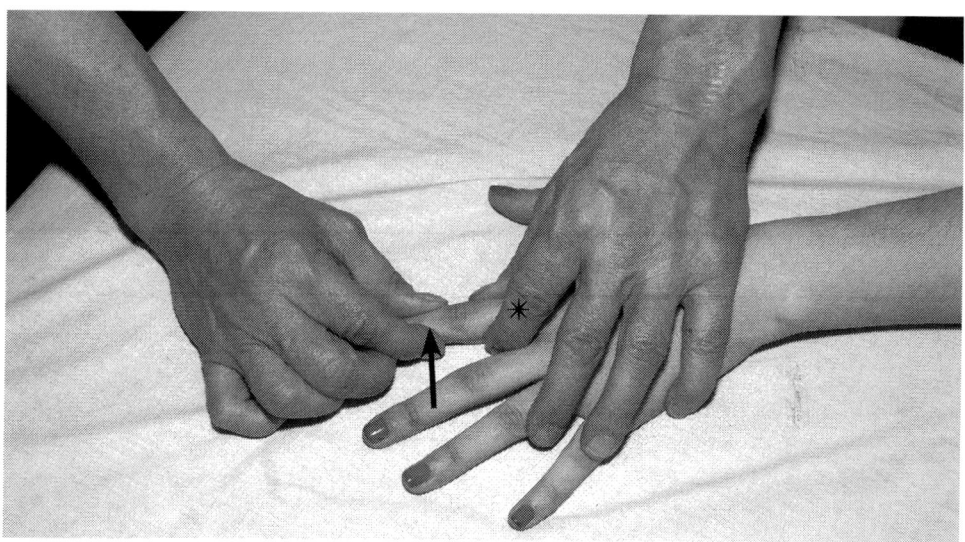

Foto 293. Normalización de la disfunción en aducción de la articulación interfalángica.

Normalizaciones mediante técnicas de bombeo

Los bombeos van a tener tres finalidades:

- Disminución de la tensión de los tejidos blandos: ligamentos, músculos, cápsula articular y fascias
- Regeneración de estos tejidos blandos
- Elevar las estasis líquidas. En efecto, hace falta que todos los líquidos circulen o fluctúen normalmente. Cada vez que exista estasis líquida, existirá una lesión. Igualmente, se puede decir que cada vez que exista lesión, habrá estasis líquida.

Las técnicas de bombeo se muestran especialmente importantes en patología de los dedos y sus falanges correspondientes, así como sobre los huesos carpianos sobre los que tienen influencia.

Las cápsulas articulares de las articulaciones interfalángicas son pequeñas y la cantidad de líquido sinovial es escaso. Por ello, cualquier traumatismo, procesos degenerativos, la edad, el frío, producen una rápida degradación de estas pequeñas articulaciones. Los bombeos son el mejor método de terapia para evitarlo.

La tracción de cada metacarpiano influye sobre varios huesos (figura 312):

- Primer meta: trapecio y escafoides.
- Segundo meta: trapezoide y escafoides.
- Tercer meta: hueso grande y semilunar.
- Cuarto meta: ganchoso, semilunar y piramidal.
- Quinto meta: ganchoso y piramidal.

Cuando queramos incidir específicamente sobre una articulación es importante fijar el hueso caudal de dicha articulación y bombear sobre el hueso distal de esta articulación.

Contra más lejos bombeemos en relación a una articulación, menor será el efecto terapéutico sobre la misma.

La técnica de bombeo se realiza a razón de 3 segundos de tracción suave y 3 segundos de semi relajación.

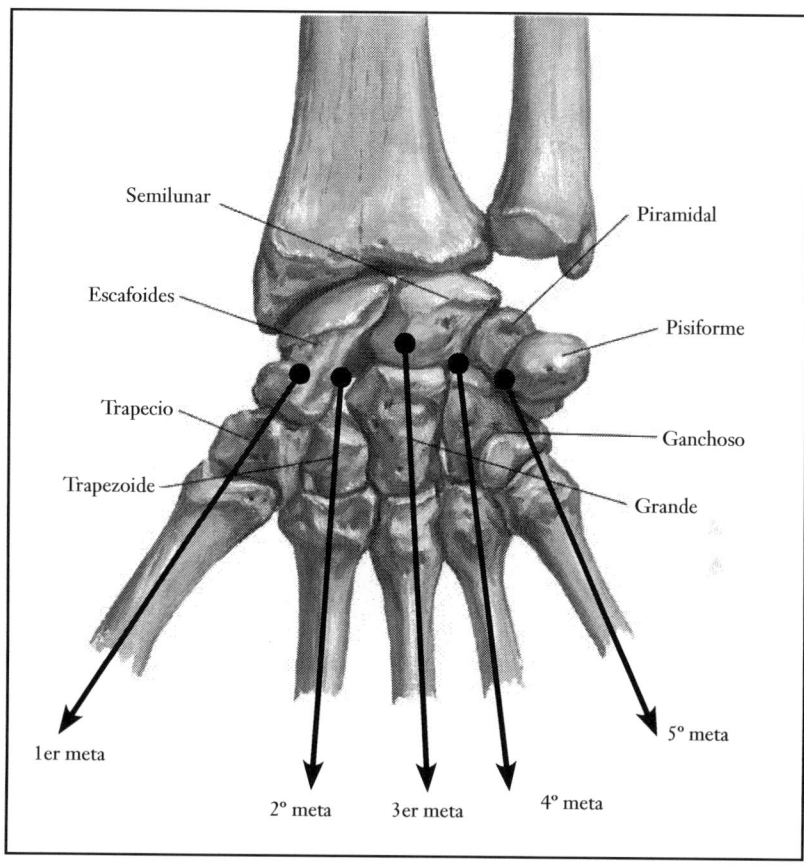

Figura 312. Relación entre los metas y los huesos carpianos.

Diferentes ejemplos de bombeos

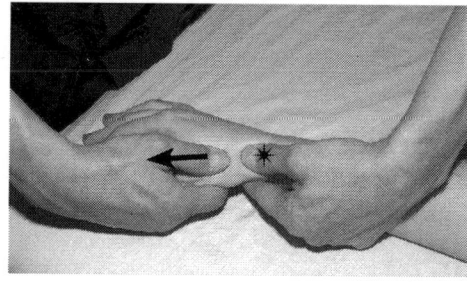

Foto 294. Bombeo de la articulación trapeciometacarpiana.

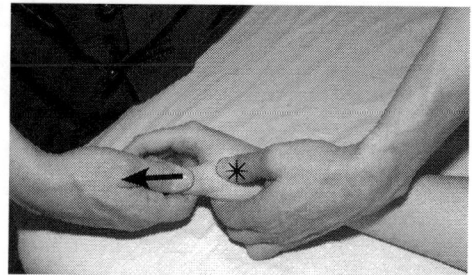

Foto 295. Bombeo de la articulación metacarpofalángica del pulgar.

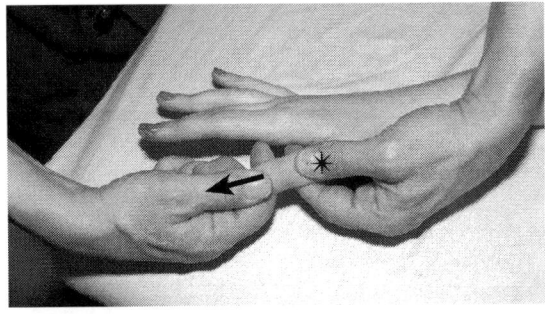

Foto 296. Bombeo de la articulación interfalángica del pulgar.

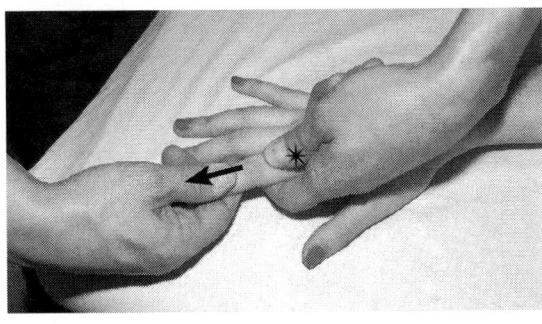

Foto 297. Bombeo de la articulación interfalángica del índice.

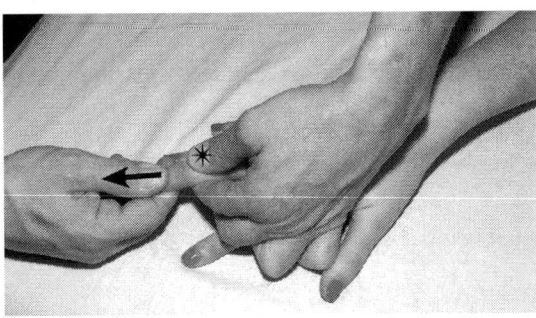

Foto 298. Bombeo de la articulación interfalángica del dedo mayor.

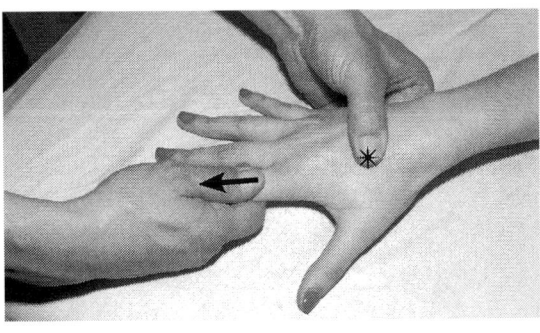

Foto 299. Bombeo desde la articulación metacarpofalángica del índice con acción sobre el trapezoide y el escafoides.

El bombeo de la articulación radiocarpiana ya quedó descrito en las fotos 268 y 273.

Disfunción articular global

Indicaciones

- Pérdida de la movilidad de los tendones flexores de la muñeca.
- Patologías del nervio mediano.
- Síndromes compartimentales.

Paciente en sedestación con el codo apoyado sobre la camilla, perpendicular a la misma.

El osteópata en sedestación frente al paciente. Situamos ambas eminencias tenares sobre la interlínea articular de la muñeca.

Solicitamos al paciente que cierre el puño con fuerza durante 4 a 6 segundos, y que a continuación abra la mano, momento en el que comprimimos con ambas eminencias tenares. A continuación el paciente vuelve a cerrar el puño, mientras el osteópata mantiene la presión ganada. Tras 4-6 segundos, solicitamos al paciente que vuelva a abrir la mano, momento en el que buscamos una nueva barrera de tensión sobre los tejidos. Se repite 3-4 veces.

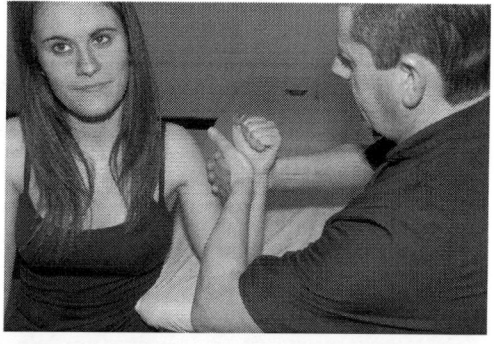

Foto 300. Disfunción articular global, 1. El paciente cierra el puño con fuerza durante 4 a 6 segundos.

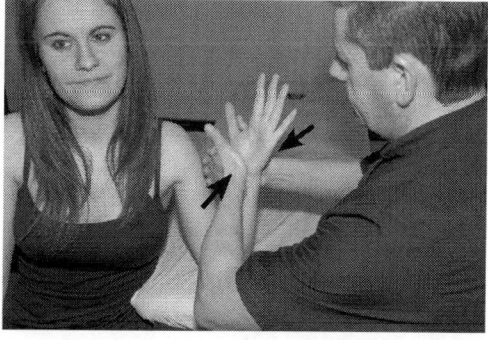

Foto 301. Disfunción articular global, 2. A continuación el paciente abre la mano, momento en el que comprimimos con ambas eminencias tenares.

RESUMEN DE ACTUACIÓN EN PATOLOGÍAS DE LA MUÑECA-MANO Y DE LA EXTREMIDAD SUPERIOR

Es importante precisar que:

- Toda enfermedad es debida a un conjunto convergente de causas.
- Siempre se encontrará presente el factor estructural.

Diferentes síndromes que afectan a la extremidad superior:

- Neuralgia cérvico-braquial,
- Síndrome algodistrófico,
- Epicondilitis,
- Epitrocleitis,
- Síndrome del canal carpiano, etc.

presentan todos un denominador común: las fascias.

Bajo el nombre de fascias se reagrupan a membranas, aponeurosis, ligamentos, cápsulas, duramadre, vainas de los nervios, tendones, vasos, etc. Todos estos elementos forman parte del tejido conjuntivo derivado del mesénquima, habiendo adquirido una especialización con arreglo a su función.

Anatómicamente, se habla de diferentes fascias cuando en realidad hay que tener bien presente que solamente existe una única fascia. Esta fascia que se despliega y se pliega, formando cavidades, tabiques, enviando expansiones, etc.

Es el tejido fascial el que permite transmitir a todo el cuerpo:

- Los micromovimientos producidos por el movimiento respiratorio primario.
- Los micromovimientos producidos por la respiración diafragmática.
- Los micromovimientos sentidos en todo el cuerpo, producidos por los movimientos voluntarios de una parte del cuerpo. Permite comprender mejor la existencia de las cadenas lesionales, las lesiones secundarias, etc.

El sistema de fascias permite comprender mejor el sinergismo entre las partes y no la individualidad de cada una. El sistema fascial es un todo integrado y global que en definitiva determina cómo se comportan las partes. Por lo tanto, deben ser analizadas en su conjunto y no sólo a través de las partes que las componen en cada área corporal.

La continuidad de las fascias representa la unión material que une todas las partes del cuerpo entre ellas.

El sistema fascial ilustra perfectamente la teoría del holismo, muy conocida desde hace miles de años; así como la teoría de la mecánica cuántica, la cual es más reciente:

- La modificación de un sistema modificará el ensamble de este sistema.
- La modificación de un sistema generará el de otros sistemas; ya sea a un nivel infinitamente pequeño como infinitamente grande.

Las correcciones osteopáticas enfocadas a las disfunciones de la muñeca-mano y del miembro superior deben seguir unos criterios precisos:

1. Diagnosticar y corregir las disfunciones distales que repercuten en la articulación afectada.
2. Diagnosticar y corregir las lesiones traumáticas que anulan los movimientos menores.
3. Diagnosticar y corregir las disfunciones fisiológicas presentes en las diferentes articulaciones que componen el hombro, codo o la muñeca-mano. En el caso de la muñeca mano:
   - articulación radio-cubital distal,
   - articulación radio-carpiana,
   - articulación medio-carpiana,
   - articulación carpo-metacarpiana,
   - articulación metacarpo-falángica,
   - articulación interfalángica.

Es importante no olvidar, en las disfunciones del miembro superior, las siguientes áreas:

- C0-C1 y sacroilíacas
- Clavícula y 1ª costilla
- Cervicales
- Hombro
- Codo
- Muñeca

13. SÍNDROMES CANALARES

El nervio radial, (C5-T1)

Este importante nervio del fascículo posterior inerva a los músculos extensores del antebrazo y del brazo. El tronco del nervio desciende desde la axila para penetrar por la hendidura entre la porción larga del tríceps y el húmero y alcanza la celda posterior del brazo donde toma un trayecto espinal alrededor de la superficie dorsal del húmero, recorriendo el surco del nervio radial en íntimo contacto con el hueso. Debido a esta relación **es muy fácil que una fractura o una presión sobre el húmero puedan dañarle** en esta parte de su trayecto. Al llegar al tercio distal del brazo discurre por la cara flexora entre el braquial y el braquiorradial, cruzando después por delante de la articulación del codo para dividirse a nivel de la cabeza del radio en sus dos ramas terminales, una superficial y otra profunda. La rama superficial desciende por el antebrazo sobre la cara medial del braquiorradial pasando después, en el tercio inferior, entre este músculo y el radio para alcanzar el dorso de la mano. La rama profunda perfora al supinador oblicuamente, da numerosas ramas musculares y finalmente se continúa hasta la articulación de la muñeca por el delgado nervio interóseo antebraquial posterior.

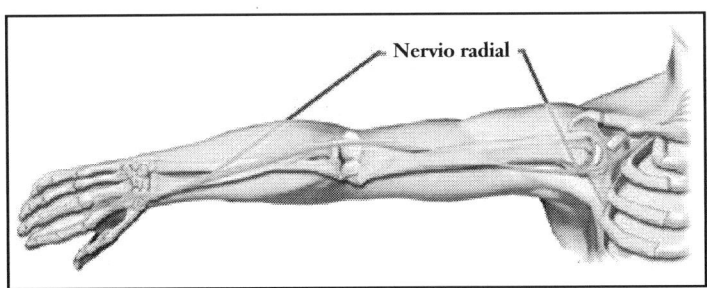

Figura 313. Nervio radial.

Entre las ramas colaterales del radial están, en el brazo, el nervio cutáneo braquial posterior que inerva sensitivamente la piel de la superficie extensora del mismo y el nervio cutáneo braquial lateral inferior. En el tercio medio del brazo se desprenden también ramas musculares para las cabezas larga, lateral y medial del tríceps, extendiéndose hasta el ancóneo una ramita que procede de esta última. El nervio cutáneo antebraquial posterior se origina también en el brazo e inerva una banda cutánea en la mitad radial de la superficie extensora del antebrazo. A nivel del epicóndilo lateral el nervio radial da ramas musculares para el braquiorradial y el extensor radial largo del carpo. Finalmente, en el antebrazo, el tronco nervioso se divide en sus dos ramas principales:

La rama superficial

- Da los nervios digitales dorsales que inervan sensitivamente la parte radial del dorso de la mano,
- La superficie extensora del pulgar,
- Las primeras falanges de los dedos índice y medio, así como la mitad radial del anular.

También se desprende una rama comunicante con el cubital.

La rama profunda

- Da ramas musculares al extensor radial corto del carpo y al supinador cuando lo atrapa.
- Da ramas motoras para los extensores de la mano: extensor común de los dedos, extensor del meñique, extensor cubital del carpo, separador largo del pulgar y al extensor corto de este dedo.
- La rama terminal de este tronco, el nervio interóseo posterior, da ramas al extensor largo del pulgar y al extensor del índice.

Áreas de afectación del nervio radial

- **Parálisis del nervio radial.** La parálisis del nervio radial en el brazo con mayor frecuencia es causada por la fractura del húmero, especialmente en el tercio medio (fractura de Holstein-Lewis) o en la unión de los tercios medio y distal (figura 314). El nervio puede ser comprimido por el tabique intermuscular lateral. Esta parálisis puede aparecer de forma aguda en el momento de la lesión, secundaria a la manipulación de la fractura, o de un callo exuberante. Otras causas menos comunes de la parálisis del nervio radial en el brazo incluyen la compresión en el arco fibroso de la cabeza lateral del músculo tríceps y compresión por un músculo accesorio: subescapular, redondo mayor, dorsal ancho.

- **En frente de la articulación húmero-radial.** El nervio atraviesa un tejido celular que presenta adherencias y, por lo tanto, se produce compresión. (Figura 315).

- **Entre los dos fascículos del supinador.** En el borde superior se desarrolla una arcada fibrosa: la arcada de Fröshe (Fritz Fröhse, anatomista alemán, 1871-1916). Cuando la arcada está tensa, en los movimientos de pronación se comprime la rama posterior del nervio radial (figura 316).

- **Síndrome de Wartenberg**, descrito en 1932, es el atrapamiento esencialmente de la rama sensitiva superficial del nervio radial. El sitio anatómico de compresión corresponde al tránsito del nervio de su posición submuscular debajo del braquiorradial a su posición subcutánea en el extensor radial largo del carpo. Especialmente con la pronación, estos 2 músculos pueden crear un efecto como de tijera comprimiendo el nervio sensitivo radial. (Figura 317).

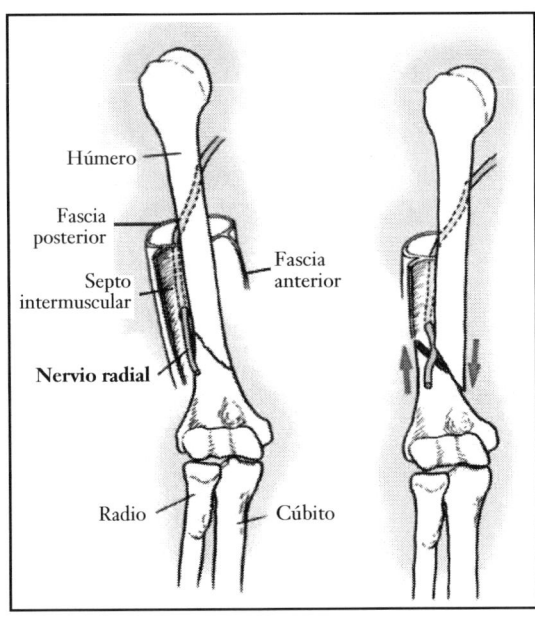

Figura 314. Parálisis del nervio radial por fractura del húmero.

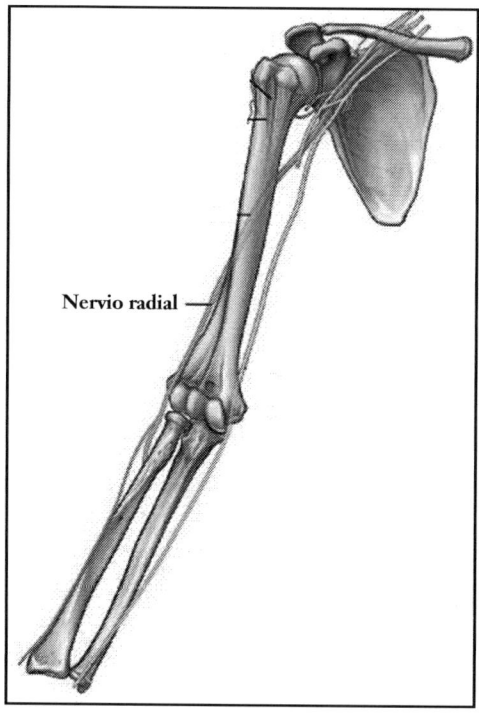

Figura 315. Nervio radial en la articulación húmero-radial.

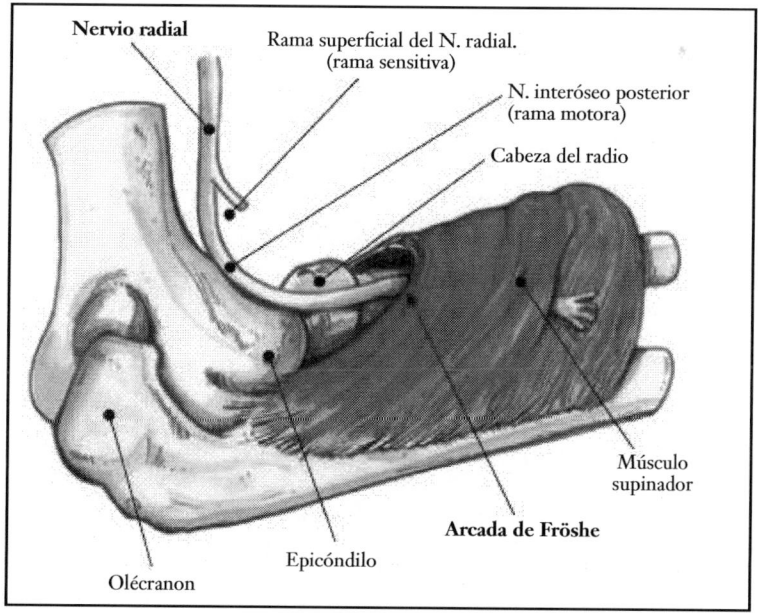

Figura 316. Nervio radial en la arcada de Fröshe.

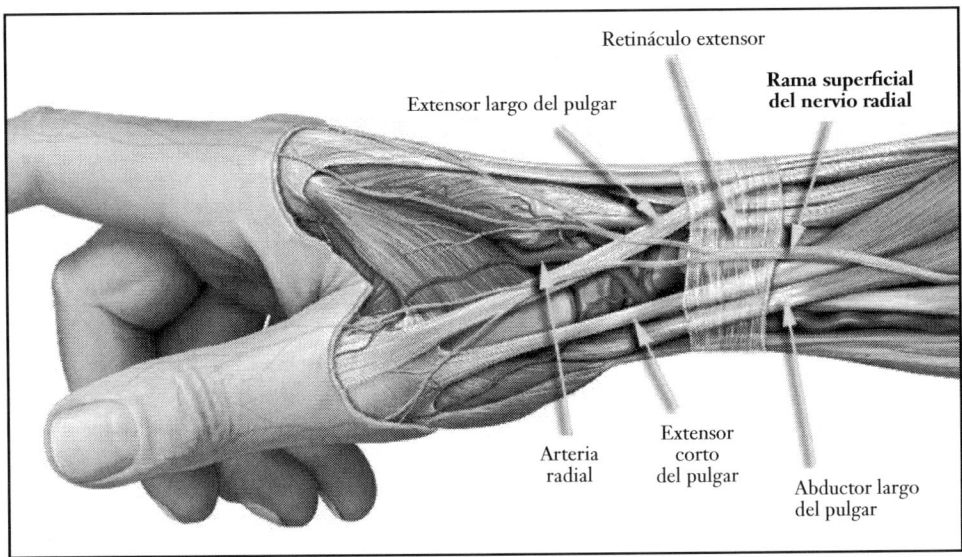

Figura 317. Área de compresión del nervio radial en el Síndrome de Wartenberg.

Fisiopatología

La lesión del nervio secundaria a la compresión o tracción depende de la intensidad y duración.

Seddon ha clasificado las lesiones nerviosas en 3 categorías:

- Neuropraxia, es un episodio transitorio de parálisis motora con poca o ninguna disfunción sensorial o autónoma. No se produce interrupción del nervio o su vaina. Con la retirada de la fuerza de compresión, la recuperación debe ser completa.

- Axonotmesis, es una lesión del nervio más severa en la que hay interrupción del axón, pero con el mantenimiento de la vaina de Schwann. Se produce una parálisis motoras, sensoriales, y autónoma. La recuperación puede ocurrir si la fuerza de compresión se retira en el momento oportuno y si el axón se regenera.

- Neurotmesis, es la lesión más grave. El nervio y la vaina se interrumpen. Aunque puede producirse la recuperación, nunca es completa, secundaria a la pérdida de la continuidad del nervio.

Signos sensitivos

Afectación de los dermatomas del nervio radial, (ver figura 318)

Signos motores

Pueden existir defectos de extensión de las metacarpofalángicas y déficit de la abducción del pulgar, como principales signos. La lesión del tronco principal del nervio radial, en la región del brazo, origina parálisis de los extensores, que afecta particularmente a la mano produciendo la mano péndula, característica de la lesión de este nervio. La extensión no es posible, ni en la articulación de la muñeca ni en las de los dedos por lo que la mano cuelga flácida en estos pacientes. (Figura 319).

Diagnóstico

Dolor inconstante en la parte supero-externa del antebrazo, despertados por (figura 320):

- La inclinación contralateral de la cabeza
- La abducción del hombro
- La extensión del codo
- La pronación
- La flexión de la muñeca
- La extensión contrariada del índice, que es el extensor largo radial del carpo (1er radial)

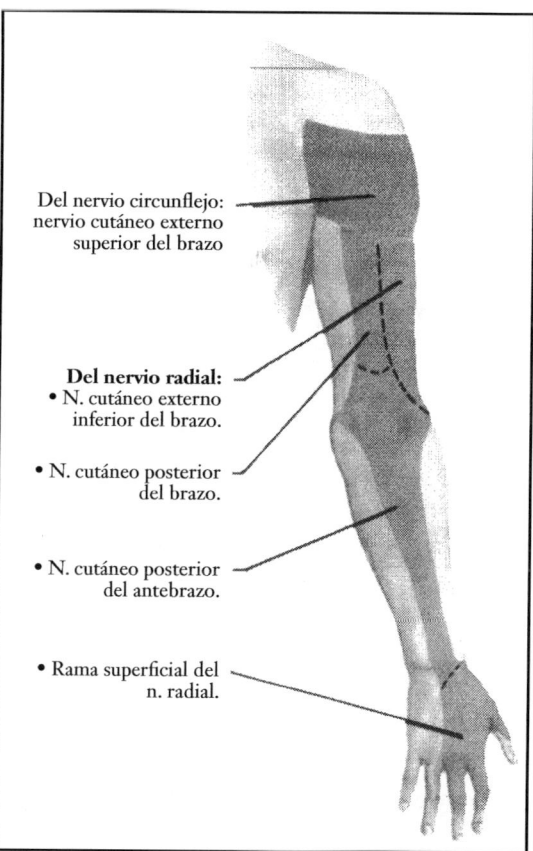

Del nervio circunflejo:
nervio cutáneo externo
superior del brazo

Del nervio radial:
- N. cutáneo externo inferior del brazo.
- N. cutáneo posterior del brazo.
- N. cutáneo posterior del antebrazo.
- Rama superficial del n. radial.

Figura 318.
Dermatomas del nervio radial.

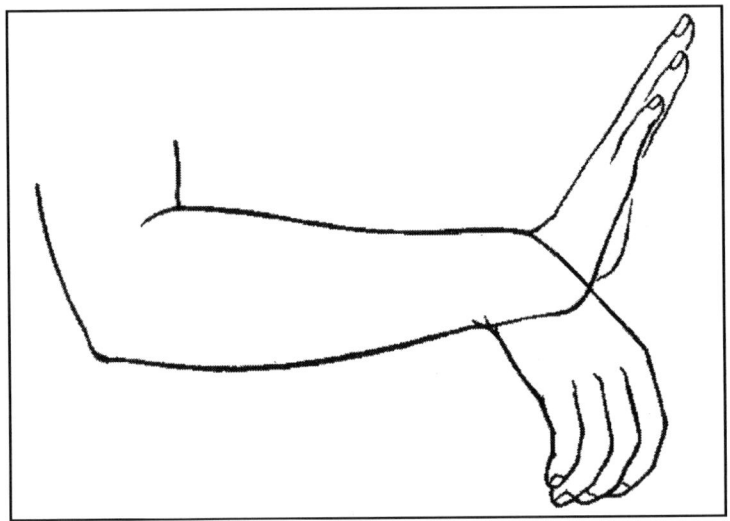

Figura 319. Parálisis del nervio radial.

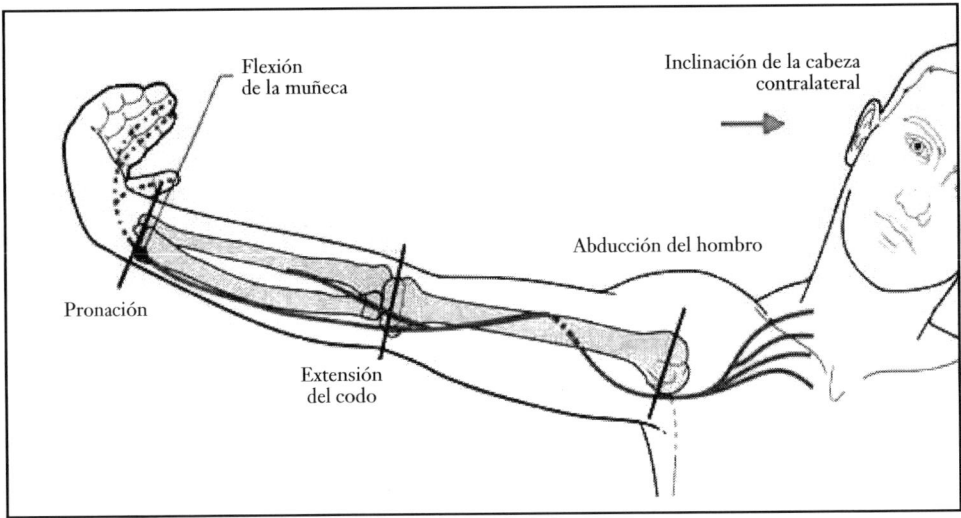

Figura 320. Posición de máximo estiramiento del nervio radial.

Tratamiento

Consistirá en el tratamiento osteopático de cada una de las regiones afectadas, desde la región cervical hasta la muñeca-mano. Con especial atención al tratamiento de las fascias.

El Nervio mediano (C6-T1)

El asa del mediano se forma en la superficie anterior de la arteria axilar por ramas del cordón medial y del lateral que se unen para formar el mediano.

El nervio discurre por el canal braquial, junto con la arteria humeral, hasta alcanzar el surco bicipital medial del pliegue del codo al que abandona para pasar al antebrazo entre las dos cabezas del músculo pronador redondo. Se dirige después hacia la muñeca, entre el flexor superficial de los dedos y el profundo. Antes de penetrar en el canal carpiano se le encuentra superficialmente entre los tendones del flexor radial del carpo y del palmar largo. En el canal carpiano se divide en sus ramas terminales.

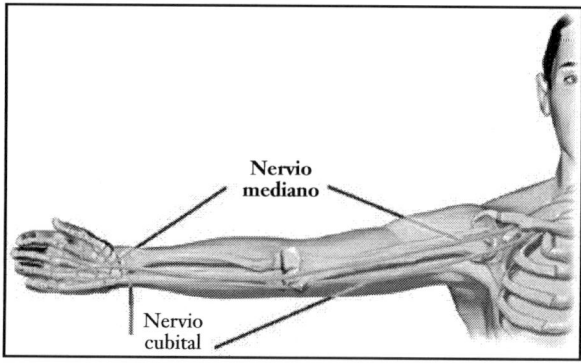

Figura 321. Nervio mediano.

El nervio mediano inerva:

- Al pronador redondo y pronador cuadrado.
- Los flexores radiales del carpo.
- Palmar largo y las cabezas radial y húmero-cubital del flexor superficial de los dedos.
- La totalidad de los flexores de los dedos, con la excepción de los flexores profundos del cuarto y quinto dedos.
- Y por su porción más distal, la mayoría de los músculos de la eminencia tenar. De ahí que la atrofia de la eminencia tenar sea el signo más fácilmente reconocible de la parálisis del nervio mediano.

Áreas de afectación del nervio mediano

- La expansión aponeurótica de la P.L.B. (figura 322)
- El paso del nervio mediano por el pronador redondo, (figura 322)
- La arcada de inserción de los flexores comunes superiores, (figura 322)
- Por debajo del retináculo de los flexores a nivel de la cara anterior de la muñeca, (figura 273)

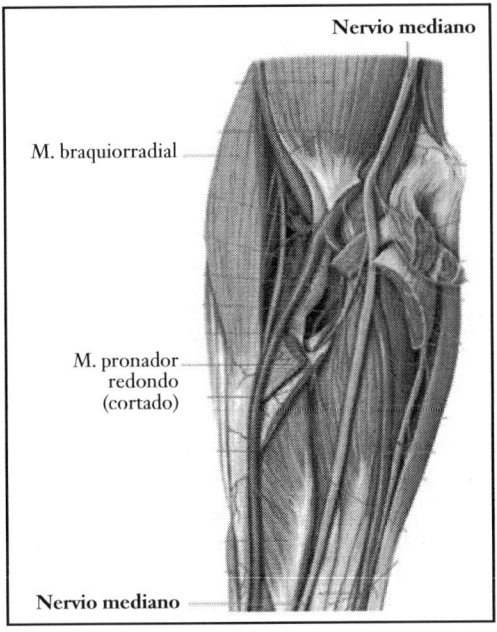

Figura 322. Nervio mediano en el codo.

El origen es traumático o consecutivo a esfuerzos potentes y repetidos de levantamiento de peso tipo muscular con carga máxima.

Signos sensitivos

Afectación de los dermatomas del nervio mediano, con parestesias en la mano, sobre todo en el pulgar y en el índice (figura 323)

- Sensación dolorosa profunda en el tercio superior del antebrazo que puede irradiar hasta la muñeca.
- Sensación de rigidez.
- Calambres al escribir.

Signos motores

Tras la lesión del nervio mediano la pronación del antebrazo es imposible y la flexión está también muy restringida. En la mano tampoco pueden flexionarse las falanges terminal y media de los dedos pulgar, índice y medio. La mano queda en postura característica que recuerda la mano dispuesta para dar la bendición (figura 324).

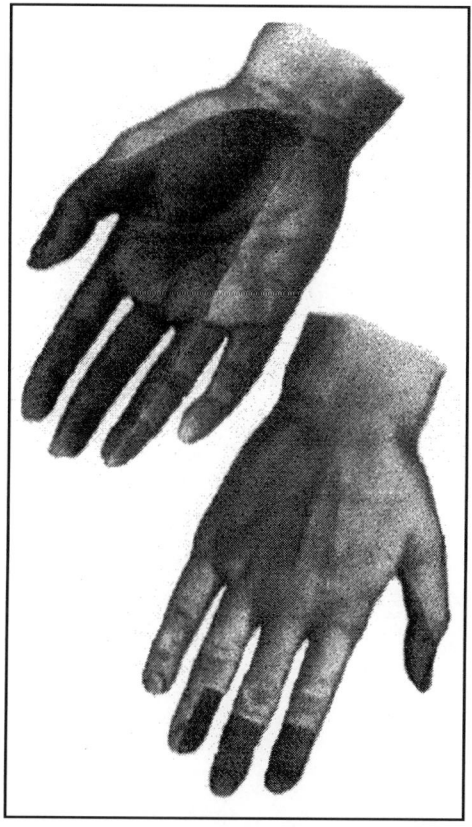

Figura 323. Inervación cutánea (dermatomas) del nervio mediano.

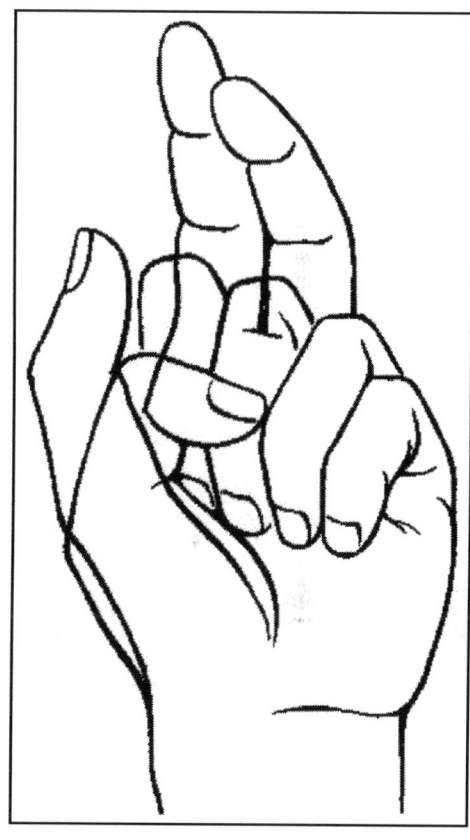

Figura 324. Parálisis del nervio mediano.

Diagnóstico

- Dolor durante la posición de inclinación contralateral de la cabeza, abducción del hombro, extensión del codo y extensión de la muñeca (figura 325).

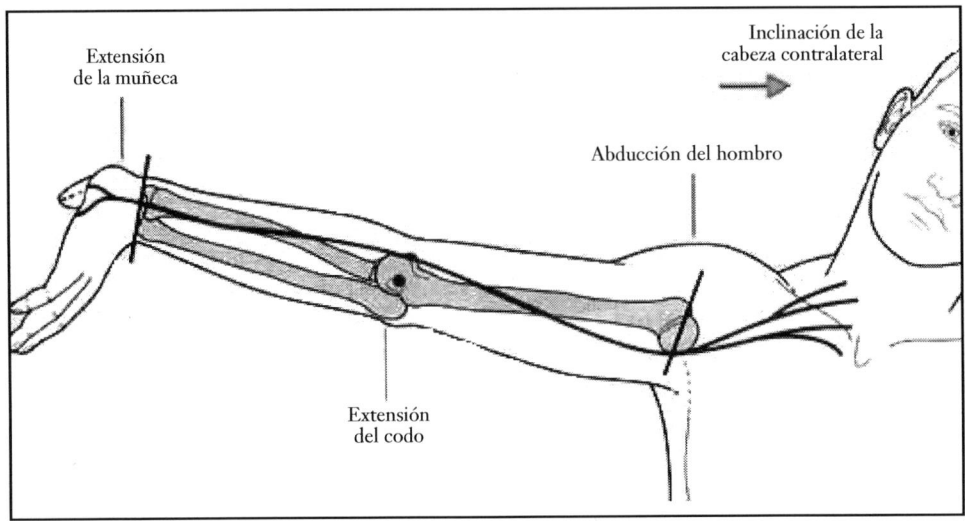

Figura 325. Posición de máximo estiramiento del nervio mediano.

Consiste en despertar dolor con maniobras que aumenten la presión sobre el nervio:

1. Pedimos una supinación contrariada que indica la compresión por la aponeurosis del bíceps.
2. Pronación contrariada que indica la compresión por el pronador redondo.
3. Flexión contrariada del dedo medio que indicaría una compresión a nivel de la arcada del flexor común superior.

Tratamiento

Consistirá en el tratamiento osteopático de cada una de las regiones afectadas, desde la región cervical hasta la muñeca-mano. Con especial atención al tratamiento de las fascias.

Nervio cubital (C7-T1)

El nervio cubital desciende por el brazo, situándose primero en el canal braquial sin dar en este trayecto colateral alguna. En la parte baja del brazo se dispone por detrás del tabique intermuscular medial, cubierto por la cabeza medial del tríceps y cruza la articulación del codo por su cara posterior, alojado en un surco óseo, el surco del cubital, que se halla entre el epicóndilo medial del húmero y el olécranon. Aquí el nervio puede ser palpado y la presión sobre él produce un dolor característico de tipo eléctrico que irradia hasta el borde cubital de la mano. El nervio pasa luego entre las dos cabezas del músculo flexor cubital del carpo, alcanzando la cara flexora del antebrazo y acompañando a este músculo hasta la muñeca. No pasa por el canal carpiano sino que cruza por delante del retináculo flexor para alcanzar la superficie palmar de la mano donde se divide en ramas superficial y profunda.

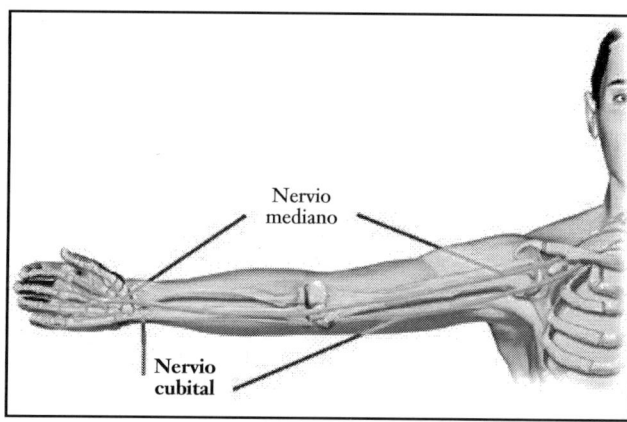

Figura 326. Nervio cubital.

El nervio cubital inerva:

- Al flexor cubital del carpo y la mitad cubital del músculo flexor profundo de los dedos.
- La cara cubital del dorso de la mano. La zona inervada por esta rama se sobrepone a la inervada por el nervio radial.
- La piel de la eminencia hipotenar.

- Inervación sensitiva de toda la superficie del 5º dedo y la mitad cubital del 4º.
- Inerva todos los músculos hipotenares: abductor del 5º dedo, flexor corto y oponente y todos los interóseos palmares y dorsales, inerva también a los lumbricales 3º y 4º, el aproximador del pulgar y la cabeza profunda del flexor corto del pulgar.

La parálisis del nervio cubital se encuentra a la cabeza de todas las lesiones nerviosas periféricas.

Áreas de afectación del nervio cubital

- En el canal epitrócleo-oleocraniano, el nervio cubital está expuesto a compresiones crónicas, debido a artrosis, fracturas del cúbito en el codo, en cuyo caso la parálisis puede aparecer varios años después de producido el accidente, (figura 327).
- En el desfiladero constituido por las cabezas cubital y de la epitroclea y el músculo cubital anterior.
- Los talladores de diamantes, los mecánicos de precisión, los troqueladores, los estudiantes que apoyan los codos sobre la mesa, predisponen la parálisis cubital.
- En el carpo, en el conducto cubital de Guyón, (figura 328).

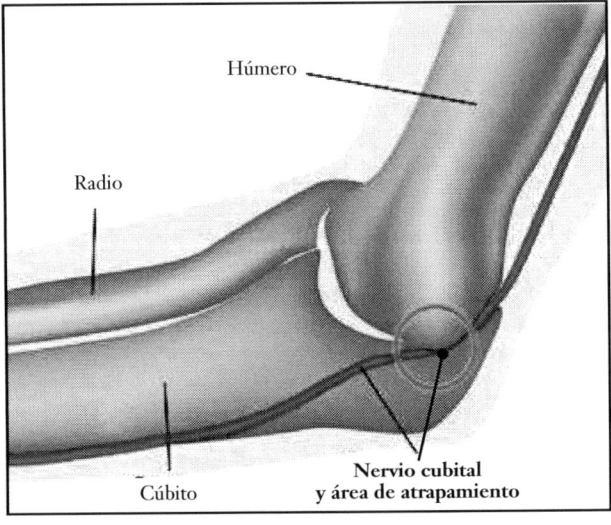

Figura 327. Área de atrapamiento del nervio cubital en el codo.

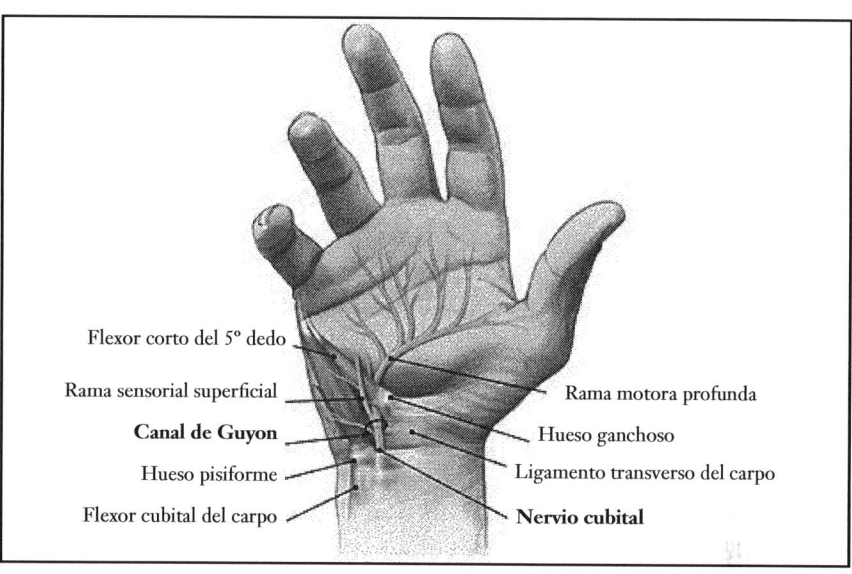

Figura 328. Área de atrapamiento del nervio cubital en la muñeca.

Signos sensitivos

- Parestesias en el borde cubital de la mano, que interesan a la cara dorsal y palmar, (figura 329).
- Parestesias que aumentan con la palpación a dos traveses de dedo por debajo de la epitróclea.

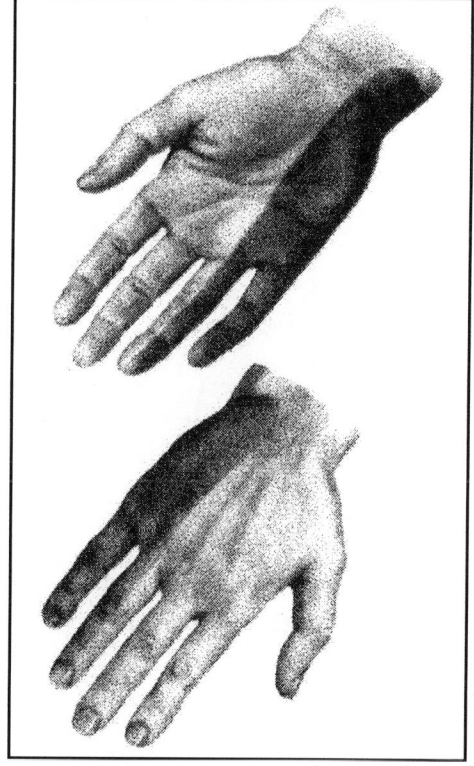

Figura 329. Inervación cutánea (dermatomas) del nervio cubital.

Signos motores

- Fatigabilidad de la mano.
- Paresia en la aducción del pulgar (signo de Froment). Es la prueba de sujetar un papel.
- Paresia de los interóseos.

La lesión del nervio cubital da lugar a la mano "en garra" en la que los dedos están extendidos por las articulaciones metacarpofalángicas y flexionados por sus articulaciones medias y distales. Esta posición es la consecuencia de la parálisis de los interóseos y los lumbricales cuya acción es flexionar la primera falange y extender las otras dos. Al paralizarse los flexores predominan los extensores y, puesto que los músculos del meñique y el aproximador del pulgar están también paralizados, no es posible que estos dedos se toquen entre sí, (figura 330).

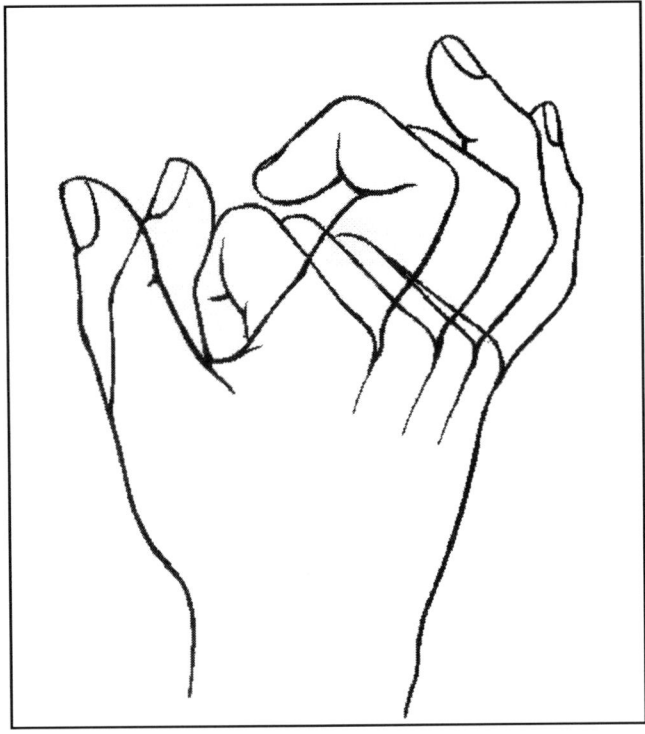

Figura 330. Parálisis del nervio cubital

Diagnóstico

1. Dolor durante la posición de inclinación contralateral de la cabeza, abducción del brazo a 90º con flexión máxima del codo y extensión de la muñeca. La contracción isométrica de inclinación cubital de la muñeca disminuye la dimensión del desfiladero, desencadenando signos sensitivos.

2. Parestesias aumentadas por la posición mano-cabeza, con el brazo en retropulsión.

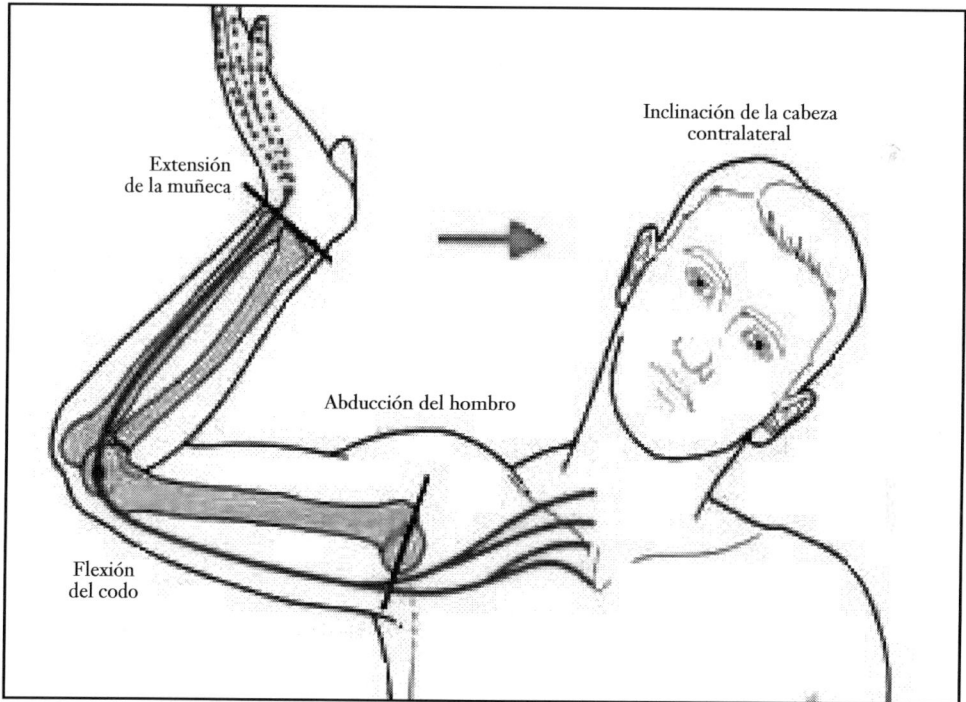

Figura 331. Posición de máximo estiramiento del nervio cubital.

Tratamiento

Consistirá en el tratamiento osteopático de cada una de las regiones afectadas, desde la región cervical hasta la muñeca-mano. Con especial atención al tratamiento de las fascias.

14. OTRAS PATOLOGÍAS DE LA MUÑECA-MANO

1. Síndrome del túnel carpiano

El síndrome del túnel carpiano (STC) es una patología compresiva del nervio mediano en el canal o conducto carpiano que afecta a la muñeca y a la mano.

Los síntomas comienzan cuando el nervio mediano es comprimido dentro de dicho túnel en la muñeca, una patología que en medicina se engloba como "neuropatía por atrapamiento".

Esta lesión se debe a una compresión crónica del nervio mediano por el ligamento anular transverso del carpo y engrosamiento palmar de la aponeurosis antebraquial.

Aparece con mayor frecuencia en las mujeres, en proporción aproximada de 8 a 1. Muy a menudo es de presentación bilateral.

Suele aparecer durante o después del embarazo, en la menopausia y después de fracturas del radio.

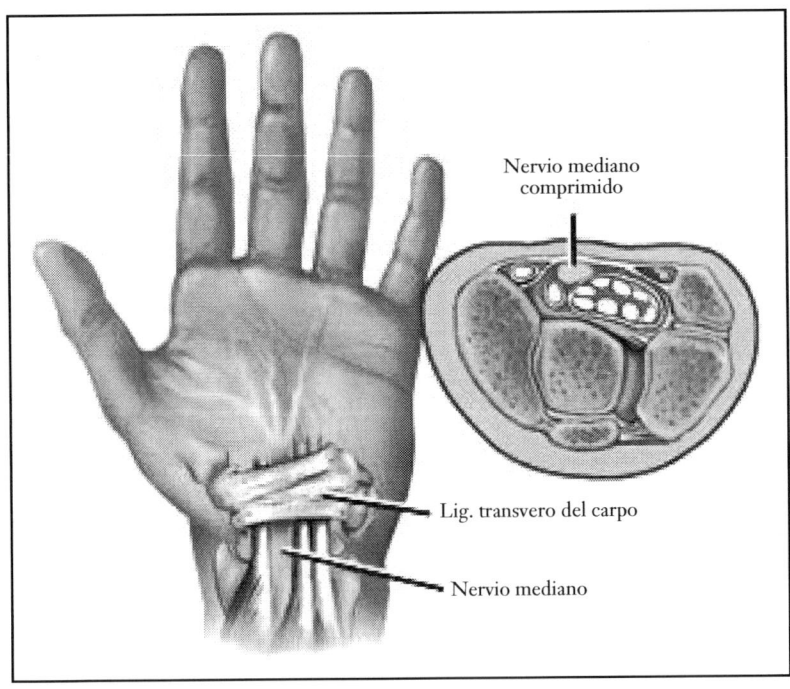

Figura 333. Síndrome del túnel carpiano.

Anatomía del túnel carpiano

El túnel carpiano se puede comparar con una corredera osteofibrosa de forma oval que posee una pared dorsal compuesta por los huesos del carpo y una pared anterior constituida por el fuerte ligamento carpiano transverso. Por allí transcurren los tendones de los flexores y el nervio mediano.

Además de los huesos del carpo presenta el ligamento denominado retináculo flexor, compuesto por cuatro tendones; ellos son los responsables de los movimientos de los dedos. Cada tendón flexor posee una cubierta llamada sinovial (figura 334). Cuando se mueve repetidamente la muñeca realizando flexiones y extensiones, estas membranas pueden llegar a inflamarse llegando incluso a incrementarse la presión sin posibilidad de alivio.

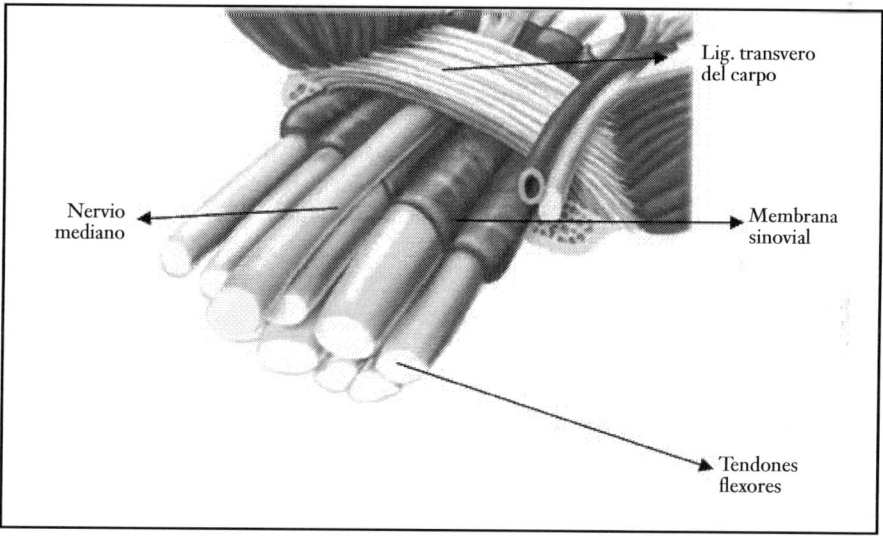

Figura 334. Tendones flexores y sus vainas en el túnel carpiano.

Etiología

Cualquier causa que haga que el área dentro del túnel carpiano se haga más estrecha o que aumente el tamaño de los tendones flexores dentro del túnel puede conducir a los síntomas del STC.

- Con frecuencia se trata de una consecuencia nerviosa de los esguinces del escafoides, por lo que el diagnóstico y tratamiento de este hueso de la primera fila del carpo es una de nuestras prioridades.
- El nervio mediano se encuentra cabalgado y la puesta en tensión por la prominencia que hace el semilunar en la cara palmar provoca el canal carpiano por restricción en el espacio entre el ligamento anular y el hueso semilunar, por lo que es importante el diagnóstico y tratamiento de estos huesos carpianos.
- Así mismo, puede asociarse a enfermedades endocrinológicas, reumáticas, tratamiento con estrógenos, embarazo, algunos tumores, etc.
- Puede ser causado por hacer el mismo movimiento de la mano y la muñeca una y otra vez. El uso de herramientas manuales que vibran también puede llevar a este síndrome.

Los estudios no han demostrado que el síndrome del túnel carpiano sea causado por escribir en un ordenador, utilizar un ratón o repetir movimientos al trabajar, tocar un instrumento musical o practicar deportes; pero estas actividades pueden causar dolor e hinchazón de los tendones o la bursa de la mano, la cual puede estrechar el túnel carpiano y provocar síntomas.

Sintomatología

Por lo general, aparecen por las noches o por la mañana parestesias en una o ambas manos, acompañadas en ocasiones por dolores urentes, lo que justifica la denominación de braquialgia parestésica nocturna, (figura 335). Transcurrido un plazo entre algunos minutos o varias horas desaparecen los síntomas, para aparecer a la noche siguiente.

Después de persistir las molestias largo tiempo llega el momento en que el embotamiento de las manos ya no desaparece.

Con frecuencia, los pacientes señalan que los dolores se irradian hacia la raíz de la extremidad, a gran distancia, e incluso hasta el hombro, síntoma que puede inducir a un error diagnóstico. Estas irradiaciones centrípetas se encuentran con frecuencia en los pacientes con síndrome del túnel carpiano.

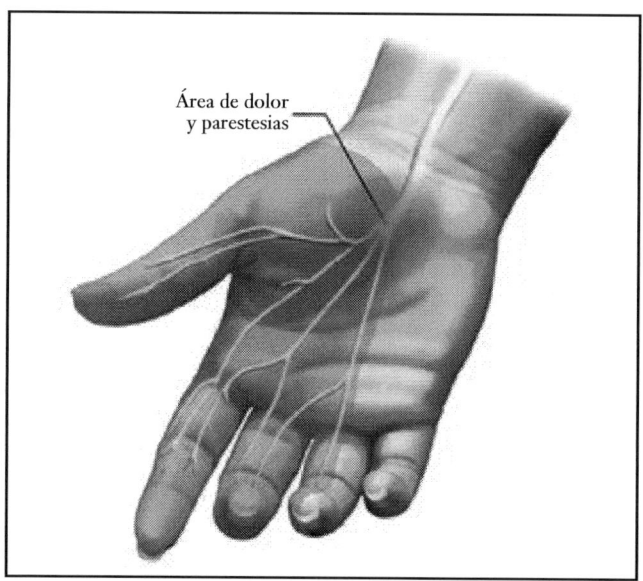

Área de dolor
y parestesias

Figura 335. Área de dolor y parestesias en el túnel carpiano.

Los síntomas más comunes son:

- Parestesias en el territorio del nervio mediano, (figura 335). Los pacientes se quejan de "hormigueos" (disestesias) en la punta de los dedos, fundamentalmente el pulgar, índice y medio, que despiertan por las noches, hecho característico de tal patología, que se acompañan de dolor en la punta de los citados dedos, aunque también puede percibirse por encima del codo e incluso en el hombro.
- Torpeza de la mano al agarrar objetos.
- Entumecimiento u hormigueo en el pulgar y en los dos o tres dedos siguientes de una o ambas manos.
- Entumecimiento u hormigueo en la palma de la mano.
- Dolor que se extiende al codo.
- Dolor en la mano o la muñeca en una o ambas manos.
- Problemas con los movimientos finos de los dedos (coordinación) en una o ambas manos.
- Atrofia del músculo por debajo del pulgar (en casos avanzados o prolongados).
- Agarre débil o dificultad para cargar bolsas (una queja común).
- Debilidad en una o ambas manos.

Test diagnósticos

Signo del túnel carpiano

Se pide al paciente que mantenga la mano completamente
flexionada durante 1 o 2 minutos.
La aparición o la intensificación
de parestesias en la zona de inervación del nervio mediano indica
un síndrome del túnel carpiano.

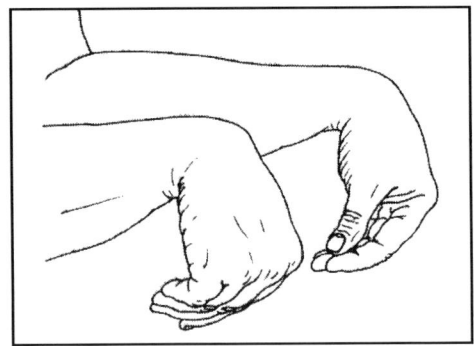

Figura 336. Signo del túnel carpiano.

Prueba de Phalen

Se examina el llamado "signo de la mano flexionada", en el
que el paciente mantiene las manos flexionadas en flexión palmar
durante 10 minutos. En esta posición, con el dorso de las manos en
contacto, se produce un aumento
de la presión en el túnel carpiano.

La posición que adopta el dorso de las manos provoca parestesias en la zona del nervio mediano no solamente en individuos
con síndrome del túnel carpiano,
sino también en personas sanas. Si

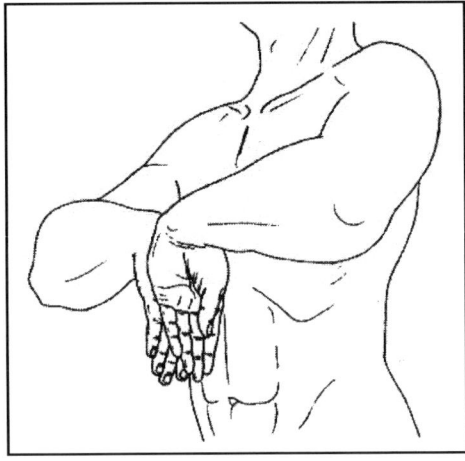

Figura 337. Prueba de Phalen.

existe un síndrome del túnel carpiano, los síntomas empeoran al realizar la prueba.

Prueba de Phalen inversa

El paciente se encuentra en se-destación. Se le pide que realice una extensión dorsal máxima de las manos y las mantenga en esta posición durante 1 minuto.

En esta posición se produce un incremento de la presión en el túnel carpiano. La aparición de parestesias en la zona del nervio mediano indica un síndrome del túnel carpiano. La prueba Phalen inversa es menos fiable que la de Phalen.

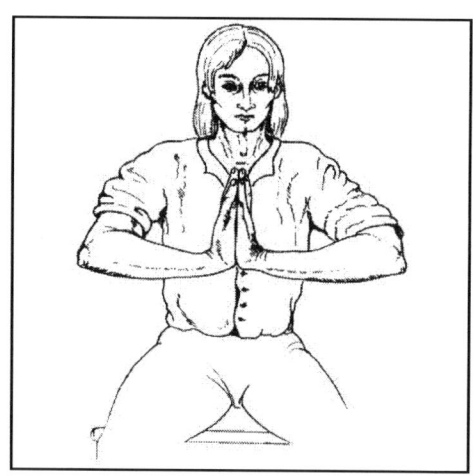

Figura 338. Prueba de Phalen inversa.

Test o signo de Tinel

La mano se sitúa en ligera extensión, apoyada sobre la mano del osteó-pata. Con un martillo de reflejos o con el dedo índice del osteópata se percute sobre el nervio mediano en la articulación de la muñeca.

Las perestesias y el dolor en la mano e incluso en el antebrazo indican un síndrome de compresión del nervio mediano (síndrome del túnel carpiano).

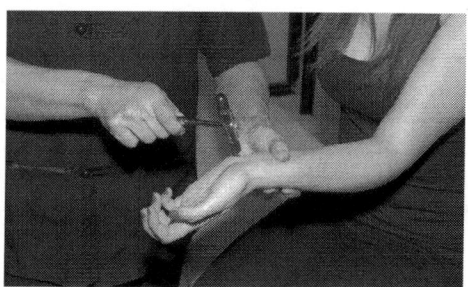

Foto 302. Test de Tinel.

Test de la botella

Se pide al paciente que sujete una botella rodeándola con los dedos pulgar e índice.

Si existe parálisis del músculo abductor corto del pulgar, el pliegue cutáneo entre el pulgar y el índice no se adapta a la superficie de la botella y, en consecuencia no es posible sujetarla.

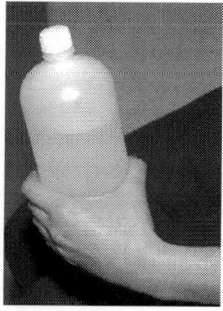

Foto 303. Test de la botella.

También podemos valorar la función de los músculos inervados por el nervio mediano:

- Pronador redondo y pronador cuadrado.
- Flexores radiales del carpo.
- Palmar largo y las cabezas radial y húmero-cubital del flexor superficial de los dedos.
- La totalidad de los flexores de los dedos, con la excepción de los flexores profundos del cuarto y quinto dedos.
- Y por su porción más distal, la mayoría de los músculos de la eminencia tenar. De ahí que la atrofia de la eminencia tenar sea el signo más fácilmente reconocible de la parálisis del nervio mediano.

Diagnóstico diferencial

- *Síndrome del desfiladero torácico (SDT)*

Prueba de Adson positiva, maniobra costoclavicular, etc.

- *Radiculopatía cervical (RC)*

La RC presenta la prueba de Spurling positiva, síntomas en la parte proximal del brazo/cuello, distribución en dermatoma, dolor cervical ocasional.

- *Plexopatía braquial*

- *Síndrome del pronador redondo (SPR)*

Compresión del nervio mediano en la parte proximal del antebrazo (SPR) en lugar de en la muñeca (STC), con síntomas similares en nervio mediano. El SPR está asociado habitualmente a parestesias diurnas provocadas por actividad en lugar de a parestesias nocturnas (STC).

- *Dolor a la palpación y Tinel palpable en el pronador redondo en antebrazo, no en el túnel carpiano*

El SPR (más proximal) afecta a las ramas motoras extrínsecas del antebrazo inervadas por el nervio mediano y a la rama cutánea palmar del nervio mediano (a diferencia del STC).

• *Compresión del nervio digital (pulgar del jugador de bolos)*

Causada por presión directa en palma o dedos (base del pulgar en el pulgar del jugador de bolos). Dolor a la palpación y signo de Tinel localizado en el pulgar y no en el túnel carpiano.

• *Neuropatía (sistémica)*

Alcohol, diabetes, hipotiroidismo: presencia de hallazgos de neuropatía más difusos.

• *Tenosinovitis (Artritis reumatoide)*

• *Distrofia simpática refleja (DSR)*

Produce cambios en la temperatura y color de la piel, hiperestesias, etc.

Tratamiento

Hay que valorar y tratar todas las disfunciones osteopáticas encontradas desde la columna cervical (especialmente en las niveles C6-T1), hombro, codo y muñeca-mano.

Especial atención al tratamiento fascial de todas las áreas citadas.

Otras etiologías se asocian con frecuencia a compresiones arterio-venosas en el desfiladero de los escalenos.

En las mujeres con la menopausia, con trastornos metabólicos y trastornos circulatorios, podremos ayudar con técnicas descongestivas circulatorias a nivel general y local, así como con modificación de los errores nutricionales.

La mujer embarazada tiene una alteración de la estática con un adelantamiento del centro de gravedad. Tiene el peso del pecho hacia delante, creando una cifosis dorsal. Esto produce el descenso de los hombros, cerrándose los espacios de las clavículas. Es un fenómeno estático y circulatorio que está unido. Hemos de integrar el tratamiento del síndrome del túnel carpiano dentro de un tratamiento postural global.

2. Síndrome del canal de Guyón

Síndrome neurológico producido por el atrapamiento o compresión del nervio cubital a su paso por el canal de Guyón (ver figuras 261 y 328). A este nivel el nervio cubital se divide en:

- una rama superficial que recoge la sensibilidad del quinto y mitad del cuarto dedo,
- rama profunda motora que inerva los músculos propios de la mano.

El canal es un conducto entre el hueso pisiforme y el gancho del ganchoso. Su suelo está formado por los ligamentos pisiganchoso y pisimetacarpiano y por el retináculo de los músculos flexores. Está cubierto por un techo integrado por el ligamento cubitocarpiano palmar, parte de la fascia del antebrazo, tejido conectivo de los músculos flexor cubital del carpo y palmar corto. Por su interior transcurren la arteria y el nervio cubital.

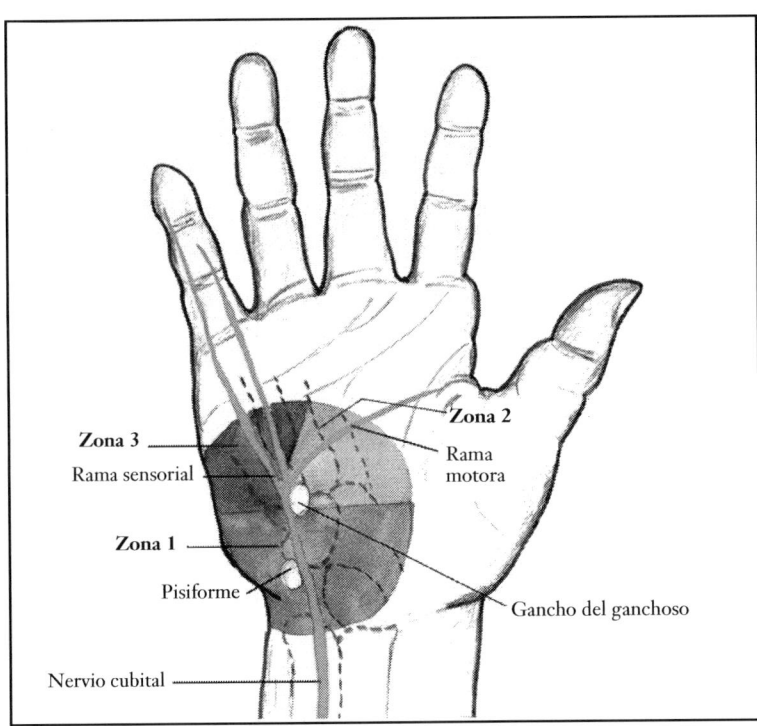

Figura 339. Canal de Guyon y áreas de afectación

El canal de Guyón presenta 3 zonas:

- **Zona 1.** Puede alterar tanto la sensibilidad (sensación de hormigueo, entumecimiento) como la función muscular (debilidad muscular y atrofia).
- **Zona 2.** El daño aislado del nervio cubital (la rama motora del nervio) da lugar a la debilidad del pulgar y dedos en garra del 4° y 5° dedo, aunque la sensibilidad permanece intacta.
- **Zona 3.** El daño aislado del nervio cubital (la rama del nervio sensorial) da lugar a hormigueo y entumecimiento del 4° y 5° dedo, pero la fuerza de los músculos de la mano no se ve afectada.

Después de pasar por el canal, las ramas del nervio cubital da ramas sensitivas para el dedo meñique y la mitad del dedo anular. Las ramas de este nervio también inervan los pequeños músculos de la mano. Este síndrome es mucho menos común que el síndrome del túnel carpiano, pero puede estar presente junto con este. La zona de compresión puede estar localizado en la muñeca (canal de Guyon), o el codo (túnel cubital), por lo que es importante un buen examen físico y estudios electromiográficos antes de embarcarse en un régimen de tratamiento.

Etiologías

El síndrome del canal de Guyon puede ser causado por:

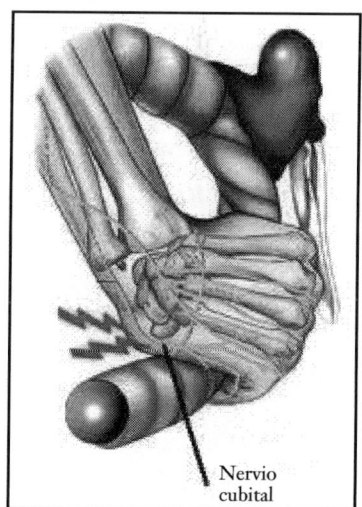

Figura 340. Compresión del nervio cubital en el ciclismo.

- Trauma agudo o repetitivo. El uso excesivo de la muñeca, especialmente en tareas de flexión de la muñeca hacia abajo (flexión) y por fuera, o ejercer presión constante sobre la palma de la mano, como por ejemplo una alteración crónica por presión al ir en bicicleta.
- Cicatrizaciones ganglionares.
- Infecciones.
- Artrosis de los huesos de la muñeca.

- Fracturas o deformidades traumáticas, degenerativas o congénitas de los desfiladeros.
- Tenosinovitis.
- Alteraciones metabólicas.
- Alteraciones hormonales, carenciales o tóxicas que pueden contribuir al estrechamiento de los desfiladeros nerviosos o hacer a los nervios más vulnerables por producir polineuropatía que puede ser subclínica; por ejemplo:
  - Hipotiroidismo
  - Diabetes mellitus
  - Artritis reumatoide
  - Amiloidosis
  - Esclerodermia
  - Alcoholismo/malnutrición
  - Carencia de Vitamina B12 (gastritis crónica, gastrectomía)
  - Colagenosis
  - Obesidad
  - Adelgazamiento intenso rápido
  - Embarazo
  - La píldora anticonceptiva
  - Menopausia
  - Extirpación bilateral de los ovarios
  - Gota/condrocalcinosis
- Tumores.
- Quistes ganglionares son la causa no traumática más común.
- Coágulos de sangre en la arteria cubital.

En algunos casos, los síntomas pueden ser causados por una fractura del gancho del hueso ganchoso. Estas fracturas ocurren a veces en los jugadores de golf al golpear el suelo en lugar de la pelota de golf, o en tiempo de bateo del jugador de béisbol.

Sintomatología

Las manifestaciones clínicas agrupan una sintomatología sensitivo-motora que no incluye la rama dorsal sensitiva del nervio cubital y que reflejaría una compresión más proximal.

Debilidad en la aducción y abducción de los dedos y en la aducción del pulgar.

Atrofia de la eminencia hipotenar y de los músculos interóseos.

Debilidad de la aproximación o flexión cubital de la muñeca (por afectación del músculo cubital anterior).

Parexia de los músculos inervados por el cubital (flexores de los dedos cuarto y quinto, la mayor parte de los músculos intrínsecos de la mano).

Hipoestesia y parestesias del margen cubital de los dedos anular y meñique, y las alteraciones motoras (musculatura hipotenar) son signos típicos de un síndrome de compresión.

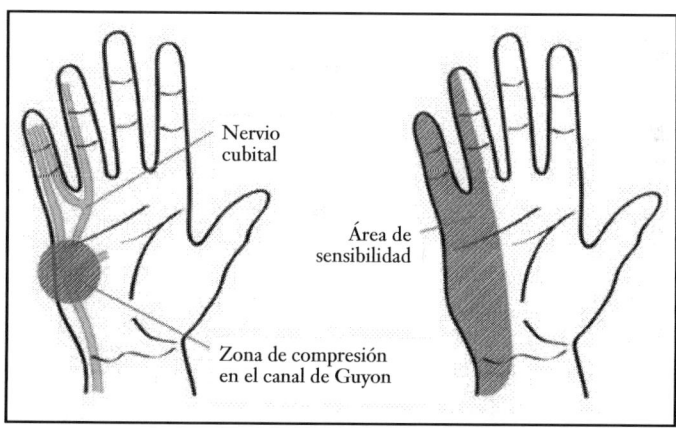

Figura 341. Dermatomas del nervio cubital en el síndrome de Guyon.

Los síntomas comienzan con una sensación de hormigueo en dedos anular y meñique, comenzando en la madrugada antes de despertar. Esta progresa a un dolor ardiente en la muñeca y la mano, seguido por una disminución o pérdida de la sensibilidad en la mano que causa torpeza en la misma mano. El nervio cubital también inerva muchos de los pequeños músculos de la mano.

Si el cuadro progresa va agravándose la hipoestesia, las parestesias y la paresia en territorio cubital y empieza a aparecer la mano en garra.

La parálisis completa del nervio cubital produce una deformidad característica de "mano en garra" debido a la atrofia y debilidad muscular y la hiperextensión en las articulaciones metacarpofalángicas con flexión de las articulaciones interfalángicas.

Diagnóstico

Signo de Froment

Es una prueba para medir la fuerza del músculo aductor del pulgar (músculo de la mano que mueve el pulgar hacia la palma de la mano), que es débil cuando el nervio cubital se ve afectado (parálisis del nervio cubital). Se le pide al paciente que sostenga una hoja de papel entre su pulgar y el dedo índice (agarre pellizco). El osteópata, luego trata de sacar el papel de la mano de la persona. Un paciente sano será capaz de mantener el papel sin dificultad, mientras que un paciente con falta de fuerza en el aductor del pulgar (cuando se ve afectada la rama motora del nervio cubital) tratará de mantener el papel con ayuda del músculo flexor largo del pulgar (inervada por la rama interósea anterior del nervio mediano), lo que dará lugar a la flexión evidente de la articulación interfalángica del pulgar.

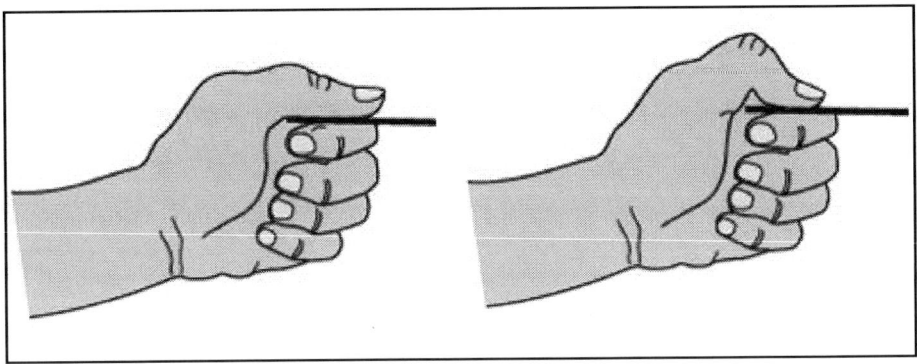

Figura 342. Signo de Froment.

Signo de Wartenberg

El paciente extiende completamente todos los dedos con la palma hacia abajo. A continuación le indicamos que los junte de nuevo. La incapacidad para mover el dedo meñique aproximándolo a los otros dedos hablan de una parálisis o paresia del nervio cubital, pero no específicamente para el síndrome del canal de Guyon (por lo que el sitio de daño nervioso no puede determinarse únicamente a partir de este signo).

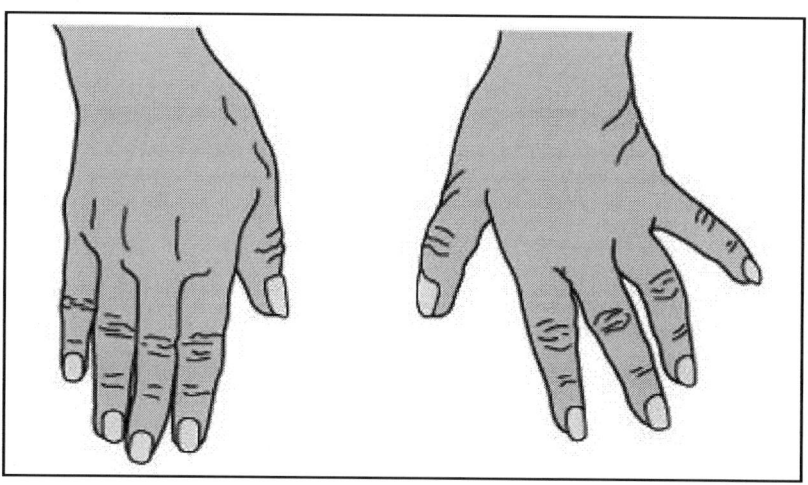

Figura 343. Signo de Wartenberg.

Prueba rápida de funcionalidad del nervio cubital

Se pide al paciente que cierre el puño.

Si los dedos 4° y 5° se encuentran en extensión, es decir, no es posible efectuar una flexión de las articulaciones metacarpofalángicas e interfalángicas proximales, existe parálisis de los músculos interóseos.

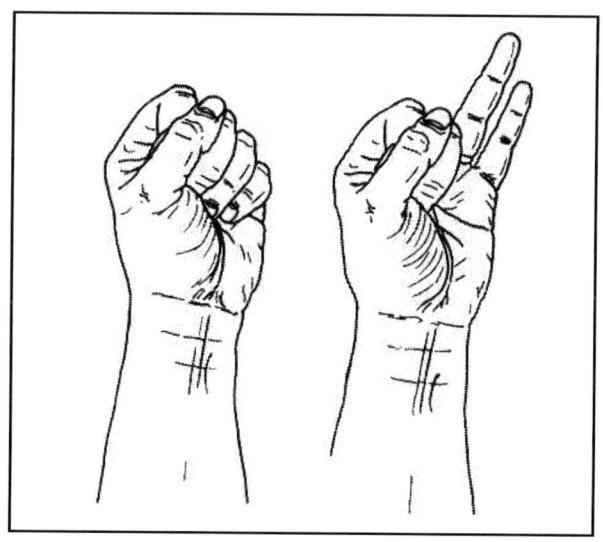

Figura 344. Prueba rápida del nervio cubital.

Prueba de la musculatura intrínsica

Solicitamos al paciente que sujete el extremo de una tira de papel entre los dedos 4º y 5º mientras el osteópata intenta extraerlo.

Si está afectado el nervio cubital, la capacidad de aducción del dedo meñique se encuentra limitada y el paciente no puede sujetar adecuadamente la tira de papel. La prueba debe efectuarse en ambas manos. El nervio cubital puede estar comprimido en la zona del túnel del carpo, en el codo y en el canal de Guyón. Un signo de Tinel positivo y la aparición de parestesias en los dedos anular y meñique indican compresión. Si se produce una parálisis completa del nervio cubital se puede detectar la atrofia de la musculatura intrínseca de la mano. Los dedos se encuentran extendidos por la articulación proximal y flexionados por las articulaciones media y distal.

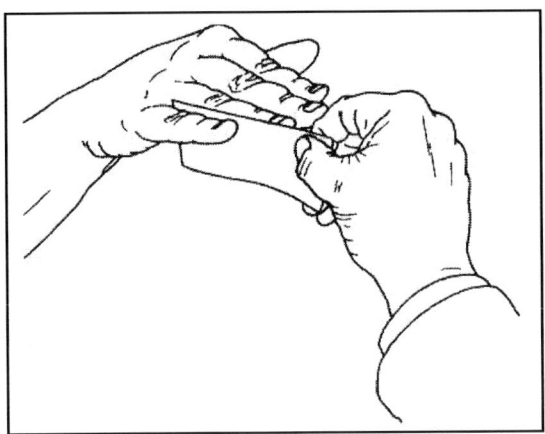

Figura 345. Prueba musculatura intrínseca.

Test de Allen

La finalidad del test de Allen es determinar si las arterias radial y cubital del paciente son permeables. Se utiliza para confirmar el síndrome del escaleno y para comprobar la circulación colateral.

En el síndrome del canal de Guyon nos ayuda a descartar que los problemas en esta zona sean debidos a problemas circulatorios.

Se coloca la palma de la mano del paciente hacia arriba, para observar los cambios de color, solicitando al paciente que apriete el puño.

Utilizando los dedos índice y medio, comprimimos al mismo tiempo las arterias radial y cubital, obstruyendo el flujo sanguíneo arterial de la mano, pidiéndole al paciente que abra y cierre la mano varias veces.

La palma de la mano debe tener un color pálido, por la falta de tener flujo arterial.

Liberamos la presión de la arteria cubital y vigilamos si aparece, y el tiempo que tarda, el color de la palma en reaparecer:

- Para considerar el test positivo el color de la palma de la mano debe recuperarse en 7 segundos, lo cual asegura la permeabilidad de la circulación arterial colateral.
- Si el color se recupera entre 8-14 segundos se considera el resultado dudoso.
- Por encima de 15 segundos el resultado es negativo.

Este procedimiento se repite liberando la arteria radial.

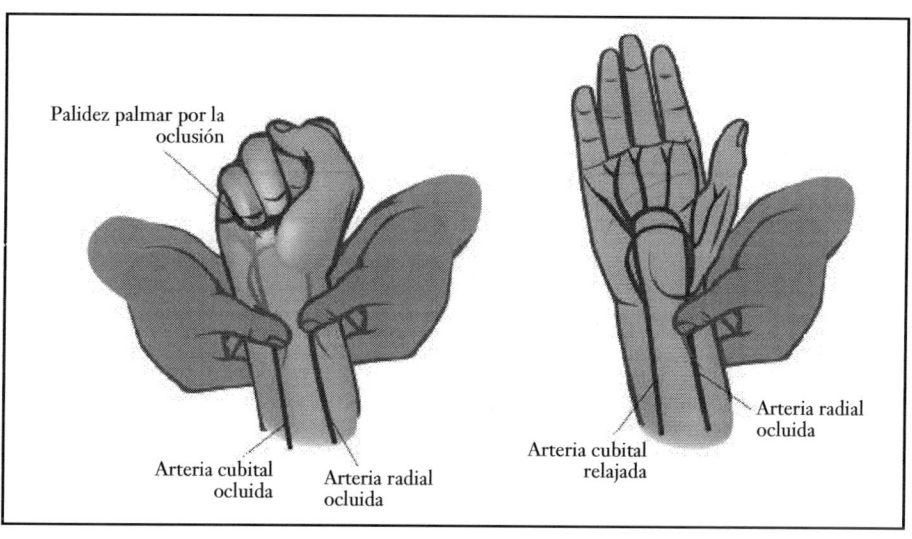

Figura 346. Test de Allen.

Exploraciones neurofisiológicas

La electromiografía y la neurografía son exploraciones complementarias prácticamente imprescindibles en la confirmación de la lesión y en el diagnóstico.

Exploraciones complementarias

Los estudios analíticos permitirán evaluar la posible asociación a enfermedades metabólicas, trastornos inmunológicos, infecciones, estados carenciales e intoxicaciones.

Estudios de imagen

Puede ayudar a descartar cualquier trastorno óseo o de partes blandas de la zona.

Diagnóstico diferencial

- Fracturas o artrosis de muñeca
- Tenosinovitis
- Deformidades traumáticas, degenerativas o congénitas de los desfiladeros

Tratamiento

Hay que valorar y tratar todas las disfunciones osteopáticas encontradas desde la columna cervical (especialmente en las niveles C7-T1), hombro, codo y muñeca-mano.

Especial atención al tratamiento fascial de todas las áreas citadas.

3. Tenosinovitis de De Quervain

La tenosinovitis de De Quervain es la lesión por uso repetitivo más frecuente de la muñeca y a menudo afecta a personas que usan regularmente un agarre enérgico combinado con desviación cubital de la muñeca (como en el saque de tenis).

Es una inflamación estenosante de la vaina sinovial que cubre los tendones del abductor largo y extensor corto del pulgar a su paso por el primer compartimento del retináculo extensor, que forma un canal osteofibroso en la estiloides radial.

El nombre de esta patología proviene del Dr. Fritz De Quervain, cirujano suizo (4-5-1868/24-1-1940).

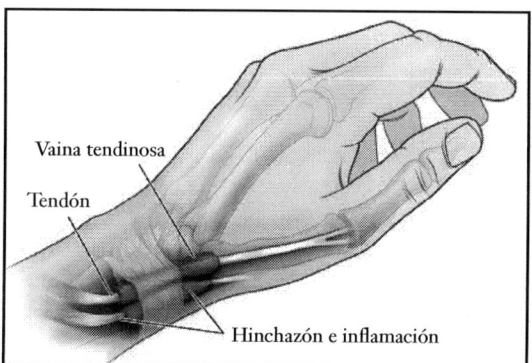

Figura 347. Tenosinovitis de De Quervain.

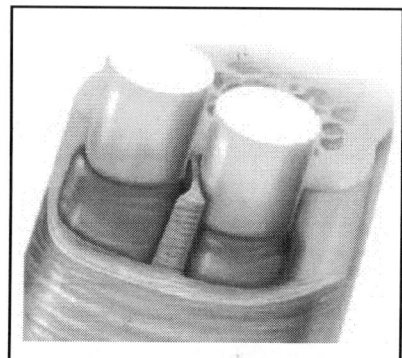

Figura 348. Tendones inflamados.

Etiología

• En muchos de los casos existe un antecedente laboral, sobre todo de aquellas profesiones en las que se realiza un movimiento que lleva a la desviación radio-cubital constantemente (golpe de martillo) o que aprietan objetos con el pulgar mientras mueven la muñeca.

• También se denomina a esta tenosinovitis "esguines de las lavanderas" (de cuando se golpeaba la ropa con una maza). No es infrecuente su asociación con madres de niños lactantes.

• La importancia del traumatismo único o repetitivo parece indiscutible. Por ello, esta patología acostumbra a observarse en personas jóvenes que utilizan de una manera continuada la mano, especialmente aquellos movimientos en los que se requiere la pinza digitodigital entre el pulgar y los demás dedos.

- Como en esta zona a veces se describen tendones supernumerarios (3 e incluso 4 tendones), es más frecuente el rozamiento; y por consiguiente, esta lesión.

Clínica

Comienzo progresivos con dolor localizado en la estiloides radial. Es un dolor sordo de irradiación difusa al dedo pulgar, y a veces hacia el codo. Este dolor se va acentuando hasta que llega a ser intenso y constante.

Al principio de la enfermedad, la inflamación en la vaina del tendón puede contribuir al dolor. Sin embargo, los estudios histopatológicos indican que puede ser más importante la desorganización colágena y el depósito mucoide en el tendón, especialmente en fase crónica.

Una serie de casos indica que la tenosinovitis de De Quervain afecta 6 veces más a las mujeres que a los hombres y está relacionada con la mano dominante en personas de mediana edad.

Diagnóstico

Cuando se realiza la inclinación cubital de la mano, situando el pulgar recogido en la palma de la mano, se produce un dolor muy agudo y una crepitación a nivel de los tendones citados; es la maniobra o test de Finkelstein (positivo en esta patología).

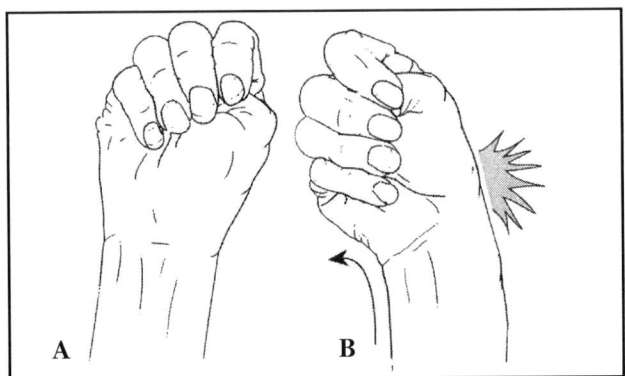

Figura 349. Maniobra de Finkelstein. A. El paciente cubre el pulgar. B. Desviación cubital de la muñeca. La reproducción del dolor sobre la estiloides radial indica un resultado positivo.

Diagnóstico diferencial

El diagnóstico diferencial incluye la estiloiditis radial, la rizartrosis, la tendinitis del extensor común, la fractura de escafoides y la tendinitis de la intersección (porque la irritación ocurre en el lugar en el cual cuatro tendones separados se cruzan).

Tratamiento

Hay que valorar y tratar todas las disfunciones osteopáticas encontradas desde la columna cervical (especialmente en las niveles C6-C8), hombro, codo y muñeca-mano (principalmente escafoides y del semilunar).

Especial atención al tratamiento fascial de todas las áreas citadas.

En fase aguda, reposo de la zona, protección local (muñequera en inclinación radial), interrupción temporal de las actividades que provocan el dolor.

Este síndrome se asocia con frecuencia con la enfermedad de Dupuytren y al síndrome del canal carpiano.

4. Paratendinitis seca de los radiales o síndrome de la encrucijada o de la intersección

Alcanzar el diagnóstico definitivo en un paciente con dolor en la muñeca puede ser un reto, debido a la proximidad de numerosas estructuras que forman la anatomía compleja de la muñeca, y el síndrome de intersección se confunde a menudo con tenosinovitis de De Quervain. La «intersección» referida a este síndrome es el cruce entre el primero y el segundo compartimento extensor de la muñeca (figura 350).

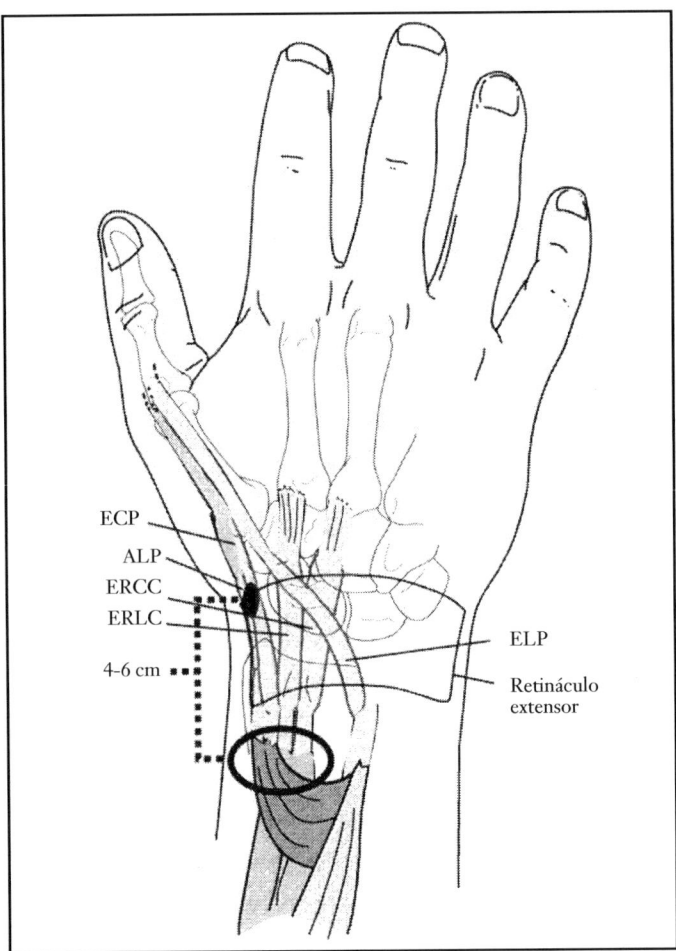

Figura 350. Síndrome de intersección en una zona de 4 a 6 cm proximal a la articulación de la muñeca. ALP, abductor largo del pulgar; ECP, extensor corto del pulgar; ERCC, extensor radial corto del carpo; ERLC, extensor radial largo del carpo.

El primer compartimento, formado por ALP y ECP, y el segundo compartimento, formado por los tendones del extensor radial largo del carpo (ERLC) y extensor radial corto del carpo (ERCC), se cruzan entre sí con un ángulo de 60°, 5 cm proximal a la articulación de la muñeca en la cara posterior (4 a 8 cm proximal a la estiloides radial). Esta es la zona de dolor, edema y crepitación en pacientes con síndrome de intersección.

Esta zona es proximal a la localización de la tenosinovitis de De Quervain.

Mecanismo de la lesión

Este es un síndrome de uso repetitivo asociado a actividades o profesiones que requieren flexión y extensión repetida de la muñeca. Los deportes en los que este síndrome es más frecuente son remo, esquí, tenis o ráquetbol, piragüismo y levantamiento de peso. En los esquiadores, el mecanismo de la lesión es la extensión y la desviación radial repetitiva de la muñeca cuando el esquiador retira el bastón ante la resistencia de la nieve profunda. Los levantadores de peso que usan en exceso los extensores radiales de la muñeca y realizan movimientos de torsión excesivos son propensos al síndrome de intersección. Un estudio en tenistas no profesionales con dolor de muñeca reveló una relación entre lesiones en el lado radial de la muñeca y empuñadura tipo Eastern (tipo de agarre de la raqueta). En los remeros contribuyen varios factores a las lesiones de muñeca, como tamaño de agarre inadecuado, giros altos, malas condiciones del agua/clima, fallo de relajación al final de una palada, técnicas de estabilización de tronco/hombro incorrectas y tracción incorrecta usando el codo en lugar del hombro (Tagliafico et al. 2009).

Fisiopatología

No se conoce bien la etiología del síndrome de intersección. Los cambios inflamatorios en el punto de intersección pueden explicarse por varios mecanismos, pero no se ha identificado un mecanismo como causa concreta. Un mecanismo propuesto es la fricción entre los vientres musculares del primer compartimento y la vaina tendinosa del segundo compartimento (Grundberg y Reagan 1985, Hanion y Muellen 1999). Otro mecanismo propuesto es la estenosis del segundo compartimento. Los hallazgos ecografícos y RM en el síndrome de intersección publicados en la bibliografía reciente apoyan cambios crónicos como los descritos en otros síndromes de tendinosis, como hipervascularización, engrosamiento tendinoso y señal tendinosa interna (Lee et al. 2009, Maesener et al. 2009).

Así como retracciones fasciales locales o como consecuencia de lesiones fasciales distales del miembro superior.

Diagnóstico

Por lo general, podemos hacer el diagnóstico de síndrome de intersección sólo de su historia y en el examen físico; la mayoría de las veces no se requieren pruebas de diagnóstico especiales.

- La exploración muestra dolor puntual a la palpación en el dorso de la muñeca, tres traveses de dedo (4 a 8 cm) proximal a la articulación de la muñeca y/o a la estiloides radial.
- Se puede notar crepitación o «crujido» con el movimiento pasivo o activo de los tendones afectados, y puede haber tumefacción (tenosinovitis) a lo largo de los dos compartimentos.
- El dolor aparece en flexión o extensión (posterior) de la muñeca, no en inclinación radial y cubital, como en la tenosinovitis de De Quervain (p. ej., prueba de Finkelstein positiva en tenosinovitis de De Quervain).

La prueba de Finkelstein puede ser dolorosa en el síndrome de intersección, pero el dolor es más proximal que en la tenosinovitis de De Quervain (figura 351).

Hay que distinguir el síndrome de intersección de la tenosinovitis de De Quervain y del síndrome de Wartenberg. El síndrome de intersección no es un proceso infeccioso, pero la tumefacción y el eritema poco frecuente pueden hacer sospechar celulitis o absceso, y en estas circunstancias pueden ser útiles los estudios de imagen.

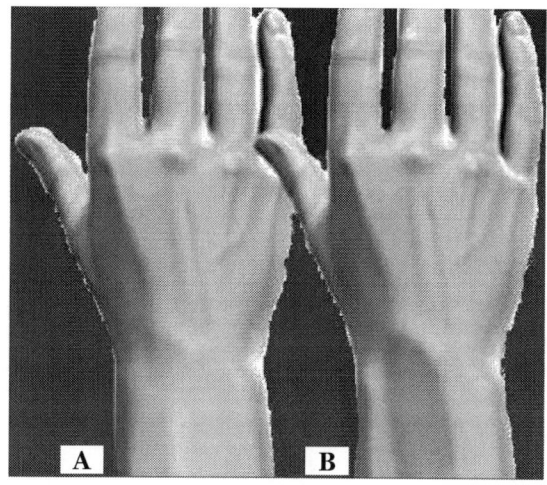

Figura 351. Localización diferente del dolor en la tenosinovitis de De Quervain y de la intersección.
A: De Quervain. B: intersección.

Estudio radiológico

Pueden utilizarse las radiografías simples de la muñeca para descartar problemas óseos o de alineación, aunque habitualmente son normales en los pacientes con síndrome de intersección.

Diagnóstico diferencial

Síndrome de Wartenberg, tenosinovitis de De Quervain.

Tratamiento

Hay que valorar y tratar todas las disfunciones osteopáticas encontradas desde la columna cervical (especialmente en las niveles C5-C8), hombro, codo y muñeca-mano.

Especial atención al tratamiento fascial de todas las áreas citadas.

- Evitar las actividades perjudiciales.
- Uso de criomasaje varias veces al día.
- Inmovilización con férula prefabricada desmontable para el pulgar (muñeca en 15° de extensión) entre 3 y 6 semanas. La férula debería usarse durante la actividad diaria y durante el sueño (solamente en los casos agudos).

5. Dedo en resorte (tenosinovitis flexora estenosante)

El dedo en resorte es un fenómeno de chasquido doloroso que se produce cuando los tendones flexores del dedo traccionan de forma repentina una porción tirante de la polea A1 de la vaina flexora. La fisiopatología subyacente al dedo en resorte es una incapacidad de los dos tendones flexores del dedo (FSD y FPD) para deslizar con suavidad bajo la polea A1, creando la necesidad de incrementar la tensión para forzar el deslizamiento del tendón y una sacudida brusca cuando el nódulo del tendón flexor tira súbitamente bajo la polea constrictora (efecto resorte). El efecto resorte se puede producir en flexión o en extensión del dedo o en ambos movimientos. Existe controversia acerca de si este problema se debe principalmente a la estenosis de la polea A1 o al engrosamiento del tendón, aunque en la intervención quirúrgica se suelen encontrar ambos elementos.

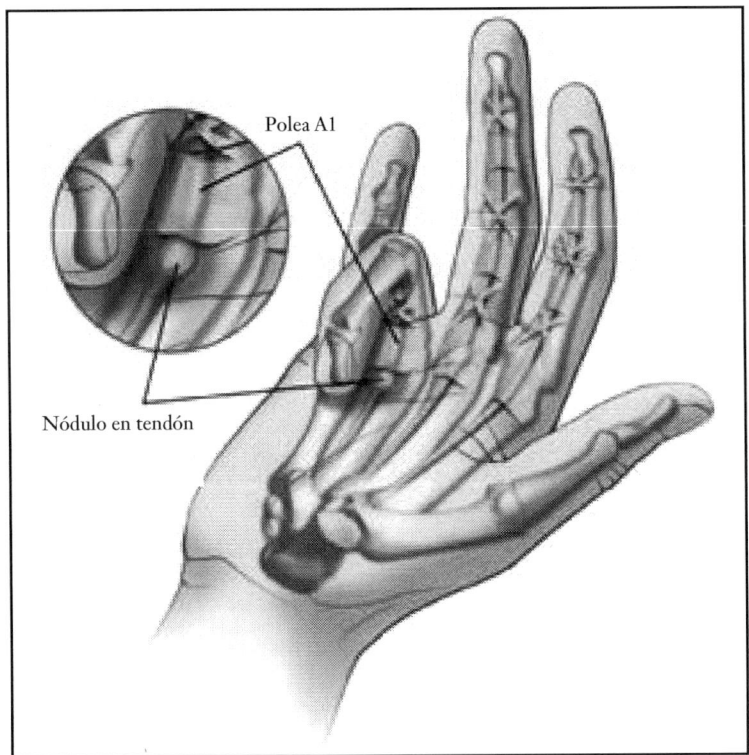

Polea A1

Nódulo en tendón

Figura 352. Dedo en resorte.

Etiología

La causa exacta no se conoce. Se sabe que es un proceso fibroso, probablemente por irritación de una polea por sobreutilización. Probablemente se trate de un proceso multifactorial.

Hay algunos factores predisponentes:

- Traumatismos o microtraumatismos: probablemente juegan un papel etiológico en el desarrollo de la tenosinovitis estenosante, ya que se ha visto que es frecuente en la mano dominante y en trabajadores manuales, de hecho algunas son enfermedades profesionales. Sin embargo, la mayor incidencia en mujeres y el pico de incidencia en la sexta década de la vida hablan en contra de que sean por sí solos factor suficiente para la aparición de este cuadro.
- Factores sistémicos: existe un grupo de pacientes en los que se agrupan enfermedades como dedos en resorte, enfermedad de De Quervain, síndrome del túnel carpiano, bursitis y epicondilitis en los que se puede hablar de una predisposición sistémica a desarrollar este tipo de cuadros; algunos autores relacionan esta predisposición con "procesos reumatoides mal definidos".
- Sexo y edad: la tenosinovitis estenosante es más frecuente en cualquiera de sus formas en mujeres que en hombres, y existe un pico de incidencia entre 50 y 60 años. Se recurre a factores anatómicos para explicar esta diferencia de incidencia entre sexos.
- Retracciones fasciales.

Sea cual sea la causa, como consecuencia del roce de la polea sobre la vaina, se produce una irritación de la primera que se seguirá de fibrosis y posterior estrechamiento del canal por donde pasa el tendón. Con todo ello, el rozamiento es mayor y mayor la irritación, (se cierra el círculo vicioso).

Anamnesis y exploración

En fases iniciales, el paciente consulta por presentar molestias imprecisas y dificultad para la extensión de uno o varios dedos que es posible vencer mediante una extensión pasiva forzada, que provoca en el paciente un dolor intenso y una percepción de chasquido.

En fases más avanzadas el tendón apenas es capaz de entrar en la vaina, apareciendo un signo característico: dedo en resorte.

El dedo en resorte aparece con mayor frecuencia en los dedos pulgar, corazón o anular. Los pacientes presentan habitualmente chasquido, bloqueo o resalte en el dedo afectado, que, a menudo, pero no siempre, es doloroso.

Los pacientes suelen presentar un nódulo palpable en el tendón flexor en la zona engrosada de la polea A1 (que se encuentra en el pliegue palmar distal). Es posible apreciar el desplazamiento del nódulo con el tendón y suele ser doloroso a la palpación profunda.

Para inducir el efecto resorte durante la exploración, es necesario que el paciente cierre la mano en un puño y después extienda por completo los dedos, porque, si no es así, el paciente puede evitar el efecto resorte flexionando parcialmente los dedos.

Estudios de Imagen

Existen diversos exámenes que se requieren para la verificación de la presencia de esta patología: radiografías, ecografías y las imágenes por resonancia magnética.

Diagnóstico diferencial

- Enfermedad de De Quervain
- La tenosinovitis estenosante puede ser reconocida como una etiología secundaria en pacientes con artritis reumatoide, diabéticos, o pacientes con otras patologías.
- Contractura de Dupuytren.
- Tumor en el tendón o su cubierta,
- Los cuerpos libres en el área metacarpofalángica, anomalías óseas y en los sesamoideos, y el atrapamiento intrínseco del tendón debido a irregularidades de la cabeza del metacarpiano.

Tratamiento

No tratar es una opción en un principio. Simplemente descansando la mano y permitiendo que la inflamación disminuya, se resuelve el problema sin necesidad de tratamiento en algunos casos. No obstante, la resolución espontánea a largo plazo del dedo en resorte es poco frecuente. Si no se trata, el dedo en resorte permanecerá como una molestia dolorosa. Así mismo, si el dedo se bloquea, el paciente puede sufrir una rigidez articular permanente. Históricamente, el tratamiento conservador consistía en la inmovilización del dedo en extensión para prevenir el engatillado, pero esto se ha abandonado debido a la aparición de rigidez y malos resultados.

Hay que valorar y tratar todas las disfunciones osteopáticas encontradas desde la columna cervical (especialmente en las niveles C7-T1), hombro, codo y muñeca-mano.

Especial atención al tratamiento fascial de todas las áreas citadas.

6. Enfermedad de Dupuytren

La contractura de Dupuytren es una enfermedad fibroproliferativa de la fascia palmar, capaz de producir una contractura en flexión de uno o más dedos, de naturaleza progresiva e irreversible si no se realiza un tratamiento adecuado.

Se caracteriza por el desarrollo de contractura debido a la formación de nódulos y cuerdas o cuerdas en la mano y los dedos. Los nódulos representan sitios de contracción activa de los tejidos. Las cuerdas están hechas de fascia normal que conectan los nódulos de la piel y otros tejidos.

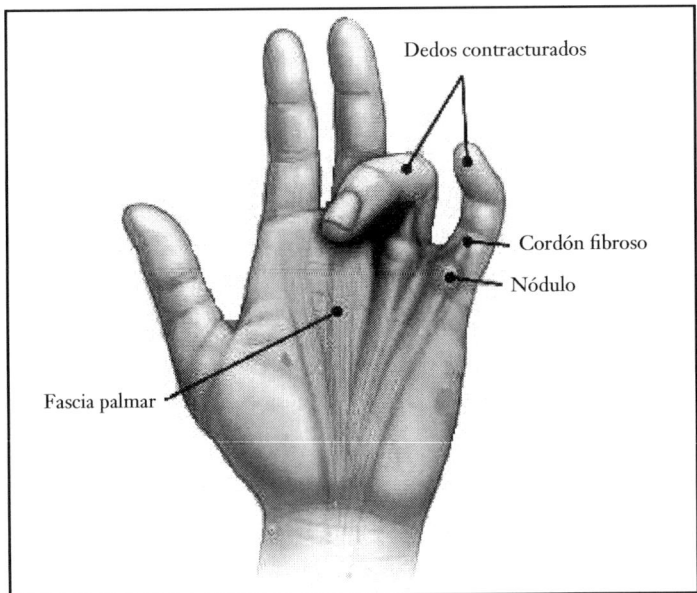

Figura 353. Enfermedad de Dupytren.

Estadios de la enfermedad de Dupuytren

La enfermedad de Dupuytren se produce en los siguientes 3 estadios:

- Fase proliferativa. Durante esta fase, los miofibroblastos proliferan y se desarrolla un nódulo. En la enfermedad temprana, algunos pacientes manifiestan dolor y molestias asociadas con los nódulos. El dolor asociado se piensa que es debido a las fibras nerviosas incrustados en el tejido fibroso o compresión de los nervios locales. En el examen físico, el blanqueo de la piel palmar se ve con extensión a los dedos.

- Fase involutiva. En esta fase, la enfermedad se extiende a lo largo de la fascia y en los dedos resultando en la formación de un cuerda. Los miofibroblastos son el tipo celular predominante en esta fase y se alinean a lo largo de líneas de tensión dentro del nódulo.
- Fase residual. Durante la fase residual, la enfermedad continúa propagándose en los dedos y la cuerda se tensa provocando una contractura. El tejido nodular desaparece de la misma manera que lo hacen los miofibroblastos y permanece el tejido acelular con gruesas bandas de colágeno.

La proporción de colágeno tipo III a colágeno tipo I aumenta, de forma inversa al patrón normal, en la fascia palmar.

Los grados de severidad del sistema de clasificación de la enfermedad de Dupuytren es el siguiente:

- Grado 1. Engrosamientos nodulares y una banda en la aponeurosis palmar; pueden tener asociados anormalidades de la piel.
- Grado 2. Desarrollo de cuerdas pretendinosas y digitales con limitación de la extensión de los dedos.
- Grado 3. Presencia de contractura en flexión.

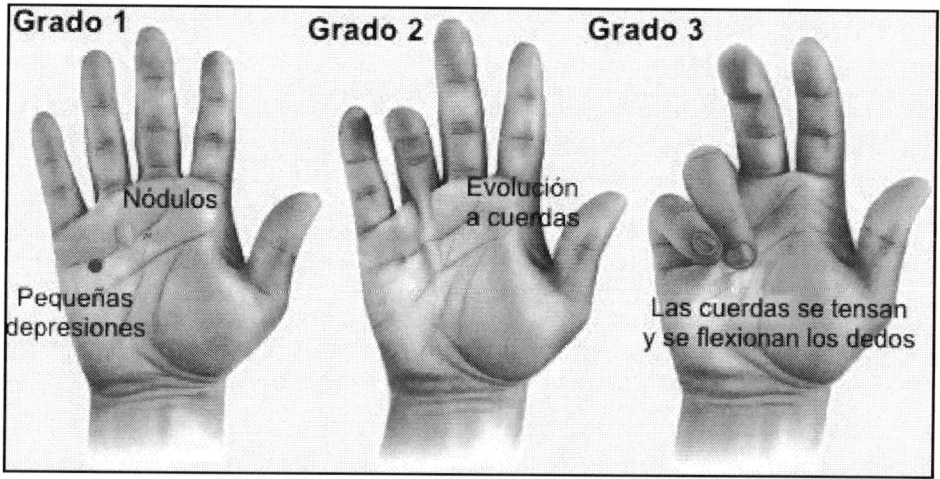

Figura 354. Enfermedad de Dupuytren.

Diátesis de Dupuytren

Diátesis de Dupuytren, es un término que fue acuñado por Hueston, describe una forma más grave de la contractura de Dupuytren, que se caracteriza por:

- Una menor edad de inicio de los síntomas,
- Afectación bilateral,
- Una sólida historial familiar de contractura de Dupuytren,
- La enfermedad avanza rápidamente,
- Una mayor tasa de recurrencia y extensión.

Incluyendo fibromatosis plantar (enfermedad Lederhosen), engrosamiento de la fascia del pene (enfermedad de Peyronie), y almohadillas de nudillo engrosadas (enfermedad de Garrod).

Etiología

Aunque la etiología subyacente para el desarrollo de la enfermedad de Dupuytren es incierta, la fisiopatología básica implica la proliferación de fibroblastos y la deposición de colágeno que conduce a las contracturas de la fascia palmar. Los investigadores han propuesto varias hipótesis para la patogénesis de la enfermedad de Dupuytren. La hipótesis de que una persona con una predisposición genética a desarrollar la enfermedad de Dupuytren experimenta un segundo evento incitador (es decir, el tabaquismo, la diabetes, el trauma, el alcoholismo), dando lugar a isquemia microvascular.

Otros factores etiológicos

La causa exacta es desconocida, pero existen varios factores de riesgo:

- Personas de edad avanzada
- Es 10 veces más común en hombres que en mujeres.
- Diabetes mellitus.
- Epilepsia.
- Enfermedad hepática alcohólica.
- Tabaquismo.
- Factores inmunológicos.

- Trauma o lesión local (incluyendo cirugía).
- Trabajo manual con exposición a vibraciones.
- Mayor sensibilidad a los andrógenos en la fascia palmar. Esto puede explicar el predominio masculino de la enfermedad.

Historia clínica

Los síntomas de presentación suelen incluir lo siguiente:

- Menor grado de movimiento
- Pérdida de destreza
- La mano "se engancha" al tratar de meterla en el bolsillo

En un paciente que presenta contractura de Dupuytren se debe averiguar si presenta factores de riesgo para la enfermedad:

- Uso excesivo dc alcohol,
- Tabaquismo,
- Epilepsia,
- Diabetes,
- Trauma,
- Trabajo manual con la exposición vibratoria,
- La presencia de una historia familiar de enfermedad.

Es importante investigar sobre cirugía previa en la extremidad y la presencia de acúmulos de piel engrosada en otros lugares, incluyendo los pies y el pene.

El paciente típico con contractura de Dupuytren se presenta con engrosamiento indoloro o nodularidad de los tejidos de la palma de la mano o el dedo, con un grado variable de contractura.

Los pacientes describen la sensación de un nudo o engrosamiento en la superficie palmar o, con menos frecuencia, en los dedos, por lo general parte palmar proximal. Muchas veces, el engrosamiento está presente desde hace muchos años y puede ser lentamente progresiva.

El cuarto dedo (anular) se ve afectado con mayor frecuencia, seguido por el quinto dedo. La enfermedad puede ser bilateral, pero en general no es simétrica en severidad. La mano dominante no es un factor. Los nódulos normalmente no son dolorosos, a menos que haya una compresión del nervio o una tenosinovitis. La tenosinovitis puede desarrollar y llevar a dolor cuando los nódulos son grandes. Cuando la deformidad progresa puede aparecer la deformidad en flexión y se presenta una incapacidad para enderezar los dedos.

No hay déficit sensorial a menos que haya una patología concomitante. La afección es indolora en sus últimas etapas.

Diagnóstico

Un cuidadoso examen físico a menudo confirma el diagnóstico sin la necesidad de realizar más pruebas.

Puntos importantes a tener en cuenta:

- Nódulos firmes que pueden ser sensibles a la palpación: los nódulos son muy adherentes a la piel; el movimiento del nódulo con movimiento de los dedos sugiere una asociación con el tendón y no contractura de Dupuytren (foto 304).

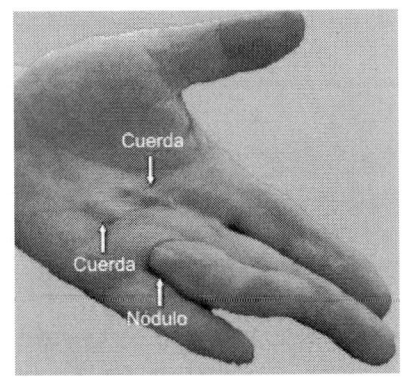

Foto 304. Nódulo y cuerdas.

- Cuerdas indoloras proximales a los nódulos (foto 304).
- Piel pálida con la extensión activa de los dedos.
- Surcos o fosas atróficas de la piel: estos representan la adhesión a la fascia subyacente.
- Almohadillas blandas de los nudillos sobre la parte dorsal de las IFP (nódulos de Garrod). Estos nódulos ocurren en 44-54% de los pacientes y sugieren una enfermedad más agresiva (foto 305).
- Participación de la fascia plantar, conocida como enfermedad Ledderhose (6-31%): esto puede indicar una enfermedad más grave.

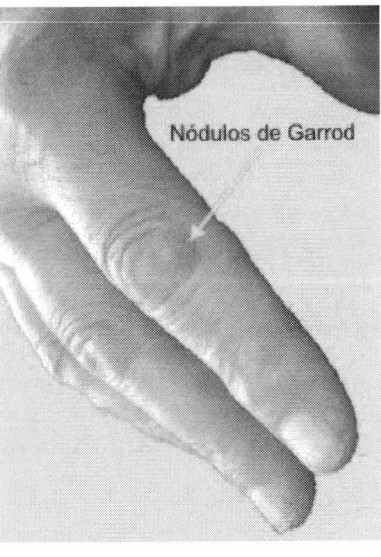

Foto 305. Nódulos de Garrod.

- Presencia de contracturas articulares en las metacarpofalángicas e interfalángicas proximales: objetivamente medir y registrar el grado de contractura en flexión y evaluar por compensación la hiperextensión articular o contractura de la interfalángica distal.
- Prueba de Hueston: (test de apoyo de mano en la mesa), que se realiza apoyando la palma sobre una superficie plana, debiendo ser capaz de apoyar todos los dedos extendidos de una forma uniforme (foto 306). Este test es positivo cuando no se consigue apoyar todos los dedos extendidos sobre la mesa y evidencia una contractura en flexión de alguno de los dedos. La presencia de un test positivo nos orienta hacia el beneficio de la cirugía, ya que la positividad de este test representa la angulación de por lo menos 30° de la articulación metacarpofalángica, situación en la cual los pacientes operados responden satisfactoriamente a la pregunta si la cirugía les modificó la función de la mano.

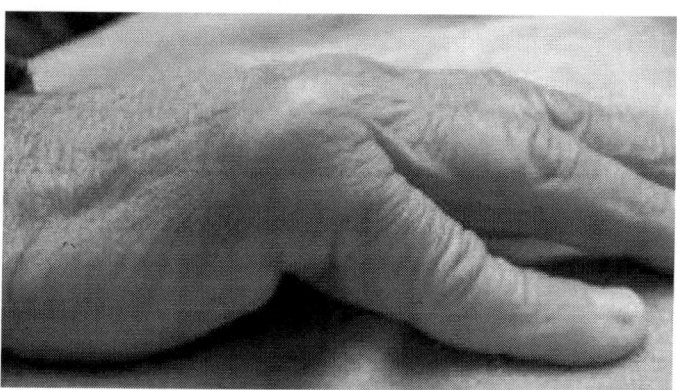

Foto 306. Prueba de Hueston.

Diagnóstico diferencial

Condiciones que deben considerarse en el diagnóstico diferencial de la enfermedad de Dupuytren:

- Tenosinovitis estenosante (Dedo en gatillo).
- Ganglion.
- Masa de partes blandas.
- Neuropatía diabética.

- Sarcoma epitelioide. Es un tumor poco frecuente de evolución lenta y diagnóstico difícil en fases iniciales, pero con gran tendencia a recidivar y elevada capacidad metastatizante, que involucra los tejidos blandos, con topografía predominante en muñecas, dedos y brazos.
- Fibroma. Tumor benigno.
- Tumor de células gigantes. También se le denomina osteoblastoma o tumor de células gigantes benigno, para diferenciarlo del tumor de células gigantes maligno de tejido primario.
- Enfermedad articular intrínseca.
- Lipoma. Tumores benignos compuestos por células adiposas maduras.
- Neurofibroma. Este tipo de tumor, derivado de las células de Schwann es una lesión benigna de origen desconocido que puede ocurrir en el nervio periférico, tejidos blandos, piel o hueso.
- Tendinitis palmar.
- Ganglio retinacular de la polea A-1.
- Nódulo del tendón de la tenosinovitis estenosante.
- Tofos. Son depósitos voluminosos de ácido úrico que se desarrollan en el tejido cartilaginoso, tendones y tejidos blandos.
- Cicatrices traumáticas.
- Callos.
- Ganglión.
- Prolapso del tendón flexor.
- Parálisis del nervio cubital.
- Camptodactilia. Anomalía congénita o adquirida, que se caracteriza por la limitación de la extensión y deformidad de la articulación interfalángica cualquier dedo. Esto origina una flexión permanente de una o más falanges de un dedo.
- Cambios secundarios a la artritis reumatoide.
- Hiperqueratosis. Es un trastorno caracterizado por el engrosamiento de la capa externa de la piel, que está compuesta de queratina, una fuerte proteína protectora.
- Ganglio palmar.

Tratamiento

Tratamiento no quirúrgico

La contractura de Dupuytren se diagnostica generalmente cuando los pacientes tienen nódulos sin contractura o contractura leve que no altere la función de la mano de manera significativa.

Hay que valorar y tratar todas las disfunciones osteopáticas encontradas desde la columna cervical (especialmente en las niveles C7-T1), hombro, codo y muñeca-mano.

Especial atención al tratamiento fascial de todas las áreas citadas (la clave en esta patología).

Así mismo, hay que realizar una modificación drástica de la alimentación, así como desparasitación, limpieza renal, limpieza hepática y limpieza intestinal.

Tratamiento quirúrgico

La cirugía es el tratamiento básico de la contractura de Dupuytren. El objetivo es extirpar la fascia enferma para ayudar a prevenir la progresión de la enfermedad. La mayoría de los cirujanos utilizan el "test de apoyo de mano en la mesa" (prueba de Hueston) como una guía para indicar la cirugía. Cuando la mano del paciente no se puede colocar sobre una mesa, indica que las limitaciones funcionales de las contracturas articulares son recomendables para cirugía, siempre y cuando el paciente entienda que la cirugía puede no ser curativa. No hay una cantidad definitiva de contractura que justifique la cirugía, aunque los índices comunes son una contractura metacarpofalángica de 30° o más o una contractura interfalángica proximal de 20° o más.

Como con todas las cirugías electivas, la edad del paciente, enfermedades concomitantes, y la capacidad para cumplir con el cuidado postoperatorio y la rehabilitación también determinar si la cirugía es adecuada.

7. Gangliones o quistes sinoviales

El Ganglión (del griego ganglia: nudo de tejido) es un tumor (bulto), pseudoquiste de la cápsula de la articulación o de la vaina sinovial que está relleno de un contenido viscoso gelatinoso (mucina). Se forma un tumor doloroso, generalmente en el dorso de la muñeca (localización más frecuente en el lado radial y dorsal de la muñeca, dependiendo de la cápsula del espacio entre el hueso escafoides y semilunar).

En un 15% de los casos existe el antecedente de un traumatismo, pero en el resto no existe un antecedente claro. Aunque como en todo tipo de quistes, los pacientes que comen cerdo están a la cabeza de este tipo de afectaciones.

Predomina entre los 20 y los 40 años de edad. Las mujeres tienen esta enfermedad con una frecuencia tres veces mayor que los hombre. Es una masa dolorosa y que fluctúa, que aparece en el área de la muñeca.

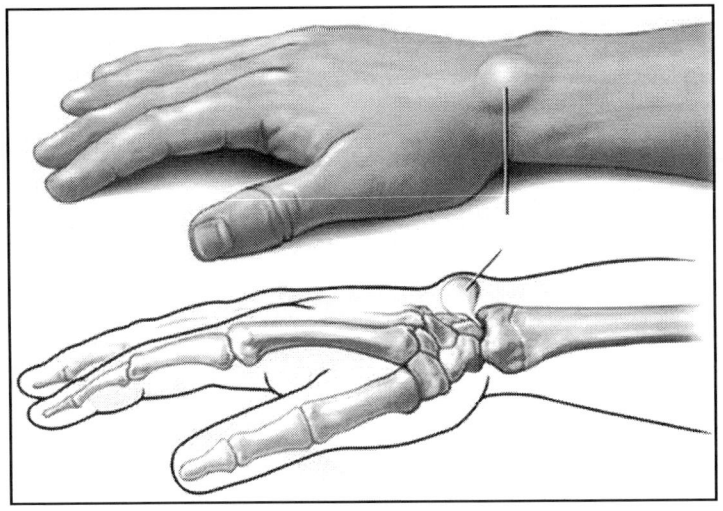

Figura 355. Ganglion o quiste sinovial.

Los **gangliones carpianos posteriores** pocas veces tienen su origen en otro sitio que no sea cerca del intervalo escafoides-semilunar (figura 356). Los gangliones pueden surgir también en la articulación escafoides-trapecio o, con menos frecuencia, en la articulación trapecio-metacarpiana. Estos quistes tienen un pedículo conectado con la articulación subyacente y pueden seguir un trayecto tortuoso hasta la lesión visible (figuras 357 y 358). Estos quistes pueden descomprimirse en las vainas tendinosas del extensor largo del pulgar o del extensor común, y puede parecer que proceden de sitios alejados de su origen (figura 359). Se cree que existe un mecanismo de válvula unidireccional porque el contraste pasa de la articulación al quiste, pero no en sentido contrario.

Los **gangliones carpianos anteriores** (figura 360) se originan en la vaina del tendón flexor radial del carpo o en las articulaciones entre el radio y el escafoides, el escafoides y el trapecio, o el escafoides y el semilunar.

Se han propuesto varias teorías sobre la causa de los gangliones, pero no hay una causa específica aceptada.

Las causas propuestas son patología articular previa (daño ligamentoso) que debilita la cápsula y provoca fuga de líquido, sobrecarga articular que conduce a degeneración del tejido conjuntivo extraarticular, y sobrecarga articular que aumenta la producción de mucina, que después es recubierta con la formación de un quiste.

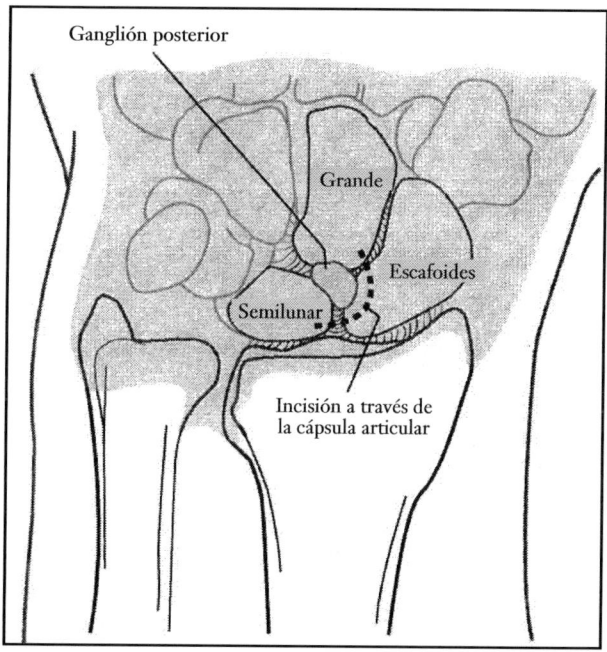

Figura 356. Ganglion escafoides-semilunar intracapsular.

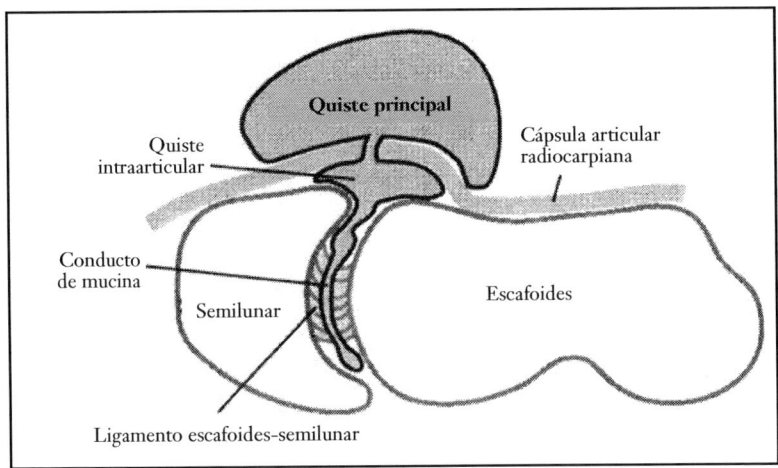

Figura 357. Pedículo conectado con la articulación.

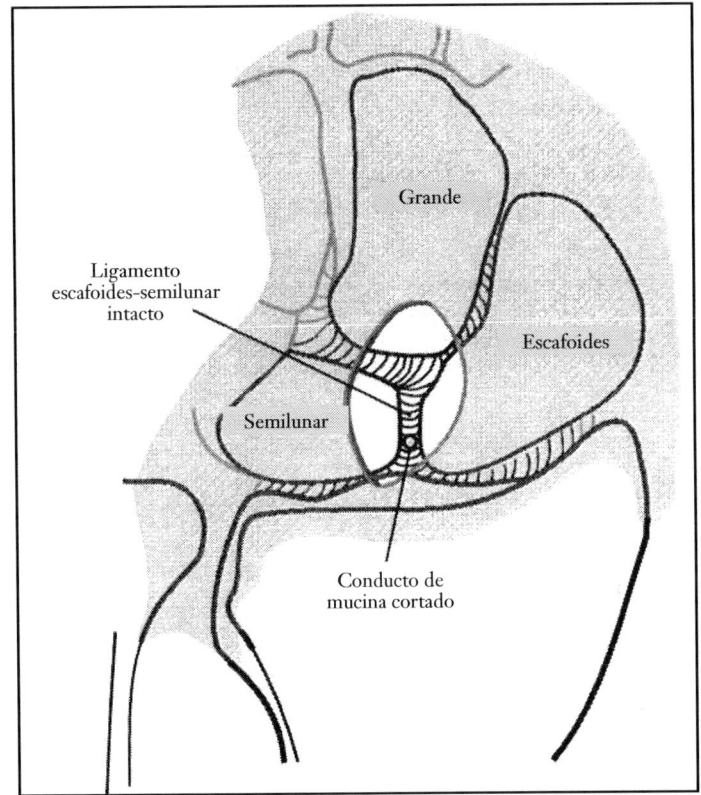

Figura 358. Extirpación completa de todas las inserciones del ligamento escafoides-semilunar y de la proximidad inmediata. También se ha extirpado el tejido sinovial entre el ligamento y la cabeza del hueso grande.

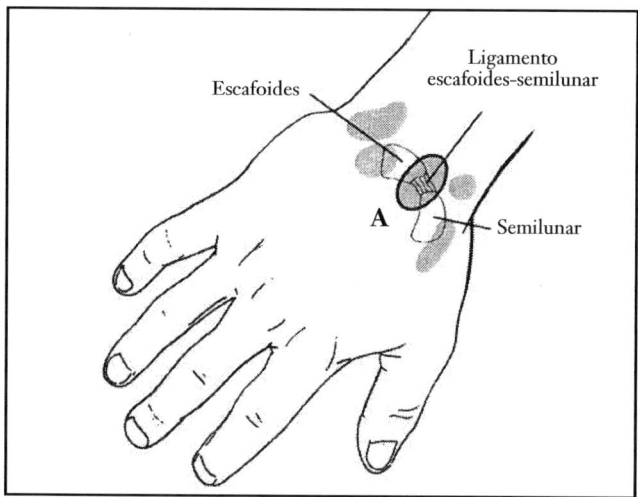

Figura 359. Localización más frecuente del ganglión (A), directamente sobre el ligamento escafoides-semilunar. Las otras zonas (sombreadas) están conectadas con el ligamento escafoides-semilunar mediante un pedículo alargado.

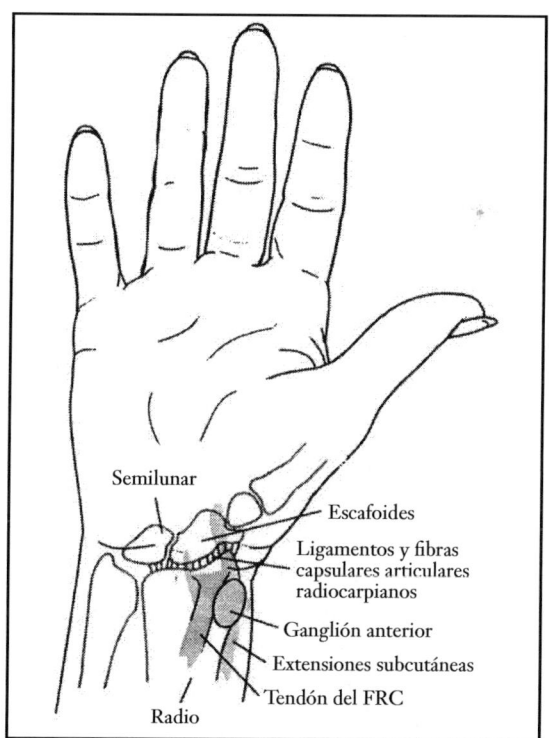

Figura 360. Localización habitual de un ganglión anterior en la muñeca. A menudo se palpan las posibles extensiones subcutáneas. FRC, flexor radial del carpo.

Exploración física

- Por lo general, es un abultamiento suave como el tamaño de un guisante. En el principio, los quistes ganglionares son dolorosos.
- Los gangliones posteriores son más prominentes con la muñeca en flexión.
- La palpación puede producir ligera molestia, y el movimiento de provocación (flexión o extensión extrema de la muñeca) suele provocar dolor.
- También puede haber gangliones ocultos que provocan dolor de muñeca, pero sólo se ven/diagnostican mediante RM o ecografía.

Diagnóstico diferencial

- El diagnóstico diferencial de un ganglión anterior de muñeca comprende lesiones vasculares, por lo que debería realizarse una prueba de Allen para comprobar la integridad vascular.
- La tenosinovitis.
- Los lipomas. Tumores benignos compuestos por células adiposas maduras.
- Hamartomas. El hamartoma es una malformación pseudotumoral benigna (no canceroso) compuesta por una mezcla anormal de células y tejidos que se encuentran en zonas del cuerpo donde se produce el crecimiento.

Tratamiento

Si un ganglión no es sintomático, no precisa tratamiento. Es importante recordar que la mayoría de los gangliones desaparecen espontáneamente (38% -58%). Antes denominados «quistes de la Biblia» o «bultos de la Biblia», se trataban clásicamente aplastando la muñeca con un objeto pesado como la Biblia, un tratamiento que ya no se recomienda.

- Se empieza con tratamiento conservador, que puede consistir en aspiración o inyección de corticoide cristalino. No obstante, la recidiva es frecuente con este tratamiento (40-60% según la bibliografía).

- Si los síntomas persisten, puede estar indicado extirpar el ganglión. La extirpación debería incluir el quiste, el pedículo y un manguito de cápsula adyacente normal. Se ha señalado que la extirpación artroscópica es tan efectiva como la extirpación abierta, con recuperación funcional más rápida y mejores resultados estéticos (Kang et al. 2008 , Mathoulin et al. 2004). No obstante, la resección artroscópica de gangliones mediocarpianos anteriores y posteriores puede ser complicada.

Hay que valorar y tratar todas las disfunciones osteopáticas encontradas desde la columna cervical (especialmente en las niveles C5-T1), hombro, codo y muñeca-mano.

Especial atención al tratamiento fascial de todas las áreas citadas.

Así mismo, hay que realizar una modificación drástica de la alimentación, así como desparasitación, limpieza renal, limpieza hepática y limpieza intestinal.

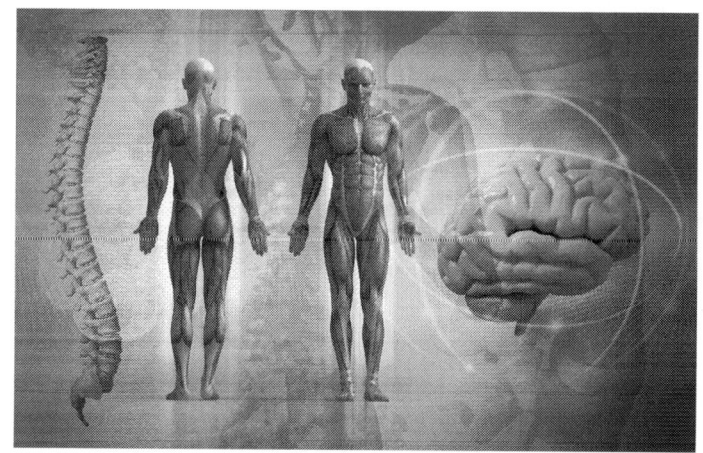

Capítulo V

Integración global del diagnóstico y tratamiento en osteopatía estructural

1. GENERALIDADES

En este capítulo voy a exponer una aproximación diagnóstica y terapéutica de lo que debe ser un trabajo serio y coherente en osteopatía. Un protocolo osteopático nunca debe ser hermético, pudiendo sufrir modificaciones en base a las necesidades que presente cada paciente.

Hay que precisar que existen tantos modelos diagnósticos y terapéuticos en osteopatía como colegios y países donde se forman osteópatas. Por lo tanto, lo que a continuación voy a exponer es mi experiencia personal, en base a la formación que he recibido, a los años de investigación personal que he desarrollado, a 30 años de práctica clínica y a más de 30.000 tratamientos realizados hasta la fecha de publicación de este libro.

No creo que una sola vértebra sea la responsable global de las disfunciones osteopáticas, y sus síntomas correspondientes, que presentan nuestros pacientes; ni aún cuando esta vértebra fuera el inicio del "descarrilamiento" somático que padece. Una vértebra, o cualquier otro hueso, no son más que piezas sueltas de un puzzle que completo compone nuestra estructura. Cualquier afectación somática local originará una búsqueda de equilibrio global ascendente o descendente del resto de la estructura.

No obstante, como cada país y cada colegio osteopático (incluso dentro de un mismo país), difieren y se contradicen, mi humilde opinión es que en todos ellos radica una parte de verdad y una parte de verdad incompleta. La verdad radica en el hecho de una búsqueda común de las disfunciones del paciente en base a la pérdida de movilidad fisiológica de una o varias vértebras u otros elementos óseos (costillas, clavículas, peroné, escafoides...).

La verdad incompleta radica en el hecho de pensar y transmitir como ley que sólo existe una única forma de que esto se manifieste y normalice. Recordemos las palabras de nuestro maestro y fundador de la osteopatía, A.T. Still:

> *Deseo expresar claramente que existen numerosos medios para ajustar los huesos. Y cuando un osteópata no utiliza el mismo método que otro, esto no demuestra de ninguna manera una ignorancia criminal por parte del uno o por parte del otro, sino simplemente dos medios diferentes para obtener los resultados. La elección de los métodos debe ser decidida por cada uno, y depende de su propia habilidad y de su criterio. El problema no es imitar lo que hacen con éxito algunos osteópatas, sino devolver un hueso de la anormalidad hacia la normalidad.*

2. LO QUE NUNCA DEBES OLVIDAR

1. La estructura gobierna la función.
2. El osteópata no trata enfermedades, sino personas.
3. Son los pequeños detalles los que marcan las grandes diferencias.
4. En patología aguda, el objetivo prioritario del osteópata será aportar el máximo alivio a los tejidos afectados.
5. En patología crónica o tras la remisión de la fase aguda de cualquier cuadro clínico, el objetivo será devolver toda la integridad a las líneas de gravedad del cuerpo humano, desparasitar el máximo de tensiones existentes y, en definitiva, procurar devolver la funcionalidad perdida al organismo: equilibrio-economía-confort.

    En patología crónica los tejidos se tratan de la superficie a la profundidad.
6. Cada paciente es único, y su suma patológica no tiene nada que ver con la de ninguna otra persona.

3. LA SUMA PATOLÓGICA

La persona que acude a nuestra consulta aquejado de una patología concreta, es un paciente que arrastra más problemas de los que él mismo supone. Cada individuo, en un momento determinado de su existencia, cuando los dolores comienzan a manifestarse, es un ser con una suma patológica que hemos de tener en cuenta si no queremos caer en la rutina de un tratamiento sintomatológico.

La suma patológica de cualquier persona supone:

1. La herencia genética que le ha sido transmitida de sus antecesores.
2. Los problemas que se han podido gestar durante el periodo de vida intrauterina.
3. Los problemas derivados del parto (cesárea, fórceps...)
4. Las secuelas derivadas de golpes, caídas, sobreesfuerzos, ya sea en la práctica deportiva, durante actividades de ocio, accidentes, en el puesto de trabajo, etc.
5. Los problemas derivados de patologías padecidas desde el nacimiento hasta el momento actual de su existencia.
6. Los problemas emocionales a los que cada persona está sometida. Aquellos que no gestionó y tiene impresos en sus tejidos (especialmente la fascia), y los que padece en la actualidad.
7. El estrés. Afecta a muchos neurotransmisores y es el origen de un gran número de patologías. El estrés disminuye la dopamina del cerebro, lo cual disminuye la función de las endorfinas a la hora de combatir el dolor.
8. La alimentación desequilibrada, que sobrecarga de tóxicos nuestros órganos vitales.
9. El consumo de sustancias altamente oxidantes como alcohol, drogas, tabaco y fármacos. La reacción a los fármacos es la 4ª causa de muerta en USA.
10. El efecto de la climatología en la salud del individuo.

La suma de estos factores puede ser la causa del "dolor" que hoy presenta nuestro paciente.

También, es posible que un último acontecimiento sin importancia haya desencadenado una sintomatología específica, en base a la suma patológica que ya arrastraba: este último acontecimiento ha sido "la gota que colma el vaso", desbordándose la patología allá donde el paciente presenta mayor predisposición personal y/o mayor debilidad.

Así mismo, cualquier acontecimiento como un esfuerzo, traumatismo, estrés, etc, puede poner en marcha una cadena fascial, articular, visceral, neurológica, química...y poner en marcha un síntoma que no es más que el grito de alarma del cuerpo de un desequilibrio global.

4. CONCEPTOS GENERALES EN OSTEOPATÍA

LOS PRINCIPIOS DE LA OSTEOPATÍA

1. La estructura gobierna la función
2. El organismo es una unidad funcional
3. La ley de la arteria es absoluta
4. El cuerpo posee mecanismos de autorregulación y autocuración

LA LESIÓN PRIMARIA

Es el obstáculo mayor en el movimiento del fluido intersticial, y que provocan finalmente trastornos secundarios y compensadores.

LA LESIÓN SECUNDARIA

Es la adaptación o compensación a la lesión primaria.

LA LESIÓN DE PRIMER GRADO

Se considera debida principalmente a un episodio traumático, que suele afectar a una vértebra aislada en una de las zonas centrales de la columna y que tiene lugar mientras la columna se encuentra fuera de la posición neutra.

Está representada siempre por la 2ª ley de Fryette: FRL-ERL.

LA LESIÓN DE SEGUNDO GRADO

Es fundamentalmente adaptativa o postural, por lo que tiende a suceder cuando la columna se encuentra en posición neutra.

Está representada siempre por la 1ª ley de Fryette: NLR.

LESIÓN DE TERCER GRADO

Las lesiones de tercer grado son:

1. Lesiones descarriladas
2. Lesiones complicadas
3. Lesiones en traslación lateral

Según Tom Dummer, D.O.:

- En las lesiones de primer y segundo grado, **el lado alto de la pelvis es homolateral a la concavidad de la columna lumbar.**
- En las lesiones de tercer grado, **el lado alto de la pelvis se encuentra en el lado opuesto a la concavidad lumbar.**

OBSERVACIONES ENTRE LAS LESIONES PRIMARIAS, SECUNDARIAS, DE PRIMER GRADO Y SEGUNDO GRADO

En la situación reciente o aguda, la lesión primaria también es, con frecuencia, una lesión de primer grado, aunque con el tiempo, la lesión de primer grado puede progresar a una de segundo o tercer grado, sin dejar de ser primaria.

Es importante tener en cuenta que se basan en premisas diferentes.

LA LESIÓN OSTEOPÁTICA MUDA

La mayoría de las veces, el daño es demasiado débil como para ser registrado por la conciencia. Sin embargo, el paciente presenta trastornos generales: fatiga, depresión, sensación de malestar indefinible, de estar por debajo de su potencial vital normal.

LA LESIÓN REFLEJA

Se trata siempre de una lesión secundaria.

Dolor referido: dolor visceral o músculo-aponeurótico percibido en una zona cutánea distante.

Dolor reflejo, radiculalgia: dolor que sigue el trayecto de una raíz nerviosa.

CAMBIOS TISULARES EN LA DISFUNCIÓN SOMÁTICA

1. Hiperemia,
2. Congestión,
3. Edema,
4. Hemorragias diminutas (petequias),
5. Invasión fibrocítica,
6. Isquemia continuada,
7. Atrofia de los tejidos.

ANAMNESIS OSTEOPÁTICA

La anamnesis consiste en informarnos sobre todo lo que pueda ayudarnos a descubrir las causas de las perturbaciones que sufre nuestro paciente. Dicha anamnesis debe ser sistemática y rigurosa, y no debe dejar escapar ningún detalle o indicador importante que pueda guiar la investigación.

Se trata de ir a lo esencial, insistiendo en las relaciones causa a efecto, sobre la cronología de instalación de los problemas. La anamnesis debe ser un diálogo personalizado.

Los puntos más importantes sobre los que debemos informarnos dependerán de la edad del paciente, de la patología que presenta y de los síntomas asociados.

Un modelo de base sería:

1. Nombre, edad y profesión
2. Motivo de consulta
3. ¿Cuánto tiempo hace que tiene esta patología? Días, semanas, meses o años. Toda disfunción que supere los 6 meses de duración lo consideraremos como patología crónica.
4. ¿Se produjo como consecuencia de un traumatismo? En caso afirmativo hay que solicitar pruebas radiográficas para descartar fracturas, fisuras, etc. Un osteópata no debería trabajar sin radiografías.
5. ¿El dolor es fijo o irradiado?
6. Punto concreto o área de dolor.
7. ¿Cuándo le duele más?

   - En la cama: posible dolor inflamatorio
   - Justo al levantarse: posible patología degenerativa
   - Duele al toser, reír, defecar o estornudar: posible afectación medular (hernia)
   - Al realizar gestos concretos: posible dolor mecánico
   - A todas horas y en cualquier situación: posible patología en estado agudo, inflamación.

8. ¿Ha sufrido con anterioridad este tipo de patología? En caso afirmativo, qué tratamiento siguió, diagnóstico que se le practicó, etc.
9. ¿Le han realizado alguna intervención quirúrgica?
10. ¿Toma algún tipo de medicación?
11. ¿Consume drogas, fuma?
12. En qué posición duerme y cuantas horas?
13. ¿Cree que debe comunicarnos algo que nos pueda ayudar relacionado con su patología?

Otros factores imprescindibles sobre los que debemos informarnos son:

La alimentación. La inmensa mayoría de las patologías que padece el ser humano vienen derivadas del consumo erróneo de productos que agreden seriamente su salud.

Un osteópata cualificado ha de tener los conocimientos suficientes en nutrición natural para aconsejar y guiar a su paciente hacia un camino correcto, equilibrado y coherente con su medio interno.

El estado emocional del paciente. Suele decirse que *el cuerpo es el esclavo de la mente.* Si la mente sufre por problemas emocionales no gestionados correctamente, nuestro cuerpo se retrae en un intento de protegerse. Cada área corporal tiene perfectamente demarcada su simbología emocional, por lo que en innumerables ocasiones dolores que parecían de origen estructural, no son más que la somatización del sufrimiento de la mente.

La mayoría de las personas sufren y padecen enfermedades porque acumulan resentimientos, odio, cólera, furia; viven aferrados al pasado y a las ideas del pasado, cargan cólera, odio, tristeza, viven para complacer a los demás o, según los patrones establecidos como correctos, no se aceptan a sí mismos y carecen de amor propio de manera incondicional; cargan sentimientos de culpa, frustraciones, resentimientos y demás emociones que surgen a través de los pensamientos que no controlan y que llega un momento en el que el cuerpo dice, pues esto tiene que salir por algún lado y es a través de cantidad de síntomas o enfermedades, que no es más que el cuerpo hablando: el cuerpo grita lo que la boca calla.

CONCEPTO OSTEOPÁTICO DE LA POSTURA

La postura como el resultado de la interacción dinámica de dos grupos de fuerzas (la fuerza de gravedad del ambiente por una parte, y la resistencia que le opone el individuo por otra), la postura es la expresión formal del equilibrio en cada momento entre estos dos grupos de fuerzas. Por lo tanto, cualquier deterioro en la postura indica que el individuo está perdiendo en su contienda con la fuerza de gravedad.

EL SISTEMA TÓNICO POSTURAL

Es un conjunto muy complejo de interacción entre "aferencias y eferencias" dadas por varios receptores posturales, los que a su vez están modulados directa e indirectamente por el Sistema Nervioso Central, a nivel córtico-espinal y a través de un complejo sistema de reflejos neuro-sensitivo motores.

Exocaptores:

- **La piel**
- **El sistema podal:**

  – Disfunciones en cadena ascendente (pies plano-valgos simétricos, cavos simétricos, valgos simétricos).
  – Cadena mixta (pies planos asimétricos, cavos-varos asimétricos)
  – Cadena descendente: (pie varo de un lado y valgo de otro)

Cuando el pie es adaptativo a una cadena descendente, tendremos entonces apoyos asimétricos. El uso de plantillas es entonces inadecuada e innecesaria.

Una disfunción de los pies modifica la postura, es entonces la causa de una cadena ascendente. Tendremos entonces apoyos simétricos. El uso de plantillas es entonces necesario.

- **Los ojos**
- **El sistema masticador**

Endocaptores:

- Las cadenas musculares
- El eje cráneo-sacro

5. APROXIMACIÓN GLOBAL DIAGNÓSTICA

VISUALIZACIÓN DEL PACIENTE

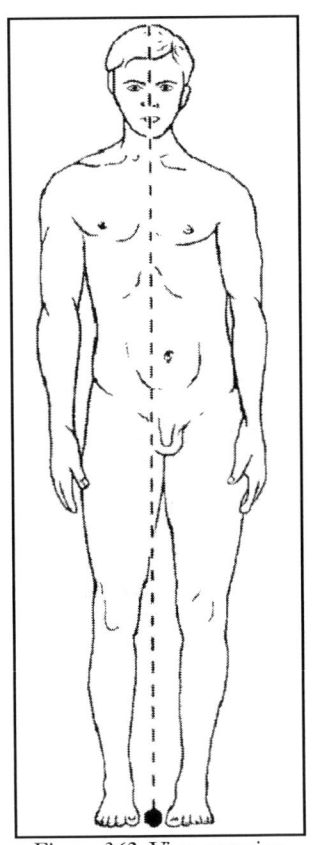 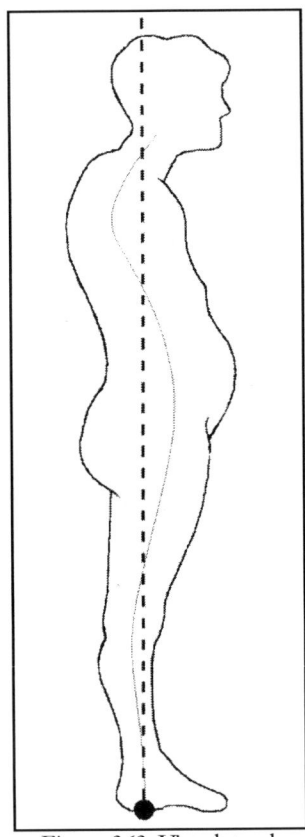 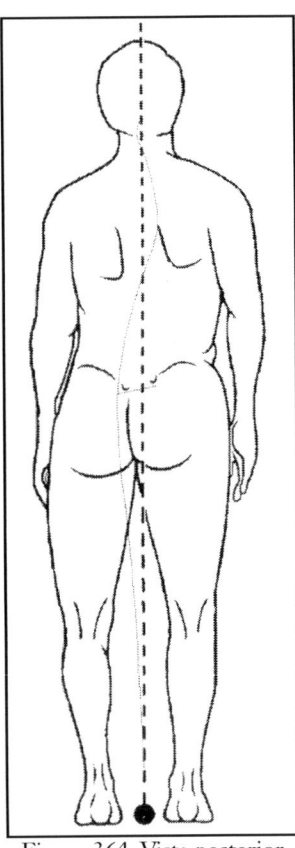

Figura 362. Vista anterior.   Figura 363. Vista lateral.   Figura 364. Vista posterior.

TEST DE LA VERTICAL DE BARRÉ

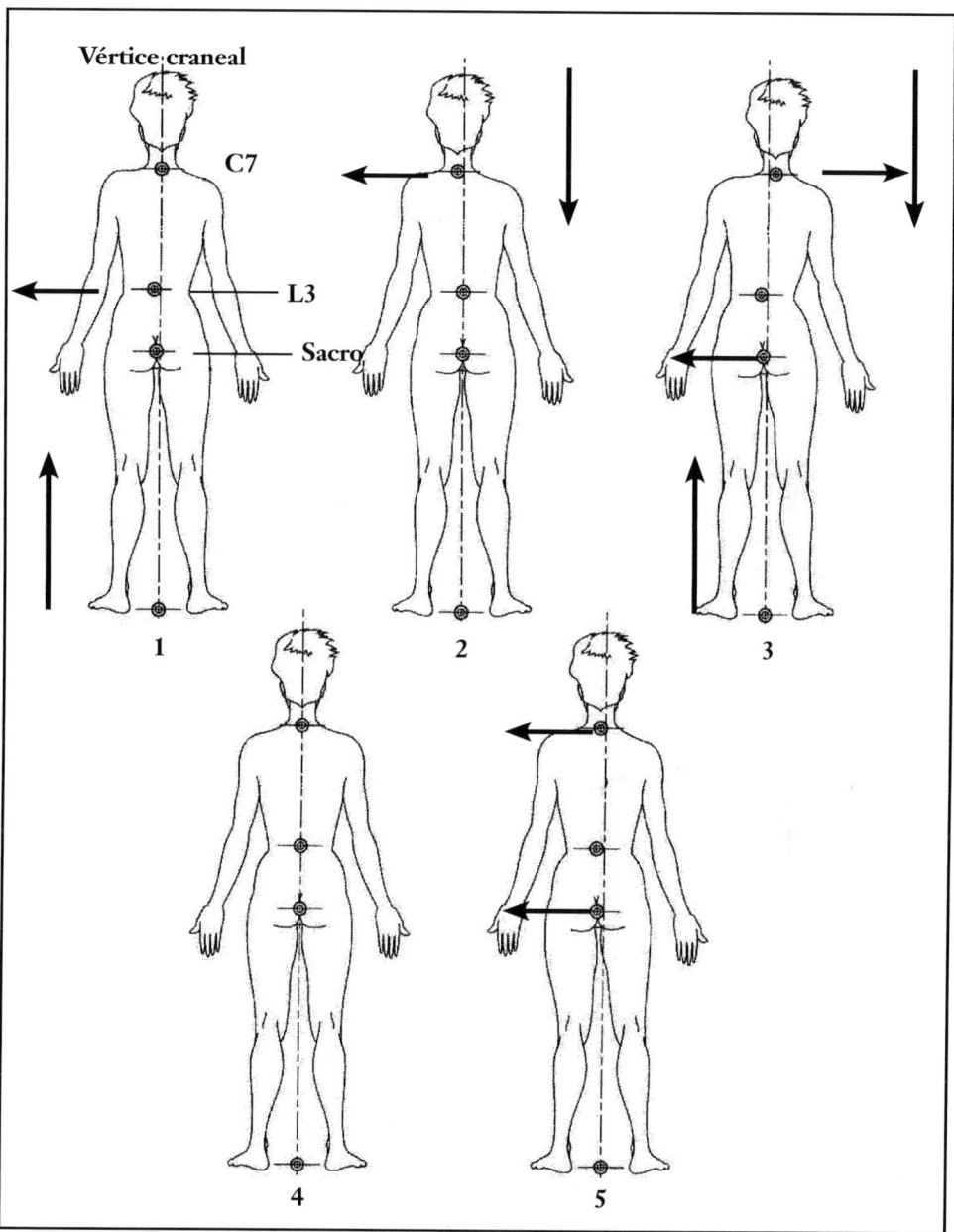

Figura 365. Test de la vertical de Barré

1. Desplazado L3-Glúteo

Problema mecánico comprendido entre los pies y las lumbares L3, L4 y L5.
Proceso mecánico ascendente.
Pies simétricos.

2. Vértice craneal-C7 descentrados

Problema mecánico del eje cráneo-sacro y cervicales C1, C2 y C3.
Proceso mecánico descendente.
Pies asimétricos

3. Desplazamiento de L3-glúteo hacia un lado y del vértice craneal-C7 hacia el otro lado

Problema mecánico comprendido entre los pies y las lumbares L3, L4 y L5 y problema mecánico del eje cráneo-sacro y cervicales C1, C2 y C3.
Desequilibrio mixto: Proceso mecánico ascendente y descendente.
Pies asimétricos

4. Referencias alineadas

Normalidad postural o si va acompañado de una escoliosis, ésta es compensada.

5. Vértice craneal y L3-glúteo desplazados del mismo lado

Latigazo cervical

TEST DE FLEXIÓN SENTADO, TFS

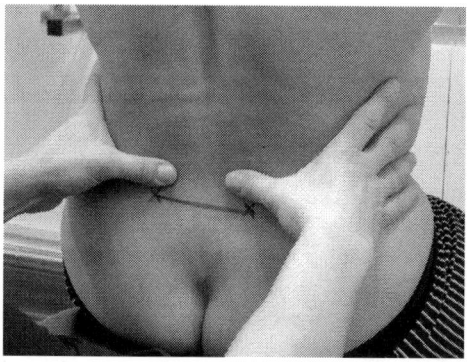

Foto 307. Test de flexión sentado, TFS
Contacto en S1

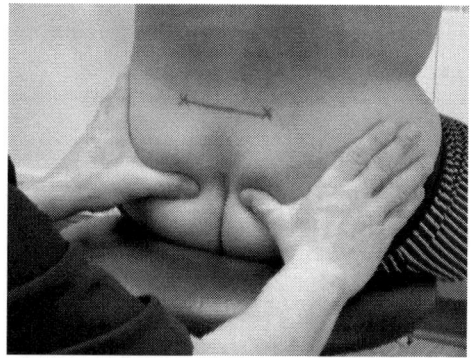

Foto 308. Test de flexión sentado, TFS
Contacto en los AIL

Dos posibilidades diagnósticas:

1. El pulgar izquierdo sube más en el cuadrante superior y el pulgar derecho en el cuadrante inferior: la línea que unirá estos dos puntos formará un eje oblicuo izquierdo alrededor del cual se tendrá una torsión sacra derecha o izquierda.
    A continuación realizamos el test de Downing en el ilíaco derecho:

    – Si el ilíaco se encuentra posterior: sacro izdo-izdo
    – Si el ilíaco se encuentra anterior: sacro izdo-dcho

2. El pulgar derecho sube más en el cuadrante superior y en el cuadrante inferior: tendremos entonces un eje vertical derecho que provocará la creación de un semi-eje transversal izquierdo. Entonces estaremos en relación con una disfunción unilateral sacra de flexión izquierda o extensión izquierda.
    A continuación realizamos el test de Downing en el ilíaco izquierdo:

    – Si el ilíaco se encuentra posterior: sacro unilateral anterior (o en extensión) izquierdo
    – Si el ilíaco se encuentra anterior: sacro unilateral posterior (o en flexión) izquierdo

Disfunciones en torsión (L5/coxo-femoral)

Las disfunciones osteopáticas del sacro en torsión son adaptaciones a la disfunción de L5.

L5 siempre está rotada en dirección opuesta a la torsión del sacro.

Como las lesiones en torsión se presentan siempre en el eje oblicuo izquierdo, hay que valorar en todos los casos la coxo-femoral derecha (unidad funcional junto con la sacro-ilíaca y L5).

Disfunciones en unilateralidad izquierda

Las disfunciones osteopáticas del sacro en unilateralidad son disfunciones propias del sacro y no dependen de la L5.

Como las lesiones en unilateralidad se presentan siempre en la izquierda, hay que valorar en todos los casos la coxo-femoral izquierda (unidad funcional junto con la sacro-ilíaca y L5). En este caso L5 puede o no encontrarse en disfunción, pero nunca representa el origen de la disfunción del sacro.

Puede producirse que ambos pulgares arrastren bilateralmente

En este caso:

• el sacro puede ser normal, ausencia de disfunción
• el sacro puede estar en lesión de flexión bilateral,
• el sacro puede estar en lesión de extensión bilateral,
• el sacro puede estar en lesión traumática bilateral.

TEST RESPIRATORIO SACRO EN DECÚBITO PRONO

Este test lo realizamos para valorar exclusivamente si estamos en presencia de un sacro bilateral anterior o posterior. Lo realizaremos siempre que el TFS nos arrastre bilateralmente. Pero también en caso

de disfunción del eje oblicuo izquierdo y en los sacros unilaterales iz-
quierdos, ya que el sacro puede presentar, además de una de estas disfunciones citadas, alguna otra lesión en flexión o extensión bilateral.

- Si durante la inspiración el sacro rehuye posteriorizarse, o lo hace
  en menor amplitud que durante la fase espiratoria y durante la
  espiración el sacro se anterioriza bien, o lo hace en mayor amplitud que durante la fase inspiratoria, significa que estamos ante un
  sacro bilateral anterior.
- Si durante la espiración el sacro rehuye anteriorizarse, o lo hace en
  menor amplitud que durante la fase inspiratoria y durante la inspiración el sacro se posterioriza bien, o lo hace en mayor amplitud
  que durante la fase espiratoria, significa que estamos ante un sacro
  bilateral posterior.

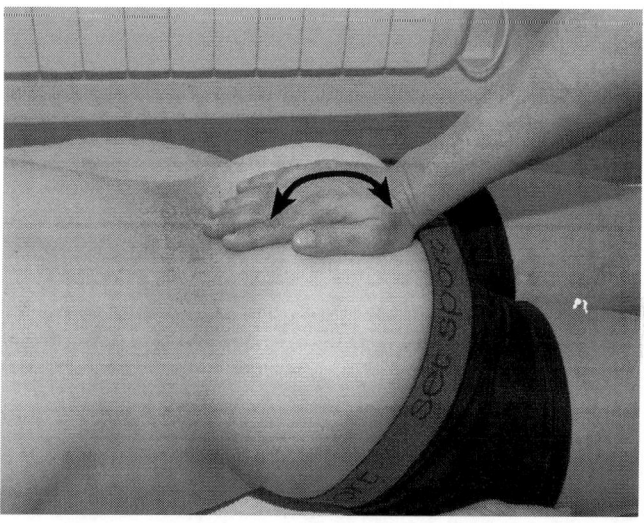

Foto 309. Test respiratorio sacro en decúbito prono.

Superposición de las lesiones del sacro

Al igual que en la SEB (sincondrosis esfenobasilar), en el sacro pueden presentarse dos lesiones a la vez (cosa de todos modos no muy
común).

Las relaciones lesionales pueden ser:

- Sacro izquierdo-derecho o derecho-izquierdo con bilateral posterior
- Sacro unilateral posterior con bilateral posterior
- Sacro izquierdo-izquierdo o derecho-derecho con bilateral anterior
- Sacro unilateral anterior con bilateral anterior

Conclusiones diagnósticas

1. Cuando el TFS da negativo (ambos lados por igual), y el test respiratorio sacro en decúbito prono también da negativo, entonces podemos afirmar que estamos ante una patología primaria del ilíaco. En este caso, el TFP nos marcará el ilíaco en disfunción. Nuestro campo de actuación deberá centrarse sobre el ilíaco, especialmente de L3 a los pies. Con prioridad sobre la pierna corta.

    En este caso, estaremos en presencia de un proceso mecánico ascendente pie-pelvis o descendente pelvis-pie:

    - Si el ilíaco se encuentra en posterioridad: proceso mecánico ascendente pie-pelvis.
    - Si el ilíaco se encuentra en anterioridad: proceso mecánico descendente pelvis-pie.

2. Cuando el TFS o el test respiratorio en decúbito prono dan positivo, entonces podemos afirmar que estamos ante una patología primaria del sacro. Nuestro campo de actuación deberá centrarse sobre el sacro, especialmente del occipital al sacro. Con prioridad sobre el eje cráneo-sacro.

    En este caso, estaremos en presencia de un proceso mecánico ascendente sacro-craneal o descendente cráneo-sacro. Los sacros posteriorizados se inscriben dentro de las lesiones descendentes cráneo-sacras:

    - Sacro izquierdo-derecho o derecho-izquierdo
    - Sacro bilateral posterior
    - Sacro unilateral posterior

Los sacros anteriorizados se inscriben dentro de las lesiones ascendentes sacro-craneales:

- Sacro izquierdo-izquierdo o derecho-derecho
- Sacro bilateral anterior
- Sacro unilateral anterior

3. También suelen presentarse cuadros mixtos, característicos de pacientes con sintomatología y patología en el espacio entre el cráneo y el sacro, así como con sintomatología y patología del espacio comprendido entre el ilíaco y los pies. Ambos procesos suelen ser ascendentes o descendentes:

    - Proceso mecánico descendente cráneo-sacro y descendente pelvis-pie.
    - Proceso mecánico ascendente pelvis-pie y ascendente cráneo-sacro.

4. Las patologías de las extremidades, inferiores y superiores, las diagnosticamos localmente como ya quedó descrito en los tomos 2 y 4 de esta colección. Su patología queda inscrita dentro de alguno de los procesos mecánicos que acabamos de describir.

6. PROTOCOLOS TERAPÉUTICOS

Vamos a exponer el orden idóneo de tratamiento osteopático global, en osteopatía estructural, según los diferentes procesos mecánicos. Estos protocolos no son nunca herméticos, pudiendo sufrir variaciones dependiendo de los tejidos que se encuentren afectados.

1. PROCESO MECÁNICO CON PATOLOGÍA PRIMARIA DEL ILÍACO

1. CB + CD + CMI (sólo en patología crónica).
2. Aplicación local de crioterapia (bolsa gel, criomasaje...), en base al tejido afectado: sólo en dolores concretos.
3. Movilizaciones y bombeos.
4. Tratamiento de la musculatura lumbo-pélvica y de la extremidad inferior afectada
5. Tratamiento con técnica perióstica, Jones, TEM y/o puntos gatillo (sólo en caso de ser necesarias).
6. Tratamiento del diafragma torácico y pélvico.
8. Tratamiento articular:

Ejemplo PMD pelvis-pie	Ejemplo PMA pie-pelvis
Ilíaco	Pie/tobillo + rodilla + cadera
Pubis	Ilíaco
Lumbar	Pubis
Cadera + rodilla + pie/tobillo	Lumbar

9. Bombeo del occipital.

Nota: no olvidar valorar la dismetría de miembros inferiores.

2. PROCESO MECÁNICO ASCENDENTE SACRO-CRANEAL

1. CB + CD.
2. Aplicación local de crioterapia (bolsa gel, criomasaje...), en base al tejido afectado: sólo en dolores concretos.
3. Movilizaciones y bombeos.
4. Tratamiento de la musculatura lumbo-pélvica.
5. Tratamiento con técnica perióstica, Jones, TEM y/o puntos gatillo (sólo en caso de ser necesarias).
6. Tratamiento del diafragma torácico y pélvico.
7. Tratamiento articular:

    – Ilíaco
    – Pubis
    – Sacro
    – Columna lumbar
    – Columna torácica
    – Costillas + esternón
    – Columna cervical

9. Bombeo del occipital.

Nota: no olvidar valorar la dismetría de miembros inferiores, pues en este esquema lesional es de suma importancia.

En siguientes sesiones valoramos la SEB, la cual puede haber corregido su esquema disfuncional al normalizar los problemas primarios del sacro. En caso contrario debemos tratarla.

3. PROCESO MECÁNICO DESCENDENTE CRÁNEO-SACRO

1. CB + CD.
2. Aplicación local de crioterapia (bolsa gel, criomasaje...), en base al tejido afectado: sólo en dolores concretos.
3. Movilizaciones y bombeos.
4. Tratamiento de la musculatura lumbo-pélvica.
5. Tratamiento con técnica perióstica, Jones, TEM y/o puntos gatillo (sólo en caso de ser necesarias).
6. Tratamiento del diafragma torácico y pélvico.
7. Tratamiento articular:

   - Ilíaco
   - Pubis
   - Sacro
   - Columna lumbar
   - Columna torácica
   - Costillas + esternón
   - Columna cervical

9. Bombeo del occipital.

Nota: como la disfunción osteopática primaria en este proceso mecánico se encuentra en la SEB, en próximas sesiones deberemos abordarla y restaurar su mecánica fisiológica.

4. PROCESO MECÁNICO MIXTO DESCENDENTE CRÁNEO-SACRO Y PELVIS-PIE

1. CB + CD.
2. Aplicación local de crioterapia (bolsa gel, criomasaje...), en base al tejido afectado: sólo en dolores concretos.
3. Movilizaciones y bombeos.
4. Tratamiento de la musculatura lumbo-pélvica.
5. Tratamiento con técnica perióstica, Jones, TEM y/o puntos gatillo (sólo en caso de ser necesarias).
6. Tratamiento del diafragma torácico y pélvico.
7. Tratamiento articular:

   – Ilíaco
   – Pubis
   – Sacro
   – Columna lumbar
   – Columna torácica
   – Costillas + esternón
   – Columna cervical

9. Bombeo del occipital.
10. Tratamiento de:

    – Cadera
    – Rodilla
    – Pie-tobillo

Nota: como la disfunción osteopática primaria en este proceso mecánico se encuentra en la SEB, en próximas sesiones deberemos abordarla y restaurar su mecánica fisiológica.

5. PROCESO MECÁNICO MIXTO ASCENDENTE PELVIS-PIE Y SACRO-CRANEAL

1. CB + CD + CMI (sólo en patología crónica).
2. Aplicación local de crioterapia (bolsa gel, criomasaje...), en base al tejido afectado: sólo en dolores concretos.
3. Movilizaciones y bombeos.
4. Tratamiento de la musculatura lumbo-pélvica.
5. Tratamiento con técnica perióstica, Jones, TEM y/o puntos gatillo (sólo en caso de ser necesarias).
6. Tratamiento del diafragma torácico y pélvico.
7. Tratamiento articular:

   – Ilíaco
   – Pubis
   – Sacro
   – Columna lumbar
   – Columna torácica
   – Costillas + esternón
   – Columna cervical

9. Bombeo del occipital.
10. Tratamiento de:

   – Pie-tobillo
   – Rodilla
   – Cadera

Nota: no olvidar valorar la dismetría de miembros inferiores, pues en este esquema lesional es de suma importancia.

En siguientes sesiones valoramos la SEB, la cual puede haber corregido su esquema disfuncional al normalizar los problemas primarios del sacro. En caso contrario debemos tratarla.

6. PROCESOS MECÁNICOS CON AFECTACIÓN DEL MIEMBRO SUPERIOR

Al nivel del miembro superior las cadenas lesionales son menos marcadas. La extremidad superior no soporta peso como lo hace la inferior, queda suspendida, por lo que las tensiones son menos importantes. Su funcionamiento está extremadamente unido al de la columna vertebral. El complejo escapulohumeral es muy móvil y es una articulación incongruente; el posicionamiento humeral depende pues de un equilibrio muscular periarticular, cervical y torácica.

Al nivel del miembro superior estaremos esencialmente en presencia de la continuación descendente mecánica organizada alrededor de disfunciones torácicas, cervicales y claviculares. No obstante, en los casos de procesos mecánicos ascendentes del miembro superior (especialmente por lesiones causadas tras caídas sobre la mano), las áreas llave siguen siendo las mismas que en los procesos mecánicos descendentes:

- Las vértebras torácicas y la escápula.
- Las vértebras cervicales y las costillas 1ª y 2ª.
- La cabeza radial (es la clave en el miembro superior).
- Las hileras carpianas y metacarpianas.

LOS HUESOS LLAVES Y LOS HUESOS SUSPENDIDOS

Podemos decir que tenemos tres cinturas óseas: el cráneo, la cintura escapular y la cintura pelviana. A cada una le corresponde un hueso llave y un hueso suspendido.

Cintura ósea	Hueso llave	Hueso suspendido
Cráneo	Malar o cigomático	Maxilar inferior
Cintura escapular	Clavícula	Miembro superior
Cintura pelviana	Ramas pubianas	Miembro inferior

A estas tres llaves se superpone el peroné

- El malar forma parte de la esfera esfenoidal, pero por su articulación con el temporal, también forma parte de la esfera occipital. El malar debe ser verificado y normalizado en todos los problemas de la esfera craneal.
- La clavícula controla a la escápula y al miembro superior, así como al cuello y la movilidad superior de la caja torácica.
- Las ramas pubianas, parte integrante del hueso ilíaco, se articulan entre ellas para formar junto con las sacro-ilíacas, la unión que tendrá la función de "amortiguar, absorber, controlar, dirigir" (Mitchell, D.O.) las fuerzas tanto descendentes como ascendentes.

El peroné, opuesto a la tibia, sirve de correa de transmisión a las fascias del miembro inferior. No sufre la gravedad sino juega un papel importante en todos los problemas del pie, de la rodilla y...de las cervicales.

Los huesos llave son los enlaces de los músculos largos y de las fascias. Si admitimos que el hombre es "como una marioneta suspendida al occipital por las aponeurosis, los músculos y sobre todo las fascias", concebimos fácilmente el papel de los huesos llaves para el equilibrio y armonía del cuerpo.

Los huesos llaves hay que verificarlos los primeros y en todos los casos.

Actúan los unos sobre los otros, ya sea homolateralmente, heterolateralmente y a nivel lemniscal.
Los micromovimientos controlan los movimientos mayores de todas las articulaciones que dependen de ellos.

Permiten a las fascias jugar un triple papel: de sostén, de nutrición y de lugar de paso neuro-vascular.

La exposición realizada sobre estos huesos y sus correcciones serán incompletas si omitimos el tratamiento de los huesos suspendidos; podemos considerar como tales, de arriba hacia abajo a:

• La escápula-esternón (unidos por la clavícula)
• El sacro
• La rótula
• El cuboides

Su importancia será en el estudio de estos huesos, pero ya podemos observar que:

a) La escápula   } Son sensiblemente { Una cara posterior
   El sacro   triangulares con   Un vértice inferior
   La rótula   Una base superior

b) Actúan de enlace de numerosos músculos y ligamentos pudiendo, en cierta medida, ser considerados como huesos sesamoideos.

c) Normalizándolos, bien por separado, sucesivamente o mejor todavía juntos, restablecemos a la armonía total del cuerpo.

d) Tienen un relación articular o ligamentaria con un hueso llave.

e) Hay relaciones estrechas entre:

Clavículas-escápulas-esternón
Pubis-sacro
Cuboides-peronés-ilíacos

LOS HUESOS LLAVES

• Los malares o cigomáticos
• Las clavículas

- Las ramas pubianas
- Los peronés

LOS HUESOS SUSPENDIDOS

- Los cuboides
- Las rótulas
- El sacro
- El esternón
- Las escápulas

OBSERVACIONES FINALES EN EL TRATAMIENTO OSTEOPÁTICO ESTRUCTURAL

LA ESTRUCTURA GOBIERNA LA FUNCIÓN

Esta máxima que nos legó Still jamás debemos olvidarla. Un correcto ajuste y equilibrio de la estructura es la clave principal en el abordaje terapéutico de cualquier patología.

El osteópata, dentro del cuadro de un tratamiento estructural, ha de tener bien demarcado su campo de actuación:

1. Localizar la lesión primaria y abordarla con prioridad. La lesión primaria es el obstáculo mayor en el movimiento del fluido intersticial. Es lo que impide al paciente liberarse de sus disfunciones. La resolución de la lesión primaria es la clave para que el paciente recupere una salud normal. Debemos valorar principalmente a los huesos llave y a los huesos suspendidos.
2. Además, en cada sesión deberemos equilibrar el conjunto global de la estructura devolviendo toda la coherencia y armonía a las líneas de gravedad del cuerpo humano.

Observación importante: ni podemos ni debemos tratar exclusivamente el área que duele. Eso no es osteopatía, es bricolaje.

La clave en osteopatía radica en un correcto diagnóstico. Sin él, todo lo demás simplemente está abocado al más rotundo de los fracasos.

BIBLIOGRAFÍA

A. CHANTEPIE-J.F. PÉROT-PH. TOUSSIROT. Cahiers d'ostéopathie. Nº 2. Ostéopathie Clinique et pratique. Maloine, 2010.

A.I. KAPANDJI. Fisiología articular, tomo 1. Maloine- Editorial Médica Panamericana, 2006.

ALBERT BENICHOU. Os clés os suspendus. Spek, 1998.

B. HUTEAU-F. LE BOURDAIS-O. USUREAU. Diagnostic ostéopathique. Rachis et squelette appendiculaire. Maloine, 2011.

DAVID G. SIMONS-JANET G. TRAVELL-LOIS S. SIMONS. Dolor y disfunción miofascial. El manual de los puntos gatillo, volume II, mitad superior del cuerpo. Editorial Médica Panamericana, 2001.

E. CLOET-G. RANSON-F. SCHALLIER. La osteopatía práctica. Editorial Paidotribo, 2000.

FRANCISCO FAJARDO. Cuadernos de osteopatía. Nº 7. El hombro. El codo. La muñeca. Tratamiento osteopático del bebé y del niño. Integración global del diagnóstico y tratamiento en osteopatía estructural. Editorial Dilema, 2007.

FRANCISCO FAJARDO. La osteopatía fascial. Editorial Dilema, 2012.

FRANCISCO FAJARDO. Tratado de osteopatía. Tomo 1. Editorial Dilema, 2014.

FRANCISCO FAJARDO. Tratado de osteopatía. Tomo 2. Editorial Dilema, 2015.

FRANCISCO FAJARDO. Tratado de osteopatía. Tomo 3. Editorial Dilema, 2016.

GUY ROULIER. La práctica de la osteopatía. EDAF, 1995.

JACQUES MARTEL. El gran diccionario de las dolencias y en fermedades. Editions Quintessence.

KEITH L. MOORE-ARTHUR F. DAILEY-ANNE M.R. AGUR. MOORE. Anatomía con orientación clínica. 7ª edición. Wolters Kluwe/Lippincott Williams & Wilkins, 2013.

PATRICK FRIED. Membre supérieur et therapie manuelle.. Tome I, L'epaule. Spek, 1990.

RAYMOND T. BROOME. Técnica quiropráctica de las articulaciones periféricas. Editorial Paidotribo, 2005.

SCHÜNKE-SCHULTE-SCHUMACHER-VOLL-WESKER. Prometheus, texto y atlas de anatomía. Tomo I. Editorial Médica Panamericana, 2010.

STANLEY HOPPENFELD. Exploración física de la columna vertebral y las extremidades. Manual Moderno, 1979.

W. KAHLE-H. LEONHARDT-W. PLATZER. Atlas de anatomía, tomo 1, aparato locomotor. Ediciones Omega, 1991.

http://www.saludymedicinas.com.mx/centros-de-salud/dolor-fiebre/ejercicio/deportistas-lesion-manguito-rotador.html

http://unefaanatomia.blogspot.com.es/2008/04/esqueleto-apendicular.html

https://www.nlm.nih.gov/medlineplus/spanish/ency/esp_imagepages/19622.htm

http://www.conocimientosweb.net/dcmt/ficha15439.html

http://physioworks.com.au/injuries-conditions-1/bursitis_shoulder

https://anatomiapractica.wordpress.com/2014/02/06/de-la-estructura-a-la-funcion-grupos-musculares-del-miembro-superior-1/

http://entrainement-sportif.fr/muscle-grand-dentele.htm

http://drnestorodriguez.com/lesion-en-el-hombro-o-manguito-rotador/

http://slideplayer.es/slide/3281179/

http://190.242.98.178:8090/educativo/ortopedia/new-page-2/articulaciones-del-miembro-superior.html

http://fisioactividad.blogspot.com.es/2013/01/complejo-articular-del-hombro.html

http://kakameeel.blogspot.com.es/2014/09/v-behaviorurldefaultvmlo.htm

http://seattleclouds.com/myapplications/Albertosh/ArtroHombro/Anatomiapaciente.html

http://seattleclouds.com/myapplications/Albertosh/ArtroHombro/LuxacionAC.html

http://www.elsevier.es/es-revista-revista-espanola-cirugia-ortope-dica-traumatologia-129-articulo-tratamiento-las-luxaciones-acromio-claviculares-agudas-13149234

http://drcmelendez.com/luxaciones-acromioclaviculares.html

http://www.maitrise-orthopedique.com/articles/instabilite-ante-rieure-chronique-de-lepaule-317

https://es.wikipedia.org/wiki/Harpagophytum_procumbens

https://es.wikipedia.org/wiki/Harpagophytum_procumbens

https://es.wikipedia.org/wiki/Arnica

https://es.wikipedia.org/wiki/Curcuma_longa

http://mejorconsalud.com/la-curcuma-una-especia-con-propieda-des-milagrosas/

http://www.naturalternativa.net/cayena-beneficios-y-propiedades/

http://www.medizzine.com/plantas2/matricaria_recutita.php

http://misremedios.com/sustancias/regaliz-glycyrrhiza-glabra/

http://naturalmedicina.net/sauceblanco.html

https://es.wikipedia.org/wiki/Glycyrrhiza_glabra

http://www.espirulina.es/

http://mejorconsalud.com/usos-medicinales-del-jengibre/

https://es.wikipedia.org/wiki/Zingiber_officinale

http://misremedios.com/sustancias/grosellero-negro-ribes-ni-grum-l/

https://www.ucm.es/data/cont/docs/420-2014-03-20-14%20Patolo-gia%20no%20traumatica%20del%20hombro.pdf

https://www.anatomicaljustice.com/Stock-Medical-Illustra-tions/Bigliani-Classification-of-the-Left-Acromion-Process?servi-ce=0&MS=0&BR=55&id=1657

http://www.cto-am.com/subacromial.htm

http://radsource.us/os-acromiale/

http://www.elergonomista.com/fisioterapia/pf06.html

http://ortocritica.blogspot.com.es/2012/03/artrosis-glenohume-ral-terminal.html

http://www.cun.es/enfermedades-tratamientos/enfermedades/ar-trosis-glenohumeral

http://www.teknon.es/web/valdes/hombro/artrosis-de-la-articulacion-acromioclavicular

https://books.google.es/books?id=NsvsJ0OkXocC&pg=PA268&lpg=PA268&dq=artrosis+esternoclavicular&source=bl&ots=zkzXTI0NWM&sig=zjCPwEIy1fmdIQzQXyAMf6FZyKY&hl=es&sa=X&sqi=2&ved=0ahUKEwiW8K_frLHKAhUCtRoKHR7cBkQ-Q6AEISzAH#v=onepage&q=artrosis%20esternoclavicular&f=false

http://scielo.isciii.es/scielo.php?pid=S1134-80462004000200007&script=sci_arttext

http://www.fisioterapia-online.com/articulos/todo-sobre-el-sindrome-de-parsonage-turner

http://www.elsevier.es/es-revista-atencion-primaria-27-articulo-sindrome-parsonage-turner-13112202

https://www.ugr.es/~dlcruz/musculos/musculos/pronador%20cuadrado.htm

https://www.ugr.es/~dlcruz/musculos/musculos/supinador%20corto.htm

http://cv0893.blogspot.com.es/2013_02_01_archive.html

http://www.eorthopod.com/elbow-anatomy/topic/18

myanatomy.tuars.com

http://emssolutionsint.blogspot.com.es/2012/10/subluxacion-de-la-cabeza-del-radio-codo.html

http://www.suzannetapper.co.nz/2009/08/tennis-elbow-lateral-epicondylitis/

http://www.francesccaparros.com/epitrocleitis-codo-de-golfista/

http://www.ecured.cu/Bursitis_olecraniana

http://www.imedicinafisica.com/lesiones/codo-antebrazo/bursitis-olecraniana/

http://cto-am.com/neuropatia_cc.htm

http://www.neuros.net/es/descompresion_nervio_cubital.php

http://www.insht.es/MusculoEsqueleticos/Contenidos/Ficheros/Ficha%206%20epitrocleoolecranian%20ENTREGADA%20ORTO+AEEMT+SEMFYC.pdf

http://myanatomy.tuars.com/huesos-ms2.html

http://wzar.unizar.es/acad/cinesio/Documentos/Pulgar_Apuntes_2010.pdf

http://cto-am.com/scguyon.htm

http://cto-am.com/t_elp.htm

https://es.wikipedia.org/wiki/Arco_palmar_superficial

https://espanol.kaiserpermanente.org/static/health-encyclopedia/es-us/kb/zm63/09/zm6309.shtml

http://orthoinfo.aaos.org/topic.cfm?topic=A00621

https://www.nlm.nih.gov/medlineplus/spanish/ency/article/000433.htm

http://acupunturayosteopatia.com/autotratamiento-de-la-capsulitis/

http://cto-am.com/neuropatia_radial.htm

http://www.ecured.cu/Archivo:Figura_42.JPG

http://www.studentconsult.com

http://musculo.xyz/reviews/nervio-radial-mano

http://es.slideshare.net/PaulMurillo/miembro-superior-38791660

http://www.efisioterapia.net/articulos/test-neurodinamicos-y-diferenciacion-sintomas

http://www.fuentesaludable.com/porque-duele-pegarse-en-el-codo/

http://www.aafp.org/afp/2013/0415/p568.html

http://www.cun.es/enfermedades-tratamientos/enfermedades/sindrome-tunel-carpiano

http://www.cun.es/enfermedades-tratamientos/enfermedades/sindrome-tunel-carpiano

https://www.nlm.nih.gov/medlineplus/spanish/ency/article/000433.htm

http://www.actaodontologica.com/ediciones/2010/3/art21.asp

http://www.ehealthstar.com/anatomy/guyons-canal

http://manoytrauma.blogspot.com.es/2014/08/salud-laboral-sindrome-del-canal-de.html

http://www.emb.cl/hsec/articulo.mvc?xid=531

http://cto-am.com/scguyon.htm

http://www.insht.es/MusculoEsqueleticos/Contenidos/Ficheros/Ficha%2010%20canal%20de%20Guyon%20ENTREGADA%20OR-TO+AEEMT+SEMFYC.pdf

https://espanol.kaiserpermanente.org/static/health-encyclopedia/es-us/kb/tp12/856/tp12856.shtml

http://www.meds.cl/lesiones-y-enfermedades/articulo/tenosinovi-tis-de-quervain-tendinitis-extensor-del-pulgar

http://armsmexico.com/category/articulos-arms/page/2/

http://media.axon.es/pdf/89592.pdf

http://cto-am.com/t_dedogatillo.htm

http://www.lectiadeortopedie.ro/maladia-dupuytren/

http://cto-am.com/dupuytren.htm

http://www.farmaconsejos.com/patologias/enfermedad-de-du-puytren/

http://www.clinicadrbalaguer.com/tratamiento/ganglion/

http://centroluzinterior.es/2016/03/19/dime-que-te-duele-y-te-dire-que-necesitas-perdonar/

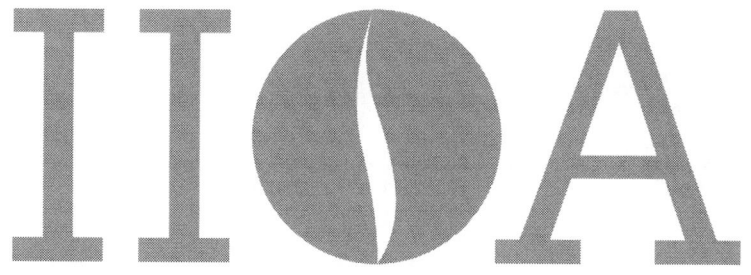

INSTITUTO INTERNACIONAL DE OSTEOPATÍA AVANZADA

FORMACIONES PROFESIONALES DE OSTEOPATÍA

Director: Francisco Fajardo, D.O. MROE

Sedes en
IIOA Donostia
Paseo Duque de Mandas, nº 30 – bajo.
20012 Donostia (Guipúzkoa)
Tel.: 943 420 458

IIOA Barcelona
Calle del Rosellón, 518 - local.
08026 Barcelona
Tel.: 640 368 492

www.institutoioa.com

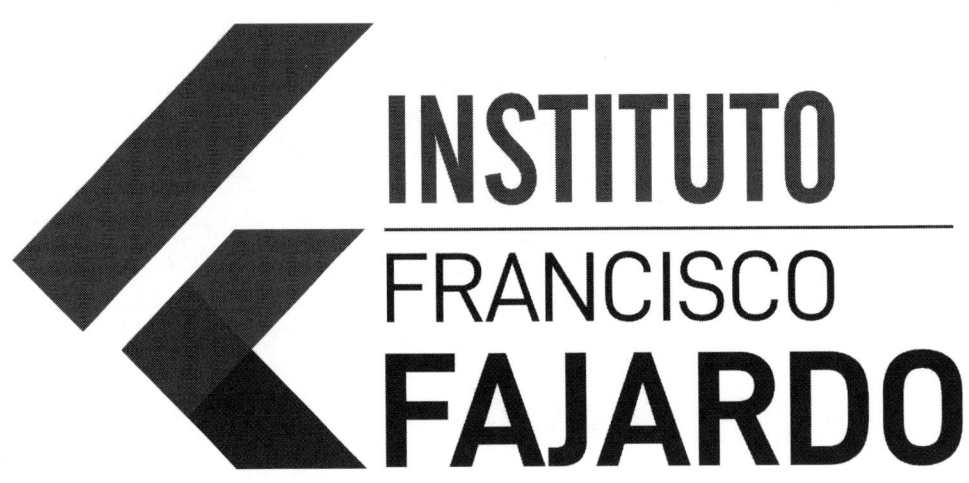

FORMACIONES AVANZADAS DE OSTEOPATÍA

POSGRADO Y MÁSTER

Formaciones en cualquier país del mundo

Director: Francisco Fajardo, D.O. MROE

Tel.: 943 420 458

instituto@franciscofajardo.es
www.franciscofajardo.es